何鸿舫医案及墨迹校评

清·何鸿舫 著
何新慧 周毅萍 校评
英洪友 刘恬姗 参校

国家出版基金项目
NATIONAL PUBLICATION FOUNDATION

何氏二十八世
医著新编

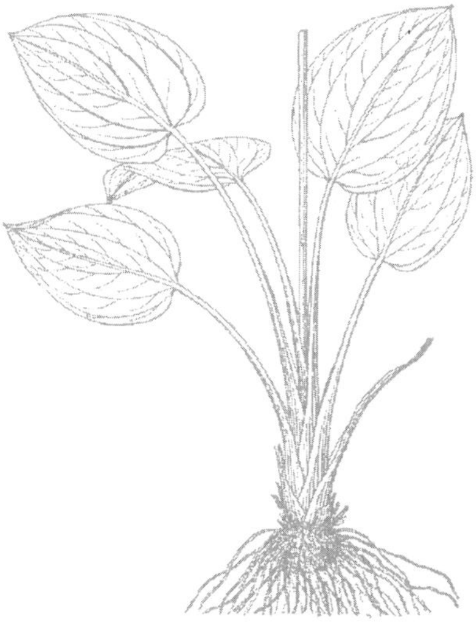

全国百佳图书出版单位
中国中医药出版社
·北京·

图书在版编目（CIP）数据

何鸿舫医案及墨迹校评 /（清）何鸿舫著；何新慧，周毅萍校评 .—北京：中国中医药出版社，2023.4

（何氏二十八世医著新编）

ISBN 978-7-5132-6521-8

Ⅰ . ①何… Ⅱ . ①何… ②何… ③周… Ⅲ . ①医案—汇编—中国—清代 Ⅳ . ① R249.49

中国版本图书馆 CIP 数据核字（2020）第 223556 号

中国中医药出版社出版

北京经济技术开发区科创十三街 31 号院二区 8 号楼

邮政编码　100176

传真　010-64405721

山东临沂新华印刷物流集团有限责任公司印刷

各地新华书店经销

开本 710×1000　1/16　印张 30.25　彩插 0.75　字数 468 千字

2023 年 4 月第 1 版　2023 年 4 月第 1 次印刷

书号　ISBN 978－7－5132－6521－8

定价　168.00 元

网址　www.cptcm.com

服务热线　010-64405510

购书热线　010-89535836

维权打假　010-64405753

微信服务号　zgzyycbs

微商城网址　https://kdt.im/LIdUGr

官方微博　http://e.weibo.com/cptcm

天猫旗舰店网址　https://zgzyycbs.tmall.com

如有印装质量问题请与本社出版部联系（010-64405510）

总序

何氏中医是吾祖辈世代传承的家业，自南宋至今已有870余年，历三十代，曾医生群出，事业辉煌，成就显赫，令人自豪。传到吾八世祖元长公已二十二世，定居青浦重固，一脉相承，名医辈出，记忆中二十三世有书田公、小山公等，二十四世有鸿舫公、端叔公等，二十六世有乃赓公等。小山公是我七世祖，一生济世为民，鞠躬尽瘁，死而后已，他不仅医术精湛，且诗赋甚好，著有《七榆草堂诗稿》，手边这份今已泛黄的诗稿乃三叔维俭手抄。在诗稿末页，三叔讲述了抄写经过：诗词原稿由父亲补榆（承耀）公赠之，收藏箧中。时隔22年，在1963年春节，维勤（按：我的父亲）哥到访说时希（按：其六世祖是书田公）弟在编辑何氏医药丛书，需要我们弟兄收藏的有关何氏医书药方、文物照片等。对此，我们应大力支持。于是维勤哥献出先祖乃赓（端叔之孙）公照片，维馨（按：我的二叔）哥献出鸿舫公药方32张，维俭则献出此诗稿。翌日即送到时希府上，同观，并抄录保存。三叔还感慨道："祖先的伟大成就世传不绝，至今第二十八代，代代有名医，活人无算。但目今来说，何氏的医生太少了，二十七世何承志一人，二十八世何时希一人，只二人。希何氏子弟应竭尽智能，发掘何氏医学宝库，把医学发扬光大，为民服务，能有更多的传人为广大人民康健幸福而努力贡献。"

我作为何氏二十九代，一生从事生物学，研究动物、植物，成为这方面的权威专家，虽与医学有点关联，但终不能为医救人。所幸的是吾四叔维雄之女新慧，1977年考入上海中医学院（今上海中医药大学）中医系，成为中医师而继承祖业，二十九世有传人了。她自幼聪慧，勤奋好学，努力奋斗，晋得教授、博导；2014年"竿山何氏中医文化"入选上海市非物质文化遗产名录，她是代表性传承人。更令人兴奋喜悦的是，新慧倾其智能，殚精竭虑，废寝忘食，历时五载，主编了《何氏二十八世医著新编》，洋洋数百万字，分列11册，有中药、方剂、外感病、内伤病、妇科、医案等专著；以及医家专著，如十九世何炫、二十二世何元长、二十三世何书田、二十四世何鸿舫、二十八世何时希等。收录的医著较全，现存的何氏医著基本无缺，并对这些医著做整理校注以及评析，不仅使诸多抄本、影印本得以清晰明了，更释疑解难，使读者读之易懂易学，尤其是《何氏内妇科临证指要》一册，集何氏医学之大成，是传承发扬何氏医学的典范，能对临证指点迷津。至此，前辈的心愿得以实现，即如新慧所说："此套著作既告慰先辈，又启示后学，何氏医学代代相传，永葆辉煌。"

故乐以为序！

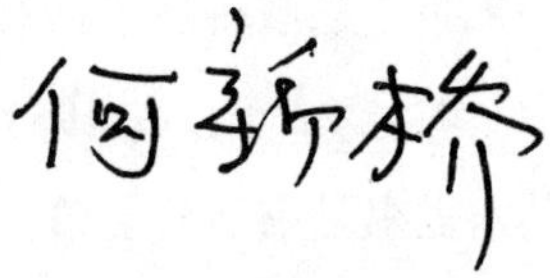

二〇二二年十月

前言

何氏中医自南宋至今，已历870余年，绵延不断，世袭传承三十代，涌现了350余名医生，悬壶济世，医家足迹遍布吴、越、燕、豫、关、陇等地，服务病人无数，甚有辛劳过度，以身殉职的医生，如二十三世何其章；著述立说，积淀了深厚的中医文化、医学理论，以及丰富的实践经验。治疗病种遍及内科、妇科，抑或有儿科、五官科等，主要病种有外感温热病、咳喘、肺痨、痞积、鼓胀、中风、消渴、虚劳、痿痹，妇人月经不调及胎前、产后诸疾等。

何氏中医祖居河南，《镇江谱》所记始祖为何公务，是宋太医院使。世系传承主要有5支：镇江、松江、奉贤、青浦北竿山和重固。《青浦谱》中不少传序均称“何楠始为医”，《松江谱》说光启之四子何彦猷“为镇江始祖”。何楠与何彦猷是兄弟，均为何光启之子，何光启是何公务之四世孙，亦为医。《中国人名大辞典》说何彦猷：“绍兴中，为大理丞。时秦桧诬岳飞下狱，彦猷言飞无罪，万俟卨劾其挠法。罢黜。”据考定当为1141年，由此而推为镇江支起始。而何公务至光启的四世部分，是为何氏一世以上的医家，可见何氏在南渡以前，在开封已有为医者。松江支源于四世何侃，他是何沧的曾孙，约在1230年。何沧与何彦猷是堂兄弟，《松江府志·卷六十二·寓贤传》：“从弟沧扈跸南渡居黄浦南之余何潭……爱青龙镇风土遂卜居。”当时青龙镇的商业和海上贸易已相当发达，更有良好的文化生态，人文荟萃，何侃亦迁居于青龙镇，悬壶济世，成为上海中医的始祖。奉贤支源于十六世何应宰，约在17世纪初叶。《何氏世乘》(《奉贤谱》) 说何应宰：“从政长子。字台甫，号益江。徙居庄行镇，医道盛行。品行卓绝，乐善不倦。”何应宰之父何从政，为太医院医士。青浦北竿山支源于二十世何王模，字铁山，号萍香，约在18世纪30年代。《青浦谱》谓其：“为竿山始祖。世居奉贤庄行镇……习岐黄术，名噪江浙间。性好吟咏，信口成篇，不加点窜。”重固支源于二十二世何世仁，字元长，何王模之孙，他于嘉庆八年（1803）迁到青浦重固，是重固一支的始祖。何元长旧居临靠重固镇河通波塘，当年登门求医的病人排成长队，求医者的船只停满河港。自何元长而下，一脉相传30余位医生，其中二十三世何其伟（号书田）、何其章（号小山），二十四世何鸿舫，均为一代名医。

何氏医学代代相传，在这漫长的岁月中能累世不绝，除了医术、医技外，还有文化因素，即医学与文化相互渗透，相互支撑，共同前行。何氏家族在元代已有“世儒医”的称呼，如七世何天锡，字均善，有钱塘钱全徵所撰《赠世儒医均善何先生序》中说：“处博济之心，行独善之事者，其惟何君乎。”世医与儒医合流，宋元以降是较常见的，如刘完素、张元素、李时珍、喻昌等。因此，何氏医家始终将理论功底置于首位，在行医的生涯中，不断提高医学素养，且心存仁义，医德高尚，故能达到较高境界。何氏众多医家的医名、事迹被载入史册，如《中国医学人名志》《中国医学大辞典》《中国人名大辞典》以及地方谱志中，或被历代医家、学者所重视并记载，如陆以湉《冷庐医话》、魏之琇《续名医类案》、姚椿《晚学轩文集》、石韫玉《独学庐诗文集》等。一些著作被收录于《全国中医图书联合目录》。范行准、陈邦贤等学者均对何氏世医做出高度评价，认为是国际医学史上少见的奇迹。

何氏世医共有49位医生任太医院医官，更有众多医家拯救生灵，名盛于世，并留下了精深专著，据考有120余种，近千卷，现存50余种，包括医论、本草、方剂、医案等。如明六世何渊著有《伤寒海底眼》，是何氏现存最早的医著，且开启了何氏伤寒温病专著的先河，如十七世何汝阈著《伤寒纂要》、二十二世何元长著《伤寒辨类》、二十四世何平子著《温热暑疫节要》等均受其影响，既有继承，又有发展。又十三世何应时、十四世何镇父子二人专注于本草与方剂，著有《何氏类纂集效方》《何氏附方济生论必读》《本草纲目类纂必读》等书，其中收有不少何氏效方以及用药体会和经验，实难能可贵。还有十三世何应璧著《医方捷径》，书中所述妇人病和胎前产后病的诊治思路和方法，为后辈医家在妇科病辨治方面奠定了基础。十九世何炫著《何氏虚劳心传》《何嗣宗医案》，其对疾病的认识以及提出的理论思想、治疗法则、养生却病等精粹，是何氏世医诊治内科病的典范，有承前启后的作用。此外还有诸多医案专著，如《何元长医案》《何书田医案》《春煦室医案》《何鸿舫医案》《壶春丹房医案》《何端叔医案》《何承志医案》《医效选录》等，从中可见世医学术思想的传承和发展，亦反映了医家善于辨证论治、用药精细、轻清灵动、讲究炮制等医术、医技。

这些医著蕴含了丰富的医学理论、学术思想、临床经验，这不仅是何氏中医的灵魂，亦是传承发扬何氏医学的根基和保障，更是中医学史上难能可贵的资料。由于年代久远，文献散佚甚多，在20世纪80年代，二十八世何时希曾对一些文献进行收集整理、抄录影印，计有42种，分为35册出版（上海学林出版社），多为单行本，其中23册为抄本，这对保存何氏医学文献起了很大作用。转眼到了2013年，“竿山何氏中医文化”被列入上海市非物质文化遗产名录，并认定二十九世何新慧为代表性传承人，保护发扬光大何氏医学的工作迫在眉睫，责无旁贷。自2014年起，余着手整理现存何氏二十八世文献，分四个步骤：首先对现存何氏文献做进一步的收集整理，在原来42种基础上去芜存菁，主要剔除重复内容，纠正张冠李戴者，留取37种，新增5种，计42种；接着按书种分档归类，计有伤寒温病、本草、方剂、妇科、医案、以医家命名专著等6类，前5类每类合刊为1册书，以医家命名专著有5册，即何嗣宗医著二种、何元长医著二种、何书田医著八种、何鸿舫医案及墨迹、何时希医著三种，这些医家的著作有的已归入前5类专著中，剩余的合刊为个人专著；然后逐一对收入的每种书籍进行校注和评析；最后通过对上述42种医书做分析研究，将何氏医学理论思想、临床诊治的璀璨精华加以挖掘展示，书名《何氏内妇科临证指要》。历经五载，洋洋数百万字而成本套丛书《何氏二十八世医著新编》，共11册，以飨读者，便于现代临床研究学习与借鉴，并能更好地继承、发扬、光大。

本套丛书在编撰过程中，对各书中有关医家传略等内容有所增删梳理，以较完整地反映作者的生平事迹，个别史料较少的医家，如十三世何应时、何应豫未出传略。原各书的“本书提要”均做了删增，或重写，以突出主要内容和特色。对于错字、异体字、古今字、通假字、繁体字等一并纠正，不出校注。

药名据《中医大辞典》予以统一。原书中双排小字及书的上栏眉注均用括弧标出。新增书种版本出处，以及有些目录与内容不合之处等改动，在各书中另行说明之。鉴于水平有限，未尽之精粹，或有舛误之处，望高明者以及后学之士指正与挖掘。

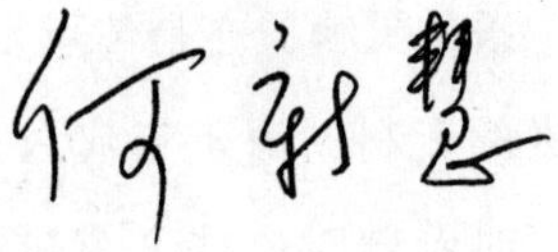

二〇二二年十月

何鸿舫生平传略

何鸿舫，名长治，原名昌治，字补之，号鸿舫、髯翁、横泖病鸿、淞南医隐等，其中以“鸿舫”最为著名。江苏省青浦县（今属上海市青浦区）重固镇人，生于清代道光元年辛巳（1821），光绪十五年己丑殁（1889），是何氏第二十四代世医，亦为清代末叶江南有名的医家和书法家。《青浦谱》有载：“其伟第三子……太学生。知州衔，赏戴蓝翎，浙江补用县丞，升用知县。公貌甚奇，须眉如戟，豪饮雄辩，有古侠者风。书学颜平原，特苍劲。医名亦重。暇则以诗自娱，著《还如阁诗存》二卷，已刻行世；《瞻竿仰樗庐吟草》《通波惰农诗草》存稿未刊。”《青浦县续志·文苑》说他：“生有异禀，浸淫载籍，手自朱黄。少师娄县姚椿，诗文得古人步骤，一洗绮靡芜秽之习。书法胎息平原，坚拔浑厚，自谓大江以东独绝。间画墨梅，世不易得。何氏故世医，至长治声誉益振，病者求治，户限为穿。殁后，人宝其书，或得寸笺方案者，珍若球璧。长治豪于饮，修髯古貌，声若洪钟。于学无不精通，然大都为医名所掩。晚年自号横泖病鸿。”何鸿舫的曾祖何王模（字铁山，号萍香，与苏州名医薛生白交好）、祖父何元长、父亲何其伟（书田）均为一代名医。他幼时一病三年丧其右目，早年是他游学、游宦的时期，17 岁丧父，家中诊务主要由次兄何平子（昌福）操持，至鸿舫 37 岁时，次兄去世，求诊者坌集，乃专心为医，夙兴夜眠，勤勤恳恳，直至 68 岁故世。

从《何鸿舫医案》中所载病例来看，可知他治疗内、妇科疾患均有很好的疗效，病种尤以咳嗽、吐血、骨热的肺痨、气摒努力的劳伤，以及肝脾俱伤的痞积、鼓胀等为多，由此可见当时江南地区的流行病、常见病。何鸿舫临证辨治，既有继承先辈的经验，更有其独到的认识和特色，正如现代中医名家程门雪题跋《何鸿舫医案》所说：“青浦属血吸虫病严重流行区域，阅案中方，屡屡言痞、言下血、防鼓胀者特别多，知此病当时已蔓延无疑。先生主张治在肝脾，法重温疏，有规律，有变化，名家手眼，不同凡响。今日阅之，可云中医之宝贵材料矣。”何鸿舫诊病之准确神效，在陆晋笙《景景医话》及孙玉声《退省庐笔记》《退省庐余墨》等书中均有实录，可见一斑。由于疗效佳，医名远扬，病人慕名而来者众，故孙玉声《退省庐余墨》中有记载所见：“门临清流，有船数十舣于岸侧，皆病人之求治而来者。登其堂，张额累累（鸣谢的匾额），诊察室在内进，房屋轩敞，花木扶疏。先生据案为人治疾，群弟子环侍室中，聆其诊断，而开方则亲自下笔，绝不假手于人焉。”跟随鸿舫先生侍诊的学生有30多人，广布于当时江苏、浙江、安徽等省的南汇、青浦、松江、金山、嘉定、嘉善、平湖、苏州、芜湖一带，可见他学术的影响。

何鸿舫对医学兢兢业业，从其药方和有关记载中，可知他一天工作16小时，从辰刻（7时）起直至亥刻（23时）止。并常驾一扁舟，往返于重固、松江、罗店、颛桥、嘉定的戬浜桥等处，克期寓诊。《上海县续志·游寓》说他：“咸丰间，寓漕河泾。”晚年曾在上海南市姜衍泽药店寓诊。他对病家关怀备至，其医嘱不仅是口头的，更形之于笔墨，写入药方的案语中，如“少食为要”“切忌咸冷油腻”“须节劳”“达观勿郁”等。他在繁忙的诊务中，还给病家讲些防病的知识，告诫不要饮“铁橄榄茶”，即指农村土灶两锅之间的“铁制汤罐”水，这种水常温，但不煮沸，喝了易染病。他还把候诊室的凳子做得又长又宽，说是：“这样，病人可以坐得舒服一些，坐不动的可以躺着。”何鸿舫的医德是高尚的，每当遇到贫苦的病人，常常不收诊金，甚至免费给药。有时还拿出一串钱来给贫苦的病人，恐他们不接受，又饰词说：“给买‘过药’吃。”为了使病人及早服药和考虑到病人煎药的不便，特地在其寿山堂药店里准备了许多药罐和炭炉，免费出借，博得病家的称颂。

何鸿舫不仅是名医，而且是著名的书法家，擅长擘窠大字，笔力遒劲，立基于颜真卿，得法于王羲之，字体秀逸峭利，至晚年更见雄浑苍劲。《海上墨林》说他：“工行书，胎息平原，气势磅礴。”程门雪先生赋诗称道：“每于漫烂见天真，草草方笺手自亲，不独医林仰宗匠，即论书法亦传人。”关于他的处方笺，二十八世何时希曾有描述：方笺的幅式，一般为34cm×13cm，仅如半页册叶大小。大都用白棉纸，50岁（1871）以后，常用各种染色笺，有姜黄、豆沙、淡青、湖绿、梅红、雪青、蓝绿、香灰、暗红、妃色、粉红、鹅黄、血牙、橘黄、浅赭、橘红等十余种颜色。有些色笺上的图章，不用朱砂而用藤黄色，更觉别致有趣，有时则用印有绿色、青色、红色直行的花笺。从这些笺纸来看，已可以称为五色缤纷，绚丽多彩，再写上他精湛的方案，凝厚秀劲的法书，配以多式多样、风格各别的图章，谓之“四美具，二难并”，应非溢语。因此，他的药方墨迹为病家、医家和书法爱好者乃至日本人士多方搜求，装裱成册，堪称艺术珍品，从中既可学习他的医案，又可欣赏其书法。何鸿舫于诗文亦有浓厚的兴趣和相当的造诣，诗集有《还如阁诗存》《瞻竿仰樗庐吟草》《通波惰农诗草》(后二种已佚)。他还能画，善度曲。

何鸿舫医学方面的著作，现存有《横泖病鸿医案》《何鸿舫先生手书方笺册》等，可参考本书新编、收录较全且做校注和评析的《何鸿舫医案》。何鸿舫的一生既是辛苦的，又是灿烂辉煌的，正如秦伯未《清代名医医案精华》中所说“家本世医，益以力学，故学识经验高人一筹。随机应变，有得其圜中，超乎象外之妙，负盛名凡三十年。尤擅书法，得平原、山谷神髓，为世所珍视”。

——何新慧编写

总目

何鸿舫医案

清·何鸿舫 著
何时希 编校

本书提要

何鸿舫（1821—1889），名长治，鸿舫乃其号。生于青浦重固（今属上海市），为何氏自南宋以来的第二十四代名医。其祖父何元长、父亲何书田均为一代名医，他秉承家学，医术甚精，负盛名凡30年，本书收集其医案较全，从中可窥大概。

本书分为二卷，设病证34门，共计医案680余则（同例复诊不重计），病种涉及外感、内伤、妇科、儿科，以及某些五官科等病证40余种，其中案例较多的病证有咳呛、咳血、劳倦、虚热、胃脘痛、痞结、腹胀等。外感病案例虽不多，然有些证情严重，且复诊记录完整，反映了疾病变化过程与诊治的思路和方法。何鸿舫不仅继承祖辈特色，而且有自己独到的见解和经验，他辨治重视肝脾，善于运用和理法，或温疏，或清化，用药轻灵，补疏、寒凉配伍精当。实为临证学习参考之必须。

校评说明

现存有关何鸿舫医案的书目有:《清代名医何鸿舫医案》(学林出版社,1982年11月),《横泖病鸿医案选精》(上海科学技术出版社,1994年3月),《何鸿舫先生手书方笺册》(学林出版社,1984年10月),《名医何鸿舫事略及墨迹》(学林出版社,1988年4月),《重固三何医案》(学林出版社,1989年2月)卷下。《横泖病鸿医案选精》中仅有1例医案是他书所不载的,与《清代名医何鸿舫医案》大多重复;《重固三何医案》卷下所载何鸿舫36个案例,与他书均重复。

本书以《清代名医何鸿舫医案》为底本,以《横泖病鸿医案选精》《重固三何医案》为校本,补入缺漏医案及剂量。《何鸿舫先生手书方笺册》载有医案313例(已剔除与他书重复者5例,字迹模糊缺漏者4例),以及《名医何鸿舫事略及墨迹》中“药方墨迹九纸”有医案5例(已剔除与他书重复者4例),一并收入本书,并做出处标注。所收医案据病证归入各门中。

本书在编撰中做以下修正与改动:

1. 病证门的增删:目录基本按照《清代名医何鸿舫医案》,删除“诸虚”“二便”门,因与其他病证门重叠,此二门中的医案按主症归入其他病证门中。原“杂症、调理”门,分列为“杂证”和“瘥后调理”二门。增加“肺痈”“不寐”“水肿”“噎膈”“呕吐”“便秘”“疝”等七门。

2. 病证门名称的修正:原“劳伤、失血”门,改为“劳伤失血”,以与“劳倦”门有别。原“酸、痹、痛”门,改为“痿痹”。原“脘痛、闷胀”门,改为“胃脘痛”。原“痞积、鼓疾”门,改为“痞积、鼓胀”。原“下血”门,改为“便血”。

3. 原各门中的医案,有分门不妥者,按病证重做分门归类,尤其是原“杂症、调理”门中的医案,有些归入新增的病证门中。

4. 对与文义有关的文字出入,给出校注;对于错别字、通假字改正,不出校注。

5. 原书中有关何鸿舫的介绍，因多有重复，或有不全，故删。重新整理编写“何鸿舫生平传略”，可见于书首。

6. 何鸿舫医案方笺收藏者较多，各自装订成册，并有学者为其写序，本书保留三篇序，附于书后。

7. 何鸿舫编年事略原载《名医何鸿舫事略及墨迹》，今移入本书附篇。

目 录

卷一

一、外感

兰弟　戊子二月十二日

初起寒热，热后昨又大寒热，汗出过多，唇燥、舌干红，间有泄泻，神志不清，脉左部甚数[1]，右部浮数无力。有热入心包，真阴更[2]耗之势。勉拟凉阴化火一法，未知合否。

犀角尖四分（磨冲）　鲜生地六钱　生山栀二钱　生黄芩钱半　肥知母钱半　天花粉三钱　炒枳壳钱半　赤茯苓三钱　生甘草四分　生鳖甲四钱　橘红六分

加鲜芦根一两　蝉蜕十只

二诊：十九日晚

虽得畅解，而热势已袭心包，神不清，多呓语[3]，舌缩不能伸，烦渴引饮，略有咳嗽痰凝，脉浮数不调，两尺不能应指。病属邪热伤阴，阴精已耗，上逆可虞[4]。勉拟数味，待神清热减为得。

北沙参三钱　细生地六钱　生山栀钱半　天花粉三钱　生黄芩二钱　肥知母二钱　辰砂拌茯神三钱　京元参二钱　生蛤壳四钱　石菖蒲三钱　生甘草四分　橘红五分

加竹叶百片　犀角尖四分（磨冲）

三诊：二月二十一日夜

得畅解大便甚多，小溲亦利，已见白痦，邪有外出之机。惟左部脉紧数不调，口渴唇绛，神志未清。厥阴邪袭未退，尚非安境也。踵前法凉化，以觇[5]进止。

犀角尖四分（磨冲）　细生地五钱　粉丹皮二钱　生鳖甲四钱　生山栀钱半　天花粉三钱　生黄芩钱半　生甘草四分　肥知母钱半　京元参钱半　鲜石斛六钱　橘红五分

加鲜竹茹钱半　紫雪丹二分

四诊：二[6]月二十二日夜改方

去粉丹皮。加炒枳实钱半、生山栀改二钱、鲜石斛改五钱。

五诊：二十四日[7]夜

又得大解，小便亦清长。惟呓语仍多，神志未明，舌绛失润，脉细数不和，咳嗽多痰滞。余邪未澈，而阴液潜枯，尚非安境也。踵滋化法，未知合否。

北沙参二钱　细生地五钱　生山栀钱半　秦艽肉钱半　肥玉竹三钱　生黄芩钱半　辰砂拌茯神三钱　生甘草四分　桑白皮三钱　远志肉钱半　鲜石斛四钱　橘红五分[8]

加枇杷叶（去毛，净）二片　石菖蒲钱半

六诊：三月二十四日夜

病后余热未清，骨蒸，头胀，腰足酸楚，脉两关皆数。系真阴亏，肝阴失养，肺金被灼也。踵滋化法。少食，忌咸冷油腻为要。

七诊[9]：四月初四午刻诊

病后经暑热，舌干口燥，脉数不静。暂从清化法，以觇进止。

北沙参二钱　生鳖甲四钱　天花粉三钱　佛手柑四分　细生地四钱　炒枳壳钱半　肥知母钱半　生甘草四分　生山栀钱半　赤茯苓三钱　秦艽肉钱半　橘红五分

加竹叶百片　六一散三钱，荷叶包

左[10]

伏邪寒郁夹湿。形寒身热，畏风，舌白腻，溺黄，又兼咳嗽，脉弦。治宜疏散。

桂枝五分　淡豆豉钱半　苏叶钱半　秦艽钱半　前胡钱半　炒荆芥钱半　杏仁三钱　福泽泻钱半　陈皮八分　米仁三钱

复诊：

伏邪寒热，腹痛便溏，口苦舌黄，咳呛痰多，气逆，盗汗，胸闷，喜饮。湿热无形之邪，内蒸三焦，气失宣通，致疟痢交作，邪未外透也。仍拟分泄，未识若何。

鳖血炒柴胡钱半　川贝二钱　半夏钱半　茯苓三钱　大腹皮三钱　姜汁炒

淡芩钱半　杏仁三钱　泽泻钱半　沉香曲钱半　鸡内金钱半

左

风邪外感，以致肺气失宣。痰多而咳不甚爽。宜辛泄法。

生黄芪钱半　左秦艽钱半　玉桔梗一钱　象贝母三钱　天花粉三钱　青防风钱半　生蛤壳三钱　款冬花钱半　冬桑叶二钱　广陈皮八分　生甘草四分　生姜二片

加青葱管一支

复诊：

咳呛止。近感风热，目痛发肿，脉浮数。暂从祛风和营法。

青防风钱半　蔓荆子钱半　赤芍药钱半　炒枳壳钱半　生草四分　荆芥穗钱半　生归尾钱半　白蒺藜二钱　炒麦芽三钱　木贼草钱半

加荷蒂四枚

左

外感风邪。

生黄芪钱半　桔梗一钱　川贝母二钱　天花粉三钱　左秦艽钱半　青防风钱半　生蛤壳三钱　霜桑叶二钱　广陈皮八分　生甘草四分

加姜汁炒竹茹钱半　青葱管一支

左

风温形寒身热，咳呛气急，多痰，脉浮数。法宜疏散。

苏梗一钱　前胡钱半　象贝二钱　牛蒡钱半　防风钱半　秦艽钱半　桑叶钱半　杏仁三钱　枳壳钱半　蒌皮二钱

左

风邪外袭，身发风块，面浮，脉数。法以散风。

荆芥钱半　大力[11]钱半　僵蚕二钱　前胡钱半　薄荷八分　桑叶钱半

生草五分　桔梗一钱

加蝉衣四只

右[12]

暑热为食冷所遏。头痛发热，胸闷口渴，脉不鼓指。邪未外达也。先宜疏解。

生归尾钱半　细柴胡五分　广藿香钱半　老苏梗钱半　佛手柑五分　荆芥穗钱半　制小朴一钱　瓜蒌皮三钱　白茯苓三钱　生甘草四分

加姜汁炒竹茹钱半　薄荷尖六分

左

腹痛便泻，脉来浮濡带数，咳嗽音哑。风邪湿滞为病。

生白术二钱　赤茯苓三钱　广藿梗钱半　防风钱半　泽泻钱半　神曲三钱　川朴八分　大麦芽三钱　猪苓三钱

左

脘痛呕酸，脉来弦濡。此寒邪湿滞也。

桂枝五分　藿梗钱半　赤苓三钱　神曲三钱　生白术二钱　泽泻钱半　猪苓三钱　川朴八分　白豆蔻六分

左

风伤经络，湿流关节。周体皆痛，手足欠伸，寒热头痛，胸闷亦痛。表里皆病也。

生黄芪二钱　片姜黄八分　赤茯苓三钱　西羌活钱半　白归身二钱　左秦艽钱半　薏苡仁三钱　白通草五分　甘草四分

加生姜二片

复诊：

暑热退，烦热未解，大便虽下，而小便不畅，脉两关紧数。营液久枯。须节养，免冬中重发。

羚角片五分（另煎） 湖丹皮钱半 建泽泻钱半 怀牛膝三钱 肥知母钱半 生甘草四钱 细生地三钱 肥玉竹二钱 赤茯苓三钱 远志肉钱半 佛手柑五分 广橘红八分 炒黄柏钱半

加细桑枝五钱

左

营虚劳热之体，夹暑未清。昼夜烦灼，舌白，脉紧数不调。拟清化法。病势未定也，少食为要。

生归尾钱半 炒山栀钱半 茯苓三钱 山楂炭三钱 炒麦芽三钱 生鳖甲三钱 炒枳壳钱半 炒黄芩钱半 秦艽钱半 炒青皮钱半 建泽泻钱半 生甘草四分 银柴胡四分

加鲜竹茹钱半

汤 右

营虚劳热之体，浮火上升。腰痛，头眩，心跳，咳呛，足肿，脉细数。暂从滋化。须节烦、少食为要。

生黄芪二钱 秦艽肉钱半 怀牛膝三钱 远志肉钱半 辰茯神三钱 生归尾二钱 炒山栀钱半 甘菊花钱半 肥玉竹二钱 广橘红八分 佛手柑五分 生甘草四分

加水炒竹茹钱半 荷蒂二枚

复诊：

营虚之体，暑热与内热交炽，肺阴被木火所耗。腰痛，头眩心跳，皆属上乘之征。值此盛暑，以滋养为宜，未可遽补也。

生黄芪二钱 秦艽钱半 炒枳壳钱半 甘菊花钱半 远志肉钱半 细生地三钱 炒山栀钱半 广藿梗钱半 钗石斛三钱 广橘红八分 生草四分

加荷蒂二枚 六一散三钱（包）

左

暑热痰凝，咳呛，气逆不舒，脉细数。暂从清化法。忌生冷。

生黄芪钱半　秦艽钱半　赤苓皮三钱　桑白皮钱半　煅瓦楞壳三钱　川贝二钱　冬瓜皮三钱　青防风钱半　款冬花钱半　炒苏子钱半　广橘红八分　生甘草四分

加盐水炒竹茹钱半

左

劳力，感暑，积食。发热作呕，脉细数。暂从疏化，得转疟[13]为佳。

焦冬术钱半　炒枳壳钱半　茯苓三钱　炒黄芩钱半　广陈皮八分　建曲二钱　酒炒柴胡一钱　法半夏钱半　广木香五分　广藿梗钱半　山楂炭三钱　炒青皮钱半

加姜汁炒竹茹钱半

左

头痛发热，口干胸闷，大便溏。暑风[14]为病，防其增剧。

香薷四钱　连翘三钱　炒黄芩钱半　防风钱半　赤苓三钱　神曲钱半　竹叶百片　枳壳钱半　青蒿二钱

加六一散三钱，荷叶包

左

午后寒热，脉弦，多汗。此暑风为病也。

水炒柴胡一钱　炒黄芩钱半　半夏钱半　神曲三钱　白术二钱　赤苓三钱　川桂枝五分　甘草四分　谷芽三钱

加生姜二片

左

跗肿面浮，神疲，腹痛便溏。暑风夹湿为病。

冬桑叶钱半　桔梗一钱　扁豆三钱　赤芍三钱　钩藤三钱　马勃八分　丹皮钱半　生草五分　防风钱半

加砂仁壳六分

左

身痛胸闷，溺短赤。暑风夹湿内伏为病。

苏梗钱半　半夏钱半　茯苓三钱　陈皮八分　枳壳钱半　蒌皮二钱　藿梗钱半　桂枝五分

加生姜二片　甘草四分

左

头重耳鸣，脉来濡数。暑湿为病也。

赤茯苓三钱　瓜蒌皮三钱　黑山栀钱半　白扁豆三钱　六一散四钱（包）湖丹皮钱半　青防风钱半

加荷叶梗一尺

童

布痧后，胸闷多痰，口干便结。暑湿为病也。

广藿梗钱半　姜半夏钱半　广陈皮八分　枳壳钱半　大麦芽三钱　云茯苓三钱　福泽泻钱半　川石斛三钱

加竹茹钱半　六一散三钱（包）

左

感暑热积食。脘闷哕恶，头疼壮热，两便艰涩，脉浮数，舌干而渴。邪热欲出不出，病势未定也。

煨葛根钱半　酒炒柴胡五分　白茯苓三钱　广藿梗钱半　佛手柑五分　生甘草四分　制川朴一钱　法半夏钱半　煨草果四分　小青皮钱半　炒陈皮一钱　六一散三钱（包）

加姜汁炒竹茹钱半

复诊：

暑热被冷所遏，投疏化略清。今更壮热，脉细数而浮，胸闷懊侬，奇渴引饮，舌白失润。由少阴转入阳明之象。踵前法疏解，得邪外达为佳，病势尚未定也。

煨葛根钱半　制川朴一钱　槟榔尖钱半　肥知母钱半　佛手柑五分　小柴胡五分　法半夏钱半　大力子钱半　广藿梗钱半　广陈皮八分　生甘草四分

加姜汁炒竹茹钱半

左

暑湿积食。寒热头痛，脘闷，脉浮数。得转疟为佳，少食生冷为妙。

焦冬术二钱　法半夏钱半　尖槟榔三钱　建曲二钱　炒青皮钱半　生草四分　炒枳壳钱半　广木香四分　茯苓三钱　炒黄芩钱半　广藿梗钱半　酒炒柴胡四分

加姜汁炒竹茹钱半

左

胸闷作痛。寒暑互伤也。

桂枝五分　瓜蒌钱半　甘草四分　新绛屑五分　薤白钱半　福花钱半　豆蔻五分　茯苓三钱　炒党参钱半[15]

源兄　八月十一日　（录自《何鸿舫先生手书方笺册》）

祛风和营主之。

防风钱半　款冬花钱半　川郁金一钱　荆芥钱半　象贝母（去心）二钱　甘草四分　生归尾钱半　橘红四分　苏叶八分

加水姜一片　荷叶一角

【校注】

［1］数：原为“浮”。据《何鸿舫先生手书方笺册》改。

［2］更：原为“受”。据《何鸿舫先生手书方笺册》改。

［3］呓语：说梦话。

［4］可虞：使人忧虑。

［5］觇（chān）：窥视，观测。

［6］二：原为“三”。据《何鸿舫先生手书方笺册》改。

［7］二十四日：原为“三月二十四日”。据《何鸿舫先生手书方笺册》改。

［8］五分：原为“一钱”。据《何鸿舫先生手书方笺册》改。

［9］七诊：原无。据《何鸿舫先生手书方笺册》补入。

［10］左：指男性。

［11］大力：即牛蒡子。

［12］右：指女性。

［13］转疟：温病过程中一种正气驱邪外出的特殊表现。多表现为寒战发热、汗泄热退等类似疟疾的证候。见叶天士《温热论》：“再论气病有不传血分，而邪留三焦……因其仍在气分，犹可望其战汗之门户，转疟之机括。”

［14］暑风：病证名。一指中暑而兼昏迷、搐搦者，可见于中枢神经系统感染，或热病伴有中毒性脑病及重症中暑等疾患。二指暑月身痒赤肿的病证。三指中暑，即中暑的别称。

［15］炒党参钱半：此案在《横泖病鸿医案选精》中无此药。

【评析】

本节所列外感病以风寒或风热袭肺，以及暑热病证为多。初起邪袭肺卫，治以疏散，或辛泄，药如桂枝、苏叶、防风、荆芥、桑叶、生姜、青葱管等，合以前胡、杏仁、贝母、桔梗等药以宣肺化痰止咳。如邪有化热，症见目肿痛或苔黄等，可加鳖血炒柴胡、姜汁炒淡芩、白蒺藜、木贼草等药以疏风泄热；如热入心包，症见高热、神昏，即首案病例，治宜凉阴化火，方用犀角地黄汤，辅以黄芩、山栀、知母、花粉、橘红、芦根、生蛤壳等药以清热化痰、生津，或合以紫雪丹以增清热开窍之力，待邪气势挫，转为滋化法，以沙参、地黄、鳖甲为主，合以山栀、知母、竹叶等药。此证危重，连续六诊，步步为营，转危为安。

暑邪为患，多有夹湿，故治以清暑化湿为主，药如藿香、茯苓、厚朴、香薷、黄芩、连翘、薄荷、六一散等。尤其是六一散，且用荷叶包煎，此乃何鸿舫之用药特色，清暑利湿兼具。如邪热盛者，常加竹叶百片；如兼积食脘闷，可加槟榔、藿梗、建曲等药以利气消导；如夹寒胸闷痛，则加桂枝、瓜蒌、薤白等药散寒宽胸。何鸿舫之兄何平子在其著《温热暑疫节要》中认为，暑风的证情有轻有重，轻者用香薷饮加味以祛暑化湿；热甚者用白虎汤以大清里热；病势重者出现狂躁、角弓反张等症，治宜寒凉攻劫，正气虚者宜兼温补。何鸿舫亦有相似之意。

此外，如风寒湿滞，腹痛呕酸、便泄，何鸿舫擅用五苓散合以藿梗、神曲、厚朴等药以利水散邪，和胃止痛。如风邪外袭，身发风块，宜疏散方中加入僵蚕、蝉衣等药；如风伤经络，则加姜黄、羌活、秦艽之品。总之，治外感病，何鸿舫用药轻清灵动，以疏为要。

二、咳呛

志亨兄　壬申十一月初九日晨复

鹜泄已减，兼发咳呛多痰，脉细数。是木火刑金。暂用滋养法。

生黄芪二钱　鳖甲二钱　湖丹皮钱半　款冬花钱半　干百合二钱　桑白皮钱半　生甘草四分　远志钱半　钗石斛三钱　广陈皮一钱　冬虫夏草钱半

加枇杷叶（去毛）二片

蔡　五十三岁　丙子五月十三日巳刻复

咳呛减，音哑略清，脉细软无神。金水交困，当从滋养。节烦为要。

潞党参钱半　原生地四钱　秦艽钱半　怀牛膝钱半　肥知母钱半　款冬花钱半　肥玉竹三钱　生鳖甲四钱　干百合二钱　生甘草四分　橘白一钱

加枇杷叶二片（去毛）　蝉蜕十只

沈　左　四十七岁　丙子八月十二日巳刻复

咳虽减而气机不平，脉弱。金水交困矣。亟宜节养。

潞党参钱半　焦冬术钱半　五味子四分　枸杞子二钱　煅瓦楞四钱　炒苏子三钱　款冬花钱半　佛手柑四分　广陈皮一钱　茯苓三钱　炙甘草四分

加煨姜二片　旋覆花钱半，绢包

孙　六十岁　辛巳正月初三日未刻

寒热久缠，咳呛时作，吵酸，脉细数。暂从和理。忌生冷，少食为妙。

生黄芪钱半　生归尾钱半　款冬花钱半　怀牛膝钱半　煅牡蛎三钱　肥玉竹二钱　茯苓三钱　地骨皮钱半　广陈皮八分　秦艽一钱　生甘草四分

加银柴胡四分　藕节四枚

吴　三十五岁　辛巳正月初八日巳刻

咳呛久，近发较甚，气逆多痰，脉细弱。金水交亏。先宜理肺。

潞党参钱半　中生地四钱　款冬花钱半　炒白苏子钱半　肥玉竹二钱　桑白皮钱半　煅牡蛎三钱　干百合二钱　生甘草四分　象贝母（去心勿研）三钱　秦艽一钱　广陈皮八分

加枇杷叶二片（去毛）　海粉[1]（洗）四分

胡　右　正月十八日

咳呛仍作，而脉来芤数。关真阴受损，劳怯之根，非易脱然。

生黄芪钱半　潞党参二钱　麦冬（去心）二钱　生甘草四分　秦艽钱半　鳖甲四钱　款冬花钱半　干百合二钱　象贝母（去心）二钱　桑白皮钱半　广

陈皮一钱

加枇杷叶二片（去毛）

左

病后真阴未复。喉痛咳呛，脉来虚细带数。细属脏阴之亏，数乃营液之耗，此皆阴虚之见端也。况肾属水，虚则生热；肺属金，热则生咳。一水能济五火，肾水也；一金能制诸气，肺金也。按证[2]而论，须淡欲节劳，俾药有济焉。

熟地三钱　山药二钱　知母钱半　蛤壳四钱　沙参三钱　川贝母钱半　桔梗一钱　人中白四分　炙草四分　糯稻根须三钱

加鸡子清一枚（冲）

左

久嗽，肺肾两虚。气逆，背冷，艰寐，脉弦。以清上实下法。

熟地三钱　桂枝五分　茯苓三钱　款冬钱半　半夏钱半　归身二钱　苏子二钱　炙草四分

加银杏[3]四枚（打）　海石二钱

左

嗽久肺虚，邪反易感；脉弦，有金不制木、木不畏金之象。以养金制木法。

南沙参二钱　肥玉竹二钱　川贝母二钱　蛤壳四钱　紫菀钱半　杏仁三钱　桑叶钱半

加枇杷叶二片（去毛）

左

失血后咳呛咽梗，气急，腰痛，脉数。肺肾两虚。以养阴清泄。

沙参三钱　冬术二钱　山药二钱　川贝母二钱　泽泻钱半　杏仁三钱　麦

冬二钱　茯苓三钱　百合二钱　陈皮五分　炙草四分

左

饮邪痹肺，遇寒即发。咳逆，气急多痰，脉弦，舌白，溺黄。病属下虚上实。先治新邪。

苏子二钱　银杏四枚（打）　紫菀钱半　茯苓三钱　米仁三钱　桂枝五分　款冬钱半　冬瓜子三钱　杏仁三钱

加海石二钱

左

失血虽止，肝胃络伤。咳呛甚于寅卯木旺之时，咽干舌光，脉芤大，甚于右部。治宜滋养。

熟地三钱　枣仁三钱　女贞三钱　白芍钱半　生地三钱　洋参一钱（另煎）　丹皮钱半　天冬二钱　麦冬二钱　茯苓三钱　旱莲钱半　贝母二钱

左

咳呛减，气逆未平，足冷形热。此下虚不摄，肝阳上扰也。

海浮石拌熟地四钱　菟丝三钱　归身二钱　肉桂四分　萸肉二钱　牡蛎三钱　石英三钱　牛膝三钱　银杏四枚（打）　炙草四分

加沉香五分

左

咳逆气急痰多，脉沉细，舌白。下虚上实。治以摄纳。

熟地三钱　归身二钱　茯苓三钱　款冬钱半　姜半夏二钱　石英三钱　炙草四分　陈皮八分

加银杏四枚（打）

左

咳嗽呕吐，脉来虚弦。肺胃同病也。

沙参三钱　生地三钱　山药二钱　蛤壳四钱　川贝母二钱　半夏钱半　冬瓜子三钱　广皮八分　紫菀钱半　生草四分

左

金为水母，肾为水源。五更喉痒咳嗽，脉来虚细兼弦。肺虚不能下荫于肾，肾虚阴不上潮，腰间不舒，肺肾同病也。

熟地三钱　归身二钱　沙参三钱　天冬二钱　山药二钱　紫菀钱半　桔梗一钱　甘草四分　桑叶钱半

加甜梨肉一枚（去皮核）

左

咳呛久，近发较甚，多痰，气阻，脉细弱。金水交困，先宜理肺。忌生冷油腻，少食为要。

潞党参二钱　五味子三分　炒苏子钱半　煅瓦楞子三钱　佛手柑五分　炙草四分　焦冬术二钱　款冬花钱半　白茯苓三钱　炒枳壳钱半　广陈皮八分

加姜汁炒竹茹钱半　沉香片四分

复诊：咳呛已久，近发较甚，痰凝，气机不舒，脉细弱。金水交困，须节力，忌咸冷为要。

潞党参二钱　焦冬术二钱　五味子五分　炒苏子钱半　广木香五分　制川朴八分　茯苓三分　款冬花钱半　瓦楞壳三钱　橘红八分　炙草四分

加姜汁炒竹茹钱半　沉香片五分

左

向有咳呛气逆，近发更甚，脘闷气机不降，脉细弱无力。衰年金水交困，节力柔养为要。

潞党参二钱　焦冬术二钱　五味子三分　炒苏子钱半　款冬花钱半　瓦楞

壳三钱　云茯苓三钱　木香五分　炒枳壳钱半　炙甘草四分　陈皮八分

加姜汁炒竹茹钱半　代赭石三钱（研细末，冲）

复诊：咳呛气逆不减，脉细弱不振。金水交困，殊恐气升痰窒耳。

潞党参二钱　制於术二钱　麦门冬三钱　煅龙齿三钱　炒苏子钱半　广陈皮八分　枸杞子三钱　炙甘草四分　五味子三分　辰茯神三钱　佛手柑五分

加胡桃肉二枚（去油）　煨姜五分

左

咳呛虽减，而腰疼骨楚，足冷，脉见歇至[4]。衰体，恐难以药饵见功。

炒党参三钱　当归身二钱　怀牛膝三钱　制附片五分　煅牡蛎三钱　茯苓三钱　焦冬术二钱　枸杞子三钱　山萸肉二钱　炮黑姜四分　广陈皮八分　炙甘草四分

加胡桃肉三枚　佛手柑五分

左

咳逆气喘，畏寒，周体皆肿。有肿满之势矣。

炒党参钱半　炒米仁三钱　茯苓三钱　桑白皮钱半　川朴八分　泽泻钱半　白术二钱　光杏仁三钱

加生姜皮六分　桂枝五分

左

咳呛气逆，多痰，脉弱数。当用补养。节力为要。

潞党参二钱　焦冬术二钱　枸杞子三钱　五味子三分　款冬花钱半　煅瓦楞子三钱　炒苏子钱半　茯苓三钱　广陈皮八分　佛手柑五分　炙甘草四分

加胡桃肉二枚（去油）　煨姜五分

左

温肺脾，以理咳呛、腹痛。

炒党参二钱　炒苏子钱半　广木香五分　干百合三钱　炮黑姜四分　陈皮八分　焦冬术二钱　款冬花钱半　煅瓦楞子三钱　茯苓三钱　五味子三分　炙草四分

加胡桃肉二枚

左

食咸伤肺，咳呛痰凝，脉细数弱。先从理肺。

潞党参钱半　炒苏子钱半　白茯苓三钱　煅瓦楞壳四钱　象贝母钱半　焦冬术钱半　款冬花钱半　炒枳壳钱半　佛手柑钱半　生甘草四分　橘红五分　莱菔子三钱

加姜汁炒竹茹钱半

左

咳嗽入夜较甚，鼻塞，脉来虚细。肺失清降，素体不足，玄府疏而风邪易入也。

党参二钱　冬术钱半　半夏钱半　蛤壳四钱　茯苓三钱　苏梗八分　桑叶钱半　甘草四分　紫菀钱半

加红枣三枚

左

失血后形寒身热，咳嗽艰寐，盗汗神疲，脉数。肺肾已伤，劳怯之重候也。

生地三钱　沙参三钱　鳖甲三钱　川石斛三钱　地骨皮钱半　麦冬二钱　丹皮钱半　川贝母二钱　茯苓三钱　柴胡五分

复诊：咳呛减，惟大便尚结，胃纳未舒，脉来虚数。肺、脾、肾三经同病也。

党参二钱　沙参三钱　首乌三钱　川斛三钱　玉竹二钱　山药二钱　扁豆三钱　甘草四分　糯稻根须三钱

加红枣三枚

左

下体向有痈毒，近发咳呛，音哑咽梗，脉细数无力，右关更数。有木火刑金之象。忌生冷油腻，节烦，免入冬重发。

羚羊片五分（另煎） 细生地三钱 湖丹皮钱半 款冬花钱半 天花粉三钱 人中白五分 生甘草四分 京元参三钱 蝉蜕十只 橘红八分 肥知母钱半 生蛤壳三钱

加鲜竹茹二钱 飞青黛三分（冲）

左

失血后咳呛气逆，痰咸，脉数，胃呆，溺赤。有木火刑金之象。治宜清化。

沙参三钱 生地三钱 麦冬二钱 丹皮钱半 地骨皮钱半 川石斛三钱 蛤壳四钱 谷芽三钱 川贝母二钱

加枇杷叶二片（去毛）

左

痰阻气痹，肺气不肃。咳逆，艰寐，形寒，脉迟弦滑。以泄降化痰。

川桂枝五分 苏子二钱 前胡钱半 杏仁三钱 蒌皮钱半 姜夏钱半 茯苓三钱 橘红六分

左

咳逆多痰久发，脘痛骨楚，脉细软无力。当从脾肺两经疏理。少食盐冷为要。

炒枳壳钱半 炒苏子钱半 广木香五分 瓦楞壳三钱（煅、杵） 五味子三分 款冬花钱半 煨益智钱半 白茯苓三钱 紫菀钱半 炮黑姜五分 广陈皮八分 麦芽三钱（炒）

加冬瓜子三钱　旋覆花钱半（包）

左

寒热后咳呛，脘闷多痰，小溲短涩，脉细数。暂从清宣。忌生冷，少食为妙。

生黄芪二钱　秦艽钱半　象贝三钱　炒枳壳钱半　橘红八分　生甘草四分　防风钱半　款冬钱半　花粉三钱　煅瓦楞壳三钱　地骨皮钱半

加枇杷叶二片（去毛）　佛手柑八分

复诊：腹热得减，咳嗽痰不易出，口渴，脉细数无力。因春寒肺气不扬。再从理肺化痰法。

生黄芪　沙参　花粉　炒山栀　紫菀　玉竹　石斛　桑皮　川贝　元参　甘草　橘红

加枇杷叶　海浮石

左

有吐血之根，近发咳嗽多痰，骨热，脉细数无力。肝肺液亏。分节、春融，恐致重发。暂从滋化法。

生芪　细生地　丹皮　款冬花　玉竹　花粉　蛤壳　元参　辰砂拌茯神　桑白皮　生甘草　橘红

加竹叶　海粉

左

咳嗽痰多，心跳，寒热已缠两月。风邪未化，正气已亏也。法当扶正以化之。

党参二钱　冬术钱半　山药二钱　茯苓三钱　玉竹二钱　川贝母二钱　半夏钱半　陈皮八分　炙草四分　桑叶钱半

加红枣三枚

右

操烦木火烁金[5]，咳嗽痰凝，嘈杂头眩，腹痛腰疼，肢木；经有黑色，目昏而蒙；脉数不调，左关尤紧。木火上乘，脾失健运，卦属未济[6]。当此烁金之令，拟和肝化热，参以导滞之法。

焦冬术钱半　归尾二钱　秦艽钱半　蒺藜　炒枳壳钱半　荆芥一钱　黑姜四分　甘草四分　山楂炭三钱　炒青皮钱半　山栀钱半　辰砂拌茯神三钱　建曲三钱　竹茹钱半

左

昨午因饭饼，食滞脘闷，疏化乃通。昨夜热咳殊甚，痰闷艰出，脉细数，舌干。天时寒燠失宜，病亦因之而变。暂从滋化法。

沙参　生地　丹皮　款冬花　玉竹　花粉　煅瓦楞　桑皮　山栀　远志　甘草　橘红　竹茹　海粉

左

向有头眩，近感风热。咳呛多痰，耳不聪听，脉浮数。暂从和营祛风化痰法。

生黄芪钱半　秦艽钱半　款冬花钱半　炒山栀钱半　生蛤壳三钱　远志钱半　生归尾钱半　青防风钱半　天花粉三钱　生甘草四分　肥知母钱半　橘红八分　葱白二管

加盐水炒竹茹钱半

左

力伤气屏致咳呛、痰凝滞，气逆肋痛，脉细软无力。金水交困，调理非易也。

潞党参二钱　焦冬术二钱　五味子四分　炒苏子钱半　款冬花钱半　瓦楞壳三钱　茯苓三钱　川朴八分　佛手柑八分　炙甘草四分　陈皮八分

加姜汁炒竹茹钱半　海粉（洗）四分

俞　二十二岁　丁丑八月二十二日未刻

气屏积热不降致鼻塞、咳呛，脉细数。暂用清化，节烦为要。

生黄芪钱半　制首乌钱半　秦艽肉钱半　远志肉钱半　湖丹皮钱半　白蒺藜三钱　煅牡蛎三钱　甘菊花一钱　山楂肉三钱　肥知母钱半　生甘草四分　橘白一钱

加细桑枝五钱　辛夷蕊钱半

复诊：二十三日

去蒺藜。加炒苏子钱半

左

囊肿、足肿得小便而舒，咳呛气逆不降，脉细数无力。关劳心、肺液久枯，调理非易也。

潞党参钱半　五味子三分　煅瓦楞壳三钱　辰茯神三钱　橘核三钱　制於术钱半　款冬花钱半　炒白苏子钱半　佛手柑八分　炙草四分

加水炒竹茹钱半　沉香片七分

老引　复诊　正月廿七日　廿八改（录自《何鸿舫先生手书方笺册》）

喘逆已止而脉细，咳痰未彻。肺肾两虚，非峻补不可。

大熟地六钱　麦冬三钱　山萸肉（切小段）钱半　西党参三钱　五味子三分　蜜炙紫菀钱半　黄芪二钱　象贝母（去心）三钱　陈橘皮四分　炙甘草四分　煅牡蛎三钱

加胡桃肉三枚

葛　复　正月廿八日（录自《何鸿舫先生手书方笺册》）

咳减而脉弱气阻，肺肾大伤。仍须用补。

潞党参二钱　山萸肉钱半　象贝母（去心）三钱　原生地四钱　款冬花钱半　干百合二钱　麦冬三钱　黄芪钱半　五味子三分　广橘红四分　生甘草

四分

加胡桃肉二枚

冯　复诊　二月二日（录自《何鸿舫先生手书方笺册》）

咳减而肝脾未和，脉弱，便溏。法当扶土，参以理肝。

焦冬术钱半　炙鳖甲四钱　山楂炭三钱　炒白芍钱半　炮黑姜五分　炙桑皮钱半　制首乌钱半　炒菟丝子钱半　炙甘草四分　怀山药（炒）二钱　陈橘皮一钱

加冬瓜皮二钱

严　复　三月十五日（录自《何鸿舫先生手书方笺册》）

咳呛骨蒸不减，脉左数右弱。肺气已损，当此木旺火升，难乎支持也。拟方以副，未意而已[7]。

西党参二钱　原生地四钱　生甘草四分　麦冬（去心）三钱　炒丹皮钱半　象贝母（去心）二钱　五味子（研）三分　羚角片钱半　橘红四分

加枇杷叶（去毛）三片。

陆　复　七月三日（录自《何鸿舫先生手书方笺册》）

脉数、咳呛渐减。唯肺久更伤，调复为难，秋中不重发为得。

北沙参钱半　桑白皮二钱　鳖甲四钱　中生地四钱　款冬花钱半　蛤壳（略杵）四钱　地骨皮二钱　肥玉竹二钱　干百合二钱　橘白八分　生甘草四分

加天花粉二钱

沈　右　三十四岁　七月二十日（录自《何鸿舫先生手书方笺册》）

喘咳，脉细。肺肾更伤，未易脱体也。

炒党参二钱　山萸肉钱半　新会皮钱半　黄芪钱半　款冬花钱半　炙甘草四分　麦冬（去心）二钱　炒苏子二钱　象贝母（去心）二钱　煅牡蛎三钱

全福花[8]（绢包）钱半

加水姜两片　胡桃三枚（杵）

陈　八月六日（录自《何鸿舫先生手书方笺册》）

骨蒸，咳呛，脉数。当从清养。

鳖甲四钱　桑白皮二钱　麦冬（去心）二钱　中生地四钱　款冬花钱半　干百合二钱　地骨皮钱半　象贝母（去心）二钱　橘红四分　生甘草四分

加枇杷叶（去毛）两片

沈　八月十日（录自《何鸿舫先生手书方笺册》）

原虚劳力，多汗、发咳。亟须静养，不致见血为得。

黄芪一钱　白芍钱半　桑白皮二钱　归身钱半　百合二钱　麦冬（去心）钱半　款冬花钱半　象贝母（去心）二钱　橘红四分　炒苏子二钱

加枇杷叶（去毛）两片

张　复　八月十八日（录自《何鸿舫先生手书方笺册》）

喘咳，脉弱。气营两亏，非补不可。

西党参二钱　原生地四钱　炒苏子二钱　黄芪钱半　山萸肉钱半　象贝母（去心）二钱　麦冬肉（去心）二钱　款冬花钱半　新会皮一钱　炙甘草四分　炙桑皮二钱　五味子三分

加胡桃肉三枚　水姜一片

陶　八月十九日（录自《何鸿舫先生手书方笺册》）

咳呛音哑，脉细数。关肝肺两伤，恐易成喉痹[9]。

潞党参钱半　款冬花钱半　橘红四分　原生地四钱　象贝母（去心）二钱　干百合二钱　麦冬（去心）二钱　鳖甲四钱　桑白皮二钱　生甘草四分

加青箬[10]两片（剪碎）

顾　廿八岁　八月廿九日（录自《何鸿舫先生手书方笺册》）

咳呛音哑，脉细数不调。肺络已损，喉痹将成之候。

黄芪钱半　麦冬（去心）二钱　桑白皮钱半　中生地四钱　款冬花钱半　地骨皮钱半　北沙参二钱　象贝母（去心）二钱　生甘草四分　天花粉二钱　橘白八分

加青箬两张（洗，剪碎）

陆　九月九日（录自《何鸿舫先生手书方笺册》）

咳呛，痰多，肝热，脉芤。肺肾两伤，病非轻浅。

原生地四钱　黄芪钱半　款冬花钱半　炒丹皮钱半　鳖甲四钱　煅牡蛎三钱　麦冬（去心）三钱　象贝母（去心）三钱　桑白皮二钱　橘红四分　山萸肉一钱

加蛤壳（略杵）五钱

沈　九月十日（录自《何鸿舫先生手书方笺册》）

咳呛有根，近发音哑，内热，脉涩。恐易成喉痹之候。

鳖甲四钱　桑白皮二钱　象贝母（去心）二钱　中生地四钱　款冬花钱半　生甘草四分　地骨皮钱半　天花粉二钱　橘红四分　防风一钱

加蝉衣（去沙）八只　枇杷叶（去毛）二片

沈　廿九岁　三月九日（录自《何鸿舫先生手书方笺册》）

咳呛，骨蒸，脉数。当滋养肝肺两经。

鳖甲四钱　细生地四钱　桑叶一钱　秦艽钱半　肥知母钱半　女贞子钱半　地骨皮钱半　生甘草四分　元参钱半　肥玉竹二钱

加银柴胡四分

倪　三月十日（录自《何鸿舫先生手书方笺册》）

咳呛内热，脉来芤数。肝肺两虚，未易调复。

北沙参钱半　中生地四钱　款冬花钱半　黄芪钱半　鳖甲四钱　象贝母（去心）二钱　麦冬（去心）二钱　地骨皮钱半　百合二钱　生甘草四分　橘红四分

加枇杷叶（去毛）二片

严　复　四月廿六日（录自《何鸿舫先生手书方笺册》）

咳呛音哑尤甚，脉数。有木火刑金之象，恐咳极见血。

生黄芪钱半　细生地四钱　象贝母（去心）二钱　北沙参二钱　桑白皮钱半　地骨皮钱半　羚角片钱半　款冬花钱半　肥知母钱半　百合二钱　生甘草四分　橘红四分

加青箬两片　蝉衣八只

徐　五月十六日（录自《何鸿舫先生手书方笺册》）

咳呛常作，晡热，脉数不驯。恐易成劳怯之候。

生黄芪钱半　桑白皮二钱　地骨皮钱半　鳖甲四钱　款冬花钱半　中生地四钱　羚角片钱半　象贝母（去心）二钱　肥知母钱半　生甘草四分　橘白一钱

加枇杷叶（去毛）两片

朱　复　五月廿六日（录自《何鸿舫先生手书方笺册》）

咳呛稍减而脉弱，神困。须用滋养法。

潞党参二钱　秦艽钱半　百合二钱　原生地四钱　款冬花钱半　象贝母（去心）二钱　生归身钱半　黄芪钱半　陈皮一钱　生甘草四分　怀牛膝钱半

加胡桃肉二枚

潘　复　六月一日（录自《何鸿舫先生手书方笺册》）

咳血后喘咳时作，脉细无力。金水两伤，须节力是要。

潞党参二钱　炒归身二钱　麦冬（去心）三钱　生黄芪钱半　原生地五钱

白芍钱半　焦冬术钱半　五味子三分　煅牡蛎三钱　女贞子二钱　炙甘草四分　陈皮一钱

加胡桃肉三枚

陈　十一月廿九日（录自《何鸿舫先生手书方笺册》）

脉芤，咳呛。肺肾备伤，怯候已深，恐咳甚见血。

生黄芪钱半　鳖甲四钱　百合二钱　麦冬肉（去心）二钱　地骨皮钱半　象贝母（去心）二钱　原生地四钱　款冬花钱半　橘红四分　桑白皮二钱　生甘草四分

加枇杷叶（去毛）二片

罗　右　复　十一月廿九日（录自《何鸿舫先生手书方笺册》）

咳呛，音哑不清，脉细数。肺肾两伤，难以取效矣。

原生地四钱　麦冬（去心）二钱　百合二钱　黄芪钱半　炒苏子钱半　象贝母（去心）二钱　西党参一钱　款冬花钱半　生甘草四分　橘红四分

加蝉衣六只　枇杷叶（去毛）二片

沈　三月初二日（录自《何鸿舫先生手书方笺册》）

咳呛喘促，脉细涩无力。关肺肾不摄，劳倦之体，病非轻浅。

北沙参钱半　潞党参二钱　山萸肉一钱　煅牡蛎四钱　炙黄芪二钱　麦门冬二钱　炙甘草四分　原生地四钱　款冬花钱半　干百合二钱　新会皮钱半

加枇杷叶（去毛）二片

张　十四岁　八月廿三日（录自《何鸿舫先生手书方笺册》）

肺虚肝热，咳呛，脉细数。亟宜节食为要。

生黄芪钱半　肥玉竹二钱　地骨皮钱半　秦艽肉钱半　钗石斛三钱　桑白皮钱半　鳖甲四钱　款冬花钱半　干百合二钱　生甘草四分　橘白一钱

加枇杷叶（去毛）二片

沈　卅三岁　复　九月六日（录自《何鸿舫先生手书方笺册》）

咳呛、头痛虽减，肝热肺虚，脉数。调复非易也。

潞党参钱半　鳖甲四钱　生甘草四分　中生地四钱　款冬花钱半　炒丹皮钱半　秦艽肉钱半　干百合二钱　桑白皮钱半　橘白一钱　麦门冬二钱

加枇杷叶（去毛）二片

羌　廿四岁　复　十月廿六日（录自《何鸿舫先生手书方笺册》）

咳呛、骨热略减，脉细软。金水交困，调复非易也。

生黄芪钱半　秦艽钱半　远志钱半　原生地四钱　煅牡蛎三钱　湖丹皮钱半　麦门冬二钱　款冬花钱半　桑白皮钱半　生甘草四分　橘白一钱　冬虫夏草钱半

加枇杷叶（去毛）二片

戴　廿五岁　复　正月三日（录自《何鸿舫先生手书方笺册》）

吐血止，咳呛未除，脉数。肝肺已伤，须节养可图渐复。

生黄芪钱半　鳖甲四钱　干百合二钱　北沙参钱半　湖丹皮钱半　桑白皮钱半　原生地四钱　款冬花钱半　肥玉竹二钱　生甘草四分　橘白一钱

加枇杷叶（去毛）二片

周　卅五岁　复　二月十八日（录自《何鸿舫先生手书方笺册》）

咳呛减，吐血亦止，脉细弱，神困。须节劳可免重发。

潞党参二钱　五味子四分　煅牡蛎三钱　原生地五钱　麦门冬二钱　怀牛膝二钱　枸杞子二钱　款冬花钱半　干百合二钱　生甘草四分　广陈皮一钱

加枇杷叶（去毛）二片　青盐四分

祝　五十三岁　三月廿三日（录自《何鸿舫先生手书方笺册》）

喘咳气逆，脉细数。关金水两涸，先宜理肺。

潞党参二钱　煅瓦楞子三钱　炒苏子二钱　麦门冬二钱　款冬花钱半　炙甘草四分　原生地四钱　五味子四分　茯苓二钱　广陈皮一钱

加胡桃肉两枚　水姜一片

陆　卅岁　复　七月廿八日（录自《何鸿舫先生手书方笺册》）

咯血虽止，脉细弱，多咳呛。肝肺久伤，调复非易也。少食为妙。

炒党参钱半　枸杞子二钱　酒炒白芍钱半　焦冬术钱半　煅牡蛎三钱　怀牛膝钱半　炒归身二钱　款冬花钱半　广木香三分　炙甘草四分　广陈皮一钱

加酒炒细桑枝四钱　藕节四枚

程　右　廿一岁　八月十八夜戌刻（录自《何鸿舫先生手书方笺册》）

肺虚肝热，咳呛，脉数。当用滋养。

生黄芪钱半　鳖甲四钱　干百合二钱　细生地四钱　秦艽钱半　肥玉竹二钱　湖丹皮钱半　款冬花钱半　生甘草四分　桑白皮钱半　橘白一钱

加枇杷叶（去毛）二片

缪　右　五十四岁　二月十八申刻（录自《何鸿舫先生手书方笺册》）

虚咳久，脉弱，腰疼骨楚。关衰象已臻，须节力可图渐复。

潞党参二钱　枸杞子二钱　酸枣仁三钱　焦冬术钱半　五味子四分　麦门冬二钱　当归身二钱　款冬花钱半　煅牡蛎三钱　炙甘草四分　广陈皮一钱　干百合二钱

加胡桃两枚

金　廿七岁　五月廿一巳刻（录自《何鸿舫先生手书方笺册》）

咳呛久，音哑，骨热，脉数不和。木火刑金，炎夏恐致增剧。

生黄芪钱半　鳖甲四钱　天花粉二钱　中生地四钱　款冬花钱半　桑白皮钱半　秦艽钱半　湖丹皮钱半　肥知母钱半　生甘草四分　橘白一钱

加枇杷叶（去毛）二片　蝉蜕八只

启帆兄　六月初三夜戌刻（录自《何鸿舫先生手书方笺册》）

虚咳气逆，腰痛，心宕，脉弱。金水两亏。先宜理肺。

潞党参二钱　麦门冬二钱　煅瓦楞子三钱　制於术钱半　炒苏子三钱　茯苓二钱　枸杞子二钱　款冬花钱半　炙甘草四分　五味子四分　广陈皮一钱

加胡桃两枚

张　右　卅岁　复　闰六月初六巳刻（录自《何鸿舫先生手书方笺册》）

咳呛、胁痛虽减，脉数。系肝肺交伤，秋令恐重发。

生黄芪钱半　款冬花钱半　怀牛膝钱半　中生地四钱　秦艽钱半　地骨皮钱半　麦门冬二钱　干百合二钱　桑白皮钱半　生甘草四分　橘白一钱

加枇杷叶（去毛）二片　蝉蜕八只

沈　廿四岁　闰六月初八巳刻（录自《何鸿舫先生手书方笺册》）

咳呛气逆，脉弱。金水交困。夏令先宜理肺。

潞党参钱半　款冬花钱半　煅牡蛎三钱　原生地四钱　炒苏子二钱　炙甘草四分　麦门冬二钱　干百合二钱　广陈皮一钱　白茯苓二钱

加枇杷叶（去毛）二片　海粉四分

高　廿二岁　复　闰六月十六午刻（录自《何鸿舫先生手书方笺册》）

咳呛虽减，脉数不和。肝肺两伤。须节养，秋令免重发。

生黄芪钱半　鳖甲四钱　秦艽钱半　细生地四钱　款冬花钱半　麦门冬二钱　湖丹皮钱半　桑白皮钱半　生甘草四分　橘白一钱

加枇杷叶（去毛）二片　海粉四分

周　五十六岁　复　八月廿辰刻（录自《何鸿舫先生手书方笺册》）

疟止，咳呛多痰，脉细数。当从肝肺滋化。

生黄芪钱半　款冬花钱半　桑白皮钱半　细生地四钱　地骨皮钱半　肥玉

竹二钱　鳖甲四钱　蛤壳（略杵）四钱　远志钱半　甘草四分　广陈皮一钱

加枇杷叶（去毛）两片　海粉四分

徐　十九岁　五月廿五巳刻（录自《何鸿舫先生手书方笺册》）

吐血后咳呛多痰，脉数，骨热甚炽。肝肺皆伤，炎夏不重发为得。

生黄芪钱半　湖丹皮钱半　生鳖甲四钱　元参钱半　细生地四钱　秦艽肉钱半　款冬花钱半　生甘草四分　肥知母钱半　天花粉二钱　橘白一钱

加枇杷叶（去毛）二片　蝉蜕十只

蔡　廿七岁　闰三月初三巳刻（录自《何鸿舫先生手书方笺册》）

咳呛，骨热，脉数。肝肺交困。不节养，恐入夏重发。

生黄芪钱半　款冬花钱半　生蛤壳四钱　生甘草四分　中生地四钱　天花粉二钱　秦艽钱半　广陈皮八分　湖丹皮钱半　肥玉竹二钱　京元参钱半

加枇杷叶（去毛）二片　海粉（洗）四分

子琦兄　七月初四巳刻诊（录自《何鸿舫先生手书方笺册》）

咳呛年余，音哑，骨热，痰多白腻，脉细数不和。关木火刑金。须节养，免秋中重发。

生黄芪钱半　秦艽一钱　生蛤壳（杵）四钱　肥玉竹二钱　细生地四钱　款冬花钱半　白僵蚕三钱　鲜石斛四钱　湖丹皮钱半　天花粉二钱　京元参钱半　生甘草四分

加枇杷叶（去毛）两片　蝉蜕十只

中和兄　八月初九辰刻诊（录自《何鸿舫先生手书方笺册》）

暑热咳呛，痰多，胸闷，脉数。暂用清化法。

生黄芪钱半　茯苓三钱　炒山栀钱半　煅瓦楞壳四钱　中生地四钱　炒枳实钱半　赤苓三钱　远志一钱　老苏梗钱半　佛手柑四分　生甘草四分　广陈皮一钱

加枇杷叶（去毛）二片　藕节四枚

薛　廿二岁　九月十一申刻诊（录自《何鸿舫先生手书方笺册》）

频发咳呛，骨热，脉数不静。肝肺久伤。须节养，忌咸冷，免重发。

生黄芪钱半　秦艽一钱　生蛤壳四钱　茯苓三钱　细生地四钱　款冬花钱半　怀牛膝钱半　生甘草四分　湖丹皮钱半　肥玉竹二钱　广陈皮八分

加枇杷叶（去毛）两片　藕节四枚

胡　廿七岁　九月十八午刻诊（录自《何鸿舫先生手书方笺册》）

骨热，咳呛，脉数不调。关劳力络伤。须节养，免致吐血。

生黄芪钱半　秦艽一钱　生蛤壳（杵）四钱　远志钱半　细生地四钱　款冬花钱半　怀牛膝钱半　生甘草四分　湖丹皮钱半　肥玉竹二钱　广陈皮八分

加枇杷叶（去毛）二片　藕节四枚

吴　廿四岁　九月十八夜戌刻诊（录自《何鸿舫先生手书方笺册》）

力伤气屏食滞，吐瘀后腹胀，咳呛，脉数。暂从滋化，霜节不重发为得。

生黄芪钱半　秦艽一钱　肥玉竹二钱　茯苓三钱　细生地四钱　款冬花钱半　炒枳实钱半　生甘草四分　湖丹皮钱半　生鳖甲四钱　广陈皮八分

加枇杷叶（去毛）二片　藕节四枚

金　右　卅一岁　腊月初八巳刻复诊（录自《何鸿舫先生手书方笺册》）

腹痛虽减，近发咳呛，脉涩。当从温理。忌生冷，少食为妙。

炒党参钱半　广木香四分　焦白芍钱半　香附炭三钱　焦冬术钱半　枸杞子二钱　炮黑姜六分　泡吴萸[10]四分　炒归尾二钱　怀牛膝二钱　炙甘草四分　广陈皮一钱

加炒苏子钱半　官桂五分

沈　五十六岁　腊月十三巳刻诊（录自《何鸿舫先生手书方笺册》）

咳呛久，近发更甚，气逆多痰，脉细软无力。金水交亏，交春恐重发。

潞党参钱半　枸杞子二钱　款冬花钱半　茯苓三钱　焦冬术钱半　炒苏子钱半　广木香四分　炙甘草四分　五味子五分　煅瓦楞壳（杵）四钱　广陈皮一钱

加旋覆花（绢包）钱半　煨姜二片

林　卅七岁　辛正月初三巳刻诊（录自《何鸿舫先生手书方笺册》）

咳呛久，近发较甚，多痰气阻，脉细弱。金水交困。亟宜节养，少食为妙。

潞党参钱半　广木香四分　款冬花钱半　炙甘草四分　焦冬术钱半　煅瓦楞壳（杵）四钱　白茯苓三钱　广陈皮一钱　炒苏子钱半　炒枳实钱半　五味子五分

加旋覆花（绢包）钱半　煨姜二片

徐　四十五岁　辛正月十九巳刻诊（录自《何鸿舫先生手书方笺册》）

吐血有根，近发咳呛，骨热，脉细数不静。关木火刑金，分节恐重发。

生黄芪钱半　款冬花钱半　生蛤壳（杵）四钱　远志一钱　细生地四钱　肥玉竹二钱　鲜石斛四钱　生甘草四分　湖丹皮钱半　秦艽一钱　广陈皮七分

加枇杷叶（去毛）两片　海粉（洗）四分

金　右　卅八岁　三月十三辰刻诊（录自《何鸿舫先生手书方笺册》）

劳心木火常炽，咳呛骨热，音闪，脉细数无力。关烦火克金。亟宜节养。

生黄芪钱半　秦艽一钱　生蛤壳（杵）四钱　肥玉竹二钱　细生地四钱　款冬花钱半　鲜石斛四钱　元参钱半　湖丹皮钱半　天花粉二钱　生甘草四分　广陈皮七分

加枇杷叶（去毛）两片　蝉蜕十只

天水主人　九月十九日拟（录自《何鸿舫先生手书方笺册》）

升降阻滞，运化维艰。纳少，腹闷，溺赤，发咳，脉虚弦。当从两太阴温疏。

焦冬术钱半　煅瓦楞壳（杵）五钱　炒小茴香六分　炒青皮钱半　煨益智钱半　炮黑姜四分　炒麦芽三钱　炒黑山栀钱半　炒苏子二钱　炒枳实钱半　赤茯苓三钱

加姜汁炒竹茹钱半　砂仁壳六分

寅翁老兄　腊月十九日巳刻复诊（录自《何鸿舫先生手书方笺册》）

咳呛虽减而气上升，痰滞，脉细软无力。肺液久枯。须节劳，免重发。

潞党参钱半　款冬花钱半　煅瓦楞壳（杵）四钱　炙甘草四分　制於术钱半　炒苏子钱半　广木香四分　广陈皮钱半　枸杞子二钱　辰砂拌茯神三钱　五味子五分

加姜汁炒竹茹钱半　沉香片四分　缓火细煎

蒋　廿九岁　壬正月廿一夜酉刻诊（录自《何鸿舫先生手书方笺册》）

鼻血间作，近更咳呛，音哑，脉数，骨热。有木火克金之象，分节恐重发。

北沙参钱半　款冬花钱半　桑白皮钱半　京元参钱半　细生地四钱　天花粉二钱　肥玉竹二钱　生甘草四分　湖丹皮钱半　生蛤壳四钱　广陈皮七分

加枇杷叶（去毛）两片　蝉蜕十只

周　廿六岁　壬正月廿二未刻诊（录自《何鸿舫先生手书方笺册》）

力伤食冷腹痛，咳呛气逆多痰，脉细数。暂从清化。忌生冷，少食为要。

生黄芪钱半　款冬花钱半　白茯苓三钱　远志一钱　细生地四钱　煅瓦楞壳（杵）四钱　地骨皮钱半　生甘草四分　秦艽一钱　肥玉竹二钱　桑白皮钱半　广陈皮八分

加枇杷叶（去毛）两片　海粉（洗净）四分

沈　卅四岁　十月廿八夜酉刻诊（录自《何鸿舫先生手书方笺册》）

力伤食屏，咳呛多痰，气阻，脉弱。当先理肺。忌生冷，少食为妙。

潞党参钱半　款冬花钱半　茯苓三钱　煅牡蛎三钱　焦冬术钱半　炒苏子钱半　炒枳壳钱半　炙甘草四分　五味子五分　佛手柑四分　广陈皮一钱

加姜汁炒竹茹钱半　藕节五枚

杨年兄　三月初七未刻复诊（录自《何鸿舫先生手书方笺册》）

吐血后咳呛、音哑略清，脉细数无力。肝肺之液久亏。须节养，免入夏重发。

生黄芪钱半　湖丹皮钱半　天花粉二钱　京元参钱半　北沙参二钱　款冬花钱半　肥玉竹三钱　肥知母钱半　细生地四钱　生蛤壳（杵）四钱　生甘草四分　橘白八分

加枇杷叶（去毛）两片　蝉蜕十只

毛　廿八岁　二月十一巳刻诊（录自《何鸿舫先生手书方笺册》）

劳力络伤，咳呛，气机不舒，脉细软无力。当从滋养。调复非易也。

潞党参钱半　款冬花钱半　怀牛膝二钱　桑白皮钱半　北沙参二钱　炒苏子钱半　地骨皮钱半　生甘草四分　原生地四钱　肥玉竹二钱　橘红五分

加枇杷叶（去毛）二片　藕节五枚

俞　卅八岁　二月十一未刻诊（录自《何鸿舫先生手书方笺册》）

力伤劳热，咳呛，胁痛，脉细数。当从滋养。节力，忌生冷，少食为要。

生黄芪钱半　款冬花钱半　生蛤壳（杵）四钱　生甘草四分　细生地四钱　肥玉竹二钱　怀牛膝钱半　橘红五分　湖丹皮钱半　秦艽一钱　干百合二钱

加细桑枝五钱　藕节五枚

绶卿兄　六月十六巳刻复诊，十九申刻复改（录自《何鸿舫先生手书方笺册》）

热久伤阴兼操劳，烦火内灼，咳嗽，气机欠舒，舌干失润，脉细数无力。肝肺之液久枯。须节烦少食，免致重发。

生黄芪钱半　秦艽一钱　元参钱半　桑白皮钱半　细生地四钱　款冬花钱半　生蛤壳四钱　生甘草四分　粉丹皮钱半　肥玉竹二钱　橘红五分　北沙参钱半

加海粉（洗）四分　枇杷叶（去毛）二片

陈　廿二岁　二月十六巳刻诊（录自《何鸿舫先生手书方笺册》）

力伤咳嗽，腰骨酸楚，脉细数，晡热。当从肝肺滋化。须节力少食，忌咸冷，免重发见血。

生黄芪钱半　秦艽一钱　怀牛膝钱半　紫丹参钱半　细生地四钱　款冬花钱半　生蛤壳四钱　生甘草四分　粉丹皮钱半　肥玉竹三钱　橘红五分

加细桑枝六钱　海粉（洗）四分

孔　右　五十岁　二月初八辰刻诊（录自《何鸿舫先生手书方笺册》）

咳嗽有根，近发较甚，痰凝，气机不降，脉弱。金水困已臻衰象。节烦少食，忌咸冷，免重发。

潞党参钱半　款冬花钱半　煅瓦楞壳四钱　佛手柑四分　焦冬术钱半　肥玉竹二钱　炒枳壳钱半　炙甘草四分　五味子四分　炒苏子钱半　广陈皮七分

加姜汁炒竹茹钱半　莱菔子三钱

复诊：二月初十巳刻

咳嗽得痰出，气机略舒，脉细数无力。衰年肝肺皆虚。节烦少食，忌咸冷，免分节重发。

生黄芪钱半　地骨皮钱半　肥玉竹二钱　佛手柑四分　北沙参二钱　桑白皮钱半　生蛤壳四钱　生甘草四分　原生地四钱　款冬花钱半　广陈皮七分

加鲜竹茹钱半　莱菔子三钱

顾　右　廿九岁　三月初一申刻诊（录自《名医何鸿舫事略及墨迹》）

虚热多汗，咳呛，脉细数。关劳力络伤。暂从滋化。不节养恐吐血。

生黄芪钱半　秦艽一钱　煅牡蛎三钱　钗石斛三钱　细生地四钱　款冬花钱半　肥玉竹二钱　生甘草四分　地骨皮钱半　天花粉二钱　广陈皮七分

加枇杷叶（去毛）两片　藕节四枚

周　十八岁　复　二月八日（录自《名医何鸿舫事略及墨迹》）

骨热咳呛虽减，脉数不静。尚非安境也。

生黄芪钱半　湖丹皮钱半　干百合二钱　原生地四钱　鳖甲四钱　桑白皮钱半　麦门冬二钱　款冬花钱半　生甘草四分　橘白钱半

加枇杷叶（去毛）二片

张　廿九岁　六月八日（录自《名医何鸿舫事略及墨迹》）

劳热胁痛，咳呛，脉数殊甚。恐其见血，则不易愈矣。

生黄芪钱半　肥知母钱半　款冬花钱半　中生地四钱　鳖甲四钱　天花粉二钱　秦艽钱半　湖丹皮钱半　生甘草四分　桑白皮钱半　橘白一钱

加枇杷叶（去毛）二片

徐　卅四岁　四月十三酉刻（录自《名医何鸿舫事略及墨迹》）

咳呛、骨热久，背胁皆痛，脉芤而数。肝肺伤矣，入夏恐其重发。

生黄芪钱半　秦艽钱半　麦门冬二钱　远志钱半　中生地四钱　湖丹皮钱半　干百合二钱　甘草四分　鳖甲四钱　款冬花钱半　广陈皮一钱

加枇杷叶（去毛）二片　海粉四分

● 【校注】

［1］海粉：药名。出《医学入门·本草》。为海兔科动物蓝斑背肛海兔的卵群带。甘、咸，寒。有润肺止咳、消痰软坚的功效。

[2] 证：原为“症”。疑误。

[3] 银杏：即银杏肉。又名白果。为银杏科植物银杏的种子。甘、苦、涩，平，有小毒。有敛肺气、定喘嗽、止带浊、缩小便的功效。

[4] 至：原为“止”。据《横泖病鸿医案选精》改。

[5] 操烦木火烁金：指病因病机：因操心烦劳，致肝郁而化火，火邪烁肺伤肺。

[6] 卦属未济：指未济卦。此卦是《易经》六十四卦最后一卦，以示事情尚未完结，还要向前发展。

[7] 拟方以副，未意而已：义指处方起辅助治疗，然因病已不治，故作用不大。

[8] 全福花：即旋覆花。

[9] 喉痹：病名。指以咽喉肿痛、声音嘶哑、吞咽困难等为主症的病证。发病急骤，并发全身症状。因其发病后喉间颜色之不同，有白色喉痹、淡红喉痹等区分；因其发病之急骤，有急喉痹、走马喉痹等之称。其病因有外感病邪、内伤阴阳等。

[10] 青箬（ruò）：箬竹的叶子，大而质薄，常用以裹物，如包粽子。

[11] 泡吴萸：指经炮制后的吴茱萸。吴茱萸炮制需先用水浸泡，或用甘草煎汁水，或用开水，然后再晒干，或焙干。

【评析】

咳呛即指咳嗽，从本节众多案例看，可分外感、内伤两类。外感多因感受风寒，或风热所致，治宜和营祛风化痰，药如防风、款冬花、紫菀、远志、贝母、秦艽、苏子、甘草等，夹热者可加山栀、蛤壳、橘白、竹茹等药；夹寒者可加桂枝、橘红、葱白、生姜等药。何鸿舫认为，肺失清降，玄府疏而风邪易入，故常在方中加入黄芪以实表。内伤咳嗽是本节的重点，主要可分为两种证情：一是饮邪阻肺，肺气受损，遇寒即发，症以咳嗽、多痰、气逆为主，病久则累及脾、肾、心，可见气逆而喘、足肿身肿等症，对此等下虚上实之证，何鸿舫的对策是急者先治，先治新邪，方如五苓散，加杏仁、桑白皮、薏苡仁、苏子、海浮石等药以祛饮化痰利肺；后治以摄纳培本，仿肾气丸之温理法，药如海浮石拌熟地黄、山茱萸、紫石英、当归、党参、附子、桂枝、茯苓、苏子、款冬花、陈皮等。二是肺热，肺肾阴亏，以咳嗽、骨蒸潮热、盗汗为主症，何鸿舫认为其属于劳怯一类，临证常见肺肾阴亏，治取滋养法为主，药如熟地黄、山茱萸、麦冬、五味子、鳖甲、黄芪、百合、贝母、地骨皮、枇杷叶、虫草等。痰多、痰凝，可加海粉、莱菔子、瓦楞壳；音哑可加蝉蜕；寒热久缠，或伴有便溏、呕恶、食滞等症，何鸿舫喜用和理法，即和理肝脾，药如银柴胡、芍药、秦艽、白术、茯苓、山楂炭、陈皮、炮黑姜等。肝肺液亏，木火刑金亦是常见证型，治以滋化、清化为主，药如沙参、生地黄、蒺藜、牡丹皮、麦冬、羚角片、青黛等，以冀滋养肝肺，清肝化热。

三、哮咳

陈　四十八岁　壬申五月十五日

哮咳，脉弱。当用补摄。

潞党参二钱　麦门冬二钱　炒苏子三钱　炙甘草四分　款冬花钱半　煅瓦楞子三钱　原生地三钱　五味子四分　广陈皮一钱　茯苓二钱

加胡桃二枚（杵）　水姜一片

陈　十五岁　癸酉九月十三日巳刻

杂食伤中，哮咳气逆，多痰，脉细数。关金水交困。先宜理肺。切忌生冷。

潞党参钱半　原生地四钱　麦门冬二钱　炒苏子三钱　款冬花钱半　五味子五分　煅瓦楞四钱　白茯苓二钱　枸杞子二钱　炙甘草四分　广陈皮一钱

加水姜二片　旋覆花钱半（绢包）

左

哮咳多痰常发，腰背酸楚，脉细数无力。当从肝肺滋化。营分久亏，调理非易也，炎令最宜节养。

生黄芪二钱　中生地三钱　生甘草四分　款冬花钱半　肥玉竹二钱　广陈皮八分　地骨皮钱半　瓦楞壳三钱　天花粉三钱　炒苏子钱半　桑白皮三钱

加盐水炒竹茹钱半　藕节四枚

复诊：哮咳，痰滞艰出，脉细软无力。由肺气不摄。此方接服。节劳为要。

潞党参二钱　北沙参三钱　中生地三钱　款冬花钱半　炒苏子钱半　煅瓦楞壳三钱　白前钱半　生甘草四分　广陈皮八分　佛手柑八分　肥玉竹二钱

加枇杷叶（去毛）二片　冬虫夏草二钱

左

劳倦、哮咳久作，气逆，脉涩。肺肾已枯，衰年调理非易也。

潞党参二钱　白茯苓三钱　炒苏子钱半　五味子三分　炮黑姜四分　焦冬术二钱　炙甘草四分　枸杞子三钱　款冬花钱半　广陈皮八分　佛手柑八分　煅瓦楞子三钱

加旋覆花钱半

左

哮咳，脉芤弱。法当补摄。

潞党参二钱　炒苏子钱半　原生地三钱　煅瓦楞子三钱　广皮八分　麦冬三钱　款冬花钱半　五味子三分　白茯苓三钱　炙草四分

加胡桃肉二枚（打）　水姜二片

左

气虚，哮咳，脉芤，神困。当从肺肾滋养。

炒党参二钱　原生地三钱　款冬花钱半　桑白皮二钱　生鳖甲三钱　广皮

八分　麦门冬三钱　炒苏子钱半　干百合三钱　煅牡蛎三钱　象贝母三钱　生草四分

加银杏三枚（打）

左

气虚，哮咳时作，脉细无力。难以取效也。

炒党参二钱　款冬花钱半　象贝母三钱　五味子三分　广皮八分　全福花钱半　麦门冬三钱　炒苏子钱半　山萸肉钱半　炒干姜四分　炙草四分

左

向有哮咳，近因疟后时发，虚热多汗，痰塞，脉细数。暂从疏化。

生黄芪钱半　炒枳壳钱半　炒黄芩钱半　山楂炭三钱　佛手柑五分　广陈皮八分　制首乌三钱　真神曲三钱　生鳖甲三钱　炒青皮钱半　茯苓三钱　生甘草四分　炒柴胡五分

加姜汁炒竹茹钱半

沈　四十四岁　十月十三日（录自《何鸿舫先生手书方笺册》）

哮咳又作，脉弱神惫。非补摄不可。

炒党参二钱　原生地四钱　煅瓦楞子三钱　麦门冬二钱　款冬花钱半　广陈皮钱半　炒苏子二钱　五味子四分　炙甘草四分　桑白皮钱半　加旋覆花（绢包）钱半

胡桃肉二枚　干姜二片

渫　四十一岁　复　六月廿八日（录自《何鸿舫先生手书方笺册》）

哮咳不减，脉弱。肺分已虚，调复非易也。

潞党参钱半　炒杜苏子三钱　桑白皮钱半　生黄芪钱半　海浮石三钱　茯苓二钱　原生地四钱　紫菀钱半　炙甘草四分　广陈皮一钱

加银杏肉五枚

江　右　八岁　八月廿三戌刻（录自《何鸿舫先生手书方笺册》）

腹胀，哮咳，脉数。肝肺受伤，难愈也。拟方候[1]。幼科酌用。

生黄芪一钱　炒苏子二钱　广陈皮八分　款冬花钱半　地骨皮钱半　海浮石二钱　白前一钱　桑白皮钱半　生甘草四分　茯苓二钱

加银杏肉四枚　水姜一片

陶　廿八岁　六月八日寅刻（录自《何鸿舫先生手书方笺册》）

哮咳，时吐血痰，脉弱。金水两亏。先宜理肺。

潞党参钱半　炒苏子三钱　煅瓦楞子三钱　麦门冬钱半　五味子四分　茯苓二钱　煅牡蛎三钱　款冬花钱半　炙甘草四分　广陈皮一钱

加胡桃两枚（杵）　水姜二片

【校注】

［1］候（hòu）：指观察疾病变化。

【评析】

哮咳，即指哮喘、咳逆，何鸿舫认为病属本虚标实，故治疗多为兼顾，但分主次。发作时以理肺化痰、降气平喘为主，药如苏子、款冬、瓦楞壳、陈皮、桑白皮、银杏肉等；痰滞者加白前、旋覆花、海浮石；热较甚者加黄芩、竹茹等药。病缓时，治以补摄、滋养肺肾为主，药如地黄、枸杞、胡桃肉、山茱萸、冬虫夏草、沙参、五味子等，然亦加入款冬、贝母、陈皮等利肺化痰之品以兼顾祛邪。何鸿舫对哮咳、痰喘的治疗十分重视益脾气，无论发作期还是缓解期，均常加入党参、黄芪、茯苓、甘草等药，此亦不失为培土生金、扶脾断痰源之法。

四、咳血

夏　五十岁　丙子四月初八酉刻

咳呛，时乃见血，脉弱，气机不舒。金水交困。须节养，免致重发。

潞党参钱半　焦冬术钱半　枸杞子二钱　五味子四分　款冬花钱半　煅瓦楞四钱　炒苏子三钱　佛手柑四分　广陈皮一钱　茯苓三钱　炙甘草四分

加细桑枝六钱　藕节六枚

陆　四十三岁　丙子四月初九日申刻

频发吐血，咳呛骨热，脉数不和。系木火刑金，夏令恐其重发。

生黄芪钱半　细生地四钱　湖丹皮钱半　生鳖甲四钱　远志肉钱半　款冬花钱半　天花粉二钱　秦艽钱半　肥知母钱半　生甘草四分

加枇杷叶（去毛）二片　海粉（洗）四分

复诊：十一日午刻

去天花粉、知母、海粉。加肥玉竹二钱，怀牛膝二钱

高　右　二十七岁　丙子四月二十三日未刻复

吐血止，咳呛亦减，惟脉芤数未静。肝肺久伤，夏令亟宜静养。

生黄芪钱半　原生地四钱　怀山药二钱　煅牡蛎三钱　地骨皮钱半　款冬花钱半　白花百合二钱　肥玉竹二钱　生甘草四分　远志一钱　钗石斛三钱　橘白一钱

加枇杷叶（去毛）二片　冬虫夏草钱半

张　二十岁　丙子九月十六日巳刻

吐血后，骨热甚炽，咳呛多痰，脉促数不和。关先天不足，肝肺已伤，怯[1]疾之基不浅矣。

生黄芪钱半　细生地四钱　湖丹皮钱半　生鳖甲四钱　秦艽肉钱半　肥知母钱半　款冬花钱半　肥玉竹二钱　橘白一钱　生甘草四分　桑白皮钱半　蝉

蜕十只

加枇杷叶（去毛）二片　海粉（洗）四分

顾　四十岁　丁丑三月初六日午刻

劳倦，烦火上炽致咳呛连发吐血，脉数不和。关木火刑金。不节养恐入夏重发。

生黄芪钱半　细生地四钱　湖丹皮钱半　秦艽肉钱半　款冬花钱半　肥知母钱半　生鳖甲四钱　远志肉一钱　广橘白一钱　肥玉竹二钱　生甘草四分

加枇杷叶二片　藕节炭四枚

沈　二十七岁　丁亥十一月十七日申刻

频发吐血，近则咳呛气升，又兼泄泻，脉细软无根。肺脾交损，至节恐增剧。

潞党参钱半　制於术钱半　款冬花钱半　煅牡蛎三钱　秦艽钱半　辰砂拌茯神三钱　干百合二钱　橘白一钱　怀山药二钱　远志钱半　生甘草四分

加冬虫夏草钱半　枇杷叶（去毛）二片

王　三十九岁　戊子六月初七日夜复

吐血后咳嗽，得痰出略舒，骨热，右脉甚数。劳热伤阴。踵凉化法。

生石膏四钱　细生地五钱　天花粉三钱　肥知母钱半　生蛤壳四钱　京元参钱半　生山栀钱半　甘中黄四分　桑白皮三钱　秦艽肉钱半　橘红五分

加竹叶百片　盆秋石四分　同煎

左

频发吐血，血色甚鲜，虽不咳嗽而浮火上炽，头晕，背脊及左胁酸楚殊甚；热升，彻夜无眠，气不舒畅，舌干不润，常觉苦味；诊脉右关尺皆平，寸部细数，左部尺和，寸细数不调，关则紧数带弦。夫肝藏血者也，失所养则真阴不能滋溉，烦火易致亢越，火动烁金，血随火升，肺脏清肃无权；晨间频致汗泄，兹当燥火流金，阴日亏，火日炽，恐其气随火而越，总属劳思伤神。须节劳，达观勿郁，庶药有济焉。管见然否，祈高明裁用之。

黄芪　生地　山栀　桑皮　丹参　秦艽　石斛　犀角尖　甘草　元参　牛膝　白菊　橘红　竹叶

再诊：血渐止，已得安寐，脉数略平，惟背脊痛殊甚。良由去血过多，营虚失养也。接以滋养清热法。

黄芪　北沙参　原生地　玉竹　丹皮　牛膝　秦艽　甘草　煅牡蛎　远志　陈皮　辰砂拌茯神　细桑枝　十大功劳叶

三诊：吐血咳呛遇节又发，脉细数，骨热。尚未安境也。

生黄芪钱半　炒丹皮钱半　生鳖甲三钱　桑白皮三钱　生草四分　北沙参三钱　秦艽钱半　蜜炙紫菀钱半　远志钱半　陈皮八分　冬虫夏草二钱

加枇杷叶（去毛）二片

四诊：吐血止，咳呛亦减，惟脉弱。金水交困。亟宜静心调养。

生黄芪钱半　秦艽钱半　麦门冬三钱　原生地三钱　怀牛膝三钱　桑白皮三钱　陈皮八分　生甘草四分　煅牡蛎三钱　炒丹皮钱半

加荷蒂四枚

左

秋燥上加，咳呛失血，又增潮热，少纳便溏，脉数。肺肾阴虚，时邪易入，劳怯将成也。

南沙参三钱　细生地三钱　生鳖甲三钱　山药三钱　银柴胡八分　川贝二钱　川石斛三钱　谷芽三钱　扁豆三钱

加枇杷叶（去毛）二片

左

失血阴伤潮热，咳呛胁痛，脉弦，肺肝脉络阻痹；便溏溺赤，中焦夹湿也。

鳖甲三钱　川贝母二钱　福花钱半　茯苓三钱　瓜络[2]二钱　杏仁三钱

湖丹皮钱半　山药三钱　苡仁三钱　扁豆三钱

左

失血后咳呛、潮热延缠匝月。肺胃络伤，阴气两虚矣。惟咯血常发，恐其入怯耳。

参三七一分　怀山药二钱　川石斛三钱　川牛膝三钱　川贝母二钱　紫苏子钱半　决明三钱　郁金钱半　茯苓三钱

加降香五分

左

半声咳嗽，曾经见血，头疼喉痹，胸胁作痛，脉来虚细，大便溏。肾虚水不养肝，肝虚气逆，木叩金鸣[3]，脾土亦因之而有损矣。

熟地三钱　山药二钱　蛤壳四钱　归身钱半　白芍钱半　紫菀钱半　丹皮钱半　苏梗八分　桑叶钱半　炙草四分

左

咳呛久，近乃吐血骨热，脉数，多汗。当从滋化。忌生冷油腻为要。

生黄芪二钱　秦艽钱半　生蛤壳三钱　生甘草四分　北沙参三钱　中生地三钱　款冬花钱半　元参三钱　肥玉竹二钱　桑白皮钱半　橘红八分

加细桑枝五钱　藕节四枚

左

去年曾吐血，近乃咳呛甚，气随之升，痰多且腻，脉数不和。关劳倦络伤。须节力、忌咸方克有效。

生黄芪二钱　湖丹皮钱半　款冬花钱半　天花粉三钱　生蛤壳四钱　橘红八分　细生地三钱　秦艽钱半　肥玉竹二钱　知母钱半　生草四分

加盐水炒竹茹钱半　海粉（洗）四分

左

不忌咸冷，咳呛，痰不易出，间有血痰，脉细数无力。肝肺久伤，春中恐重发。

生黄芪钱半　中生地三钱　煅瓦楞四钱　天花粉三钱　莱菔子钱半　桑白皮三钱　陈皮八分

加姜汁炒竹茹钱半

左

咳呛见血，脉细而数。是属肝肺络伤，怯候已不浅。

生黄芪钱半　麦门冬三钱　款冬钱半　象贝母钱半　干百合三钱　生甘草四分　原生地三钱　秦艽钱半　鳖甲三钱　桑白皮三钱　陈皮八分

加枇杷叶（去毛）二片

左

连发吐血甚多，咳呛痰凝，咽痛，音哑不清，脉细数无力。肝肺之液已亏。须节力，免春日复发。

生黄芪钱半　细生地三钱　款冬花钱半　肥玉竹二钱　生蛤壳四钱　陈广皮八分　北沙参三钱　湖丹皮钱半　天花粉三钱　肥知母钱半　元参三钱　生甘草四分

加盐水炒竹茹钱半　蝉蜕十只

左

咳呛，时见血痰，脉数。关食咸伤肺。节力、少食为要。

焦冬术钱半　炒枳壳钱半　炮黑姜四分　煨天麻八分　炒青皮钱半　炒归尾钱半　广木香五分　炒山栀钱半　炒小茴香六分　茯苓三钱　山楂炭三钱

加姜汁炒竹茹钱半　藕节四枚

左

吐血有根，近发咳呛，骨热，脉数，兼作腹痛。关劳力、食冷所伤，调理非易也。

生黄芪钱半　丹皮钱半　款冬钱半　蛤壳四钱　炒青皮钱半　生甘草四分　藕节四枚　细生地三钱　秦艽钱半　玉竹三钱　山药二钱　地骨皮钱半

加姜汁炒竹茹钱半

复诊：养肝肺以理咳呛见血。

生黄芪钱半　秦艽钱半　款冬花钱半　炒怀膝三钱　生甘草八分　中生地三钱　麦门冬三钱　干百合三钱　地骨皮钱半　广陈皮八分

加枇杷叶（去毛）二片

左

骨热咳血，脉数不驯。此关阴亏浮火上升，交夏不致重发为得。

生黄芪钱半　中生地三钱　款冬钱半　鳖甲三钱　秦艽钱半　生草四分　羚角片五分（另煎）　炒丹皮钱半　象贝三钱　知母钱半　桑皮三钱　橘白八分

加枇杷叶（去毛）二片

左

吐血音哑已及年余，近更咳呛痰多，骨热殊甚，脉数不驯。有木火刑金之象，秋深恐重发。

羚羊角五分（另煎）　湖丹皮钱半　生蛤壳三钱　肥玉竹三钱　北沙参三钱　肥知母钱半　细生地三钱　天花粉三钱　生甘草四分　橘红八分　款冬花钱半　元参三钱

加盐水炒竹茹钱半　蝉蜕十只

复诊：咳血、骨热又甚，脉数不驯。防其大发，静养是要。

羚羊角五分（另煎）　粉丹皮钱半　中生地三钱　北沙参三钱　肥知母钱半　生鳖甲三钱　桑白皮三钱　生甘草四分　橘红八分　天花粉三钱　款冬花钱半

加枇杷叶（去毛）二片　藕节四枚

左

湿热内蒸伤肺，咳呛痰血气秽色绿味咸，脉沉弦而数。恐增灼热。

水炙桑皮二钱　兜铃钱半　蒌皮二钱　杏仁三钱　海石二钱　炒黄芩钱半　冬瓜皮三钱　川贝母二钱

加芦根一支　茅根（去心）二扎

左

烦心木火郁炽，频发吐血，脘闷，脉左关甚数。有木旺克金之象。

沙参　细生地　丹皮　款冬　蛤粉　石斛　丹参　元参　花粉　生甘草　橘红　细桑枝

加藕节

复诊：木火烁金，又发痰血宿疾，咳嗽、骨热殊甚，脉左关甚数。亟宜凉化。

犀角（镑）　细生地　生山栀　花粉　丹参　丹皮　蛤壳　知母　甘菊花　藕节　款冬　生甘草　陈皮　盆秋石

彭　七月十日（录自《何鸿舫先生手书方笺册》）

骨热，咳血，脉细数。系肝肺络伤，恐易延成怯候。亟须静养。

中生地四钱　桑白皮二钱　款冬花钱半　鳖甲四钱　黄芪钱半　象贝母（去心）二钱　生归尾钱半　地骨皮钱半　橘红四分　生甘草四分

加枇杷叶（去毛）两片

费　八月四日（录自《何鸿舫先生手书方笺册》）

劳倦络伤咳血，脉芤数。肝肺更损，恐易延成怯候。

生黄芪钱半　中生地四钱　款冬花钱半　鳖甲四钱　地骨皮钱半　象贝母（去心）二钱麦门冬（去心）二钱　秦艽钱半　桑白皮二钱　生甘草四分　橘红四分

加藕节五枚

严　三月九日（录自《何鸿舫先生手书方笺册》）

咳血音哑已久，脉来细数。肺肾两伤，喉痹已成，难愈也。

生黄芪钱半　丹皮钱半　桑白皮钱半　麦冬（去心）二钱　鳖甲四钱　北沙参钱半　原生地四钱　款冬花钱半　百合二钱　生甘草四分　橘白一钱

加枇杷叶（去毛）二片

刘　四月廿五日（录自《何鸿舫先生手书方笺册》）

劳倦咳血，脉弱。法当补益。

潞党参二钱　当归身钱半　麦冬（去心）二钱　生黄芪钱半　秦艽钱半　地骨皮钱半　枸杞子二钱　细生地四钱　生甘草四分　桑白皮钱半　陈皮一钱

加枇杷叶（去毛）两片

金　右　五月六日（录自《何鸿舫先生手书方笺册》）

咳血，脉芤数。肝肺之络已伤，怯候已深，夏中不致重发为妙。

生黄芪钱半　秦艽钱半　百合二钱　麦冬（去心）二钱　生归身钱半　象贝母（去心）二钱　中生地四钱　款冬花钱半　地骨皮钱半　鳖甲四钱　陈皮一钱　生甘草四分

加枇杷叶（去毛）两片

王　复　六月六日（录自《何鸿舫先生手书方笺册》）

咳血又作，脉更紧数。肝肺两伤，有木火刑金之象，交秋恐其加重。节烦是要。

北沙参钱半　细生地四钱　款冬花钱半　羚角片钱半　天花粉二钱　桑白皮二钱　炒山栀钱半　肥知母钱半　象贝母（去心）二钱　秦艽钱半　生甘草四分　橘白一钱

加芦根肉五钱

张　右　七月廿一日（录自《何鸿舫先生手书方笺册》）

咳血，音哑不清，脉芤无力。法当滋养。

潞党参钱半　羚角片钱半　中生地四钱　生黄芪钱半　地骨皮钱半　百合二钱　麦冬肉（去心）二钱　款冬花钱半　五味子三分　桑白皮钱半　橘白一钱　生甘草四分

加枇杷叶（去毛）二片

申　卅七岁　十月三日（录自《何鸿舫先生手书方笺册》）

咳呛见血，脉细数。肝肺两伤，恐延成怯候。

生黄芪钱半　秦艽钱半　桑白皮钱半　北沙参钱半　紫菀钱半　地骨皮钱半　中生地四钱　百合二钱　鳖甲四钱　生甘草四分　橘白一钱

加枇杷叶（去毛）二片

沈　廿五岁　十月卅日（录自《何鸿舫先生手书方笺册》）

由胁痛而咳血，脉来促数。关肝肺络伤，调复非易，交至节不重发为得。

生黄芪钱半　原生地四钱　地骨皮钱半　秦艽肉钱半　鳖甲四钱　干百合二钱　麦门冬二钱　紫菀钱半　生甘草四分　广陈皮八分　桑白皮钱半

加枇杷叶（去毛）二片　海粉一钱

冯　廿六岁　二月十一日（录自《何鸿舫先生手书方笺册》）

咳呛见血，脉数，骨热。属肝肺两伤，分节不重发为得。

生黄芪钱半　款冬花钱半　中生地四钱　秦艽钱半　桑白皮钱半　麦门冬二钱　鳖甲四钱　干百合二钱　生甘草四分　广橘白一钱

加枇杷叶（去毛）二片

孙　廿一岁　三月十一日（录自《何鸿舫先生手书方笺册》）

屡吐血而咳呛不已，脉细数。肝肺备伤，交夏不重发为得。

生黄芪钱半　鳖甲四钱　干百合二钱　原生地四钱　款冬花钱半　麦门冬二钱　湖丹皮钱半　桑白皮钱半　生甘草四分　橘白一钱

加枇杷叶（去毛）二片　藕节四枚

张　右　五十岁　五月十三日（录自《何鸿舫先生手书方笺册》）

劳倦，咳呛，吐血，脉细数。衰年肝肺两虚，恐易致怯候。

生黄芪钱半　湖丹皮钱半　鳖甲四钱　中生地四钱　款冬花钱半　桑白皮钱半　秦艽钱半　麦门冬二钱　干百合二钱　生甘草四分　广陈皮一钱

加枇杷叶（去毛）二片

沈　廿四岁　复　七月十一日（录自《何鸿舫先生手书方笺册》）

咳呛见血，脉细数。肝肺久困。须节力可免重发。

细生地四钱　湖丹皮钱半　款冬花钱半　北沙参钱半　鳖甲四钱　天花粉二钱　秦艽钱半　桑白皮钱半　生甘草四分　橘白一钱

加枇杷叶（去毛）二片　藕节六枚

郁　卅九岁　复　八月廿一酉刻（录自《何鸿舫先生手书方笺册》）

吐血又作，脉数不驯。木火刑金。法当滋化。节养为要。

羚角片钱半　鳖甲四钱　怀牛膝钱半　细生地五钱　秦艽钱半　京元参钱半　湖丹皮钱半　桑白皮钱半　天花粉二钱　生甘草四分　橘白一钱

加枇杷叶二片　藕节六枚

陈　四十岁　复　十月十八申刻（录自《何鸿舫先生手书方笺册》）

咳呛、吐血又作，脉数。骨热殊炽，肝肺已困，至节不重发为得。

细生地四钱　湖丹皮钱半　天花粉二钱　羚角片钱半　鳖甲四钱　肥知母钱半　北沙参钱半　款冬花钱半　桑白皮钱半　生甘草四分　橘白一钱　盆秋石四分

加枇杷叶（去毛）二片

郭　五十二岁　十一月廿一酉刻（录自《何鸿舫先生手书方笺册》）

吐血咳呛，脉细数。衰年木火刑金，节间恐重发。

中生地四钱　鳖甲四钱　桑白皮钱半　北沙参钱半　地骨皮钱半　肥知母钱半　款冬花钱半　天花粉二钱　生甘草四分　橘白一钱

加枇杷叶（去毛）二片　海粉四分

陈　卅八岁　十二月初一未刻（录自《何鸿舫先生手书方笺册》）

咳呛吐血，脉细数，音哑。当从滋化。

生黄芪钱半　鳖甲四钱　干百合二钱　细生地四钱　款冬花钱半　桑白皮钱半　湖丹皮钱半　麦门冬二钱　生甘草四分　橘白一钱

加枇杷叶（去毛）二片　蝉蜕八只

顾　卅一岁　二月廿八晨（录自《何鸿舫先生手书方笺册》）

屡发吐血，咳呛不已，脉细数。肝肺两伤，交夏恐其增剧。

潞党参钱半　鳖甲四钱　地骨皮钱半　原生地四钱　款冬花钱半　桑白皮钱半　秦艽肉钱半　麦门冬二钱　干百合二钱　生甘草四分　广陈皮八分

加枇杷叶（去毛）二片

张　廿四岁　复　三月十三巳刻（录自《何鸿舫先生手书方笺册》）

吐血稍减，咳呛、胁痛不已，脉数。照前法参以清化。

生黄芪钱半　秦艽钱半　羚角片钱半　细生地四钱　款冬花钱半　桑白皮钱半　湖丹皮钱半　天花粉二钱　鳖甲四钱　生甘草四分　橘白一钱

加枇杷叶（去毛）二片　藕节四枚

陆　卅五岁　四月初一巳刻（录自《何鸿舫先生手书方笺册》）

清肝肺之热，以理咳呛见血。亟宜节养。

生黄芪钱半　秦艽钱半　桑白皮钱半　细生地四钱　款冬花钱半　天花粉二钱　湖丹皮钱半　鳖甲四钱　生甘草四分　橘白一钱

加枇杷叶（去毛）二片　海粉四分

邬　廿九岁　四月初一酉刻（录自《何鸿舫先生手书方笺册》）

咳呛吐血，脉数。暂宜清化，节力是要。

生黄芪钱半　湖丹皮钱半　远志钱半　中生地四钱　鳖甲四钱　桑白皮钱半　天花粉二钱　秦艽钱半　生甘草四分　橘白一钱

加枇杷叶（去毛）二片

张　廿四岁　复　四月初三午刻（录自《何鸿舫先生手书方笺册》）

吐血止，脉细数。肝肺已伤，须节力可免重发。

生黄芪钱半　鳖甲四钱　湖丹皮钱半　中生地四钱　款冬花钱半　肥玉竹二钱　秦艽钱半　桑白皮钱半　生甘草四分　远志一钱　广陈皮七分

加枇杷叶（去毛）二片　海粉四分

盛　廿一岁　四月廿八未刻（录自《何鸿舫先生手书方笺册》）

咳呛见血，脉数，骨热。系肝肺液亏。暂用滋化。

生黄芪钱半　鳖甲四钱　桑白皮钱半　中生地四钱　款冬花钱半　湖丹皮钱半　秦艽钱半　麦门冬钱半　生甘草四分　广陈皮一钱

加枇杷叶（去毛）二片　海粉四分

张　廿三岁　五月初八巳刻，十二复改（去生黄芪、天花粉。加麦门冬）（录自《何鸿舫先生手书方笺册》）

屡发吐血，骨热，脉数甚炽。木火刑金，至节不重发为得。

潞党参钱半　麦门冬二钱　湖丹皮钱半　鳖甲四钱　中生地四钱　款冬花钱半　秦艽肉钱半　桑白皮钱半　生甘草四分　广陈皮八分

加枇杷叶（去毛）二片　蝉蜕八只

金　卅一岁　复　六月初八巳刻（录自《何鸿舫先生手书方笺册》）

血止而咳呛未已，脉数。肝火仍炽，肺液枯。踵前法滋养。

潞党参钱半　湖丹皮钱半　款冬花钱半　原生地四钱　秦艽钱半　桑白皮钱半　麦门冬二钱　鳖甲四钱　生甘草四分　橘白一钱

加枇杷叶（去毛）二片　蝉蜕八只

计　卅六岁　六月初八巳刻（录自《何鸿舫先生手书方笺册》）

清肝肺以理吐血咳呛、骨热、脉数。节力为要。

生黄芪钱半　秦艽钱半　肥玉竹二钱　中生地四钱　鳖甲四钱　远志钱半　湖丹皮钱半　款冬花钱半　生甘草四分　桑白皮钱半　橘白一钱

加枇杷叶（去毛）二片　蝉蜕八只

杨　廿九岁　闰六月十三巳刻（录自《何鸿舫先生手书方笺册》）

咳呛见血，骨热，脉数。肝肺受损[4]。须节力可免交秋重发。

生黄芪钱半　款冬花钱半　干百合二钱　中生地四钱　肥玉竹二钱　生甘草四分　鳖甲四钱　湖丹皮钱半　橘白一钱　秦艽钱半

加枇杷叶（去毛）二片　海粉四分

周　五十二岁　复　闰六月十六巳刻（录自《何鸿舫先生手书方笺册》）

咳呛减，吐血间作，脉细数不调。衰年肺已受损，亟宜加意。

生黄芪钱半　麦门冬二钱　干百合二钱　原生地四钱　款冬花钱半　桑白皮钱半　秦艽肉钱半　煅牡蛎三钱　生甘草四分　橘白一钱

加枇杷叶（去毛）二片　海粉四分

朱　廿二岁　七月初十申刻（录自《何鸿舫先生手书方笺册》）

咳呛久，近乃大吐鲜血，脉数，骨热殊甚。系劳力肝肺络伤，木火特炽，秋中不重发为得。

羚角片钱半　秦艽肉钱半　怀牛膝钱半　生甘草四分　鲜生地六钱　肥知母钱半　天花粉二钱　橘白一钱　湖丹皮钱半　款冬花钱半　桑白皮钱半

加枇杷叶（去毛）两片　盆秋石四分

蒋　右　廿岁　正月卅日巳刻（录自《何鸿舫先生手书方笺册》）

肝虚之体，屡发吐血，近乃咳呛，胁痛，音哑，脉数。暂宜柔养。

潞党参一钱　生鳖甲四钱　怀牛膝钱半　生甘草四分　原生地四钱　款冬花钱半　肥玉竹钱半　橘白七分　赤丹参钱半　湖丹皮钱半　秦艽一钱　炒苏子钱半

加枇杷叶（去毛）二片　人中白七分

陆　廿六岁　九月十八夜酉刻诊（录自《何鸿舫先生手书方笺册》）

吐血频发，咳呛骨热，气逆多痰，脉数。当从滋化。须节养，免霜节重发。

生黄芪钱半　款冬花钱半　秦艽一钱　生蛤壳（杵）四钱　中生地四钱　天花粉二钱　怀牛膝钱半　生甘草四分　湖丹皮钱半　肥玉竹二钱　广陈皮八分

加枇杷叶（去毛）二片　海粉（洗）四分

褚　四十七岁　辛正月十九巳刻诊（录自《何鸿舫先生手书方笺册》）

咳呛久，近发较甚，气机不舒，痰多见血，脉细软无力。金水交困，衰象已臻。须节养，免春中重发。

潞党参钱半　款冬花钱半　白茯苓三钱　佛手柑四分　焦冬术钱半　炒苏子钱半　炒枳实钱半　水炙甘草四分　五味子五分　煅瓦楞壳（杵）四钱　广陈皮一钱

少帆兄　五月十五午刻复诊（录自《何鸿舫先生手书方笺册》）

入夏时见血痰，骨热，腰足酸楚，脉数不和，又兼遗泄。从滋化法。须静息，免至炎夏重发。

生黄芪钱半　秦艽一钱　肥知母钱半　建泽泻钱半　细生地四钱　生鳖甲四钱　赤茯苓三钱　鲜石斛四钱　湖丹皮钱半　川黄柏六分　生甘草四分　广陈皮七分

加细桑枝四钱　白莲须六分

费　右　卅四岁　五月十四申刻诊（录自《何鸿舫先生手书方笺册》）

吐血有根，近因操劳甚发，胁痛，骨热，脉数。肝肺久伤。须节养，免重发。

生黄芪钱半　秦艽一钱　生蛤壳（杵）四钱　丹参钱半　细生地四钱　款冬花钱半　天花粉二钱　生甘草四分　湖丹皮钱半　肥玉竹二钱　广陈皮八分

加枇杷叶（去毛）两片　藕节四枚

九月十一申刻复诊（录自《何鸿舫先生手书方笺册》）

腹胀已舒，仍见痰血，脉数。当从和理。忌生冷，少食为要。

生归尾钱半　秦艽一钱　炒麦芽三钱　大腹皮钱半　炒枳壳钱半　炒山栀钱半　茯苓三钱　丹参钱半　生鳖甲四钱　山楂炭三钱　生甘草三分　小青皮钱半

加白蔻壳六分　冬瓜子三钱

【校注】

［1］怯：病证名。指虚劳证。

［2］瓜络：指丝瓜络。又名丝瓜筋、丝瓜网。为葫芦科植物丝瓜老熟果实的维管束。甘，平。有通经活络、利尿消肿、凉血止血的作用。

［3］木叩金鸣：因肝木过旺，反克肺金，肺金受伤而见咳（鸣）症。

［4］损：原无此字。疑漏。

●【评析】

咳血一证，出血量有多、少，证有轻重缓急之别，然何鸿舫认为总与肝肺两伤相关。如肝肺液亏，咳血不多，或痰血，常伴有骨热、脉弱，治宜滋化，药如黄芪、生地黄、鳖甲、牡丹皮、秦艽、麦冬、款冬花、枇杷叶等；如肝肺阴亏，木火刑金，咳血稍多，治以清化，可加入羚角片、桑白皮、藕节等药；如肝肺络伤，阴亏浮火上升，或木火上炽，吐血量多、色鲜红，治当凉化，可仿犀角地黄汤法，合以知母、山栀子、盆秋石等药。何鸿舫对咳血证的治疗，除用益气养阴、清热凉血法外，还注意祛瘀，如常加入牡丹皮、丹参、当归、参三七等药物，以使止血不留瘀。此外，还叮嘱患者要注意节养、静养，以免动血复作。

五、肺痈

俞　四十五岁　丙子五月二十八日午刻复

咳呛，吐脓血，右胁隐痛，脉细数。肺痈之渐也。

潞党参钱半　生黄芪钱半　细生地四钱　秦艽肉钱半　橘白一钱　麦门冬二钱　生米仁四钱　桑白皮钱半　干百合二钱　生甘草四分　款冬花钱半　海浮石三钱

加枇杷叶（去毛）二片

赵　三月十二日（录自《何鸿舫先生手书方笺册》）

咳呛痰秽，脉细。系金水两伤，恐成肺痈之候。

中生地四钱　天花粉二钱　肥知母钱半　麦冬（去心）二钱　象贝母（去心）二钱　粉丹皮钱半　北沙参二钱　生甘草四分　干百合三钱

加枇杷叶（去毛）两片

【评析】

肺痈指肺部发生的痈疡，以咳嗽、胸痛、吐出腥臭秽痰或脓血为主症。本节案例所治除用米仁、桑白皮、海浮石、天花粉、知母、牡丹皮等药以清热化痰、排脓外，还加入黄芪、生地黄、麦冬等药以托毒、凉血清肺。

六、劳伤失血

朱　二十一岁　丙子正月二十五日巳刻

急步络伤，吐血甚作，脉数。暂从肝肺滋养。须节力，免致分节重发。

生黄芪钱半　制於术钱半　当归身二钱　秦艽肉钱半　煅牡蛎三钱　生白芍钱半　广木香三分　款冬花钱半　炙甘草三分　远志一钱　炮黑姜四分　广陈皮一钱

加酒炒细桑枝四钱　藕节六枚

陶　三十岁　丙子五月二十八日未刻

气屏络伤吐血，脉芤数。当用滋养。节力为要。

潞党参钱半　焦冬术钱半　当归身二钱　枸杞子二钱　怀牛膝二钱　煅牡蛎三钱　广木香三分　远志钱半　茯苓三钱　炙甘草四分　广陈皮一钱

加细桑枝六钱　藕节六枚

左

吐血后少腹胀，发热，脉数。关劳力络伤。须节力。

生黄芪钱半　秦艽肉钱半　地骨皮钱半　炒枳壳钱半　炒青皮钱半　远志肉钱半　生归尾钱半　生鳖甲三钱　山楂炭三钱　桑白皮三钱　茯苓三钱　生甘草四分

加枇杷叶（去毛）二片　藕节四枚

左

频发吐血，虽不咳呛，而骨热殊甚，脉数。关气屏络伤。须节养。

生黄芪二钱　生归尾钱半　秦艽钱半　怀牛膝三钱　肥玉竹二钱　煅牡蛎三钱　辰茯神三钱　丹参钱半　生甘草四分　橘红八分　鲜石斛三钱　炒山栀钱半

加细桑枝五钱　藕节四枚

左

络伤，吐血过多，脉细数。当从柔养。

生黄芪钱半　秦艽肉钱半　款冬花钱半　炒怀膝三钱　炒丹皮钱半　陈皮八分　原生地三钱　麦门冬三钱　干百合三钱　生鳖甲三钱　生甘草四分

加枇杷叶（去毛）二片　藕节四枚

左

大吐血后，脘胀艰于消食，脉右软左数。系气屏络伤。亟宜少食，忌生冷为妙。

炒党参二钱　炒归尾钱半　广木香五分　茯苓三钱　丹参钱半　炙草四分　焦冬术钱半　炒枳壳钱半　炮黑姜四分　炒山栀钱半　广皮八分

加白蔻壳五分　藕节四枚

左

络伤失血，脉细数，发咳。当从肝脾柔养。

炒党参二钱　川郁金钱半　生鳖甲三钱　象贝母三钱　生甘草四分　生归身钱半　秦艽钱半　款冬花钱半　桑白皮三钱　陈皮八分

加枇杷叶（去毛）二片　藕节四枚[1]

左

气阻络伤，鼻衄，又兼吐血，脉细数不调，舌干黄失液，两胁引痛，胸闷。是真阴不能涵毓厥阴，木火亢越，娇脏侮矣。拟清肺养肝之法。长夏宜养息为要。

生黄芪钱半　羚羊角五分（另煎）　炒丹皮钱半　左秦艽钱半　生鳖甲三钱　大麦冬三钱　广陈皮八分　生甘草四分　中生地三钱　川石斛三钱

加枇杷叶（去毛）二片　藕节四枚

左

力伤，尿血已久，脉数。当从滋化，未能即愈也。

生芪　细生地　丹皮　泽泻　赤苓　黄柏　远志　木香　肥知母　甘草梢　滑石　车前子

左

气屏络伤，胁痛，咳呛见血，脉细数无力。肝肺交困。须节力，免重发。

生黄芪钱半　丹皮钱半　款冬钱半　蛤壳四钱　怀膝三钱　陈皮八分　生地三钱　秦艽钱半　玉竹三钱　花粉三钱　生草四分

加枇杷叶（去毛）二片　藕节四枚

左

劳力络伤，屡发吐血，咳呛骨热，腰足酸楚，脉左关独数。肺液为木火所耗。须节劳，忌盐腻，免入秋重发。

生黄芪钱半　肥玉竹二钱　肥知母钱半　生蛤壳四钱　湖丹皮钱半　生甘草四分　中生地四钱　秦艽一钱　款冬花钱半　川牛膝钱半　天花粉钱半　橘红五分

加枇杷叶（去毛）二片　蝉蜕十只

左

咳血胁痛，脉数不和。系肝肺络伤，交夏恐其重发。

北沙参三钱　羚羊角五分（另煎）　生鳖甲三钱　干百合三钱　花粉三钱

生甘草四分　中生地三钱　湖丹皮钱半　款冬花钱半　象贝母三钱　橘白八分

加枇杷叶（去毛）二片

左

积劳内伤，更夹肝郁。曾吐紫血三四日，自此精神萎顿，脉虚弦。尚有积瘀，防下血。

生地　牛膝　归尾　花蕊石　郁金　桃仁　橘络　丹皮　赤苓

陆　三十一岁　戊辰十月十三日

劳倦络伤，尿血，脉细数。当从肝肺滋化。

潞党参钱半　当归身钱半　生黄芪钱半　鳖甲四钱　秦艽钱半　怀牛膝钱半　细生地四钱　生甘草四分　焦白芍钱半　炒丹皮钱半　远志钱半　广陈皮一钱

加细桑枝四钱　金樱子二钱

复诊：尿血、咳呛虽减，脉仍细数。肝肺气屏受伤也。

生黄芪钱半　细生地三钱　丹皮钱半　牡蛎三钱　黄柏钱半　甘草梢五分　当归身钱半　秦艽钱半　牛膝三钱　陈皮八分　泽泻钱半

加细桑枝五钱

张　二十九岁　丙子闰月三日戌刻

力伤食冷致血痢久作，腹痛，脉细涩。当从肝脾温理。少食为要。

炒党参钱半　焦冬术钱半　炒菟丝子二钱　广橘皮一钱　补骨脂二钱　广木香四分　炮黑姜五分　焦白芍钱半　槐花炭钱半　茯苓二钱　山楂炭三钱　炙甘草三分

加砂仁壳六分　炒艾绒五分

左

下血后溺减、溺赤，又复鼻红，骨热，脉数。关力伤气屏所致。

生黄芪钱半　川黄柏钱半　炒归尾二钱　泽泻钱半　炒青皮钱半　甘草梢六分　焦冬术二钱　肥知母钱半　焦白芍钱半　赤苓三钱　地榆炭三钱

加细桑枝五钱　藕节四枚

左

劳心气屏食滞，脘闷腹胀，时作齿血，气机不舒，脉左弱右数。拟从肝脾疏化。

焦冬术钱半　制川朴八分　茯苓三钱　广木香五分　炙草四分　炒麦芽三钱　炒归尾钱半　炒山栀钱半　煅瓦楞壳三钱　秦艽钱半　山楂炭三钱　炒青皮钱半

加姜汁炒竹茹钱半　藕节四枚

陆　卅岁　七月十八日（录自《何鸿舫先生手书方笺册》）

络伤气屏咯血，脉弱。肝脾交困，恐易延鼓候。少食为妙。

炒党参钱半　生归尾钱半　川郁金钱半　焦冬术钱半　秦艽钱半　炒枳实钱半　广木香四分　焦白芍钱半　炮黑姜四分　丹参一钱　广陈皮一钱　炙甘草三分

加砂仁末（冲）四分　藕节六枚

费　十八岁　八月十九晨（录自《何鸿舫先生手书方笺册》）

气屏络伤，咳呛吐血，脉细数不驯。木火刑金，分节恐其重发。

羚角片钱半　肥知母钱半　天花粉二钱　细生地四钱　款冬花钱半　生甘草四分　湖丹皮钱半　鳖甲四钱　鲜石斛四钱　元参钱半　橘白一钱

加枇杷叶（去毛）二片　藕节六枚

朱　十七岁　十一月十三辰刻（录自《何鸿舫先生手书方笺册》）

络伤吐血，骨热，脉细数。宜从肝肺滋化。节力是要。

生黄芪钱半　鳖甲四钱　桑白皮钱半　原生地四钱　地骨皮钱半　远志钱

半　秦艽钱半　怀牛膝钱半　生甘草四分　橘白一钱
加细桑枝四钱

董　廿五岁　二月廿八巳刻（录自《何鸿舫先生手书方笺册》）
络伤，屡发吐血，脉弱，咳呛。当用柔养。节力乃可。
潞党参钱半　枸杞子二钱　酒炒白芍钱半　焦冬术钱半　怀牛膝三钱　煅牡蛎三钱　当归身二钱　炒枣仁三钱　炙甘草四分　广陈皮一钱　茯苓二钱
加胡桃两枚　广木香三分

张　廿九岁　二月廿八酉刻（录自《何鸿舫先生手书方笺册》）
力伤，吐下瘀血，脉细涩。当用温理。少食为佳。
焦冬术钱半　炮黑姜四分　川郁金一钱　炒归尾钱半　焦白芍钱半　山楂炭三钱　广木香四分　炒枣仁三钱　炙甘草四分　广陈皮一钱
加砂仁壳四分　官桂四分

吴　廿六岁　五月廿一未刻（录自《何鸿舫先生手书方笺册》）
力伤吐血，咳呛，骨热甚炽。木火刑金，炎夏恐其重发。
羚角片钱半　秦艽钱半　桑白皮钱半　细生地四钱　鳖甲四钱　肥知母钱半　湖丹皮钱半　款冬花钱半　生甘草四分　天花粉二钱　橘白一钱
加枇杷叶（去毛）二片　海粉四分

陶　廿六岁　六月八日亥刻（录自《何鸿舫先生手书方笺册》）
络伤鼻血，脉数，腰痛。当用柔养。节力是要。
生黄芪钱半　鳖甲四钱　远志钱半　中生地四钱　怀牛膝钱半　炒枣仁三钱　秦艽钱半　地骨皮钱半　生甘草四分　广陈皮一钱　佛手柑四分
加细桑枝四钱

杨　廿三岁　八月廿八未刻（录自《何鸿舫先生手书方笺册》）
努力络伤，鼻血、吐血频作，脉数。当用清化。节力为要。

北沙参钱半　秦艽肉钱半　天花粉二钱　中生地四钱　生鳖甲四钱　湖丹皮钱半　肥知母钱半　款冬花钱半　生甘草四分　怀牛膝钱半　丹参一钱

加细桑枝六钱　藕节六枚

吴　四十岁　闰五月十八午刻（录自《何鸿舫先生手书方笺册》）

气屏络伤，吐血后咳呛，音哑，脉促数不调。关木火刑金，炎夏恐其增剧。

生黄芪钱半　秦艽肉钱半　生鳖甲四钱　元参钱半　细生地四钱　款冬花钱半　肥知母钱半　生甘草四分　湖丹皮钱半　天花粉二钱　橘白一钱

加枇杷叶（去毛）二片　蝉蜕十只

陆　三十八岁　十一月初九巳刻诊（录自《何鸿舫先生手书方笺册》）

气屏络伤，大吐鲜血，脉促数，骨热，咳呛。暂从滋化，病势未定也。

生黄芪钱半　秦艽一钱　天花粉二钱　生蛤壳（杵）四钱　细生地四钱　丹参钱半　肥知母钱半　生甘草四分　湖丹皮钱半　款冬花钱半　广陈皮七分

加枇杷叶（去毛）两片　藕节四枚

张　四十岁（录自《何鸿舫先生手书方笺册》）

力伤，吐血咳呛，腰疼骨楚，脉细弱。暂从滋化。节力少食为要。

潞党参钱半　款冬花钱半　煅牡蛎三钱　茯苓三钱　焦冬术钱半　怀牛膝二钱　佛手柑四分　生甘草四分　当归身二钱　肥玉竹二钱　广陈皮八分

加细桑枝四钱　藕节四枚

钱　卅三岁　四月初六巳刻诊（录自《何鸿舫先生手书方笺册》）

咳呛曾见血痰，气逆作呕，脉细软无神。关劳力络伤。须节力、少食可图渐复。

潞党参钱半　款冬花钱半　煅瓦楞壳四钱　炒枳壳钱半　焦冬术钱半　炒苏子钱半　水炙甘草四分　佛手柑四分　五味子四分　白茯苓三钱　广陈皮一钱

加枇杷叶（去毛）二片　藕节四枚

张　卅六岁　四月初一午刻诊（录自《名医何鸿舫事略及墨迹》）

劳力络伤，吐血咳呛，骨热，脉数不静。肝肺交困，入夏恐其重发。

生黄芪钱半　款冬花钱半　生蛤壳（杵）四钱　秦艽钱半　细生地四钱　肥玉竹二钱　肥知母钱半　生甘草四分　湖丹皮钱半　丹参一钱　广陈皮七分

加枇杷叶（去毛）二片　藕节四枚

【校注】

［1］藕节四枚：原无。据《横泖病鸿医案选精》补。

【评析】

劳伤失血，是指因劳力过度，导致络脉损伤所致的出血证，案中所述包括肺、胃、肠、肾、膀胱等络脉损伤而见咳血、吐血、鼻衄、便血、尿血等证。然劳伤力屏当为血证的诱因，基础疾病的存在是主因，故何鸿舫较强调患者当注意节力、节养等饮食起居，以免重发。治疗总以益气养阴、凉血宁血为大法，具体因所病脏腑不同而治亦有异。如咳血（包括部分吐血）病在肺，主要责之于肝肺络伤，治法用药可参考咳血门。吐血脘胀，或便血腹痛，病在胃肠，从病机看，有因肝郁、肠胃积瘀，治从肝脾疏化，用生地黄、牡丹皮、当归、桃仁、花蕊石等药凉血止血祛瘀，郁金、橘络、茯苓等药疏理肝脾；如证属虚寒，则治以温理肝脾，用四君子汤合以白芍、当归、青皮、炮黑姜、地榆炭、槐花炭等药。尿血病在膀胱或肾，治以滋化为主，药如黄芪、生地黄、牡丹皮、泽泻、黄柏、当归、牛膝、甘草梢、车前子等。

七、劳倦

龚　三十三岁　壬申六月二十五日

劳倦［1］伤神，脉细弱。亟宜补益。节力是要。

潞党参二钱　焦冬术钱半　当归身二钱　炙甘草四分　枸杞子二钱　酸枣仁三钱　煅龙骨三钱　广陈皮一钱　怀牛膝二钱　白茯苓三钱　焦白芍钱半

加胡桃二枚（打）

朱　右　二十五岁　丙子正月十二日未刻

劳倦食冷，腹痛且胀，作泻，脉细濡。肝脾交困，不节食恐延成鼓。

炒党参钱半　焦冬术钱半　煨益智钱半　炒枳实钱半　广木香四分　大腹绒二钱（洗）　炮黑姜五分　制附片六分　香附炭三钱　茯苓三钱　炒小茴香六分　广陈皮一钱

加砂仁壳六分　官桂五分

陆　右　四十五岁　天花庵　丙子闰月八日申刻

温肝脾以理劳倦，腰痛，少腹作痛，脉涩。省力乃可。

炒党参钱半　焦冬术钱半　广木香四分　广陈皮五分　炮黑姜五分　焦白芍钱半　香附炭三钱　泡吴萸四分　茯苓三钱　炒枳实钱半　炙甘草三分

加砂仁壳六分　官桂四分

沈　二十九岁　丙子八月二十六日未刻

劳倦络伤，常畏寒，腰酸骨疼，脉弱无力。当从滋养。怯候已深矣。

生黄芪钱半　中生地四钱　秦艽肉钱半　制首乌二钱　怀牛膝二钱　辰砂拌茯神三钱　煅牡蛎四钱　远志钱半　肥玉竹二钱　广陈皮一钱　生甘草四分

加细桑枝五钱　煨姜一片

复诊：二十七日改方

去牡蛎、煨姜。加煅龙齿三钱、浮小麦三钱。

唐　右　三十四岁　丙子九月八日

劳倦，腰痛作胀，脉涩。当用温养。

炒党参钱半　焦冬术钱半　炒归身二钱　炙甘草四分　枸杞子钱半　炒怀

牛膝钱半　煅牡蛎三钱　广陈皮一钱　焦白芍钱半　炮黑姜四分　茯苓二钱

加砂仁壳四分　冬瓜皮三钱

龚　右　四十八岁　丁丑二月十二日辰刻

调理气阴以扶劳倦、腰背手足酸痛、脉细弱。亟宜节力。

潞党参钱半　焦冬术钱半　当归身三钱　枸杞子二钱　怀牛膝二钱　炒枣仁三钱　炙乌贼骨四钱　远志钱半　辰砂拌茯神三钱　水炙甘草四分　广木香四分　广陈皮一钱

加酒炒细桑枝六钱　酒炒白芍钱半

周　右　三十二岁　丁丑二月十三日未刻

劳倦，腰疼腹痛，脉数涩。当用温理。切忌生冷为要。

炒党参钱半　焦冬术钱半　煨益智一钱　煅牡蛎三钱　广木香四分　炒枣仁三钱　炮黑姜四分　焦白芍钱半　炙甘草四分　茯苓三钱　炒小茴香六分　广陈皮一钱

加砂仁壳六分　官桂四分

胡　右　三十三岁　丁丑二月十四日巳刻

营虚劳倦，周身关节皆痛，烦火易炎，脉细数不调。亟宜静养。

生黄芪钱半　细生地五钱　湖丹皮钱半　煅牡蛎三钱　肥知母钱半　茯苓三钱　怀牛膝二钱　天花粉二钱　广陈皮八分　远志一钱　生甘草四分

加细桑枝六钱　海粉（洗）四分

朱　五十九岁　丁丑三月初九日晨诊

调补气阴以扶劳倦、腰疼骨楚、气急。亟宜节力。

潞党参二钱　焦冬术钱半　当归身二钱　枸杞子二钱　酸枣仁三钱　炙甘草三分　怀牛膝二钱　茯苓二钱　广陈皮一钱　煅牡蛎三钱　广木香四分

加煨姜二片　胡桃二枚（杵）

赵　右　五月初一日未刻

调补气阴以扶劳倦、腰疼骨楚、脉弱。夏令亟宜节烦为要。

潞党参二钱　焦冬术钱半　当归身三钱　怀牛膝二钱　炙乌贼骨三钱　川芎八分　枸杞子三钱　厚杜仲三钱　炙甘草四分　茯苓三钱　炒枣仁三钱　广陈皮一钱

加砂仁壳五分　广木香四分

陈　右　十月二十日

劳倦，腰痛，脉乱。当从柔养。

生黄芪钱半　焦冬术钱半　炒归身二钱　炙甘草四分　秦艽钱半　原生地四钱　厚杜仲三钱　枸杞子二钱　山萸肉钱半　焦白芍钱半　陈皮钱半

加胡桃肉二枚

左

调补气阴以扶劳倦、腰背酸痛、头眩心跳、脉弱。亟宜节养。

潞党参二钱　当归身二钱　怀牛膝三钱　炒枣仁三钱　水炙草四分　木香五分　焦冬术二钱　枸杞子三钱　煅龙齿三钱　远志钱半　辰茯神三钱　陈皮八分

加细桑枝五钱　浮小麦四钱

左

劳倦，卫阳不固，易感风寒，常发头痛、鼻塞。暂从温化。

焦冬术钱半　制附片八分　炒归身钱半　炒干姜六分　广皮一钱　法夏钱半　制首乌钱半　白蒺藜三钱　焦白芍钱半　大秦艽钱半　生草四分

加防风钱半　香白芷五分

左

劳倦，虚热作泻，脉芤。当从肝脾两经柔养。

制首乌三钱　焦白芍钱半　煨木香五分　怀山药二钱　沉香曲钱半　陈皮八分　焦冬术二钱　生黄芪二钱　炮黑姜四分　炒苡仁三钱　生甘草四分

加荷叶一角

左

劳倦，虚热头痛，脉芤。当从柔养。节力是要。

制首乌三钱　生鳖甲三钱　秦艽钱半　远志钱半　酸枣仁三钱　生草四分　生黄芪二钱　白蒺藜二钱　生地三钱　茯神三钱　广陈皮八分

加白蔻壳六分　荷蒂二枚

左

劳倦，腰疼足楚，脉细不应指。恐易延痿候。

党参　枸杞　酒炒白芍　焦冬术　炒牛膝　煅龙骨　杜仲　鹿角霜　酒炒归身　炙甘草　陈皮　茯苓　木香　川桂木

左

劳心水亏，不能涵木，致淫[2]火上升。头晕耳蒙，舌黑虽退，干而失润，脉仍细数。此劳思伤神之体，调理非易也。

生黄芪二钱　炒山栀钱半　甘菊花钱半　肥玉竹三钱　辰茯神三钱　沙蒺藜二钱　中生地三钱　秦艽钱半　肥知母钱半　远志钱半　广橘红八分　生甘草四分

加石菖蒲八分　盐水炒竹茹钱半　犀角尖三分（另煎）

左

劳倦伤神，腰痛耳鸣，脉弱。当从补益。

潞党参二钱　制首乌三钱　枸杞子三钱　秦艽钱半　煅牡蛎三钱　生草四

分　辰茯神三钱　焦冬术二钱　煨天麻八分　炒牛膝三钱　酸枣仁三钱　广陈皮八分　远志肉钱半

加荷蒂二枚

左　复

胸烦、咳呛俱得减，惟不甚聪，脉数。是关劳心烦火上炎。夏令更宜静养。

生黄芪钱半　湖丹皮钱半　远志肉钱半　白蒺藜二钱　广陈皮八分　生甘草四分　中生地三钱　秦艽肉钱半　煅龙齿三钱　甘菊花钱半　炒黄芩钱半

加细桑枝五钱　干荷蒂三枚

左

劳心，木郁气阻。脘闷腹胀，晡热耳鸣，口苦舌燥，脉细数无力。暂从肝脾疏化。节烦少食。

制於术钱半　广木香五分　广藿香钱半　山楂炭三钱　炒麦芽三钱　炒青皮钱半　制川朴八分　炒黄芩钱半　白茯苓三钱　炒小茴香五分　真建曲二钱　六一散三钱（包）

加姜汁炒竹茹钱半

左

劳心木火上炽，下焦气化失司。时常目赤，周身筋络跳动无力，小溲短，阳缩，腰足发冷，脉细数不调。系火不下降。当从滋养，调复非易也，节烦少食，忌咸冷为要。

生芪　焦冬术　归身　秦艽　白芍　山栀　甘草　木瓜　茯苓　陈皮　桑枝　荆芥　金毛狗脊

左

劳倦，腰痛，便血，咳血，脉细涩。肝脾两伤，病非轻浅。

生黄芪二钱　首乌三钱　怀牛膝三钱　炒扁豆三钱　干百合三钱　橘红八分　原生地三钱　秦艽钱半　生白芍钱半　款冬花钱半　生草四分

加枇杷叶（去毛）二片

赵　十月二十五日

劳倦，肠澼[3]，腹痛，脉细。当从温养。

焦冬术钱半　炒党参钱半　炙甘草四分　煨肉果四分　炮黑姜七分　陈皮钱半　焦白芍二钱　煨木香五分　制首乌二钱　炒菟丝子二钱　山萸肉钱半

加艾绒四分

钱　右　四十七岁　庚辰十月初一日酉刻

劳倦络伤，腰脊疼折，心跳头眩，又兼脘胀，脉细数不调。暂从滋化。须开怀调理。

生黄芪钱半　焦冬术钱半　当归身二钱　秦艽一钱　怀牛膝钱半　煅牡蛎四钱　炒枳实钱半　广木香四分　生甘草四分　白茯苓三钱　远志钱半　广陈皮一钱

加白蔻壳六分　藕节四枚

左

玄府疏而风邪易入，每当夏令，易于伤风；大便易溏，胃为卫本，脾为营源，今脉来虚小，营卫两虚矣。

生绵芪三钱　潞党参二钱　半夏钱半　白术二钱　茯苓三钱　陈皮八分　炙草四分　防风钱半　砂仁（冲）五分

加生姜二片　荷叶一角

左

耳属肾，心主窍。所致耳鸣且闭，脉来虚细。水弱肝虚，以乙癸同源也。

生地三钱　龟板三钱　怀山药二钱　山萸肉钱半　湖丹皮钱半　茯苓三钱　川斛三钱　穞豆皮三钱　福泽泻钱半　灵磁石四钱

范　右　八月十八日（录自《何鸿舫先生手书方笺册》）

力伤劳倦，腰楚骨酸，脉芤无神。亟须省力调养。

炒归身三钱　焦白芍钱半　秦艽钱半　焦冬术钱半　炒枣仁三钱　茯神三钱　炒真枸杞子二钱　厚杜仲（酒炒）三钱　炮黑姜五分　广陈皮一钱　炒党参二钱　炙甘草四分

加胡桃肉四枚

陆　右　复　六月二日（录自《何鸿舫先生手书方笺册》）

劳倦、腰痛略得松减。唯肝脾久伤，未易即复也。亟须静养。

生黄芪钱半　炒杜仲三钱　炮黑姜五分　焦冬术钱半　炒怀牛膝钱半　煨木香四分　制首乌二钱　炒山萸肉钱半　香附炭三钱　茯神二钱　陈皮一钱　炙甘草四分

加乌贼骨（煅）三钱

顾　右　复　六月六日（录自《何鸿舫先生手书方笺册》）

劳倦略复，而又感寒滞。仍从肝胃和理。

焦冬术钱半　生归尾钱半　新会皮一钱　炒枳壳一钱　炒鳖甲四钱　炒薏仁三钱　法半夏钱半　川郁金一钱　茯苓二钱　山楂炭三钱　生甘草四分

加白蔻壳四分　水姜二片

吴　右　六月廿日（录自《何鸿舫先生手书方笺册》）

劳倦络伤，腰疼骨楚，脉细涩无力。须节劳调养。

焦冬术钱半　焦白芍钱半　炒枸杞子二钱　炮黑姜五分　炒怀牛膝钱半　炒山萸肉钱半　炒归身二钱　厚杜仲三钱　煨木香四分　香附炭三钱　炙甘草

四分　新会皮一钱

加乌贼骨（炙）三钱

周　右　七月二十日（录自《何鸿舫先生手书方笺册》）

劳倦力伤，骨节酸痛，头眩，腰痛，脉弱。法当补益。

酒炒归身三钱　炒枣仁三钱　焦白芍钱半　黄芪钱半　枸杞子二钱　茯神三钱　焦冬术钱半　炒怀牛膝二钱　川断肉二钱　白蒺藜三钱　陈橘皮一钱　炙甘草四分

加细桑枝（酒炒）四钱

陆　八月十九日（录自《何鸿舫先生手书方笺册》）

劳倦，腰痛。法当补益。

焦冬术钱半　炒归身二钱　川郁金钱半　炒枸杞子二钱　炒怀牛膝二钱　熟枣仁三钱　制首乌钱半　焦白芍钱半　茯苓二钱　炒党参钱半　炙甘草四分　陈皮一钱

加白蔻壳四分　胡桃肉三枚

朱　八月十九日（录自《何鸿舫先生手书方笺册》）

劳倦，骨热，脉数。当用清理。

中生地四钱　天花粉二钱　秦艽钱半　牡丹皮钱半　远志钱半　川郁金钱半　鳖甲四钱　茯神三钱　肥知母钱半　生甘草四分　怀牛膝钱半

加盐水拌橘白八分　浮小麦三钱

金　复　五月廿五日（录自《何鸿舫先生手书方笺册》）

汗泄、腰痛已止。而本原久虚，怯症难以调复。

生黄芪二钱　原生地四钱　生杜仲三钱　焦冬术钱半　归身钱半　白芍钱半　枸杞子二钱　怀牛膝钱半　秦艽钱半　陈皮一钱　炙甘草四分

加胡桃肉两枚

曹　六月五日（录自《何鸿舫先生手书方笺册》）

劳倦，脉弱，发咳。当从滋养。

炒党参二钱　款冬花钱半　秦艽钱半　麦冬肉（去心）二钱　象贝母（去心）二钱　怀牛膝二钱　制首乌钱半　生归身钱半　桑白皮钱半　生甘草四分　陈皮一钱

加胡桃肉两枚

吴　右　五十三岁　六月六日（录自《何鸿舫先生手书方笺册》）

劳倦，腰楚头眩，脉芤神困。当从滋养。

焦冬术钱半　炒归身二钱　茯苓二钱　炒枸杞子二钱　炒怀牛膝钱半　煨益智钱半　制首乌钱半　生杜仲三钱　陈皮钱半　焦白芍钱半　煨木香四分　炙甘草四分

加胡桃肉二枚　砂仁末（冲）四分

叶　右　复　六月八日（录自《何鸿舫先生手书方笺册》）

劳倦、咳呛渐减而原虚、脉弱。须节力是要。

潞党参钱半　归身钱半　秦艽钱半　焦冬术钱半　怀牛膝钱半　款冬花钱半　枸杞子二钱　麦冬（去心）二钱　炙甘草四分　生杜仲三钱　陈皮一钱

加胡桃肉两枚

曹　复　七月十八日（录自《何鸿舫先生手书方笺册》）

鼻衄、齿衄后劳倦，神疲，脉弱。踵前方加减。须节力可图渐复。

黄芪钱半　茯神（辰砂拌）三钱　枣仁三钱　潞党参二钱　当归身三钱　秦艽钱半　原生地四钱　麦冬（去心）二钱　白芍钱半　生甘草四分　陈皮一钱

加荷叶一角

王　右　卅六岁　十月廿五晨（录自《何鸿舫先生手书方笺册》）

调补气阴以理劳倦腰痛、头眩带下、脉弱。亟宜静息。

潞党参二钱　枸杞子二钱　焦白芍钱半　焦冬术钱半　怀牛膝二钱　炙乌贼骨三钱　当归身二钱　厚杜仲三钱　炒枣仁三钱　广木香四分　炙甘草四分　广陈皮一钱

加胡桃两枚（杵）　煨姜二片

陈　卅九岁　七月初三戌刻（录自《何鸿舫先生手书方笺册》）

劳倦，食冷腹痛，脉细涩。不节食恐易致鼓疾。

焦冬术钱半　香附炭三钱　炒小茴香六分　茯苓二钱　煨益智钱半　炮黑姜四分　炒枳实钱半　泡吴萸四分　广木香四分　焦白芍钱半　广陈皮一钱

加砂仁壳五分　官桂四分

侯　四十岁　八月廿二未刻（录自《何鸿舫先生手书方笺册》）

劳倦络伤，头眩，腰痛，脉细软无神。亟宜补益。分节不重发为得。

潞党参钱半　枸杞子二钱　酸枣仁三钱　远志钱半　焦冬术钱半　怀牛膝二钱　煨天麻钱半　茯苓二钱　当归身二钱　广陈皮一钱　广木香四分　炙甘草四分

加白蔻壳五分　煨姜一片

钱　右　四十七岁　十月初一酉刻诊（录自《何鸿舫先生手书方笺册》）

劳倦络伤，腰脊疼折，心跳头眩，又兼脘胀，脉细数不调。暂从滋化，须开怀调理。

生黄芪钱半　秦艽一钱　炒枳实钱半　白茯苓三钱　焦冬术钱半　怀牛膝钱半　广木香四分　远志钱半　当归身二钱　煅牡蛎四钱　生甘草四分　广陈皮一钱

加白蔻壳六分　藕节四枚

陶　右　四十二岁　二月初八巳刻复诊（录自《何鸿舫先生手书方笺册》）

腰疼、心跳、头眩虽得松减，脉细软无力。劳倦久伤。须节养，免重发。

炒党参钱半　怀牛膝二钱　炒乌贼骨四钱　焦白芍钱半　焦冬术钱半　秦艽一钱　白茯苓三钱　炙甘草四分　当归身二钱　炒枣仁三钱　广木香四分　炒青皮一钱

加白蔻壳六分　煨姜二片

谢　六月十一日（录自《何鸿舫先生手书方笺册》）

劳力，肝脾络伤，脉涩。暂宜和理，并须节力。

制首乌钱半　焦冬术一钱　川郁金钱半　鳖甲四钱　炒枳壳八分　炒米仁三钱　怀山药二钱　赤茯苓三钱　块滑石三钱　生甘草四分　陈皮一钱

加荷叶一角　白蔻壳四分

潘　五月五日（录自《何鸿舫先生手书方笺册》）

脾虚失运，肝热郁阻，脉芤数。关劳力内伤。非易取效也。

焦冬术钱半　生归尾钱半　山楂炭三钱　制首乌钱半　煨木香四分　炒菟丝子钱半　鳖甲四钱　茯苓二钱　焦白芍钱半　秦艽钱半　生甘草四分　陈皮一钱

加冬瓜子三钱　白蔻壳四分

【校注】

［1］劳倦：病证名。属内伤病因，又名劳伤。泛指劳累过度、七情内伤、房事不节、饥饱失常等虚损性因素，导致五脏受损，尤以脾肾亏虚为主，而见疲乏懒言、动则喘乏、烦热自汗、心悸不安等症。《素问·调经论》云：“有所劳倦，形气衰少，谷气不盛，上焦不行，下脘不通，胃气热，热气熏胸中，故内热。”

［2］涩：原为“浮”。据《横泖病鸿医案选精》改。

［3］肠澼：古病名。一指痢疾，一指便血。

● 【评析】

劳倦多致五脏虚损，从本节案例看，病变涉及肝、脾、肾尤多，心、肺以及营卫气血的亏虚亦有。病证虽以虚损为主，但亦常夹有实邪，如肝脾不足而夹有湿邪水气、食滞者；肝肾阴亏而见木火上炎者；肺肾两虚而夹有痰热者，等。何鸿舫对劳倦的治疗重在补脾，常用四君子汤，或归脾汤加减。如肝脾交困，症见腹痛、腹胀、泄泻者，治以温理法，用四君子汤加枳实、木香、炮黑姜、桂枝、大腹绒等药；心肾不足，气阴两亏而症见腰痛骨楚、头眩、心跳，治取柔养，用归脾汤加减，合以龙齿、枸杞、杜仲、胡桃肉等药。如有里热，或木火上炽，则合以清热疏化法，用秦艽、知母、丹皮、菊花等药。何鸿舫补脾而不碍脾，常在方中加入陈皮、白蔻壳、砂仁等理气灵动药。桑枝、牛膝、荷蒂、香附等药亦常有加入，以利气机的升降、畅达，此在补益剂中实乃不可或缺。

八、虚热

杨　二十七岁　壬申五月二十五日复

咳呛、骨热虽减，脉细数未除。踵前法滋化。

生黄芪钱半　北沙参钱半　中生地四钱　生甘草四分　湖丹皮钱半　款冬花钱半　麦门冬二钱　广橘白一钱　干百合二钱　秦艽钱半　煅牡蛎三钱

加枇杷叶（去毛）二片

李　二十岁　壬申六月十六日复

骨热减，咳呛不已，脉细弱。金水交困，秋冬恐重发。

生黄芪钱半　北沙参钱半　中生地四钱　生甘草四分　麦门冬二钱　款冬花钱半　湖丹皮钱半　橘白一钱　远志钱半　鳖甲四钱

加枇杷叶（去毛）二片

孟　右　二十一岁　壬申六月二十六日复

骨热、咳呛已减，脉有数象。肝肺皆虚，秋冬不重发为得。

生黄芪钱半　中生地四钱　湖丹皮钱半　桑白皮钱半　麦门冬二钱　秦艽钱半　鳖甲四钱　生甘草四分　干百合二钱　钗石斛三钱　橘白一钱

加枇杷叶（去毛）二片

镜台兄　丙子七月十八日夜戌刻复

咳呛止，骨热未除，兼有腰痛耳鸣，脉仍细数。当用滋养。亟宜静息。

生黄芪钱半　原生地四钱　秦艽肉钱半　怀牛膝二钱　远志肉钱半　煅龙齿三钱　钗石斛四钱　地骨皮钱半　广陈皮八分　辰砂拌茯神三钱　生甘草四分

加细桑枝五钱　荷蒂二枚

陆　二十七岁　苏城　丙子闰月十一日巳刻

咳呛久，音哑，骨热甚炽，脉细数不和，心荡，骨脊酸楚。肝肺交伤，暑令不重发为得。

北沙参钱半　细生地四钱　秦艽钱半　地骨皮钱半　款冬花钱半　肥玉竹二钱　鳖甲四钱　怀牛膝钱半　远志肉钱半　生甘草四分　橘白一钱　天花粉二钱

加枇杷叶（去毛）二片　蝉蜕十只

改方：

去沙参、牛膝。加生黄芪钱半。

严　二十四岁　孔宅　丙子闰五月三日戌刻

清肝肺之热以理咳呛，骨热甚炽，脉细数。亟宜静息。

中生地四钱　生黄芪钱半　地骨皮钱半　橘白一钱　秦艽钱半　生鳖甲四

钱　款冬花钱半　远志钱半　肥玉竹二钱　天花粉二钱　生甘草四分

加细桑枝六钱　藕节六枚

曹　三十六岁　歇马桥　丙子闰月三日酉刻

咳呛咽痛，音哑骨热，脉数不驯，多汗。系木火刑金，炎夏恐其增剧。

北沙参钱半　细生地四钱　秦艽肉钱半　湖丹皮钱半　生鳖甲四钱　款冬花钱半　天花粉钱半　肥知母钱半　桑白皮钱半　生甘草四分　橘白一钱　元参钱半

加枇杷叶（去毛）二片　蝉蜕十只

改方：

去沙参。加羚角片钱半。

马　右　四十岁　丙子五月二十八日戌刻

咳久，虚热常作，脉细数无力。系肝肺络伤。夏令宜静息，不致重发。

生黄芪钱半　细生地四钱　秦艽肉钱半　生鳖甲四钱　款冬花钱半　肥玉竹二钱　远志肉钱半　干百合二钱　生甘草四分　地骨皮钱半　怀牛膝二钱　橘白一钱

加枇杷叶（去毛）二片　藕节四枚

金　右　三十一岁　甲戌腊月十三日巳刻复

咳呛略减，而脉数、骨热未除。踵肝肺滋化，未可遽补也。

生黄芪二钱　原生地四钱　秦艽肉钱半　湖丹皮钱半　款冬花钱半　肥玉竹二钱　干百合二钱　桑白皮钱半　生甘草四分　远志钱半　钗石斛三钱　广陈皮一钱

加枇杷叶（去毛）二片　海粉四分

朱　右　四十七岁　丙子四月二十四巳刻

咳呛久，骨热，脉数。肝肺已伤。夏令亟宜静息。

生黄芪钱半　中生地四钱　秦艽肉钱半　生鳖甲四钱　款冬花钱半　肥玉竹二钱　远志钱半　桑白皮钱半　橘白一钱　湖丹皮钱半　生甘草四分

加枇杷叶（去毛）二片　藕节六枚

周　二十二岁　壬申七月十一日

虚热久，咳呛，脉细数。当从肝肺滋化。少食为要。

生黄芪钱半　制首乌钱半　秦艽钱半　广陈皮一钱　鳖甲四钱　款冬花钱半　干百合二钱　茯苓二钱　桑白皮钱半　地骨皮钱半　生甘草四分

加冬瓜子三钱　枇杷叶（去毛）二片

王　右　二十七岁　丁丑二月二十七日未刻

吐血后咳呛、骨热，气机不舒，脉细数无力。肝肺之液已枯，怯候恐有日重之势矣。

生黄芪钱半　中生地四钱　款冬花钱半　湖丹皮钱半　生鳖甲四钱　生甘草四分　肥知母钱半　麦门冬二钱　广橘皮七分　远志肉一钱　秦艽肉钱半

加海粉（洗）四分　枇杷叶（去毛）二片

金秀兄　丁丑二月二十七日午刻

咳呛久，脉数，骨热殊甚。肝肺皆伤，怯候已深，入夏恐重发吐血。

生黄芪钱半　中生地四钱　湖丹皮钱半　生鳖甲四钱　款冬花钱半　远志肉一钱　肥玉竹二钱　天花粉二钱　桑白皮二钱　生甘草四分　橘白一钱　干百合二钱

加枇杷叶（去毛）二片　冬虫夏草钱半

二月三十日改方：

去黄芪、花粉、冬虫夏草。加潞党参钱半、藕节四枚。

陈

初诊：骨热虚咳，气逆多痰，脉芤无力。当从补摄。并须省劳是要。

潞党参二钱　山萸肉二钱　款冬花钱半　生黄芪二钱　象贝母三钱　炙甘草四分　麦门冬三钱　原生地三钱　炒苏子钱半　桑白皮三钱　广陈皮八分

加胡桃肉（去油）二钱

二诊：

咳呛、骨热虽减而汗泄，肺分不固；脉芤无力，金水两伤。前方虽合，不可恃为安境也。

生黄芪二钱　原生地三钱　鳖甲三钱　地骨皮钱半　女贞子三钱　陈皮白八分　麦门冬三钱　秦艽钱半　款冬花钱半　煅牡蛎三钱　桑白皮三钱　生草四分

加青箬二片　蛤壳四钱

三诊：

改方：去蛤壳。加蝉蜕十只、羚羊片五分（另煎）、干百合三钱。

左

吐血后骨热、胁痛减，咳呛气逆，两足发痒，脉细数。系营分亏，踵前法滋化。调理非易也。

生黄芪二钱　中生地三钱　怀牛膝三钱　炒黄柏钱半　川断肉三钱　生草四分　当归身二钱　秦艽钱半　煅牡蛎三钱　远志钱半　广皮八分

加细桑枝五钱　木瓜钱半

右

劳郁气阻，左乳痛已经四年，骨热脉数。暂从和营理气法。忌生冷油腻。

生黄芪钱半　生归尾钱半　炒山栀钱半　生白芍钱半　全瓜蒌钱半　广木香五分　茯苓三钱　炒麦芽三钱　秦艽钱半　远志钱半　生草四分　炒青皮钱半

加蒲公英三钱　橘核三钱

左

烦热、骨蒸、汗泄俱得渐解，惟脉数不静。肝无制而心液枯，恐延成怯。

生黄芪二钱　中生地三钱　辰茯神三钱　怀牛膝三钱　远志钱半　钗石斛三钱　当归身二钱　肥知母钱半　肥玉竹三钱　煅牡蛎三钱　橘红八分　生甘草四分

加细桑枝五钱　浮小麦四钱

左

寒热久，咳呛骨蒸，脉数，腹胀积痞。肝肺交困。不节食必延鼓疾。

生黄芪二钱　秦艽钱半　玉竹二钱　款冬钱半　青皮钱半　生草四分　中生地三钱　生鳖甲三钱　丹皮钱半　桑白皮三钱　怀牛膝三钱

加盐水炒竹茹钱半　浮小麦三钱

复诊：

虚热，腹胀，脉细数，又发鼻血。拟从和理。少食为妙。

生归尾钱半　秦艽钱半　佛手柑钱半　炒怀膝三钱　炒青皮钱半　生白芍钱半　细生地三钱　炒枳壳钱半　生鳖甲三钱　山楂炭三钱　生甘草四分

加藕节四枚

左

营虚发热，腰足酸楚，脉细数，兼有咳呛。当用滋化。节力为要。

生黄芪二钱　秦艽钱半　肥玉竹三钱　怀牛膝三钱　茯苓三钱　生草四分　中生地三钱　款冬花钱半　生蛤壳三钱　地骨皮钱半　橘白八分

加细桑枝五钱　藕节四枚

左

虚热减，已能安睡，脉细数，口渴舌绛。精液已枯，尚非安境也。

生黄芪二钱　北沙参三钱　当归身二钱　原生地三钱　麦门冬（去心）二钱　煅龙齿三钱　酸枣仁三钱　远志钱半　辰砂拌茯神三钱　怀牛膝三钱　炙

甘草四分　广陈皮八分

加细桑枝五钱　藕节四枚

左

腹微胀，骨热，心跳，腰酸，脉细数。营液久亏，调理非易也。

生芪　生归尾　细生地　地骨皮　秦艽　煅牡蛎　远志　生甘草　玉竹　牛膝　炒枳壳　炒青皮　桑枝　冬瓜子

复诊：

养营清热。

生芪　归身　生地　生白芍　辰砂拌茯神　生山栀　秦艽　煅龙齿　陈皮　远志　玉竹　生甘草　桑枝　藕节

王　八月十九日（录自《何鸿舫先生手书方笺册》）

虚热，脉芤。法当柔养。

制首乌二钱　远志钱半　焦冬术一钱　生归身钱半　白芍钱半　炒枳壳八分　茯神（辰砂拌）三钱　川郁金钱半　炒枣仁三钱　生甘草四分　陈皮一钱

加白蔻壳四分

鲁　九月九日（录自《何鸿舫先生手书方笺册》）

肝虚发热，食积不化。当从疏滞涵肝法。

法半夏钱半　鳖甲四钱　山楂炭三钱　炒枳实一钱　焦白芍钱半　炒麦芽三钱　制首乌钱半　茯苓二钱　陈皮一钱　广藿梗一钱　生甘草四分

加水姜两片　白蔻壳四分

杨　十四岁　三月九日（录自《何鸿舫先生手书方笺册》）

骨热多渴，脉数不和。此关阴分更损，恐成童怯。

鳖甲四钱　秦艽钱半　生归尾钱半　中生地四钱　天花粉钱半　生甘草四分　地骨皮钱半　北沙参钱半　黄芪一钱　橘白八分

加银柴胡四分

刘　右　四月十六日（录自《何鸿舫先生手书方笺册》）

营虚，时作骨热，腰痛，脉来细数。法当柔养。

生黄芪钱半　枸杞子二钱　炒怀牛膝钱半　当归身二钱　茯神（辰砂拌）三钱　焦白芍钱半　秦艽肉钱半　酸枣仁三钱　煨木香四分　鳖甲四钱　陈皮一钱　炙甘草四分

加煅牡蛎三钱

陈　五月廿五日（录自《何鸿舫先生手书方笺册》）

原虚，鼻血，骨热。法当养阴和络。

生归身二钱　怀牛膝钱半　焦白芍钱半　秦艽肉钱半　原生地四钱　陈皮一钱　生黄芪钱半　生杜仲三钱　鳖甲四钱　生甘草四分

加细桑枝（酒炒）四钱

倪　十七岁　三月十四日，十九（日）复改（录自《何鸿舫先生手书方笺册》）

瘵[1]久伤中，骨热，脉数。属肝脾两损，恐易成怯候。

生黄芪钱半　制首乌二钱　山萸肉一钱　煅牡蛎三钱　焦冬术一钱　炒白芍钱半　怀山药二钱　山楂炭三钱　炮黑姜四分　生甘草四分　广陈皮一钱

加地榆炭钱半　砂仁末（冲）四分

许　右　廿二岁　三月廿三日（录自《何鸿舫先生手书方笺册》）

产后失调，骨热，咳呛，又兼痞积作痛，脉细数。恐易成怯候。

生黄芪钱半　鳖甲四钱　炒麦芽三钱　当归身钱半　广木香四分　炒枳实钱半　秦艽钱半　香附炭三钱　炮黑姜四分　炒苏子二钱　广陈皮一钱　焦白芍钱半

加砂仁壳四分　冬瓜子三钱

马　五十三岁　六月廿八日（录自《何鸿舫先生手书方笺册》）

吐血后咳呛，骨热，脉细数。衰年金水两伤，秋令不重发为得。

生黄芪钱半　款冬花钱半　鳖甲四钱　中生地四钱　湖丹皮钱半　钗石斛三钱　北沙参钱半　秦艽钱半　生甘草四分　干百合二钱　广橘白一钱

加枇杷叶（去毛）二片　冬虫夏草钱半

殷　四十五岁　八月十八戌刻（录自《何鸿舫先生手书方笺册》）

瘀后骨热咳呛，脉细弱。当用和理。未能即愈也。

生黄芪钱半　鳖甲四钱　广木香三分　焦冬术钱半　山楂炭三钱　生甘草四分　炒枳实钱半　款冬花钱半　广陈皮一钱　茯苓二钱

加枇杷叶（去毛）二片　冬瓜子三钱

李　卅九岁　十月初一未刻（录自《何鸿舫先生手书方笺册》）

有吐血之根，近发咳呛，脉数，骨热。交冬恐重发。

生黄芪钱半　湖丹皮钱半　桑白皮钱半　秦艽钱半　款冬花钱半　钗石斛三钱　鳖甲四钱　干百合二钱　生甘草四分　橘白一钱

加枇杷叶（去毛）二片

张　十八岁　六月初四未刻，初八改（去广木香、炒谷麦芽、炒地骨皮。加制首乌、焦冬术）（录自《何鸿舫先生手书方笺册》）

和肝脾以理痞胀、发热。

制首乌钱半　焦冬术一钱　生黄芪钱半　炒枳实钱半　茯苓二钱　秦艽钱半　山楂炭三钱　鳖甲四钱　生甘草四分　广陈皮八分

加白蔻壳四分　冬瓜子三钱

王　右　廿九岁　六月十八申刻（录自《何鸿舫先生手书方笺册》）

劳力，肝肺络伤，骨热，咳呛，脉细数。当用滋化。节力是要。

生黄芪钱半　鳖甲四钱　湖丹皮钱半　中生地四钱　款冬花钱半　干百合二钱　秦艽肉钱半　肥玉竹二钱　桑白皮钱半　生甘草四分　广陈皮一钱　远志肉一钱

加枇杷叶（去毛）二片　海粉四分

秋江兄　九月初二未刻（录自《何鸿舫先生手书方笺册》）

吐血后咳呛，咽干，骨热，脉细数不调。关木火刑金，霜节恐重发。

生黄芪钱半　鳖甲四钱　桑白皮钱半　细生地[2]四钱　款冬花钱半　天花粉一钱　湖丹皮[2]钱半　肥玉竹二钱　远志肉一钱　甘草[2]四分　橘白一钱

加枇杷叶（去毛）二片　蝉蜕八只

陶　五十三岁　复　七月初三巳刻（录自《何鸿舫先生手书方笺册》）

劳热，盗汗不已，脉数。系衰年营液久枯，调复非易也。

生黄芪钱半　地骨皮钱半　远志肉钱半　中生地四钱　怀牛膝钱半　桑白皮钱半　秦艽肉钱半　煅龙骨三钱　肥玉竹二钱　生甘草四分　橘白一钱

加佛手柑四分　荷蒂两枚

徐　廿岁　八月初一日巳刻诊（录自《何鸿舫先生手书方笺册》）

劳思伤神，烦热易炽，骨蒸，脉数。当从滋养。切忌油腻。

生黄芪钱半　湖丹皮钱半　远志钱半　生甘草四分　制首乌二钱　肥知母钱半　天花粉二钱　橘白一钱　秦艽钱半　生鳖甲四钱　桑白皮钱半

加枇杷叶（去毛）二片　海粉（洗净）四分

吴　卅四岁　三月初五巳刻（录自《何鸿舫先生手书方笺册》）

劳倦虚热，鼻血，腰痛，间发遗泄，脉数。当用滋化。节力是要。

生黄芪钱半　酸枣仁三钱　远志钱半　辰砂拌茯神三钱　细生地四钱　怀牛膝二钱　煅龙骨三钱　秦艽肉钱半　湖丹皮钱半　生甘草四分　橘白一钱

加细桑枝六钱　藕节六枚

沈简兄　正月廿一巳刻诊（录自《何鸿舫先生手书方笺册》）

虚热、腹胀虽得松减而脉数，遗泄间作。肝脾犹未和也。踵前法滋化。

生黄芪钱半　生鳖甲四钱　山楂炭三钱　丹参一钱　制於术钱半　炒黄芩钱半　赤茯苓三钱　生甘草四分　炒归尾钱半　炒枳实钱半　真建曲三钱　广陈皮一钱

加白蔻壳六分　酒炒枸橘李钱半

沈　卅七岁　四月初八未刻复诊（录自《何鸿舫先生手书方笺册》）

咳呛略舒，脉数骨热未退，腰足酸楚，脉细数无力。关劳倦络伤。须节养，免炎夏重发。

潞党参钱半　怀牛膝二钱　肥玉竹二钱　煅牡蛎三钱　北沙参二钱　秦艽一钱　桑白皮钱半　远志一钱　中生地四钱　款冬花钱半　生甘草四分　广陈皮八分

加枇杷叶（去毛）二片　藕节五枚

陆　廿六岁　八月十三辰刻复诊（录自《何鸿舫先生手书方笺册》）

咳呛吐血略减，骨热未已，脉数不和。踵前清化。少食咸冷油腻为妙。

生黄芪钱半　湖丹皮钱半　水炙桑皮钱半　肥知母二钱　北沙参二钱　款冬花钱半　生蛤壳（杵）五钱　秦艽一钱　中生地四钱　天花粉二钱　广橘白八分

加枇杷叶（去毛）二片　藕节六枚

陈　四十四岁　午月廿三酉刻诊（录自《何鸿舫先生手书方笺册》）

咳呛吐血后，音哑咽痛，骨热舌干，尿血淋浊，脉数。怯疾基也，暑令不重发为得。

桑白皮三钱　细生地四钱　煅瓦楞壳（杵）五钱　肥知母钱半　白僵蚕三钱　粉丹皮钱半　元参钱半　甘中黄五分　天花粉三钱　北沙参二钱　款冬花钱半

加鲜竹茹钱半　莱菔子二钱

陈夫人　九月廿四巳刻复诊（录自《何鸿舫先生手书方笺册》）

骨热渐减，至晚必腹胀，浮火上升舌燥，脉仍细数。系上虚下实，劳思伤神。拟柔养法。晚膳少食为妙。

生黄芪钱半　远志一钱　煅龙齿三钱　辰砂拌茯神三钱　制於术钱半　炒枣仁二钱　佛手柑四分　炒山栀钱半　生归身钱半　炒黄芩钱半　生甘草四分　小青皮钱半

加盐水炒竹茹钱半　沉香片四分

【校注】

［1］瘵：病名。劳瘵的简称。指一种传染性疾病，类似结核病。又指虚劳重证。

［2］细生地、湖丹皮、甘草：原方笺部分字脱，按字样及惯常补。

【评析】

本节虚热病证的表现以咳呛、骨热为多，病机多属肝肺交伤，木火刑金，或肺肾亏虚，阴虚内热，治疗以益气养阴、清热利肺为主，药如黄芪、生地黄、鳖甲、麦冬、秦艽、地骨皮、款冬花、橘白、枇杷叶等。虚多者可加何首乌、山茱萸、冬虫夏草；热多者可加知母、牡丹皮、羚角片、黄芩等药；痰多者可加贝母、蛤壳。亦有肝脾不和，症见虚热、脘腹痞胀，或兼有食积、遗泄者，治宜滋肝、健脾、疏滞，药如黄芪、鳖甲、芍药、茯苓、山楂炭、陈皮、枳实、白蔻壳等。

九、怔忡

左

操劳心气不摄，木火不降。头眩耳鸣，心跳腰痛，脉细软无力。此怔忡根也。

生黄芪二钱　制於术钱半　当归身二钱　枸杞子三钱　怀牛膝三钱　枣仁三钱　炙草四分　煅龙齿三钱　广木香五分　广陈皮八分　辰茯神三钱　远志钱半

加细桑枝五钱　藕节四枚

左

烦心木火郁炽。脉数不调，艰于安寐。此怔忡根也。亟宜节养，少食为要。

羚羊片四分（另煎）　炒山栀钱半　远志钱半　肥玉竹三钱　煅牡蛎三钱　生甘草四分　细生地三钱　秦艽钱半　辰茯神三钱　佛手柑八分　炒枳壳钱半　小青皮钱半　细桑枝五钱

加鲜竹茹二钱

左

劳心木火上炽，心气不摄。头眩心跳，腰疼足酸，艰于安寐，多汗，脉细数无力。营液久亏，此怔忡根也。亟宜节养。

生黄芪二钱　中生地三钱　煅牡蛎三钱　款冬花钱半　炙甘草四分　湖丹皮钱半　当归身二钱　远志钱半　酸枣仁三钱　炒苏子钱半　辰茯神三钱　广陈皮八分　莱菔子二钱

加盐水炒竹茹钱半

左

劳心木火不潜。头眩，大便旬余不解，拒食，食则发干呕，脉细弱无力。

病属思虑伤神，此怔忡根也。

生黄芪钱半　当归身二钱　广木香四分　茯苓三钱　生甘草四分　炒青皮钱半　制於术钱半　炒枳壳钱半　炒山栀钱半　炒麦芽钱半　远志一钱　沉香片四分

加姜汁炒竹茹钱半

左

劳倦伤神，腰疼骨楚，耳鸣头晕，汗多，心怯昏迷，脉弱无力。此怔忡根也。亟宜静摄。

潞党参二钱　当归身二钱　怀牛膝三钱　酸枣仁三钱　生甘草五分　广陈皮八分　焦冬术钱半　枸杞子三钱　煅龙齿三钱　远志钱半　辰茯神三钱　煨天麻钱半

加姜汁炒竹茹钱半

改方：

去竹茹、天麻。加细桑枝五钱、石菖蒲钱半[1]。

左

劳思伤神、心气不摄致言语謇涩、艰于安寐，脉细数无力。怔忡之重候也。调理非易，暂从安心养神治之，未知合否。

生芪　制於术　归身　枸杞　五味　龙齿　枣仁　远志　炙甘草　怀牛膝　陈皮　辰砂拌茯神　石菖蒲　姜汁炒竹茹

复诊：

木郁火炽，得畅吐痰饮，气舒，略能安寐，脉细数无力。坎离不交，恐不脱怔忡之根也。

生黄芪　沙参　生地　丹皮　麦冬　辰砂拌茯神　怀牛膝　远志　生甘草　煅牡蛎　五味　橘红　桑枝　白莲须（后下）

季英兄　八月十九日未刻诊[2]

烦心木郁食滞，腹痛泄泻，脉细涩。暂从温化。少食、忌咸冷为要。

焦冬术钱半　炮黑姜四分　焦白芍钱半　白茯苓三钱　炒归尾钱半　泡吴萸四分　炒黄芩钱半　真建曲二钱　广木香四分　炒枳壳钱半　炙甘草四分　炒青皮钱半

加砂仁末（冲）四分　酒炒枸橘李钱半

复诊：八月廿一日巳刻（录自《横泖病鸿医案选精》）

泄泻虽止，饥饱不知，脉有数象，心跳。当从和理。少食为要。

生黄芪钱半　制於术钱半　广木香五分　辰砂拌茯神三钱　焦白芍钱半　山楂炭三钱　炒黄芩钱半　远志肉钱半　炮黑姜四分　炙甘草三分　炒青皮钱半

加白蔻壳四分　冬瓜子三钱

三诊：八月廿三日巳刻（录自《横泖病鸿医案选精》）

腹痛泄泻后，思虑伤神，艰于安寐，脉细数无力。恐延怔忡之候。暂拟滋养法，未知合否。

焦冬术钱半　煨益智钱半　法半夏钱半　炒山栀钱半　白蒺藜二钱　煅牡蛎五钱　辰砂拌茯神三钱　广木香五分　远志肉钱半　炙甘草四分　炒青皮钱半

加姜汁炒竹茹钱半　白蔻仁（研末冲）四分

谈　四十七岁　六月十四日（录自《何鸿舫先生手书方笺册》）

思虑伤脾，少阴液亏，则神不能守舍，以致心荡不得安寐，脉细弱无力。恐延怔忡之重候。

潞党参二钱　枸杞子二钱　酸枣仁三钱　焦冬术钱半　炒怀牛膝钱半　远志肉钱半　当归身二钱　煅龙骨三钱　朱砂拌茯神三钱　广木香四分　炙甘草四分　广陈皮一钱

加胡桃肉三枚

童夫人　四月初十申刻诊（录自《何鸿舫先生手书方笺册》）

操劳，肝火常旺，阴不潜藏。腰骨酸楚，头眩，耳鸣，心跳，艰于安寐，脉细数不调。此怔忡根也。亟宜静养。

生黄芪钱半　秦艽一钱　远志一钱　怀牛膝二钱　当归身二钱　炒山栀钱半　煅龙齿四钱　炒枣仁三钱　中生地四钱　辰砂拌茯神三钱　炙甘草三分　广陈皮一钱

加细桑枝五钱　佛手柑四分

吴　右　卅九岁　八月初八午刻复诊（录自《何鸿舫先生手书方笺册》）

耳鸣、腹胀得减，脉弱，心跳。营液亏矣。亟宜节养，可图暂愈。

焦冬术钱半　煅牡蛎四钱　广木香四分　茯苓三钱　炒归尾钱半　远志一钱　焦白芍钱半　炙甘草三分　怀牛膝钱半　川芎䓖七分　炒枳壳钱半　炒枣皮钱半

加白蔻壳六分　荷蒂二枚

张　右　五十二岁　十月十四申刻诊（录自《何鸿舫先生手书方笺册》）

劳心，木火常炽，头眩，舌燥，心跳，腰足酸软，脉细数无力。衰年营液久枯。调理非易也，亟宜节养。

生黄芪钱半　秦艽钱半　湖丹皮钱半　辰砂拌茯神三钱　当归身二钱　怀牛膝二钱　肥知母钱半　肥玉竹三钱　原生地四钱　煅牡蛎四钱　远志肉钱半　生甘草四分

加细桑枝六钱　大麦仁三钱

【校注】

［1］加细桑枝五钱，石菖蒲钱半：原无加味，据《横泖病鸿医案选精》补。

［2］八月十九日未刻诊：此初诊案据《中医药文化》（2009 年 4 期）张存悌“何鸿舫方签墨迹欣赏”一文中所载影印方笺补。

【评析】

怔忡是以患者心中动悸不安，甚则不能自主为主症的病证。以虚证为多，但亦有属实证或虚中夹实者，如本节案中所说心气不摄、营液亏虚，木火郁炽，而症见心跳不寐、头眩耳鸣，治以养心安神为主，方用归脾汤加龙齿、牛膝、陈皮等药。如郁火较甚，加丹皮、山栀、竹茹等药；肾虚腰痛，加生地、牛膝、桑枝；腹胀，饥饱不知，加焦白芍、炒枳壳、白蔻壳等药以和理肝脾。

十、不寐

左

素体本弱，痢后更虚，夜来艰寐，两腿作痛。心藏神，肾藏精，阳根于肾，精神不振，本源病也。宜振摄一切，庶药有效焉。

高丽参一钱（另煎）　干河车钱半　枣仁三钱　熟地四钱　广皮八分　茯神三钱　夜交藤三钱　龙齿三钱　杜仲三钱　炙草四分

左

阳不潜藏，夜不安寐；神劳于思，精以思耗；日劳于思，精以竭[1]耗，心、脾、肾三经皆亏。

生地三钱　灵磁石三钱　茯神三钱　熟地三钱　广陈皮八分　怀山药二钱　神曲三钱　蕤仁三钱　夜交藤三钱　麦冬二钱

左

心火愈甚而烦恼失眠，易饥易食，舌燥将裂，脉促数不调。病势日增矣。

真川连五分　麦门冬三钱　肥知母钱半　五味子三分　生甘草四分　犀角尖四分（磨冲）　天花粉三钱　生石膏三钱　鲜生地四钱　辰茯神三钱

加细桑枝五钱

冯　四十七岁　戊寅六月十三日辰刻复

腰足酸楚略舒，头眩，仍不安寐，脉有数象。踵前法参以滋化。节劳为要。

生黄芪钱半　制首乌二钱　中生地四钱　怀牛膝二钱　秦艽肉钱半　辰砂拌茯神三钱　煅龙齿三钱　远志肉一钱　广陈皮一钱　甘菊花一钱　生甘草四分

加细桑枝四钱　藕节四枚

左

热久伤阴，腰足酸楚，艰于安寐，哺热不已，舌干而渴，脉细数。当从滋化，调理非易也。

生黄芪三钱　制首乌三钱　生归尾二钱　生鳖甲三钱　炒黄芩钱半　秦艽钱半　炒枳壳钱半　佛手柑八分　生甘草四分　茯苓三钱　炒青皮钱半　怀牛膝三钱　鲜竹茹钱半　炒柴胡五分

左

头痛久，近发较甚，心跳耳鸣，艰于安寐，脉细无力。当从滋化。忌生冷，少食为妙。

生黄芪钱半　甘菊花钱半　煨天麻八分　秦艽钱半　生草四分　炒山栀钱半　制首乌二钱　蔓荆子钱半　辰茯神三钱　远志钱半　橘红八分　香白芷四分

加水炒竹茹钱半

【校注】

［1］渴：原为“视”，据《横泖病鸿医案选精》改。

【评析】

不寐一证，虚者常见，本节案例以心肾不足，或心、脾、肾三经皆亏，或阴虚火旺为多。治以补摄或滋化，方用归脾汤加减。如阴血虚甚，加河车、地黄、首乌等药；如心火甚，加黄连、知母、菊花等药。方中常加入夜交藤、龙齿、牛膝、灵磁石等药以增强安神之功。

十一、水肿

左

小溲短赤，脉来濡数，两腿浮肿，口干舌白。肺为气之源，气化不及州都，膀胱为州都之官，津液藏焉，气化则能出矣。《经》以下肿由水[1]，宜从洁净府[2]主治焉。

炒党参二钱　白术二钱　茯苓三钱　泽泻钱半　米仁三钱　块滑石三钱　冬瓜皮三钱　猪苓三钱

加生姜皮六分

蔡　复　五月十六日（录自《何鸿舫先生手书方笺册》）

支（肢）肿作泻已减，而肝脾失运，未易即复原也。

焦冬术钱半　归身钱半　怀山药二钱　制首乌二钱　枸杞子钱半　茯苓二钱　生黄芪钱半　白芍钱半　大腹绒（洗）一钱　陈皮一钱　生甘草四分

加白蔻壳四分

金　廿七岁　复　七月初三午刻（录自《何鸿舫先生手书方笺册》）

痛泻后肢肿，脉细涩。肝脾交困。须少食，可免鼓疾。

焦冬术一钱　广木香四分　大腹绒（洗）钱半　炒枳实钱半　山楂炭三钱　炒小茴香六分　生鳖甲四钱　炮黑姜四分　白茯苓三钱　广陈皮一钱　焦白芍钱半

加砂仁壳四分　冬瓜皮三钱

郑有兄　闰三月十八辰刻（录自《何鸿舫先生手书方笺册》）

劳心过度，气机不舒，略见浮肿，脉细弱无力。亟宜补养。节劳为上。

潞党参钱半　枸杞子二钱　酸枣仁三钱　广木香四分　焦冬术钱半　怀牛膝二钱　辰砂拌茯神三钱　远志一钱　当归身二钱　煅龙齿四钱　水炙甘草四分　广陈皮一钱

加白蔻仁末（冲）四分　煨姜二片

中和兄　九月初二午刻诊，初三未刻复改（录自《何鸿舫先生手书方笺册》）

少腹仍胀，足肿面浮，脉细数。暂从肝脾温化。少食为妙。

炒党参一钱　炒苏子钱半　香附炭三钱　炮黑姜四分　焦冬术钱半　白茯苓三钱　大腹绒（洗）钱半　广木香四分　炒枳实钱半　炒小茴香六分　炒青皮钱半　焦白芍钱半

加砂仁末（冲）四分　官桂四分

左

精研文学，屏气积食不消，致脘闷腹胀，发肿，迄今已逾四旬。近虽得连下瘀滞紫黑杂色，脘闷见舒，肿势虽减，而少腹继未得畅行鼓运，大便又结四日矣，时觉头眩耳鸣，舌滑黄润，脉左部浮数无力，右部细数且紧。夫脾之蒸化物食，全赖厥阴疏达之功，用心过度，木郁之火燎于上焦，精液为火耗，肺失清肃，大肠为之闭窒，致下瘀积，而真精亦因之受损，故发浮肿，此为上虚下实之明证。鄙拟当从肝脾和理，参以清热之法，未审合否，候高明裁之。

生黄芪二钱　生归尾二钱　炒黄芩钱半　佛手柑八分　炒枳壳钱半　鲜石斛三钱　秦艽钱半　生麦芽三钱　朱茯神三钱　紫丹参钱半　山楂三钱　甘草四分

加竹茹钱半　冬瓜子三钱

【校注】

［1］《经》以下肿由水：语出《金匮要略·水气病脉证并治》："诸有水者，腰以下肿，当利小便；腰以上肿，当发汗乃愈。"

［2］洁净府：指利小便。语出《素问·汤液醪醴论》："平治于权衡，去菀陈莝，微动四极，温衣，缪刺其处，以复其形。开鬼门，洁净府，精以时服，五阳已布，疏涤五藏，故精自生，形自盛，骨肉相保，巨气乃平。"

●【评析】

本节水肿案例多为脾阳不振，或肝脾交困所致，故以身肿，腰以下为甚，且伴有腹胀或便泄、小便短少等症。治疗重在温运脾阳，以利水湿，用五苓散加党参、黄芪、大腹绒、炮姜等药主之，并合以当归、白芍、枸杞、香附、青皮等药以肝脾同调。

卷二

十二、类中

左

肾虚则水不涵木以致肝阳上升，脉弦动，动为阳，弦为肝，此类中[1]根也。宜加意焉。

制首乌三钱　辰茯神三钱　沙苑子三钱　甘菊花钱半　白术二钱　桑叶钱半　陈皮八分　制半夏钱半

加钩藤钱半

左

头眩目昏，偏体发麻，口干舌燥，老年精液已枯，脉细数无力，此类中根也。亟宜节养。

生黄芪二钱　当归身二钱　左秦艽钱半　煅牡蛎三钱　炙甘草四分　辰茯神三钱　焦冬术二钱　炒怀膝三钱　煨天麻八分　远志肉钱半　炒山栀钱半　广陈皮八分

加姜汁炒竹茹钱半　细桑枝五钱

左

木火常亢，心液多耗。健忘，言语謇涩，两关弦数无度。阴精日涸，类中有根。须节养，恐入夏重发。

犀角尖（镑）　细生地　生山栀　花粉　知母　秦艽　元参　生黄芩　远志　辰砂拌茯神　生草　佛手　鲜竹茹　龙胆草

左

烦心，木郁火炽，心液日亏，清窍被痰所蒙。言语謇涩，或致直视噤口，脉两关浮弦无序。此类中基也。暂从凉化法消息之。总以节烦为上。

羚角片　细生地　生山栀　秦艽　煨天麻　炒黄芩　佛手　生甘草　橘红竹茹　菖蒲　辰砂拌茯神

左

烦心，木火正炽，积热痰凝经络。左偏体麻木，头眩目昏，脉左关弦数不和。此类中根也。亟宜节烦，少食为妙。

生山栀钱半　秦艽钱半　生归尾二钱　煨天麻八分　远志钱半　炒黄芩钱半　白蒺藜钱半　制小朴八分　佛手柑八分　牛膝三钱　甘菊钱半　生甘草四分

加犀角尖四分（另煎）　莱菔子钱半

左

劳心木火上炽，浮热易升。耳鸣，艰于安寐，多汗，四肢酸疼无力，脉细数，左关独弦。此类中根也。

羚羊片五分（另煎）　细生地三钱　煅龙齿三钱　炒黄柏钱半　辰茯神三钱　陈皮八分　北沙参三钱　怀牛膝三钱　远志肉钱半　生甘草四分　炒山栀钱半　盐水炒竹茹钱半

加细桑枝五钱

左

烦心，木火郁炽。腰疼骨楚，手足酸麻，艰于大便，气机易逆，脉浮数。系营虚热甚生风，类中基也。亟宜节养。

生黄芪钱半　中生地四钱　怀牛膝二钱　肥知母钱半　生甘草四分　辰茯神三钱　当归身二钱　秦艽一钱　炒山栀钱半　煨天麻钱半　甘菊花二钱　佛手柑四分　水炒竹茹钱半

加细桑枝六钱

赵广翁　辛正月初九巳刻诊（录自《何鸿舫先生手书方笺册》）

劳心过度，木火常亢，心肝之液久亏，烦火无制。痰多，言语不伦，脉两关皆数。为类中之基。暂从滋化法，然否？

羚角片钱半　秦艽钱半　鲜石斛四钱　肥知母钱半　细生地四钱　甘菊花一钱　煨天麻一钱　辰砂拌茯神三钱　湖丹皮钱半　远志钱半　生甘草四分　广陈皮一钱

加姜汁炒竹茹钱半　石菖蒲三钱

【校注】

［1］类中：即类中风。指风从内生的中风病。

【评析】

从本节案例看，类中风的病机多属肾阴虚，水不涵木，肝阳上亢。其症可见头眩体麻，语言謇涩。治以养阴潜阳、通经活络为主，药如生地、茯神、秦艽、牛膝、天麻、当归、蒺藜、黄芪、桑枝等。肝火甚者，加山栀、菊花、羚羊角等药；积热痰凝者，加竹茹、远志、黄芩、佛手柑等药。

十三、痫厥

姜　十四岁　乙亥八月十八日辰刻复

痫病少发，泄泻仍见有血，脉细濡。照前法参以温理。少食，切忌生冷。

潞党参钱半　焦冬术钱半　炒山萸肉钱半　补骨脂二钱　广木香四分　焦白芍钱半　煅龙骨三钱　山楂炭三钱　炙甘草四分　茯苓二钱　地榆炭钱半　广陈皮一钱　川芎八分

加砂仁末六分

左

痫厥近虽不发，而头眩腰痛，脉细弱。照前方滋养。切忌生冷。

潞党参二钱　当归身二钱　枸杞子三钱　酸枣仁三钱　煅龙齿三钱　煨天麻八分　制於术二钱　辰茯神三钱　怀牛膝三钱　炙甘草四分　广皮八分　远

志钱半

加佛手柑六分　煨姜五分

右

自去年春起崩漏后，至夏初陡[1]发狂疾，至今暴象渐退。言语不灵，心跳不安，拒食，不大便已八日矣，舌干，脉左弱，右细数无力。此系血去过多，神不守舍，为虚痫[2]之重候也。暂拟养营安神法。

生芪　炒芩　归身　生地　白芍　龙齿　远志　天竺黄　麦冬　五味　秦艽　木香　炙草　陈皮　辰砂拌茯神　鲜竹茹　石菖蒲

陈　右　三月十九日（录自《何鸿舫先生手书方笺册》）

劳倦发痫厥，咳呛带血，脉细弱失神。先从肝肺柔养。

生归身二钱　秦艽钱半　象贝母（去心）三钱　黄芪钱半　炒山栀钱半　瓜蒌皮二钱　麦冬肉（去心）二钱　款冬花钱半　煨天麻钱半　陈皮一钱　桑白皮二钱　生甘草四分

加枇杷叶（去毛）两片

毛　复　三月廿日（录自《何鸿舫先生手书方笺册》）

痫症时止时作，近更原虚脉弱。可用柔养。须静养为妙。

黄芪钱半　焦冬术钱半　远志钱半　制首乌二钱　秦艽钱半　茯神（辰砂拌）三钱　生归身二钱　煨天麻钱半　元武版四钱　焦白芍钱半　生甘草四分　陈皮一钱

加胡桃肉两枚

【校注】

[1] 陡（dǒu）：突然。

[2] 虚痫：病证名。本虚标实的痫病。《张氏医通》卷六："痫证往往生于郁闷之人，多缘病后本虚，或复感六淫，气虚痰积之故。"

● 【评析】

痫厥即痫病、痫证，是一种发作性神志异常的疾病，又名癫痫。主要表现为突然仆倒，昏不知人，口吐涎沫，四肢抽搐，移时苏醒。本节案例多为发作间歇期，或少发、不发者，由于痫证的发生与肝脾肾的损伤、痰浊为患、风阳内动密切相关，因此何鸿舫的治疗不外乎温理脾肾、滋养肝肾，以及化痰镇痉，常用药物有黄芪、白术、白芍、茯神、当归、枸杞、山茱萸、天麻、陈皮、远志、菖蒲、秦艽、龙齿等。

十四、风、火、痰、郁

左

肝风[1]发厥，懒食，心烦神困，胸腹胀闷，手麻肤痒，懊恼艰于安寐，俟晓则心烦愈甚等症。鄙审操劳过度，营液亏而木火常亢，致心不藏神，发厥懊恼不寐，职此之由。木郁胃必阻窒，食必喜盐，夫盐能伤血，乃致脘胀、肤痒、手麻。衰年营源先耗，至天明而懊恼愈甚。然火不熄，似碍进补，拟养营清热，参以安神法，未知合否。将交夏令，宜节劳少食，庶药有济焉。

生黄芪二钱　中生地三钱　炒黄芩钱半　茯苓皮三钱　远志钱半　炒青皮钱半　生归尾二钱　秦艽钱半　赤芍药钱半　怀牛膝三钱　木香五分　生甘草四分

加豨莶草钱半　酒炒细桑枝五钱

二诊：

夏令以养心为亟，不宜腻补。

生黄芪二钱　秦艽钱半　远志钱半　牛膝三钱　制於术钱半　炙甘草四分　当归身二钱　枣仁三钱　山栀钱半　陈皮八分　龙齿三钱　辰茯神三钱

加细桑枝五钱　荷叶边一角

左

《经》云："诸风掉眩，皆属于肝。"夫肝为风木之脏，失其所养，则风行木动，以致头胀作眩，胸次痞闷，理固然也。况脉来弦动，显是肝阳湿痰为病。拟方先宜柔肝化痰，以循次序耳。

石决明三钱　何首乌三钱　钩藤钱半　川石斛三钱　酒炒白芍钱半　杭菊花钱半　橘红六分　木香四分　杏仁霜三钱

加砂仁壳六分

左

眩晕，汗出，发胀，脉左寸动，右尺虚。根蒂不固矣。防其增剧。

霜桑叶钱半　制首乌三钱　辰茯神三钱　嫩钩藤三钱　沙苑子钱半　怀牛膝三钱　广陈皮八分　穞豆衣钱半　石决明三钱

左

烦心，木火上亢。耳鸣失聪，鼻塞头胀，咽梗，脉细数无力。关内风煽引外风所致。先从上焦清化，未审是否。

生黄芪钱半　青防风钱半　白蒺藜三钱　煅瓦楞壳三钱　远志钱半　生草四分　制首乌三钱　秦艽钱半　甘菊花钱半　炒山栀钱半　广皮八分　辛夷蕊八分

加细桑枝五钱

左

烦心，木郁夹暑，好酒多[2]痰。脘闷，头眩目昏，舌燥不润。拟和肝化胃之法，先祛痰滞如何？

焦冬术钱半　广木香五分　藿梗钱半　炒黄芩钱半　秦艽钱半　炒青皮钱半　茯苓三钱　制川朴一钱　法半夏钱半　建曲二钱　楂炭三钱　荷叶边一角

加姜汁炒竹茹钱半

左

风热眼痛减，赤翳亦退，脉细数不静。拟清化法，调理非易也。

羚羊片五分（另煎） 炒山栀钱半 甘菊花钱半 真川贝二钱 桑白皮二钱 橘白八分 谷精草钱半 细生地三钱 天花粉三钱 赤芍药钱半 蔓荆子钱半 生甘草四分

加薄荷六分

左

劳心，木火不降，虽不咳呛，痰多秽气，气随火升，脉细数无力。金水交困。须节养，免入冬重发。

潞党参三钱 北沙参三钱 原生地三钱 五味子三分 麦门冬三钱 瓦楞壳三钱 远志肉钱半 佛手柑五分 炙甘草四分 广陈皮八分 炒苏子钱半 茯苓三钱

加鲜竹茹二钱 海粉（洗）四分

左

烦心，木火上炽，值秋燥，内外火交灼。齿痛，脉细数。当从滋化。

原生地三钱 麦冬二钱 知母钱半 牛膝二钱 石膏四钱 盆秋石四分 竹叶二十片 生姜一片

左

养营清热。

生芪 归身 生地 生白芍 辰砂拌茯神 生山栀 秦艽 煅龙齿 陈皮 远志 玉竹 生甘草 桑枝 藕节

左

胸闷心烦，脉来滑数。气化为火，液化为痰，痰火郁为病。

细生地三钱 石决明三钱 瓜蒌皮三钱 炒枳壳钱半 天冬二钱 夜交藤三钱 橘红五分 半夏钱半 小川连三分 羚羊片五分（另煎）

加竹沥一两（冲）

左

热久伤阴，肝郁不舒，则痰滞发厥，腹胀，纳谷难消，脉细数无力。拟和肝疏胃，参以化痰。忌生冷，少食为要。

炒枳壳钱半　泡茱萸四分　炒归尾二钱　白茯苓三钱　香附炭三钱　煨天麻八分　焦冬术二钱　法半夏钱半　广木香五分　炒山栀钱半　炒青皮钱半　炒麦芽三钱

加姜汁炒竹茹钱半　莱菔子钱半

右

操劳木火郁炽，积食不消。胁腹作胀，时发唠恶，月事参差，脉细数。当从和理。

制於术　制川朴　山栀　白苓　炒归尾　吴萸　香附　炒川楝子　木香　黑姜　腹皮　炒青皮　竹茹　白蔻壳

左

头晕胸闷，又增遗泄。此水亏，木失所涵，湿痰为役也。

砂仁炒熟地三钱　茯神三钱　陈皮八分　牡蛎三钱　山药三钱　川柏钱半　穞豆衣三钱　莲肉三钱　半夏二钱　砂仁[3]（冲）五分

左

中虚气弱，脾经生痰，致上焦肺气不肃，吐咯颇艰，甚则气逆似喘，小便不禁，寐则口角流涎，肢冷指麻，腿膝弱而艰步，言钝神呆，舌白中黄，脉左寸细弱，右寸关沉滑。正虚邪盛，恐其变端，拟方以冀神清为幸。

於术钱半　半夏钱半　远志钱半　茯苓三钱　橘红八分　牡蛎三钱　炙草四分　桂枝五分　川贝母二钱

加菖蒲钱半　郁金钱半

营虚之体，感风发痒块，头胀，脉细数。宜养营祛风。

生芪　归身　生地　山栀　茯苓　白芍　炒黄芩　炒青皮　川芎　远志　木香　甘草　桑枝　豨莶草

秦　右　八岁　丁丑二月十八日巳刻

杂食，脾热上炽，致牙痛龈胀，脉数。暂宜和理。切忌咸冷。

生黄芪一钱　细生地三钱　炒黄芩一钱　地骨皮钱半　炒枳实一钱　山楂炭三钱　茯苓二钱　生甘草三分　小青皮八分

加藕节五枚

左

劳力伤筋，又经毒水，致两腿常发痒块、出水，脉细数。营分受伤。须忌生冷为妙。

生黄芪二钱　炒归尾钱半　生白芍钱半　秦艽钱半　广木香五分　炒青皮钱半　煅牡蛎三钱　鹿角霜钱半　川断肉三钱　山萸肉钱半　广陈皮八分　炙甘草四分　五加皮钱半

加川桂木五分　煨姜四分

左

病后肝虚。神志不清，脉细数无力。暂从滋养，调复非易也。

生黄芪二钱　秦艽钱半　炒山栀钱半　煅瓦楞子三钱　生甘草四分　肥玉竹三钱　制首乌三钱　远志肉钱半　辰茯神三钱　天竺黄四分　酸枣仁三钱　橘红八分　石菖蒲钱半

加姜汁炒竹茹钱半

左

目糊生眵，便燥，脉虚弦。肝肾两虚也。

潞党参二钱　生地三钱　石决明三钱　丹皮钱半　川石斛三钱　穞豆皮三

钱　麦冬二钱　怀山药三钱　茯神三钱

左

肝主目，目得血而能视，乃阴水不能滋木，以致肝火上升，目蒙；又兼咳呛，气逆多痰，心嘈齿浮，脉来虚散，真阴亏也。

大生地三钱　蕤仁钱半　怀山药三钱　灵磁石四钱　决明三钱　辰茯神三钱　黄菊钱半　湖丹皮钱半　神曲三钱

加谷精草汁五钱

左

操劳之体，营液素亏。自去年九月起，寒热后，左耳根遽发胀块，至今实如瘿瘤下坠，不痒不痛，手臂常觉发麻且酸；近更咳痰黏腻，舌干红，胃纳亦少，诊脉左部浮数，右部细弱，重按不克应指，难于熟寐。夫耳根属足厥阴之络，心液亏，肝必失所养，浮热时升，营液皆提及于上，娇脏亦经受烁，故致咳呛痰逆，所谓火日甚，阴精皆为之耗，虽属外症，总系内伤。鄙拟养营和络，扶滋化之源，以觇进止。病久未易见功，炎夏更宜加注意焉。管见如何，候裁夺之。

生黄芪钱半　湖丹皮钱半　肥玉竹二钱　白茯神三钱　煅龙齿三钱　生草四分　中生地三钱　当归身钱半　赤茯苓三钱　酸枣仁三钱　海藻四钱

加姜汁炒竹茹钱半

左

外热解而内火尚炽，口渴舌燥，左寸关脉数不驯。营液亏，心肝失润也。拟凉化，以觇进止。

犀角尖四分（磨冲）　真川连三分　京元参三钱　炒山栀钱半　生黄芪二钱　生草四分　鲜生地三钱　肥知母钱半　天花粉三钱　建泽泻钱半　怀牛膝三钱　陈皮八分　真廉珠四分（研末冲）

加细桑枝五钱

宏农闺秀　七月十八辰刻复诊（录自《何鸿舫先生手书方笺册》）

暑热未退，木郁脾不克运。脘胀、头眩、足肿仍作，脉犹细数。踵前法和理。不节食恐易延疟疾。

焦冬术钱半　炒黄芩钱半　广藿梗钱半　山楂炭三钱　制川朴钱半　白茯苓三钱　真建曲三钱　生甘草四分　广木香四分　法半夏钱半　小青皮钱半

加姜汁炒竹茹钱半　酒炒柴胡四分

叶　五十一岁　八月十八夜戌刻诊（录自《何鸿舫先生手书方笺册》）

劳心，木郁火炽。头眩，心跳，脉细数。当从滋养。节烦为上。

生黄芪钱半　秦艽一钱　煅牡蛎三钱　肥玉竹二钱　细生地四钱　怀牛膝钱半　茯苓三钱　生甘草四分　湖丹皮钱半　远志一钱　广陈皮八分

加细桑枝五钱　藕节五枚

刘　右　廿六岁　六月十二酉刻复诊（录自《何鸿舫先生手书方笺册》）

烦心多食耗精之品，致肺弱痰凝艰出，脉细软无力。火日甚，阴液日枯，非药饵所能得效。节烦少食，免入秋重发。

潞党参钱半　款冬花钱半　煅瓦楞壳四钱　水炙甘草四分　北沙参二钱　五味子四分　佛手柑四分　广陈皮一钱　中生地四钱　炒苏子钱半　辰砂拌茯神三钱　炮黑姜三分

加水炒竹茹钱半　莱菔子三钱

【校注】

[1] 肝风：病证名。指肝受风邪所致的疾患，或指肝风内动的病证。肝主筋，其经脉上巅络脑，故症见眩晕、痉厥、四肢抽搐等。

[2] 多：原为“变”。据《横泖病鸿医案选精》改。

[3] 砂仁：原无此药。据《横泖病鸿医案选精》补。

【评析】

本节所述案例包括多种病证，如肝风、痰证、郁证等，亦有外感风邪，皮肤发痒块，或风热、内火炽盛所致病者。从发病机制看，风、火、痰、郁常互为影响，关联交结。如肝风者可夹有湿痰，或外风；痰者可因火升而窜动；郁则可因痰滞气阻而成。何鸿舫的治疗总以求本为主，兼以顾标。如治肝风，重在柔肝平肝，药如何首乌、白芍、沙苑子、当归、石决明、钩藤、菊花等；兼用陈皮、远志、桑枝、防风等药以化痰祛风。治痰证，重在温化痰饮，取苓桂术甘、二陈汤法，常合以竹茹、远志、瓦楞子、菖蒲、海藻等药；兼用山栀、黄芩、黄柏等药以清热降火。治郁证，重在和理肝脾，药如茯苓、白术、黄芪、甘草、香附、青皮、当归、厚朴、枳壳、木香等；兼用竹茹、半夏、陈皮、莱菔子等药以消痰利气。对于风火上炽而致眼痛、齿痛、目蒙等症，善用玉女煎（石膏、熟地黄、麦冬、知母、牛膝）法，清火兼以养阴。外感风邪，或毒水，皮肤发痒块，或伴出水，治宜养营祛风，兼以祛热除湿。

十五、疟疾

也泉兄　癸酉九月十四日辰刻

疟久原虚，脉细弱。当从肝脾和理。未能即愈也，少食为要。

潞党参钱半　制首乌二钱　当归身二钱　小青皮钱半　鳖甲四钱　广木香四分　茯苓三钱　山楂肉三钱　炙甘草四分　炒枳实钱半

加砂仁壳四分　生水姜二片

左

虚疟久缠，脘胀，多出盗汗，脉细数。肝脾交困。不节食，必延鼓疾。

生黄芪二钱　炒归尾钱半　生鳖甲三钱　佛手柑五分　生甘草四分　焦白芍钱半　制首乌三钱　炒枳壳钱半　山楂炭三钱　真建曲二钱　炒小茴香五分　炒青皮钱半　银柴胡五分　浮小麦四钱

加姜汁炒竹茹钱半

左

原虚发疟。法当滋养。

制首乌三钱　鳖甲三钱　生归尾钱半　焦冬术钱半　焦谷芽三钱　生甘草四分　生黄芪钱半　秦艽钱半　炒枳壳钱半　焦白芍钱半　广陈皮八分

加炒柴胡五分

左

疟后原虚，发咳，脉弱。当用补益。

潞党参钱半　生归身钱半　生黄芪钱半　款冬花钱半　干百合三钱　广陈皮八分　生草四分　焦冬术钱半　炒怀膝三钱　山萸肉钱半　麦门冬三钱　煅牡蛎三钱

加胡桃肉三枚（打）

左

疟痢后，肝脾不和。脘痛，咯血，脉细数。须节养是要。

炒党参二钱　炒归尾二钱　焦白芍钱半　秦艽钱半　川郁金钱半　生甘草四分　焦冬术二钱　制首乌三钱　炒枣仁三钱　鳖甲三钱　广陈皮八分

加佛手柑五分

左

疟热，咳呛得减，畏寒，腹痛未已，脉细数。当从和理。忌生冷油腻，少食为要。

潞党参钱半　制首乌三钱　炒苏子钱半　煅牡蛎三钱　炮黑姜四分　炙草四分　焦冬术钱半　枸杞子三钱　款冬花钱半　白茯苓三钱　山楂炭三钱　陈皮八分　冬瓜子三钱

加姜汁炒竹茹钱半

左

疟热久缠，咳呛多痰，脉数，盗汗。暂从滋化。忌生冷为妙。

生黄芪钱半　当归身钱半　生鳖甲三钱　肥玉竹二钱　茯苓三钱　浮小麦四钱　制首乌三钱　秦艽钱半　款冬花钱半　地骨皮钱半　广皮八分　生甘草四分　银柴胡五分

加姜汁炒竹茹钱半

左

血痢后温疟交作，脉细数。肝脾已伤，调复非易也。

制首乌三钱　秦艽钱半　炒枳壳钱半　焦白芍钱半　山楂炭三钱　陈皮八分　生鳖甲三钱　茯苓三钱　木香五分　炮黑姜四分　生黄芪钱半　生甘草四分　银柴胡七分

加荷叶一角

左

疟后肝热不清，脉数，时发遗泄。暂用滋化法。

生黄芪钱半　中生地三钱　泽泻钱半　肥知母钱半　怀膝三钱　川黄柏钱半　湖丹皮钱半　鳖甲三钱　远志钱半　茯神三钱　甘草四分

加白莲须六分

右

疟后浮热未清，腹胀结痞[1]，脉数。当从和理。

生黄芪钱半　炒枳壳钱半　生鳖甲三钱　炒黄芩钱半　小青皮钱半　炮黑姜四分　生归尾钱半　秦艽钱半　茯苓三钱　炒麦芽三钱　佛手柑五分　生甘草四分　银柴胡五分

加白蔻壳六分

右

阴疟又作，腹胀且痛，脉细数无力。高年肝脾久困，鼓疾有日深之势矣。宜少食。

制首乌三钱　炒枳壳钱半　生鳖甲三钱　白茯苓三钱　炒黄芩钱半　炒青皮钱半　焦冬术钱半　广木香五分　法半夏钱半　山楂炭三钱　泡吴萸四分　炒小茴香五分　酒炒柴胡五分

加姜汁炒竹茹钱半

左

阴疟，腹痛，脉涩。暂用温理。

焦冬术钱半　煨木香八分　焦建曲二钱　制附片五分　炒小茴香五分　炮黑姜四分　焦白芍钱半　泡吴萸四分　香附炭三钱　广陈皮八分

加砂仁末（冲）四分

左

下血后，阴疟久缠，痞积，脉数。当从和理。不节食恐易延鼓疾。

生黄芪钱半　当归尾钱半　生鳖甲三钱　广木香五分　炙甘草四分　炒黄芩钱半　制首乌三钱　湖丹皮钱半　炒枳壳钱半　白茯苓三钱　香附炭三钱　炒青皮钱半　藕节四枚

加细桑枝五钱

左

阴疟久缠，脉数，腹胀。当从和理。忌生冷，少食，免延鼓疾。

制首乌三钱　炒枳壳钱半　炮黑姜四分　山楂炭三钱　焦白芍钱半　炒归尾钱半　广木香五分　生鳖甲三钱　茯苓三钱　炒小茴香五分　炒青皮钱半　官桂五分

加砂仁壳六分

附：治疟方

柴胡五分　青皮钱半　秦艽钱半　杏仁二钱　象贝三钱　生姜二片　桂枝五分　陈皮八分　半夏钱半　茯苓三钱　独活钱半　加红皮枣三枚

加减法：热重者去桂枝。加炙鳖甲三钱

左

疟后营虚，骨热，头眩，腰痛，脉数。当从滋养。须节力少食，可图渐复。

生黄芪二钱　当归身二钱　怀牛膝三钱　地骨皮钱半　炒青皮钱半　茯苓三钱　制首乌三钱　秦艽钱半　生白芍钱半　炒枳壳钱半　生甘草四分　浮小麦四钱

加冬瓜皮三钱

左

疟久，肝脾失运，痞胀且痛，脉细数。当从疏化。不节食，必延鼓疾。

制首乌三钱　炒枳壳钱半　生鳖甲三钱　香附炭三钱　茯苓三钱　炒青皮钱半　焦冬术二钱　广木香五分　真建曲二钱　炒麦芽三钱　炒小茴香五钱　酒炒柴胡五分

加姜汁炒竹茹钱半

陈中兄　九月初八辰刻诊（录自《何鸿舫先生手书方笺册》）

忽寒忽热，脉浮数。下焦气阻，此类疟也。暂用疏化。

酒炒柴胡四分　真建曲三钱　山楂炭三钱　炒黄芩一钱　生归尾钱半　白茯苓三钱　生鳖甲四钱　生甘草四分　广木香四分　广藿梗钱半　小青皮钱半　制川朴钱半

加白蔻壳六分　水姜二片

何　十九岁　四月十三午刻复诊（录自《何鸿舫先生手书方笺册》）

鼻血止，腰疼骨楚未已，发热，有虚疟之象，脉细数无力。关劳倦络伤，调理非易也。忌生冷，少食为要。

生黄芪钱半　生鳖甲四钱　广木香四分　白茯苓三钱　制首乌二钱　怀牛膝二钱　炒枳壳钱半　炙甘草四分　当归身三钱　炒黄芩钱半　炒青皮一钱　肥玉竹二钱

加银柴胡四分　浮小麦三钱

项　复　八月十八日（录自《何鸿舫先生手书方笺册》）

阴疟渐减而肝脾甚困，未能即复原也。

焦冬术钱半　制附片五分　茯苓二钱　制首乌钱半　佛手柑七分　炒枳壳一钱　法半夏钱半　归身钱半　陈皮一钱　山楂炭三钱　炒柴胡五分　甘草四分

加水姜三片　砂仁末（冲）四分

马　复　四月廿五日（录自《何鸿舫先生手书方笺册》）

痎疟久，气营两亏，脉弱，神困。在劳倦之体，调复为难耳。

潞党参二钱　茯神（辰砂拌）三钱　枸杞子二钱　生黄芪钱半　酸枣仁三钱　广陈皮钱半　制首乌三钱　炒归身钱半　鳖甲五钱　远志肉钱半　炙甘草四分

加白蔻壳四分

徐　四十三岁　七月初二申刻诊（录自《何鸿舫先生手书方笺册》）

疟后原虚，时发寒热，腰骨酸楚，脉芤数无力。当从滋养。不节力恐延阴疟。

生黄芪钱半　煅牡蛎三钱　秦艽一钱　肥玉竹二钱　制首乌二钱　地骨皮

钱半　生鳖甲四钱　佛手柑四分　当归身二钱　茯苓三钱　生甘草四分　广陈皮八分

加银柴胡四分　藕节四枚

衡甫兄　复　七月十三日（录自《何鸿舫先生手书方笺册》）

疟邪未净，原气已虚，脉弱神困。培养为先。

制首乌三钱　枸杞子二钱　川桂枝七分　潞党参三钱　新会皮钱半　炒柴胡六分　归身二钱　炙甘草五分　佛手柑八分　法半夏钱半

加生姜六片　白蔻仁末（冲）四分

张　七月廿八日（录自《何鸿舫先生手书方笺册》）

疟积作泻，腹胀，脉细涩。脾肾两败，鼓疾已深，难愈矣。

焦茅术钱半　煨肉果三分　茯苓二钱　制附片八分　香附炭三钱　大腹绒（洗）钱半　炮黑姜七分　炙鳖甲四钱　炒大茴香六分　炒枳壳一钱　炒白芍钱半

加砂仁末（冲）四分

【校注】

［1］结痞：意同痞积，指腹腔内的肿块。此处指疟久，胁下结痞块，谓之疟母者。

【评析】

疟疾时作，或疟后结痞，何鸿舫认为此乃肝脾交困，元气亏虚，治从肝脾和理，兼以补益，常用何人饮（何首乌、当归、人参、陈皮、煨姜）合以黄芪、鳖甲、白芍、茯苓、白术、秦艽、柴胡、青皮等药治之。如热较甚，可加黄芩、知母、牡丹皮；如阴疟寒甚，可加附子、吴茱萸、桂枝等药以温理肝脾。

十六、痿痹

左

初诊：

右偏体酸麻，两腿时痛，脉细软无力。关营亏血不荣筋。踵滋养法。节劳少食，免致重发。

潞党参二钱　制於术钱半　当归身二钱　枸杞子三钱　厚杜仲三钱　茯苓三钱　鹿角霜钱半　焦白芍钱半　酸枣仁三钱　广木香五分　怀牛膝三钱　炙草四分

加胡桃二枚（打）　煨姜四分

复诊：

右腿渐和，腰亦稍健，惟腕力仍无。手得血而能握，足得血而能步，此皆本源不足也。

潞党参二钱　於术二钱　归身二钱　首乌藤三钱　熟地三钱　沙苑子三钱　制半夏钱半　枸杞二钱　茯神三钱　广陈皮八分

左

气虚经脉失营，血虚络脉失养，以致右臂不仁，脉来又兼虚小。此气血两亏。

潞党参钱半　沙蒺藜三钱　归身二钱　抱木茯神三钱　何首乌三钱　冬术二钱　桑枝五钱　广陈皮五分

加竹沥一两（冲）　甘草四分

左

营虚之体，经天寒，腰疼、骨节酸楚更甚，脉细弱无力。当从温养。

党参　焦冬术　归身　萸肉　枸杞　牛膝　木香　白芍　煅牡蛎　炒青皮　鹿角霜　甘草　胡桃　煨姜

左

足跟为督之源，足三阴之所会合也。足跟痛，脘闷纳艰，脉虚弦。脾肾两病也。

白术二钱　杜仲三钱　金狗脊三钱　沙苑子三钱　菟丝饼三钱　砂仁壳六分　茯苓三钱　陈皮八分　谷芽三钱

左

劳力伤筋，寒热不已，两足酸楚，艰于举动，脉弱数无力。恐易延痿候[1]，调理非易也。

生黄芪钱半　制於术钱半　当归身二钱　煅牡蛎三钱　酒炒白芍钱半　湖丹皮钱半　炒黄柏钱半　生甘草四分　广陈皮八分　秦艽钱半　白茯苓三钱

加细桑枝五钱　十大功劳叶二钱

左

劳力伤筋，两足麻木而痒，脉细数无力。当从和营。

生黄芪二钱　中生地三钱　茯苓皮三钱　牛膝三钱　丹皮钱半　广陈皮八分　细桑枝五钱　酒归身二钱　赤芍药钱半　川黄柏钱半　远志钱半　生草四分　炒黄芩钱半

加豨莶草三钱

左

调补气阴，以扶劳伤。腰骨酸楚，头眩心跳，脉弱。亟宜节力，少食为妙。

潞党参二钱　当归身二钱　怀膝三钱　焦白芍钱半　炒青皮钱半　白茯苓三钱　焦冬术钱半　枸杞子三钱　炙乌贼骨三钱　广木香五分　炙草四分

加砂仁壳六分　煨姜四分

左

手指麻木，少腹气坠，兼之足弱，不良于行。此气血不足，阴阳两亏也。

潞党参二钱　冬术二钱　熟地三钱　金狗脊三钱　苁蓉一钱　牛膝三钱　虎胫骨三钱　杜仲三钱　茯苓三钱　陈皮八分

左

营虚，头痛腰痛，脉弱。当用滋化。

生归身钱半　生黄芪二钱　枸杞子三钱　川芎八分　远志钱半　生草四分　制首乌三钱　秦艽钱半　焦白芍钱半　茯苓三钱　广皮八分

加细桑枝四钱

左

肝主筋，肾主骨，阳明主肌肉，两腿作痛，血不荣经也；痛则寒热，腹膨食滞，营虚易感风邪，湿热乘之而为患也。法当祛风和血，以觇进止。

当归身二钱　制首乌三钱　粉萆薢钱半　牛膝三钱　茯苓三钱　米仁三钱　白术二钱　枳壳钱半　广皮八分

加桑枝（酒炒）八钱

徐　十九岁　庚辰九月初一日未刻复

骨热减，两足酸楚，渐能举动，脉数。仍踵滋化。痿候恐未易脱体。

生黄芪三钱　当归身三钱　制首乌二钱　怀牛膝二钱　肥知母钱半　宣木瓜钱半　川黄柏七分　秦艽钱半　焦白芍钱半　茯苓三钱　湖丹皮钱半　生甘草四分

加酒炒细桑枝八钱　广木香四分

龚　复　八月二十日（录自《何鸿舫先生手书方笺册》）

营虚，脉络不运，手足酸楚。须节力，不致发成痿候。

生归身二钱　怀牛膝钱半　川黄柏六分　炒丹皮钱半　丹参钱半　秦艽钱半　细生地四钱　肥知母钱半　川郁金钱半　生甘草四分　焦白芍钱半

加细桑枝（酒炒）四钱

赵　九月九日（录自《何鸿舫先生手书方笺册》）

劳力伤筋，下体骨骱作痛，腰坠脊疼，脉细。当用滋补。特未易遽复耳。

酒炒归身三钱　怀牛膝（酒炒）二钱　炒白芍钱半　焦冬术钱半　枸杞子二钱　原生地四钱　生黄芪二钱　老秦艽钱半　制首乌二钱　酒炒杜仲三钱　炙甘草四分　山萸肉钱半

加细桑枝（酒炒）四钱　胡桃肉三枚

【校注】

［1］痿候：指痿证。是指肢体筋脉弛缓，软弱无力，日久因不能随意运动而致肌肉萎缩的一种病证。尤以下肢痿弱多见。

【评析】

痿痹，包括痿证和痹证。痹证是以筋骨、肌肉、关节等处疼痛、酸楚、重着、麻木和关节肿大屈伸不利等为主症的病证。虽然痿证和痹证表现不一，然从本节案例看，其病机均以营血亏虚，筋脉失荣为要，此与本节患者之痹证多因劳力伤筋所致有关，故治疗多以养血和营、调补气阴为法，方以四君子汤、四物汤出入。如肾虚，筋骨失养者，可加枸杞、杜仲、鹿角霜、狗脊等药；如夹有湿热浸淫者，可加黄柏、牡丹皮、薏苡仁（米仁）、木瓜等药。此外，方中常加入桑枝、牛膝、秦艽等药祛风活血通络，以利痿痹。

十七、胃脘痛

左

初诊：烦心，木郁气阻。脘闷作痛，时嗳酸水，脉两关皆弦数，两尺俱见细软。系阳衰不能生土，火亏水旺，为噎膈之根。调理非易也，须节烦，少食乃可。

焦冬术二钱　法半夏钱半　炮黑姜四分　茯苓三钱　炒枳壳钱半　炒小茴香八分　煨益智一钱　广木香五分　泡吴萸四分　制附片五分　炒青皮钱半　香附炭三钱　肉桂五分

加姜汁炒竹茹钱半

二诊：

脘胀得畅吐酸水而舒，嗳气未通，脉仍见涩。中州化运失宣。拟疏中法，以觇进止。

米炒党参二钱　制川朴八分　建曲二钱　泡吴萸四分　炒青皮钱半　焦白芍钱半　焦冬术二钱　木香五分　黑姜四分　茯苓三钱　炒小茴香八分　玉桔梗一钱

加姜汁炒竹茹钱半

三诊：

腹胀呕酸俱得舒化，脉有起色。当从温理。

炒党参二钱　制小朴八分　山楂炭三钱　泡吴萸四分　炒青皮钱半　焦白芍钱半　焦冬术二钱　木香五分　炮黑姜四分　茯苓三钱　川楝子钱半　炙草四分　荔枝核三钱

加姜汁炒竹茹钱半

四诊：

呕酸脘胀，俱得舒化，脉有起色，惟下焦运化未宣。拟和理法。

炒党参钱半　制小朴八分　酒炒白芍钱半　茯苓三钱　炮黑姜四分　炒青皮钱半　山楂炭三钱　制於术钱半　炒川楝子钱半　广木香五分　炙草四分　泡吴萸四分　姜汁炒竹茹钱半

加荔枝核七枚

左

初诊：温中以理脘痛、吐酸。

焦茅术钱半　炮黑姜六分　泡吴萸四分　制附片五分　法半夏钱半　广皮八分　煨益智钱半　广木香五分　尖槟榔钱半　山楂炭三钱　茯苓三钱

加砂仁末（冲）四分

复诊：

脘痛吐酸虽减，脉细涩无力。肝脾气化失宣。踵前法和理。少食为妙。

焦冬术二钱　煨益智钱半　山楂炭三钱　炮黑姜四分　炒青皮钱半　广木香五分　炒枳壳钱半　法半夏钱半　白茯苓三钱　泡吴萸四分　炒小茴香五分　官桂五分

加砂仁壳六分

左

初诊：温中以理脘痛。

焦冬术钱半　法半夏钱半　焦建曲二钱　炒小茴香五分　茯苓三钱　砂仁末（冲）四分　煨益智一钱　炮黑姜四分　制附片五分　泡吴萸四分　广陈皮八分

复诊：

脘痛止而中气甚亏。宜从前法温养。

炒党参钱半　煨益智一钱　炒归身钱半　山萸肉钱半　炙甘草四分　焦冬术钱半　法半夏钱半　炮黑姜四分　焦白芍钱半　广陈皮八分

加砂仁末（冲）四分

沈　二十二岁　壬申六月二十六日复

脘痛嗳酸虽减，脉细涩。肝脾犹未和也。踵前法温疏。

焦冬术钱半　煨益智钱半　炒枳实钱半　白茯苓二钱　广木香四分　焦白芍钱半　山楂肉三钱　炮黑姜五分　炒小茴香六分　广陈皮一钱

加砂仁末（冲）四分　公丁香五只

蒋　右　四十一岁　壬申六月二十六日

脘痛久，脉涩。肝脾失运。当用温疏。

焦冬术钱半　炒归身钱半　广木香四分　泡吴萸四分　煨益智钱半　炮黑

姜五分　炒枳实钱半　炒小茴香六分　法半夏钱半　广陈皮一钱　白茯苓二钱

加砂仁末（冲）四分　官桂四分

王　右　四十四岁　乙亥八月初四日巳刻

脘痛吐酸常发，又兼咳呛，脉弱。当用滋养。切忌生冷。

炒党参钱半　焦冬术钱半　炒苏子二钱　山楂肉三钱　款冬花钱半　煅牡蛎三钱　炮黑姜四分　广木香四分　炙甘草三分　炒枳实钱半　茯苓三钱　广陈皮一钱

加白蔻壳四分　冬瓜子三钱

左

脘闷嗳腐得平，脉浮数。气机不舒，惟因秋暑之感，恐肝弱不摄。拟柔养法。

潞党参钱半　酸枣仁三钱　秦艽钱半　龙齿三钱　陈皮八分　炙草四分　制於术钱半　辰茯神三钱　远志钱半　门冬二钱　苏子钱半　沉香片八分

加姜汁炒竹茹钱半

左

脘胀减，木郁之火不熄，脉数不和。踵清化法。忌生冷油腻为要。

生归尾钱半　炒山栀钱半　山楂炭三钱　茯苓三钱　怀牛膝三钱　生甘草四分　炒枳壳钱半　秦艽钱半　生鳖甲三钱　炒麦芽三钱　佛手柑八分　炒青皮钱半　冬瓜子三钱

加白蔻壳六分

左

肝胃不和，时作虚热，脘闷而吐，脉涩。暂从疏化法。

制首乌二钱　法半夏钱半　山楂炭三钱　炒枳壳钱半　陈皮八分　土炒冬术钱半　广木香五分　延胡索二钱　白茯苓三钱　生草四分

加荷蒂四枚　白蔻壳六分

左

腹胀后，大吐瘀血，痞痛脘闷，脉细涩。肝脾久困。须节力少食，免致重发。

焦冬术二钱　广木香五分　炒苏子钱半　泡吴萸四分　炒小茴香五分　山楂炭三钱　炒枳壳钱半　焦白芍钱半　炮黑姜四分　大腹皮二钱　茯苓三钱　炒青皮钱半

加姜汁炒竹茹钱半　官桂五分

左　复

脘闷嗳气得平，两胁痛，脉细数。系营液亏，肝阳易扰。拟以异功加减。节劳勿烦，庶药有济焉。

党参　制於术　白茯苓　水炙甘草　陈皮　丹参　蔻壳　当归身　煅牡蛎　广木香　炒牛膝　炒青皮　炒山栀　藕节

左

肾虚，精关不固，大便时精浊自遗，胃虚，气逆不降，易于恶心，脉虚小。脾肾两亏矣。

沙苑子三钱　怀山药三钱　茯苓三钱　姜半夏钱半　益智钱半　菟丝饼三钱　黄柏钱半　陈皮八分

加莲子肉三钱

任　七月十五日（录自《何鸿舫先生手书方笺册》）

力伤痞痛。当和肝胃主之。

生归尾二钱　川郁金一钱　山楂炭三钱　鳖甲四钱　佛手柑八分　青蒿一钱　秦艽钱半　焦白芍钱半　焦麦芽三钱　炒白芍钱半　川断肉二钱

加白蔻壳四分

彭　复　三月十日　（录自《何鸿舫先生手书方笺册》）

脘痛已减而左关脉甚弦。肝胃未和。踵前法加减。

焦冬术钱半　佛手柑七分　炒枳壳一钱　香附炭三钱　炒干姜七分　陈皮一钱　煨益智钱半　泡吴萸三分　焦白芍钱半　炒小茴香六分

加白蔻仁末（冲）四分

陈　三月十日　（录自《何鸿舫先生手书方笺册》）

气郁嘈杂，脉细涩无力，由脾虚失化也。法当温理。

焦冬术钱半　佛手柑七分　茯苓二钱　炒干姜七分　煨益智钱半　制附片七分　法半夏钱半　山楂炭三钱　陈皮钱半　焦白芍钱半

加白蔻仁末（冲）四分　姜汁炒竹茹一钱

陈　复　四月九日　（录自《何鸿舫先生手书方笺册》）

吐酸复作，脉仍细涩。总属气郁伤中，木旺发越。踵前法加减。须开怀调摄。

煨益智钱半　制附片八分　法半夏钱半　泡吴萸四分　炒干姜八分　煨木香五分　茯苓二钱　尖槟榔一钱　陈皮钱半

加檀香片五分　砂仁末（冲）四分

杨　四月十六日　（录自《何鸿舫先生手书方笺册》）

温中以理吐酸。须忌生冷。

煨益智钱半　焦茅术钱半　茯苓二钱　炒干姜七分　陈皮钱半　尖槟榔一钱　法半夏钱半　泡吴萸三分　炒大茴香六分　广木香五分　炒枳实一钱

加白蔻仁末（冲）四分

赵　四月廿六日　（录自《何鸿舫先生手书方笺册》）

脘痛作吐，脉涩。法当温化。

煨益智钱半　炒干姜八分　煨木香五分　焦冬术一钱　广陈皮钱半　炒枳实一钱　法半夏钱半　泡吴萸四分　香附炭三钱　制附片七分　焦白芍钱半

加白蔻壳四分

郁　十月廿九日（录自《何鸿舫先生手书方笺册》）

温中以理脘痛。

煨益智钱半　香附炭三钱　焦白芍钱半　焦冬术钱半　炒干姜六分　煨肉果三分　煨木香五分　陈皮一钱　炒麦芽三钱　法半夏钱半　茯苓二钱　制附片六分

加白檀香片五分　砂仁末（冲）四分

陈　廿八岁　复　七月八日（录自《何鸿舫先生手书方笺册》）

脘痛已舒，脉细涩。照前法温疏。切忌生冷。

焦冬术钱半　焦白芍钱半　炒枳实钱半　炒归尾钱半　炮黑姜五分　炒麦芽三钱　广木香四分　山楂炭三钱　广陈皮一钱　炒小茴香六分

加砂仁末（冲）四分　官桂四分

冯　四十九岁　复　十一月十八申刻（录自《何鸿舫先生手书方笺册》）

脘痛已减，脉弱。当用滋补。

炒党参钱半　枸杞子二钱　广木香四分　焦冬术钱半　炒怀牛膝钱半　炮黑姜四分　炒归身二钱　煅牡蛎三钱　炙甘草四分　广陈皮一钱

加砂仁末（冲）四分　官桂四分

李　五十四岁　二月十一晨（录自《何鸿舫先生手书方笺册》）

脘痛，吐酸，脉细涩。肝脾气化失司。暂用温化法。

焦茅术钱半　炒干姜六分　广陈皮钱半　煨益智钱半　泡吴萸五分　炒小茴香六分　法半夏钱半　炒川朴钱半　香附炭三钱　茯苓三钱　制附片五分

加砂仁末（冲）四分　广藿香一钱

徐　卅七岁　复　三月廿八申刻（录自《何鸿舫先生手书方笺册》）

脘痛已舒，气分未宣，脉细涩。照前法温养。少食乃可。

炒党参钱半　广木香四分　炒枣仁三钱　焦冬术钱半　炒枳实钱半　白茯苓三钱　煨益智钱半　炮黑姜五分　炒小茴香六分　山楂炭三钱　炙甘草四分　广陈皮一钱

加砂仁末（冲）四分　官桂四分

周　卅岁　三月廿八夜戌刻（录自《何鸿舫先生手书方笺册》）

温肝脾以理脘痛、嗳酸。少食为妙。

焦茅术钱半　炒枳实钱半　泡吴萸四分　煨益智钱半　炮黑姜六分　炒小茴香六分　广木香四分　香附炭三钱　茯苓三钱　制附片五分　广陈皮一钱　法半夏钱半

加砂仁末（冲）四分　官桂四分

应　廿六岁　吃过七贴　四月九日辰刻（录自《何鸿舫先生手书方笺册》）

脘痛，嗳酸，脉细涩。肝脾气化失司。当用温化。

焦冬术钱半　炒干姜四分　广陈皮钱半　煨益智钱半　广木香四分　茯苓二钱　法半夏钱半　泡吴萸四分　炒小茴香六分　炒枳实钱半　香附炭三钱　广藿香一钱

加砂仁末（冲）四分

廿八改：去山楂炭、官桂。加香附炭、广藿香。

朱　右　卅三岁　四月初九巳刻（录自《何鸿舫先生手书方笺册》）

温肝脾以理腹痛、吐酸。

焦茅术钱半　炒枳实钱半　香附炭三钱　煨益智钱半　广木香四分　炒小茴香六分　法半夏钱半　泡吴萸四分　广陈皮一钱　炮黑姜五分　茯苓二钱

加砂仁末（冲）四分　官桂四分

翁　卅一岁　五月廿六日（录自《何鸿舫先生手书方笺册》）

背痛，胸痛，吞酸，脉濡。当用温疏。

炒党参钱半　炮黑姜四分　山楂炭三钱　焦冬术钱半　广木香四分　茯苓二钱　煨益智一钱　焦白芍钱半　炒枳实钱半　炙甘草四分　广陈皮一钱

加砂仁末（冲）四分　官桂四分

张　卅九岁　复　六月初六辰刻（录自《何鸿舫先生手书方笺册》）

吐泻瘀血止，腹痛未已，脉细弱。肝脾交困，调复非易也。

炒党参钱半　广木香四分　酒炒白芍钱半　焦冬术钱半　香附炭三钱　茯苓二钱　炒归尾二钱　炮黑姜四分　炒小茴香六分　炙甘草四分　广陈皮一钱

加砂仁末（冲）四分　官桂四分

朱　右　廿二岁　六月六日未刻（录自《何鸿舫先生手书方笺册》）

脘痛吐酸，脉细涩。肝脾气化失宣。当从温养。切忌生冷。

焦茅术钱半　炒小朴钱半　泡吴萸四分　茯苓二钱　煨益智钱半　香附炭三钱　广木香四分　炒小茴香六分　法半夏钱半　广陈皮一钱　焦白芍钱半

加砂仁末（冲）四分　官桂五分

宋　廿七岁　九月初九辰刻（录自《何鸿舫先生手书方笺册》）

温理肝脾以理脘痛、吐酸，脉涩。切忌生冷。

焦冬术钱半　炒干姜五分　广木香五分　煨益智钱半　炒小朴钱半　山楂炭三钱　法半夏钱半　泡吴萸四分　茯苓二钱　广陈皮[1]一钱　炒小茴香六分

加砂仁壳五分　官桂五分

沈　五十六岁　九月十三辰刻（录自《何鸿舫先生手书方笺册》）

力伤食冷伤脾，脘痛吐酸，脉细涩。当用温理。少食乃可。

焦茅术钱半　炒枳实钱半　炒干姜五分　茯苓二钱　煨益智钱半　广木香四分　山楂炭三钱　广陈皮一钱　法半夏钱半　泡吴萸四分　炒小茴香六分

加砂仁壳五分　官桂五分

谢夫人　十一月初五巳刻诊（录自《何鸿舫先生手书方笺册》）

劳心，木火常亢，积食不消。脘痛腹胀，兼下瘀，脉细涩。暂从肝脾温疏。忌生冷油腻，少食为妙。

焦冬术钱半　制小朴钱半　泡吴萸四分　酒炒白芍钱半　炒归尾钱半　炮黑姜五分　槐花炭钱半　炒小茴香六分　广木香四分　香附炭三钱　炒青皮钱半

加砂仁末（冲）四分　炒蕲艾五分

凌　四月廿八日（录自《何鸿舫先生手书方笺册》）

脾虚艰于纳食，向有吐瘀脘痛之根，木脏阴液大伤，脉涩。法当培养心脾两经。

制於术钱半　熟枣仁三钱　鳖甲四钱　制首乌钱半　云茯神（辰砂拌）三钱　远志肉钱半　炒归身二钱　广橘红五分　炙甘草四分　焦白芍钱半　佛手柑七分

加阳春砂仁（冲）四分　煨姜两片

【校注】

［1］广陈皮：原方笺部分字脱，按字样补。

【评析】

胃脘痛是以胃脘部经常发生疼痛，或兼有恶心呕吐、嗳气嘈杂、泛酸，甚则呕血便血等为主症的病证。其发病机制，何鸿舫多责之于肝脾不和，或肝胃不和，治疗大法是和理肝脾。具体可分四类：一是证属虚寒，即脾土虚寒，肝木来犯，治宜温疏，药如白术、茯苓、吴茱萸、附子、青皮、小茴香、焦白芍、炙甘草等。二是肝旺郁火犯胃，治宜清化，药如茯苓、生甘草、山栀、枳壳、白蔻壳、山楂炭、竹茹等。三是肝脾久困，瘀血内阻，症见吐、下瘀血，治以疏理通络，药如制白术、焦白芍、当归、炮黑姜、桂枝、槐花炭、蕲艾、香附炭、砂仁等。四是脘痛减，中气虚，治以温养或柔养，常用药物有党参、益智仁、白芍、当归、山萸肉、何首乌、酸枣仁、麦冬等。由于脘痛总由气滞不通所致，故何鸿舫在方中所用理气药品种甚多，除上述药外还有广木香、陈皮、槟榔、佛手柑、厚朴、檀香、川楝子、公丁香、沉香等，实蕴“通则不痛”之意，然综观其治法，又不止于通法。

十八、痞积、鼓胀

徐　五十二岁　乙亥五月初三日未刻

咳呛气逆，兼有腹胀作泻，脉细涩。肺脾交困，将成鼓疾[1]矣。

潞党参钱半　焦冬术钱半　炒山萸肉钱半　广木香四分　炮黑姜五分　泡吴萸四分　山楂炭三钱　茯苓三钱　广陈皮一钱　煅牡蛎三钱　炙甘草四分　焦白芍钱半

加砂仁壳六分　官桂五分

施　二十八岁　丁丑正月初二日申刻

有下血之根，近乃腹痛作胀，脉细涩。将成鼓疾矣。

炒党参钱半　焦冬术钱半　煨益智一钱　炒枳实钱半　广木香四分　泡吴萸四分　大腹绒（洗）钱半　香附炭三钱　广陈皮一钱　茯苓三钱　炒小茴香六分

加砂仁壳六分　炮黑姜四分

龚　右　四十四岁　丁丑二月十二日辰刻

肝郁气阻，脾不克运，致痞积[2]，临经腹痛，脉数无力。当用和理。少食为佳。

焦冬术钱半　酒炒归尾二钱　香附炭三钱　广木香四分　泡吴萸四分　炒白芍钱半　炮黑姜五分　炒枳实一钱　广艾绒一钱　茯苓三钱　甘草三分

加官桂四分　砂仁壳六分

朱　二十四岁　丁丑三月十二日未刻

腹胀足肿，脉细涩。系劳力食冷所致，鼓疾已深矣。

炒党参钱半　焦白术钱半　煨益智钱半　广木香四分　炒枳实钱半　炮黑姜五分　大腹绒（洗）钱半　泡吴萸四分　广陈皮一钱　山楂炭三钱　炒小茴香六分

加砂仁壳六分　官桂五分

锦荣　庚辰九月初八日申刻

力伤食冷，腹胀足肿，脉弦细不应指。肝脾交困，鼓疾之重候也。少食为妙。

焦冬术钱半　煨益智钱半　炒枳实钱半　大腹绒（洗）钱半　香附炭三钱　广木香四分　制附片五分　炮黑姜五分　炒青皮钱半　茯苓三钱　炒小茴香七分

加砂仁末（冲）四分　川椒目四分

复诊：庚辰九月十一日午刻复

腹胀足肿略减，咳呛气逆多痰，脉细数无神。尚非安境也。

炒党参钱半　焦冬术钱半　炒苏子钱半　茯苓三钱　广木香四分　山楂炭三钱　煅瓦楞壳（杵）四钱　炮黑姜四分　炒小茴香六分　大腹绒（洗）钱半　香附炭三钱　炒青皮钱半

加姜汁炒竹茹钱半　官桂四分

陈　廿六岁　庚辰九月十三日巳刻诊

劳热久缠，积痞作胀，脉弦数不和。肝液枯，脾不克运，恐延鼓疾。忌生冷，少食为妙。

秦艽钱半　生鳖甲四钱　生归尾钱半　炒枳实钱半　真建曲三钱　炒青皮钱半　茯苓三钱　山楂炭三钱　老苏梗一钱　广木香四分　炒黄芩一钱

加白蔻壳六分　姜汁炒竹茹钱半

吴　十七岁　庚辰十二月十八日午刻

食冷不消，下血后腹胀，脉细涩。肝脾已困，鼓疾之重候也。

焦冬术钱半　煨益智钱半　炒枳实钱半　广木香四分　炮黑姜五分　大腹绒（洗）钱半香附炭三钱　茯苓三钱　泡吴萸四分　炒小茴香六分　炒青皮钱半

加砂仁末（冲）四分　川椒目四分

杨　八月十六日

脾虚失化，肝郁气阻，纳食不消，脉涩。恐成虚鼓之候，非易愈。

焦冬术钱半　煨木香五分　煨益智钱半　焦白芍钱半　鳖甲四钱　香附炭三钱　炒干姜七分　尖槟榔钱半　广陈皮钱半　制附片五分

加砂仁末（冲）四分

左

劳力食冷，腹胀，泄泻交作，脉细涩。肝脾久困，鼓疾有日深之势矣。

焦冬术钱半　炒枳壳钱半　广木香五分　香附炭三钱　白茯苓三钱　煨益智钱半　炮黑姜四分　大腹皮钱半　制附片五分　炒小茴香五分　炒艾绒一钱　炒青皮钱半

加砂仁壳六分

左

力伤气屏，食冷腹胀，遍[3]体浮肿，脉细数。肝脾交困，鼓疾有日深之势矣。

生黄芪钱半　炒枳壳钱半　桑白皮钱半　茯苓皮三钱　炒小茴香三分　炒青皮钱半　青防风钱半　地骨皮钱半　炒苏子钱半　大腹皮钱半　山楂炭三钱　炮黑姜四分

加白蔻壳六分　冬瓜皮三钱

左

腹胀足肿，两便不行，脉细不应指。肝脾交困，鼓疾有日深之势。少食为妙。

焦冬术钱半　广木香五分　茯苓三钱　炒小茴香五分　炮黑姜四分　炒麦芽三钱　炒枳壳钱半　制附片五分　尖槟榔钱半　香乌药一钱　香附炭三钱　炒青皮钱半　川椒目五分

加砂仁壳六分

左

劳倦食冷，致腹痛下血、作胀，脉细软。脾阳衰，木郁气阻，鼓病之重候也。

炒党参三钱　炒萸肉钱半　广木香五分　槐花炭三钱　泡吴萸四分　炙草六分　焦冬术三钱　制附片五分　焦白芍钱半　炮黑姜五分　茯苓三钱　陈皮八分

加炒艾绒八分　禹余粮三钱

左

向有痞积，渐至腹胀牵及胁肋，又兼咳呛，脉细弱无力。关肝脾肺交困，调复非易也。

土炒於术钱半　广木香五分　炒枳壳钱半　煨益智钱半　酒炒白芍钱半　炒当归身钱半　香附炭三钱　大腹绒钱半　炮黑姜四分　茯苓三钱　冬瓜子三钱

加砂仁末（冲）四分

左

向有痞积不发，近乃脘闷腹膨，周体浮肿，头痛，身足麻木，间发咳嗽，脉细数不和。系营虚气无所附，调理非易也。暂从肝脾和理，未知合否。

生芪　生归尾　生地　白芍　桑皮　腹皮（洗）　川芎　地骨皮　枳壳　麦芽　茯苓　青皮　鲜竹茹　荆芥

左

向有痞积脘闷，腹胀足肿，纳谷即吐，脉细涩。暂从温疏。忌生冷，少食为妙。

焦冬术钱半　法半夏钱半　广木香五分　炒川连四分　泡吴萸四分　炒小茴香五分　煨益智钱半　炒枳壳钱半　炮黑姜四分　香附炭三钱　茯苓三钱　炒青皮钱半　肉桂五分

加姜汁炒竹茹钱半

左

痞积，腹胀不减，兼有腹痛，小便不行，脉细不应指。肝脾交困，鼓疾有日深之势矣。

尖槟榔钱半　广木香五分　茯苓三钱　炒谷芽三钱　真建曲二钱　炒青皮钱半　炒苏子钱半　炮黑姜四分　大腹皮钱半　炒川楝子钱半　泡吴萸四分　乌药六分（磨冲）

加砂仁壳六分

左

气阻伤中，腹胀发热，脉左数右弱。肝脾交困。不节食恐易延鼓疾。

焦冬术钱半　炒枳壳钱半　泡吴萸四分　茯苓三钱　大腹皮钱半　炒麦芽三钱　炒归尾钱半　香附炭三钱　炮黑姜四分　炒山栀钱半　炒苏子钱半　炒青皮钱半　冬瓜子三钱

加姜汁炒竹茹钱半

左

肝郁气阻，烦火上炽，痞积作胀且痛，脉细不应指。肝脾交困，恐不离乎鼓疾也。少食为妙。

焦冬术钱半　香附炭三钱　炒山栀钱半　茯苓三钱　炒小茴香五分　炮黑姜四分　炒归尾钱半　炒延胡索二钱　炒丹皮钱半　木香五分　炒青皮钱半　泡吴萸四分

加姜汁炒竹茹钱半　肉桂五分（劈碎，同煎）

左

气郁食冷，腹胀痞痛，艰于小便，脉细涩。肝脾交困，不节食必延鼓疾。

焦冬术钱半　法半夏钱半　炮黑姜四分　香附炭三钱　炒小茴香五分　茯苓三钱　煨益智八分　炒枳壳钱半　大腹皮钱半　炒青皮钱半　炒麦芽三钱　官桂五分

加姜汁炒竹茹钱半

左

鼻血咳呛，又兼腹胀，脉来细数。衰年肝脾大伤，恐延成鼓疾。

焦冬术钱半　大腹绒钱半　鳖甲三钱　炒苡仁三钱　广陈皮八分　炒枳实钱半　大秦艽钱半　桑白皮钱半　川郁金钱半　香附炭三钱

加冬虫夏草钱半

左

腹胀发肿，又兼咳呛多痰，脉细数不静。关劳力气阻、食滞。不节食必延鼓疾。

焦冬术钱半　炒枳壳钱半　煅瓦楞子三钱　建曲二钱　炒山栀钱半　炒青皮钱半　炒归尾钱半　款冬花钱半　山楂炭三钱　茯苓三钱　炒小茴香五分

冬瓜皮三钱

加姜汁炒竹茹钱半

左

咳呛止，气逆未舒，痞积不减，脉细软无力。踵前法温理。少食为妙。

潞党参二钱　焦冬术二钱　炒归身二钱　广陈皮八分　枸杞子三钱　炙甘草四分　炒枳壳钱半　广木香五分　茯苓三钱　五味子三分　炒苏子钱半　炮黑姜五分

加砂仁壳六分　官桂五分

右

寒热乳胀后，脘闷腹膨，脉细涩。当从和理。不节食，必延鼓疾。

焦冬术二钱　广木香五分　香附炭三钱　炒枳壳钱半　炒山栀钱半　炒小茴香五分　炒归尾二钱　焦白芍钱半　茯苓三钱　泡吴萸四分　炒青皮钱半

加砂仁壳五分　炒麦芽三钱

左

腹胀作泻，脉细涩。是肝脾失运也。不节食，恐延鼓疾。

焦冬术钱半　炒枳实钱半　泡吴萸四分　香附炭三钱　广皮八分　大腹绒钱半　煨益智钱半　广木香五分　炮黑姜四分　焦白芍钱半　茯苓三钱　官桂五分

加砂仁末（冲）四分

左

腹胀肢肿，脉来细涩。脾肾气化无权。鼓疾已深，难以得效也。

炒茅术钱半　煨益智钱半　制附片五分　炮黑姜四分　茯苓三钱　广陈皮八分　炒枳壳钱半　广木香五分　大腹绒钱半　焦白芍钱半　炒小茴香五分

加砂仁末（冲）四分　胡芦巴二分

左

痞痛下血，腹胀，脉涩。肝脾已伤，恐易致鼓疾。

焦冬术二钱　炒枳壳二钱　炮黑姜四分　泡吴萸四分　茯苓三钱　木香五分　陈皮八分　煨益智钱半　焦白芍钱半　大腹绒钱半　槐花炭三钱

加砂仁末（冲）五分　炙艾绒八分

左

腹痛下血，脉细涩。当从温理。不节食，必延鼓疾。

焦冬术二钱　炒归尾钱半　炒枳壳钱半　广木香五分　炮黑姜四分　香附炭三钱　焦白芍钱半　槐花炭三钱　茯苓三钱　泡吴萸四分　炒青皮钱半　水炙草四分

加砂仁壳六分　红米一撮

左

不忌咸冷，泄泻带血，腹胀且痛，脉细不应指。肝脾交困。不节食，必延鼓疾。

炒党参钱半　炒萸肉钱半　广木香五分　制附片五分　槐花炭三钱　炙草四分　焦冬术钱半　补骨脂钱半　炒黑姜四分　焦白芍钱半　炒青皮钱半　茯苓三钱

加砂仁壳六分　炒艾绒八分

左

腹胀得下紫血乃舒，脉细涩，脘闷腰痛。肝脾久伤。不节食，必延鼓疾。

焦冬术二钱　炒枳壳钱半　焦白芍钱半　泡吴萸四分　茯苓三钱　炙甘草四分　炒归尾钱半　广木香五分　炮黑姜四分　槐花炭三钱　炒川楝子钱半　炒青皮钱半

加砂仁壳六分　酒炒枸橘李一枚（打）

左

疟后积痞作胀，骨热脉数。当从和理。忌生冷，少食为妙。

焦冬术钱半　生鳖甲三钱　广木香五分　炒山栀钱半　炒青皮钱半　白茯苓三钱　炒归尾钱半　炒枳壳钱半　焦白芍钱半　山楂炭三钱　炒川楝子钱半　炒麦芽三钱　冬瓜子三钱

加白蔻壳六分

左

面浮肢肿，腹膨溲少，便溏。此脾虚健运失常，湿胜于中，肾虚关门不利，水生于下，脾肾两虚。法当通补兼施，以防肿满。

炒党参二钱　焦白术二钱　桂枝五分　猪苓三钱　泽泻二钱　赤苓三钱　神曲三钱　冬瓜皮三钱

加瓜蒌皮六分

王　复诊　十月初六日（录自《何鸿舫先生手书方笺册》）

吐泻止后腹肿，艰于纳食，脉细不旺。关肝脾失运，恐为鼓疾之根。须节食，忌生冷。

焦冬术钱半　煨木香四分　制附片六分　炒菟丝子二钱　炒白芍钱半　补骨脂钱半　炮黑姜七分　炒山萸肉钱半　炙甘草四分　煨肉果三分　茯苓皮三钱

加砂仁末（冲）四分

范　复诊　七月廿三日（录自《何鸿舫先生手书方笺册》）

腹胀作泻俱减而脉数，气机不和。关肝脾久伤，鼓候未易脱体也。

焦冬术钱半　生归尾钱半　山楂炭三钱　炙鳖甲五钱　川郁金一钱　炒丹皮钱半　炒瓜蒌皮二钱　炒枳实一钱　大腹绒（洗）一钱　茯苓皮二钱　佛手柑六分

加冬瓜皮三钱　白蔻壳四分

七月二十日　（录自《何鸿舫先生手书方笺册》）

脘痛，腹胀作肿。脾阳受困，恐易成虚鼓之候。

焦冬术钱半　香附炭三钱　炮黑姜五分　煨益智钱半　新会皮一钱　带皮茯苓三钱　法半夏钱半　大腹绒（洗）钱半　炒枳壳一钱　炒大茴香六分　炙鳖甲四钱

加冬瓜子三钱　砂仁末（冲）四分

陈　右　九月九日　（录自《何鸿舫先生手书方笺册》）

痞积腹胀，脉涩。关脾肾交惫，鼓疾已深，难以取效。

焦冬术钱半　炮黑姜五分　制附片六分　炙鳖甲四钱　煨木香四分　茯苓三钱　香附炭三钱　大腹绒（洗）钱半　炒枳壳一钱　煨肉果三分　炒大茴香六分

加砂仁末（冲）四分

袁　十六岁　复　十月十九辰刻　（录自《何鸿舫先生手书方笺册》）

腹痛下血虽减，脉细涩。肝脾已伤，恐易延鼓疾。

炒党参钱半　炮黑姜五分　焦白芍钱半　焦冬术钱半　广木香四分　槐花炭钱半　炒山萸肉钱半　补骨脂钱半　香附炭三钱　泡吴萸四分　炙甘草四分　广陈皮一钱

加砂仁末（冲）四分　炒艾绒五分

朱　五十六岁　九月初四晨　（录自《何鸿舫先生手书方笺册》）

咳呛气逆，又复腹胀，脉细涩。肺脾已伤，虚鼓之根难脱矣。

炒党参钱半　广木香四分　大腹绒（洗）钱半　焦冬术[4]钱半　香附炭三钱　焦白芍钱半　炒苏子[4]二钱　炮黑姜六分　炒小茴香六分　广陈皮[4]一钱　炒麦芽三钱

加砂仁壳五分　官桂四分

唐　四十岁　九月廿九巳刻复诊　（录自《何鸿舫先生手书方笺册》）

咳呛止，便溏未已，脉细弱不能应指。肝脾交困。须节养，免致鼓疾。

炒党参钱半　炒山萸肉钱半　炮黑姜五分　制附片四分　焦冬术钱半　广木香四分　酒炒白芍钱半　山楂炭三钱　枸杞子二钱　茯苓三钱　水炙甘草三分　广陈皮一钱

加砂仁末（冲）四分　炒蕲艾五分

吴　十七岁　腊月十八午刻诊　（录自《何鸿舫先生手书方笺册》）

食冷不消，下血后腹胀，脉细涩。肝脾已困，鼓疾之重候也。

焦冬术钱半　广木香四分　香附炭三钱　炒小茴香六分　煨益智钱半　炮黑姜五分　茯苓三钱　炒青皮钱半　炒枳实钱半　大腹绒（洗）钱半　泡吴萸四分

加砂仁末（冲）四分　川椒目四分

周　卅八岁　十月廿一未刻诊　（录自《何鸿舫先生手书方笺册》）

泄泻、疟后，腹胀，脘闷，脉细涩。肝脾已困，鼓疾有日深之势矣，难愈也。

焦冬术钱半　炒枳壳钱半　制附片四分　大腹皮（洗）钱半　煨益智钱半　广木香四分　茯苓三钱　炒小茴香六分　法半夏钱半　炮黑姜四分　炒麦芽三钱　炒青皮钱半

加砂仁壳六分　官桂五分

吴　五十二岁　九月十一申刻复诊　（录自《何鸿舫先生手书方笺册》）

不节食，腹胀仍作，脉细数。肝脾交困，鼓疾已深。少食为要。

炒归尾钱半　广木香四分　大腹皮（洗）钱半　茯苓三钱　焦冬术钱半　炮黑姜四分　泡吴萸四分　炒小茴香六分　炒枳壳钱半　香附炭三钱　炒山栀

钱半　炒青皮钱半

加砂仁壳六分　冬瓜子三钱

吴　右　四十四岁　正月廿九夜酉刻诊（录自《何鸿舫先生手书方笺册》）

疟久伤阴致晡热盗汗，痞积腹胀作呕，脉细数。暂从和理。少食、忌咸冷为要。

生黄芪钱半　制川朴钱半　炒黄芩钱半　水炙甘草四分　制首乌钱半　法半夏钱半　白茯苓三钱　炒青皮钱半　生归尾二钱　生鳖甲四钱　广木香四分　真建曲三钱

加姜汁炒竹茹钱半　酒炒柴胡四分　另加水姜一片

复诊：二月初一巳刻

腹痛、痞积虽减，脉细涩。肝脾交困，此鼓疾根也。少食、忌咸冷为要。

焦冬术钱半　炒枳壳钱半　泡吴萸四分　炒青皮钱半　炒归尾钱半　炮黑姜四分　白茯苓三钱　焦白芍钱半　广木香四分　香附炭三钱　炒川楝子钱半

加砂仁末（冲）四分　官桂五分

复诊：二月十一巳刻

不节食，痞积、腹胀不减，脉数，发热。营分伤矣，鼓疾有基。须节烦、少食为妙。

焦冬术钱半　炒枳壳钱半　茯苓三钱　炮黑姜三分　炒归尾钱半　香附炭三钱　广木香四分　炒麦芽三钱　生鳖甲四钱　炒山栀钱半　炒黄芩钱半　炒青皮钱半

加砂仁壳六分　冬瓜子三钱

陆　十一岁　二月廿八巳刻复诊（录自《何鸿舫先生手书方笺册》）

腹胀、骨热虽减，咳嗽，足肿，脉细数不调。肺脾久伤，恐不离乎鼓疾也。少食、忌咸冷为要，分节不重发乃可。

生黄芪钱半　炒枳壳钱半　广木香四分　白茯苓三钱　焦冬术钱半　炒苏

子钱半　炮黑姜四分　山楂炭三钱　炒归尾钱半　大腹皮（洗）钱半　炒小茴香六分　炒青皮钱半

加姜汁炒竹茹钱半　莱菔子三钱

朱　右　四十四岁　三月十一午刻诊（录自《何鸿舫先生手书方笺册》）

疟后痞积常痛，脘闷，气机不舒，脉涩。肝脾交困，鼓疾根也。少食、忌咸冷为要。

焦冬术钱半　广木香四分　香附炭三钱　白茯苓三钱　煨益智钱半　炮黑姜四分　炒小茴香六分　泡吴萸四分　炒枳壳钱半　焦白芍钱半　炒麦芽三钱　炒青皮钱半

加砂仁壳六分　官桂五分

沈　右　九月十六日（录自《何鸿舫先生手书方笺册》）

寒热痞积，纳食不消，脉细涩无力。当从肝胃和理。

炒归身钱半　炙鳖甲四钱　焦白芍钱半　焦冬术钱半　香附炭三钱　煨益智一钱　煨木香四分　炮黑姜七分　炒大茴香六分　佛手柑八分　陈皮一钱　加炒柴胡四分

砂仁末（冲）四分

马　十七岁　九月初九申刻（录自《何鸿舫先生手书方笺册》）

下血后痞积作痛，脉细数。肝脾交困，鼓疾之基也。

焦冬术钱半　山楂炭三钱　炒枳实钱半　炒归尾钱半　广木香四分　炮黑姜四分　鳖甲四钱　焦白芍钱半　泡吴萸三分　炒麦芽三钱　广陈皮一钱

加砂仁壳四分　官桂四分

陈　廿六岁　九月十三巳刻诊（录自《何鸿舫先生手书方笺册》）

劳热久缠，积痞作胀，脉弦数不和。肝液枯，脾不克运，恐延鼓疾。忌生冷，少食为妙。

秦艽一钱　炒枳实钱半　茯苓三钱　广木香四分　生鳖甲四钱　真建曲三钱　山楂炭三钱　炒黄芩一钱　生归尾钱半　炒青皮钱半　老苏梗一钱

加姜汁炒竹茹钱半　白蔻壳六分

黄　卅七岁　七月初二巳刻补诊（录自《何鸿舫先生手书方笺册》）

痞积腹胀，近乃发热，咳嗽，脉数不调。当从和理。少食，忌咸冷，免延鼓疾。

焦冬术钱半　炒枳壳钱半　焦白芍钱半　甘菊花一钱　炒归尾钱半　广木香四分　山楂炭三钱　生甘草四分　生鳖甲四钱　炒山栀钱半　炒小茴香六分　小青皮钱半

加细桑枝五钱　冬瓜子三钱

沈　四十九岁　七月初十辰刻复诊（录自《何鸿舫先生手书方笺册》）

痞积，腹痛得平。备此方接服。中气已亏，节劳少食为嘉。

焦冬术钱半　酒炒白芍钱半　炒川楝子钱半　茯苓三钱　炒归尾钱半　炒枳实钱半　炒枣仁二钱　泡吴萸四分　广木香四分　炮黑姜五分　炒山楂三钱　炒青皮钱半

加砂仁末（冲）四分　官桂四分

【校注】

［1］鼓疾：指鼓胀，病证名。又指单腹胀。是腹皮绷急如鼓，中满膨胀疾患的统称。因病因及证候的不同，有气鼓、水鼓、血鼓、虫鼓、食鼓等区分。治宜健脾渗湿、化瘀通络、理气逐水、益肾养肝等法。

［2］痞积：病证名。指胸腹部有癖块，属积聚一类。亦称痞块，主要指腹腔内的肿块。

［3］遍：原为“偏”。疑误。

［4］焦冬术，炒苏子，广陈皮：原方笺字脱，按字样及惯常补。

【评析】

本门所述痞积、鼓胀病证与血吸虫病、疟疾、其他肝病等所致肝脾肿大、肝硬化等疾病有关，尤其是血吸虫病，当时在江南地区发病甚多。本节案例多表现为腹胀，或腹胀痛、腹膨肿满，并可伴有泄泻便溏、小便不利、纳食不消，甚则下血、发热等症。何鸿舫认为肝脾交困是本病之主因，脾阳衰，不克运化；肝液亏，气阻血瘀，腹胀肿满由是而成。治疗大法是和理肝脾，重在温中助运祛水，兼以养肝行气化瘀，所用汤方多以苓桂术甘汤、四君子汤、附子理中汤、真武汤、四物汤、五苓散等加减变化。常用的药物有焦白术、茯苓、炮黑姜、吴茱萸、附子、大腹绒（皮）、川椒目、小茴香，以温运脾肾祛水；广木香、枳实（壳）、砂仁、香附炭、当归、焦白芍、鳖甲、桂枝、槐花炭，以柔肝行气化瘀。此外，还常用益智仁、党参以补益正气；山楂炭、麦芽助胃消食；山栀、黄芩、柴胡泄火退热；桑白皮、苏子、竹茹利肺化痰。总之，以肝脾为主，兼顾肺肾；以行气为要，兼以祛水、化瘀。主旨清晰，变化灵动，值得学习参考。

十九、腹胀、痛

史兄　癸酉四月十一日未刻复

腹胀已松，而纳食总不能健运。由中气虚，失于鼓化。踵前法温养。

炒党参三钱　焦冬术钱半　煨益智一钱　炙甘草四分　广木香四分　炮黑姜五分　淡附片五分　煅牡蛎三钱　炒枳实钱半　炒小茴香六分　茯苓二钱

加公丁香五只　砂仁末（冲）四分

胡　四十三岁　乙亥十月初八日午刻复

寒热止，腹胀亦减，惟脉细涩。肝脾已困，故疾难愈。

焦冬术钱半　炒枳实钱半　广木香四分　炮黑姜五分　香附炭三钱　大腹绒（洗）钱半　茯苓三钱　焦白芍钱半　广陈皮一钱　炒小茴香六分　炒麦芽

三钱

加砂仁壳六分　冬瓜皮三钱

沈　二十四岁　丙子三月二十日巳刻

热久，腹胀，脉数。当用疏化。少食为妙。

焦冬术钱半　生归尾钱半　炒枳实钱半　广木香四分　生鳖甲四钱　焦山楂三钱　炒麦芽三钱　白茯苓二钱　秦艽肉钱半　炒小茴香六分　广陈皮一钱

加冬瓜子三钱　砂仁壳六分

陆　三十九岁　丙子五月二十三日酉刻复

腹胀虽减，脉仍细。肝脾气化失司，调复非易也。

炒党参钱半　焦冬术钱半　广木香四分　广陈皮五分　炮黑姜五分　炒枳实钱半　大腹绒（洗）二钱　茯苓三钱　炒小茴香七分　香附炭三钱　泡吴萸四分

加官桂五分　砂仁壳六分

杨　右　三十一岁　丙子闰月初三日午刻

食冷，腹胀足肿，脉涩。温肝脾以理之。切忌生冷。

炒党参钱半　焦冬术钱半　广木香四分　炮黑姜五分　泡吴萸四分　大腹绒（洗）钱半广陈皮一钱　炒枳实五分　山楂炭三钱　茯苓三钱　炒小茴香六分

加砂仁壳六分　冬瓜皮三钱

复方：初六日

去冬瓜皮。加官桂五分。

孙　四十四岁　庚辰八月初三巳刻复

腹胀已除，惟时哕沫痰，脉有数象。当用和理。少食为妙。

炒党参钱半　焦冬术钱半　炒枳实钱半　炒山栀钱半　泡吴萸四分　山楂

炭三钱　茯苓三钱　炒川楝子钱半　炒青皮钱半　广木香四分

加姜汁炒竹茹钱半　公丁香十粒

曹　四十四岁　庚辰九月十一日午刻复

呕吐腹痛后，发热，脉数。当用和理。忌生冷，少食为妙。

生黄芪钱半　焦冬术钱半　炒枳实钱半　广木香四分　茯苓三钱　炒地骨皮钱半　山楂炭三钱　炒苏子钱半　广陈皮八分　煅牡蛎三钱　生甘草三分

加细桑枝四钱　藕节四枚

赵　辛巳九月十九日

中州阻滞，运化维艰。纳少腹闷，溺赤，发咳，脉虚弦。当从两太阴温疏。

焦冬术钱半　煨益智钱半　炒苏子二钱　炮黑姜四分　煅瓦楞壳（杵）五钱　炒枳实钱半　炒小茴香六分　炒麦芽三钱　赤茯苓三钱　炒青皮钱半　炒黑山栀钱半

加姜汁炒竹茹钱半　砂仁壳六分

左

气虚感寒。腹肿而胀，脉涩。属肝脾两损，上逆可虞。

焦冬术钱半　制附片五分　煨木香五分　炒萸肉钱半　焦白芍钱半　炒党参钱半　炮黑姜四分　炒怀膝三钱　茯苓三钱　炒小茴香五分

加砂仁末（冲）四分

复诊：

腹胀略舒而脉涩。肝脾已伤，调复非易也。

焦冬术钱半　炒党参二钱　炮黑姜四分　焦白芍钱半　泡吴萸四分　炒归尾钱半　制附片五分　大腹皮钱半　煨木香五分　茯苓三钱

加冬瓜皮三钱　砂仁末（冲）四分

左

腹痛后，下焦积滞未化，下多秽粪，燥热日灼，每致攻痛上气，脉右数而左关细弱，舌干失润，口渴殊甚。是肝肺液亏，宿垢无由滋达也。拟化滞和肝之法，未知合否，但得转愈为佳。

生归尾二钱　炒枳实钱半　香附炭三钱　酒炒黄芩钱半　酒炒白芍钱半　广陈皮八分　炒蒌皮钱半　广木香五分　炒麦芽三钱　建神曲三钱　炮黑姜四分　生甘草四分

加白蔻壳六分

左

两足肿势不减，腹痛作胀。肝脾同病也。

苏梗钱半　川楝子钱半　黄柏钱半　木瓜钱半　赤苓三钱　吴萸四分　木香五分　橘皮八分　槟榔钱半

加杉木节[1]一两，煎汤代水

左

便泄已止，惟腹硬仍然。厥阴受阴寒。法宜辛通。

桂枝五分　赤苓三钱　山楂肉三钱　泽泻钱半　吴萸四分　白术二钱　川楝子钱半

加荔枝核四钱　橘核三钱

左

杂食伤脾，腹痛且胀，脉细涩。当从肝脾温理。忌生冷，少食为要。

焦冬术二钱　生鳖甲三钱　广木香五分　炮黑姜四分　炒麦芽三钱　炒归尾二钱　炒枳实钱半　山楂炭三钱　白茯苓三钱　炒小茴香五分　炒青皮钱半　官桂五分

加砂仁壳六分

右

温养肝脾，以理腰腹作痛。

焦冬术二钱　枸杞子三钱　煨木香五分　焦白芍钱半　香附炭三钱　炒归身二钱　炒怀膝三钱　炮黑姜四分　炒艾绒八分　炙甘草四分

加砂仁末（冲）四分

徐　二十八岁　丁丑四月初五日巳刻

急步气屏致下焦失运，腹胀，艰于两便，脉涩。当用温化。不节养恐延鼓疾。

炒党参钱半　焦冬术钱半　煨益智一钱　广木香四分　炒枳实钱半　炮黑姜六分　大腹皮钱半　制附片五分　茯苓三钱　炒小茴香七分　广陈皮一钱

加砂仁壳七分　官桂四分

复诊：初六日

去附片。加泡吴萸四分。

左

气屏，食滞腹胀，气机不舒，脉细涩。当从温理。忌生冷，少食为要。

焦冬术钱半　广木香五分　香附炭三钱　白茯苓三钱　炒青皮钱半　炒麦芽三钱　炒枳壳钱半　炒黑姜四分　泡吴萸四分　炒小茴香五分　大腹皮钱半　官桂五分

加砂仁壳六分

左

初起足疮，渐致少腹胀，麻木，脉细无力。当从和理。

归身二钱　怀膝三钱　炒川柏钱半　泽泻钱半　五加皮钱半　生草四分　冬瓜皮三钱　冬术二钱　赤芍钱半　赤茯苓三钱　远志钱半　广陈皮八分

加细桑枝五钱

右

腹痛止，腰疼骨楚未已，脉细涩。照前法温理。食忌酸冷。

炒党参钱半　炒归尾钱半　怀牛膝三钱　炮黑姜四分　炙草四分　炒枳壳钱半　焦冬术钱半　广木香五分　焦白芍钱半　山楂炭三钱　茯苓三钱　炒青皮钱半　女贞子钱半

加白蔻壳六分

左

纳食主胃，运化主脾；脾为湿土，宜刚宜燥；胃为阳土，宜柔宜润。口苦食少，脾胃同病也。

炒党参二钱　半夏钱半　茯苓三钱　米仁三钱　陈皮八分　益智钱半　川石斛三钱　泽泻钱半　於术钱半

加糯稻根须三钱

张　右　三月十八日（录自《何鸿舫先生手书方笺册》）

腹胀，足肿，有火不生土之象。暂用温理法。

焦冬术钱半　大腹绒（洗）钱半　山楂炭三钱　制附片六分　带皮茯苓三钱　炒薏仁三钱　炮黑姜七分　炙鳖甲四钱　炒大茴香五分　炒山萸肉钱半　煨木香四分

加砂仁壳四分

赵　右　七月十日（录自《何鸿舫先生手书方笺册》）

和肝脾以理头痛、腹胀。

焦冬术钱半　川郁金钱半　香附炭二钱　法半夏钱半　白蒺藜三钱　炒枳壳一钱　生归尾钱半　新会皮一钱　佛手柑七分　炒麦芽三钱

加煨姜两片　砂仁末（冲）四分

夏（录自《何鸿舫先生手书方笺册》）

寒热后腹胀，脉涩。肝脾失于化运，恐成鼓候。节食为要。

焦冬术钱半　炒白芍钱半　大腹绒（洗）钱半　炮黑姜七分　香附炭三钱　炒大茴香六分　佛手柑八分　炙鳖甲四钱　炒枳实一钱　法半夏钱半　陈橘皮一钱

加冬瓜子三钱　砂仁末（冲）四分

冯　四十一岁　复　九月廿三戌刻（录自《何鸿舫先生手书方笺册》）

腹胀、咳呛虽减而脉细软无神。踵肝脾温养。切忌生冷。

炒党参二钱　枸杞子二钱　广木香四分　茯苓三钱　焦冬术钱半　酸枣仁三钱　炮黑姜四分　炙甘草四分　当归身二钱　煅龙齿四钱　焦白芍钱半　广陈皮钱半

加胡桃肉（杵）两枚　官桂四分

徐　二十八岁　九月十三午刻诊（录自《何鸿舫先生手书方笺册》）

食冷腹胀，脘痛作呕，脉涩。当从肝脾温理。不节食恐延鼓疾。

焦冬术钱半　炒枳实钱半　茯苓三钱　香附炭三钱　煨益智钱半　广木香四分　炒小茴香六分　泡吴萸四分　法半夏钱半　炮黑姜五分　炒青皮钱半

加砂仁末（冲）四分　官桂五分

许　四十三岁　十一月初二巳刻（录自《何鸿舫先生手书方笺册》）

腹胀又作，多痰，气机不舒；脉细涩，肝脾久困。踵温化法。少食为妙。

炒党参钱半　炒枳实钱半　白茯苓三钱　炮黑姜四分　制於术钱半　广木香四分　大腹绒（洗）钱半　炒小茴香六分　炒苏子二钱　山楂炭三钱　煅瓦楞壳四钱　炒青皮钱半

加姜汁炒竹茹钱半　官桂五分

冯　卅五岁　六月初五辰刻诊（录自《何鸿舫先生手书方笺册》）

气屏食滞，脘闷，腹胀作噫，脉细涩。当从温疏。忌生冷，少食为要。

焦冬术钱半　炒枳壳钱半　香附炭三钱　泡吴萸四分　煨益智钱半　广木香四分　白茯苓三钱　大腹皮（洗）钱半　法半夏钱半　炮黑姜四分　炒青皮钱半

加砂仁六分　官桂五分

项　十七岁　四月十三巳刻诊（录自《何鸿舫先生手书方笺册》）

力伤食滞，下血后腹胀，足肿，脉细涩无力。肝脾久困。不节食、忌生冷油腻，必延鼓疾。

焦冬术钱半　炒枳壳钱半　焦白芍钱半　茯苓三钱　炒归尾钱半　炮黑姜四分　泡吴萸四分　炒小茴香六分　广木香四分　大腹皮（洗）钱半　炒青皮钱半　炒麦芽三钱

加砂仁壳六分　官桂五分

朱　右　卅五岁　七月廿五未刻诊（录自《何鸿舫先生手书方笺册》）

气郁伤中，脾不克运。脘闷腹胀，噫逆不舒，脉细涩。暂从温疏。忌生冷，少食为妙。

焦冬术钱半　广木香四分　炮黑姜四分　茯苓三钱　煨益智一钱　焦白芍钱半　炒小茴香六分　泡吴萸四分　制川朴钱半　香附炭三钱　炒青皮钱半

加砂仁壳六分　官桂五分

荣翁尊兄　六月十五午刻诊（录自《何鸿舫先生手书方笺册》）

劳心木郁气阻。脘闷，腹胀，晡热，耳鸣，口苦，舌燥，脉细数无力。暂从肝脾疏化。事繁少食，忌生冷、油腻为妙。

制於术钱半　广木香四分　山楂炭三钱　真建曲三钱　制小朴钱半　炒黄芩钱半　炒小茴香六分　炒青皮钱半　白茯苓三钱　广藿梗钱半　炒麦芽三钱

加姜汁炒竹茹钱半　六一散（包）三钱

金　四十二岁　二月十一巳刻诊（录自《何鸿舫先生手书方笺册》）

力伤食滞，脘闷，少腹作胀，脉细涩。当从温疏。忌生冷，少食为妙。

焦冬术钱半　炮黑姜四分　茯苓三钱　炒川楝子钱半　炒归尾钱半　香附炭三钱　炒枳壳钱半　泡吴萸四分　广木香四分　炒小茴香六分　炒青皮钱半

加白蔻壳六分　官桂五分

胡　右　三月十九日（录自《何鸿舫先生手书方笺册》）

和肝脾以理阴经腹痛。

焦冬术钱半　炒枸杞子钱半　炮黑姜六分　炒归身二钱　炒怀牛膝钱半　煨木香四分　香附炭三钱　生杜仲三钱　泡吴萸三分　焦白芍钱半　陈皮一钱　炙甘草四分

加炒艾绒四分

严　五月六日（录自《何鸿舫先生手书方笺册》）

气郁伤中，脉涩，腹痛。暂用疏化法。

生归尾钱半　炒山栀钱半　泡吴萸三分　香附炭三钱　炒枳实一钱　煨木香四分　煨益智钱半　炒干姜六分　炒麦芽三钱　法半夏钱半　陈皮一钱　茯苓二钱

加砂仁末（冲）四分

胡　右　卅一岁　六月十三日（录自《何鸿舫先生手书方笺册》）

肝脾失化，腹痛，脉涩。当从温化法。

煨益智钱半　炒干姜七分　陈皮钱半　焦冬术钱半　香附炭二钱　炒枳实一钱　法半夏钱半　泡吴萸三分　茯苓二钱　鳖甲四钱　广藿香一钱

加砂仁壳四分

清蔺尊兄　八月七日诊（录自《何鸿舫先生手书方笺册》）

肝郁气阻积热。少腹作痛，脉细数，胸闷，舌干。暂拟疏化法。

生归尾钱半　炒川朴钱半　赤茯苓三钱　秦艽肉钱半　鳖甲四钱　佛手柑四分　山楂炭三钱　川郁金钱半　生甘草四分　广陈皮一钱　酒炒柴胡四分

加白蔻壳四分　水姜一片

莫　卅一岁　九月十一巳刻复诊（录自《何鸿舫先生手书方笺册》）

咳呛减，食滞，腹痛，脉细数。当从和理。忌生冷，少食为妙。

焦冬术钱半　广木香四分　山楂炭三钱　泡吴萸三分　炒归尾钱半　炒枳壳钱半　炮黑姜三分　炒青皮钱半　炒苏子钱半　白茯苓三钱　炒小茴香六分　炒山栀钱半

加鲜竹茹钱半　冬瓜子三钱

盛　十五岁　六月九日（录自《何鸿舫先生手书方笺册》）

鼻血，脉数，腹胀作痛。此关杂食伤脾，亟须节食。

生归尾钱半　炒枳实一钱　炒山栀钱半　鳖甲四钱　山楂炭三钱　秦艽钱半　焦冬术钱半　青蒿钱半　炮黑姜三分　焦白芍钱半　炒麦芽三钱

加使君子（杵）六粒　白蔻仁末（冲）四分

中兄　八月廿八辰刻诊（录自《何鸿舫先生手书方笺册》）

食滞作胀，木火上炽，脉数。暂用清化法。少食为嘉。

炒山栀钱半　真建曲三钱　炒小茴香六分　茯苓三钱　炒枳实钱半　广木香四分　炒黄芩钱半　老苏梗钱半　山楂炭三钱　尖槟榔钱半　炒青皮钱半

加砂仁末（冲）四分　沉香片五分

阮夫人　四月十二夜戌刻诊（录自《何鸿舫先生手书方笺册》）

烦心，木火郁炽，少腹胀痛，时发带下，脉细数不调。营液已枯。暂拟养阴理气一法。夏令最宜静息。

生黄芪钱半　炒山栀钱半　香附炭三钱　辰砂拌茯神三钱　生归尾二钱　真建曲三钱　酒炒白芍钱半　广木香四分　制於术钱半　炒小茴香五分　水炙甘草三分　炒青皮一钱

加酒炒细桑枝四钱　藕节四枚

陈　八月十九日（录自《何鸿舫先生手书方笺册》）

痞塞作胀。当从肝胃和理。

香附炭三钱　法半夏钱半　大腹绒（洗）钱半　炙鳖甲四钱　佛手柑八分　炒枳实一钱　焦冬术钱半　川郁金钱半　茯苓二钱　炙乌药七分　焦白芍钱半

加冬瓜子三钱　砂仁末（冲）四分

● **【校注】**

［1］杉木节：药名。出《本草图经》。又名杉节。为杉科植物杉木枝干上的结节。辛，微温。有祛风、活血、止痛的功效。

● **【评析】**

本节所述部分腹胀案例证候基本同痞积、鼓胀，只是证情稍轻，或是鼓胀前期，故治疗亦取和理肝脾为主，亦用焦白术、茯苓、炮黑姜、广木香、小茴香、枳实、大腹绒、砂仁、当归、桂枝等药以温运行水，理气化瘀。此外，腹痛或腹胀痛案例可因气郁伤中，或热结宿垢结于肠胃，或杂食伤脾、食滞所致。治疗有温养肝脾以补虚；或辛通散寒，药如桂枝、吴茱萸、荔枝核、橘核等；或疏化泄热，药如酒炒黄芩、酒炒白芍、黄柏、山栀等；或消导化滞，药如枳实、槟榔、山楂炭、建曲、炒麦芽等。总之，疏通气机，辨明寒热，随证治之。

二十、噎膈

陈　五十八岁　复　二月初三戌刻（录自《何鸿舫先生手书方笺册》）

胸脘略舒而纳食甚拒，脉涩。噎膈[1]之根难脱也。

炒党参钱半　炒枣仁三钱　炒干姜六分　焦冬术钱半　煨益智钱半　炒小茴香七分　枸杞子二钱　法半夏钱半　广陈皮钱半　白茯苓三钱　广木香五分

加砂仁末（冲）四分　官桂五分

周　右　六十六岁　正月廿八未刻（录自《何鸿舫先生手书方笺册》）

劳倦，食冷致脘痛，纳食即呕，脉细涩。肝脾交困，噎膈之根不浅，实难以取效也。

炒党参一钱　广木香四分　炮黑姜五分　小青皮一钱　焦茅术钱半　法半夏钱半　炒枳实钱半　山楂炭三钱　老苏梗一钱　泡吴萸四分　茯苓三钱　橘叶七片

加砂仁壳六分　官桂四分

【校注】

［1］噎膈：病证名。噎即噎塞，指吞咽之时哽噎不顺；膈即格拒，指饮食不下，或食入即吐。噎可单独出现，又为膈的前驱，故往往以噎膈并称。

【评析】

噎膈与现代医学中之食管癌、贲门癌、贲门痉挛、食管憩室、食管炎症等关系较为密切。本证属本虚标实，津亏液涸，或脾肾阳衰与气郁、痰阻、瘀结兼杂互见。何鸿舫治从健脾益肾、理气化痰、活血通瘀，是为虚实兼顾，标本同治。

二十一、呕吐

杨　复　四月廿六日（录自《何鸿舫先生手书方笺册》）

呕恶虽减而肝胃不和，难保其不重发。须节食省力是要。

焦冬术钱半　炒枣仁三钱　茯苓二钱　炒干姜七分　煨益智钱半　生甘草

四分　炒枸杞子钱半　炒党参钱半　法半夏钱半　陈皮钱半

加白蔻壳五分

陈　五月廿五日　（录自《何鸿舫先生手书方笺册》）

和肝脾以理胸闷作呕而喘。

焦冬术钱半　法半夏钱半　炒大茴香六分　炒党参钱半　陈皮一钱　佛手柑七分　炒干姜六分　炒枳实一钱　茯苓二钱　山楂炭三钱　炙甘草四分

加砂仁壳五分

李　九月九日　（录自《何鸿舫先生手书方笺册》）

向有呕吐之根，近发寒热后复作，脉细。当从温化。

焦冬术钱半　法半夏钱半　佛手柑七分　煨益智钱半　炒干姜七分　制附片八分　广木香五分　焦白芍钱半　陈皮一钱　炒枳壳一钱　炒大茴香六分

加白檀香片五分　白蔻仁末（冲）四分

●【评析】

呕吐总由胃失和降，气逆于上所致，其成因有虚实之分。本节案例多为脾胃虚寒，肝郁气滞，故治从和理肝脾，用四君子汤加陈皮、干姜、半夏、枳实、白蔻壳等药出入。虚甚者加枸杞、益智仁、附子、白芍等药；气滞甚者加大茴香、佛手柑、木香等药。

二十二、泄泻

陶　右　二十五岁　丁丑二月二十四日巳刻复

腹痛泄泻略减，咳呛除，脉涩。照前法和理。调复非易也。

炒党参钱半　焦冬术钱半　炒苏子二钱　五味子四分　广木香四分　炒小茴香六分　款冬花钱半　煅瓦楞四钱　炙甘草三分　茯苓三钱　山楂炭三钱　广陈皮一钱　砂仁壳六分　煨姜二片

左

向有怔忡之根。迩[1]年时发泄泻腹痛，下之不畅，下后必精神疲惫，间有头晕，脉左部关尺细数，寸部微弱，右三部细数不调。病属思虑伤脾，脾不健运，下焦亦复木郁，气滞失化，恐延气虚中满。当此秋暑，似宜从肝脾和理，入冬可进温养。夜膳仍宜少食，管见祈裁用之。

生芪　制术　当归身　广木香　炮姜　白芍　吴萸　炒芩　楂炭　煨肉果　水炙甘草　炒青皮　砂仁壳　酒炒枸橘李

复诊：

秋燥退，清肃令行。

党参　制於术　炒菟丝　木香　破故纸　黑姜　白芍　水炙甘草　辰砂拌茯神　炒山萸肉　吴茱萸　炒青皮　砂仁末（冲）　荔枝肉

左

温养肝脾以理痛泻，脉涩。

焦茅术钱半　煨木香五分　焦白芍钱半　泡吴萸四分　补骨脂钱半　广陈皮八分　炮黑姜四分　煨肉果八分　茯苓三钱　炒萸肉钱半　炒苡仁三钱

加砂仁末（冲）四分

左

温养脾肾以理腹痛、作泻。

焦冬术二钱　广木香五分　煨肉果一钱　茯苓三钱　怀山药二钱　炙甘草四分　炮黑姜四分　焦白芍钱半　炒菟丝子钱半　炒小茴香五分　制首乌三钱　陈皮八分

加荷叶一角

左

目痛已退，咳呛，泄泻未已，脉细数。当从和理。忌生冷，少食为妙。

生黄芪钱半　炒枳壳钱半　炮黑姜四分　山楂炭三钱　茯苓三钱　水炙甘草四分　制首乌三钱　广木香五分　真建曲钱半　泡吴萸四分　煅瓦楞壳三钱　炒青皮钱半　酒炒枸橘李（打）一枚

加白蔻壳六分

左

暑、湿、食交结，发为洞泄[2]，脉涩。暂从疏化。忌生冷，少食为要。

焦茅术钱半　广藿梗钱半　广木香五分　茯苓三钱　山楂炭三钱　生甘草四分　制川朴一钱　炮黑姜四分　真建曲二钱　炒黄芩钱半　老苏梗钱半　炒青皮钱半　酒炒枸橘李（打）一枚

加白蔻壳六分

左

热久肺气受伤，又复作泻，脉细弱。非补不可。

潞党参钱半　制首乌三钱　款冬花钱半　干百合三钱　生甘草四分　焦冬术钱半　煅牡蛎三钱　麦门冬三钱　酸枣仁三钱　广皮八分

加冬虫夏草钱半　佛手柑四分

左

吐水减，咳呛作泻未已，脉涩。肝脾交困，不节食恐易延鼓疾。

潞党参钱半　炒苏子钱半　款冬花钱半　炮黑姜四分　佛手柑八分　炙草四分　焦冬术钱半　煅瓦楞壳三钱　茯苓三钱　广陈皮八分　藕节四枚

加枇杷叶（去毛）二片

吴　廿一岁　六月八日　（录自《何鸿舫先生手书方笺册》）

和中以理腹痛作泻。

煨葛根钱半　炒枳壳一钱　山楂炭三钱　炒黄芩钱半　尖槟榔七分　煨木香四分　炮黑姜五分　赤茯苓三钱　焦白芍钱半　生甘草四分　老苏梗八分

加荷叶一角

沈　八月九日（录自《何鸿舫先生手书方笺册》）

温理中、下焦，以疗支（肢）肿作泻。

制附片八分　带皮茯苓三钱　香附炭三钱　焦茅术钱半　炒怀牛膝钱半　炒大茴香六分　大腹绒（洗）钱半　炮黑姜七分　煨肉果四分　炙鳖甲四钱　法半夏钱半

加冬瓜子三钱　砂仁末五分（冲）

金　九月初九日（录自《何鸿舫先生手书方笺册》）

劳倦，脾泄，脉细无神。当从温养法。

焦冬术钱半　制首乌钱半　茯苓二钱　炮黑姜六分　煨肉果三分　焦白芍钱半　炒菟丝子钱半　炒山萸肉钱半　山楂炭三钱　炙甘草四分　陈皮一钱

加砂仁壳四分

黄　廿七岁　十月十三日（录自《何鸿舫先生手书方笺册》）

和肝脾以理痛泻作胀。

潞党参二钱　炮黑姜七分　炙甘草四分　焦冬术钱半　焦白芍钱半　茯苓二钱　煨木香四分　泡吴萸四分　制附片四分　山萸肉钱半　广陈皮钱半

加砂仁末（冲）四分　炒艾绒四分

计　廿六岁　三月初四巳刻补诊（录自《何鸿舫先生手书方笺册》）

咳呛久不发，近因食冷，腹胀泄泻，兼有痞积，脉细涩。当从温疏。忌生冷、油腻。

炒党参钱半　炮黑姜五分　泡吴萸四分　炒小茴香六分　焦冬术钱半　白茯苓三钱　山楂炭三钱　炙甘草三分　广木香四分　真建曲三钱　炒枳壳钱半　炒青皮钱半

加砂仁壳六分　炒艾绒五分

●【校注】

[1] 迩（ěr）：近。

[2] 洞泄：病证名。指阴寒内盛所致的泄泻，或指饮冷受寒所致的泄泻。

●【评析】

腹痛、作泻，有因感受外邪、饮冷食滞所致，有因脾不健运、肝郁气滞而成，亦有因肺伤及脾，或脾虚及肾等导致，然脾失健运是主因，故何鸿舫治疗总以和中为要，药如焦白术、茯苓、广木香、炮黑姜、砂仁、甘草等。食滞者加山楂炭、建曲；夹有湿热者加黄芩、藿梗、白蔻壳、荷叶；肝郁气滞者加焦白芍、青皮、枸橘李；脾虚寒，甚则脾肾虚寒者，加党参、吴茱萸、煨肉果、补骨脂、山萸肉等药。

二十三、痢疾

席士兄　乙亥八月十四日申刻

血痢久，头眩心宕，脉软弱无力。关多步气屏络伤。当用温理。少食为要。

潞党参钱半　制於术钱半　炒山萸肉钱半　补骨脂二钱　广木香四分　酒炒白芍钱半　槐花炭钱半　泡吴萸四分　炙甘草三分　煅龙骨三钱　茯苓二钱　广陈皮一钱

加砂仁壳六分　广艾绒五分

梅翁　己卯十月初一日巳刻

肠澼腹痛略舒，脉细软无力。关劳心过度，肝脾甚弱。须节养，少食为佳。

生黄芪钱半　制於术钱半　酒炒归尾钱半　广木香四分　炮黑姜四分　焦白芍钱半　煅牡蛎三钱　广陈皮八分　辰砂拌茯神三钱　山楂炭三钱　水炙甘

草四分　炒枣仁二钱

加砂仁末（冲）四分　藕节四枚

左[1]　初诊

自秋燥起患滞下[2]，继以肠红，今则血痢不止，日夜有十数行，痔坠不收，腹痛殊甚，后重酸痛，舌红，中间脱液，有白糜；艰于安睡，淹缠至今已一季余矣；诊脉左部细数而弱，重按无力，右寸软，关尺两部细数且弦不调。病从秋晚，因暑湿热，兼以气郁、食滞而致；夹热伤阴，肝脾气化失宣，肺失清肃，发为干哕，由下元滋化无权，热日炽，真阴日耗，噤口可虞也。勉拟滋阴清热，参以和肝一法，未知合否。

归尾钱半　白芍钱半　木香四分　山楂三钱　赤苓三钱　枳壳钱半　炮黑姜四分　黄芩钱半　地榆二钱　丹参钱半　甘中黄五分　青皮钱半　酒炒枸橘李三钱　藕节炭（研冲）钱半

再诊：

得畅下宿瘀，后重略舒而脘闷、烦热上升，舌干红，奇渴引饮，脉细数无力。病由热积于下而起，得热升乃是正理，然上焦真精已耗，火极劫阴，有口糜干恶之坏病。拟养阴化热一法。

照前方去归尾、枳壳。加参须五分、扁豆衣三钱。

三诊：

血痢腹痛偶减，尚有十余行，腰胯酸疼不已，略能安眠；舌糜退而淡红无液，脉细数无力，寸关尤觉软弱。痢久肝无所制，致烦火烁阴，当此春令发升，调理非易也。踵育阴清热，参以化滞法。

生黄芪钱半　制首乌钱半　广木香五分　炒黄芩钱半　丹参钱半　青皮钱半　归尾钱半　炮姜四分　生白芍钱半　地榆炭三钱　辰砂拌茯神三钱　甘中黄五分　棕榈灰[3]三钱　白蔻壳四分

左

红痢经久，腹痛；近发咳呛，痰阻气塞，脉弱。肺脾交困，霜节恐重发。

炒党参钱半　炒萸肉钱半　炒苏子钱半　炮黑姜四分　炙草四分　广木香五分　焦冬术钱半　款冬花钱半　泡吴萸四分　焦白芍钱半　茯苓三钱　广陈皮八分　炒艾绒八分

加砂仁末（冲）四分

左

赤痢月余，腹痛后重已减，脉弦数。宜温化法。

煨葛根钱半　酒炒黄连三分　炮姜四分　木香四分　山楂炭三钱　炒青皮钱半　赤茯苓四钱　地榆钱半

加益元散钱半

左

滞下红白交并，腹痛后重，月余不已；头眩胸闷，脉细涩无力。关营液久伤，恐延噤口之重候。

煨葛根八分　炒黄芩钱半　广木香五分　炒青皮钱半　生甘草四分　炮黑姜四分　炒归尾钱半　炒枳壳钱半　焦白芍钱半　尖槟榔钱半　白蔻壳六分

加酒炒枸橘李（打）一枚

左

肠澼腹胀，脉细涩。是脾不运化，积滞下焦。当用温理。

土炒茅术钱半　广木香五分　炮黑姜四分　山楂炭三钱　茯苓三钱　炒枳实钱半　焦白芍钱半　泡吴萸四分　煨肉果八分　广皮八分

加砂仁末（冲）四分　炒艾绒八分

左

和中以理滞下。

焦冬术钱半　煨木香五分　炒归尾钱半　香附炭三钱　尖槟榔钱半　生甘草四分　炮黑姜四分　炒黄芩钱半　焦白芍钱半　制首乌三钱　煨肉果钱半

加荷叶一角

复诊：

滞下虽减而腹痛仍作。肝脾犹未和也。踵前法和理。

制首乌三钱　焦冬术钱半　炮黑姜四分　炒黄芩钱半　茯苓三钱　广陈皮八皮　炒归尾二钱　焦白芍钱半　怀山药二钱　炒小茴香五分　生草四分

加荷叶一角

单　右　十六岁　壬申六月二十六日

痢久伤中，脉濡。当用温化。

炒党参钱半　广木香四分　地榆钱半　煨益智一钱　焦冬术钱半　焦白芍钱半　泡吴萸三分　广陈皮一钱　山楂炭三钱　茯苓二钱　炒枳实钱半

加砂仁末（冲）四分　炮黑姜四分

左

痢后元虚，腰痛骨楚，脉细涩。当从温理。忌生冷为妙。

炒党参钱半　炒萸肉钱半　焦白芍钱半　白茯苓三钱　炒青皮钱半　炙草四分　焦冬术钱半　炮黑姜四分　炒枣仁三钱　炒怀膝三钱　补骨脂钱半　官桂五分

加砂仁壳六分

左

痢减，脉虚软。亟宜补摄。

炙黄芪二钱　煨肉果一钱　怀山药二钱　赤石脂三钱　炒艾绒八分　茯神三钱　炙草四分　焦冬术二钱　焦白芍钱半　山萸肉钱半　炒黄芩钱半　炒归尾二钱

加干荷叶一角

左

痢久伤中，脉涩。衰年肝脾失运，调复非易也。

炒党参二钱　煨益智钱半　焦白芍钱半　泡吴萸四分　炒萸肉钱半　广陈皮八分　焦冬术二钱　广木香五分　炮黑姜四分　制附片五分　炙甘草四分　炒艾绒八分

加砂仁末（冲）四分

左

痢久伤中。左偏体酸疼，气逆，兼有溏泄，脉细不应指。脾阳已困，严寒恐增剧。

炒党参二钱　炒萸肉钱半　广木香五分　制附片五分　白茯苓三钱　炙甘草四分　焦冬术二钱　补骨脂钱半　炮黑姜四分　焦白芍钱半　炒枳壳钱半　广陈皮八分　炒蕲艾八分

加砂仁末（冲）四分

左

滞下久，本元大伤，脉涩无力。老年患此，颇难取效。

焦冬术二钱　煨木香五分　茯苓三钱　炒小茴香五分　尖槟榔钱半　煨黑姜四分　焦白芍钱半　泡吴萸四分　广陈皮八分　生甘草四分

加荷叶一角　广藿香一钱

谢　复　六月十三日（录自《何鸿舫先生手书方笺册》）

劳力又兼暑食，脉涩。恐其变为痢疾。

焦冬术一钱　小青皮一钱　块滑石三钱　炒黄芩钱半　茯苓三钱　佛手柑七分　炒枳壳一钱　川郁金钱半　生甘草四分　防风钱半

加荷叶一角　白蔻壳四分

陈　复　八月十三日（录自《何鸿舫先生手书方笺册》）

滞下渐减。照前参以温理。

焦冬术钱半　焦白芍钱半　炒枳壳一钱　煨木香四分　制首乌钱半　煨肉

果三分　茯苓二钱　山楂炭三钱　炙甘草四分　炒归身二钱　地榆炭钱半

加白蔻壳四分

潘　四十二岁　十月十七日（录自《何鸿舫先生手书方笺册》）

血痢，腹痛，脉涩。关脾肾两伤，调复非易矣。

炒党参钱半　补骨脂二钱　焦白芍钱半　焦冬术钱半　制附片七分　槐花炭钱半　炮黑姜七分　煨木香四分　茯苓二钱　炙甘草四分　炒山萸肉钱半　广陈皮钱半

加禹余粮三钱　砂仁末（冲）四分

高　四十七岁　七月初一申刻（录自《何鸿舫先生手书方笺册》）

暑热积食，致作滞下，脉数。暂用疏化法。

焦冬术钱半　炒黄芩钱半　山楂炭三钱　炒归尾钱半　炒枳实钱半　赤茯苓三钱　广木香四分　生白芍钱半　生甘草四分　炮黑姜四分　广陈皮一钱

加砂仁壳四分　枸橘李（酒炒）四枚

陈　卅七岁　复　九月十一辰刻（录自《何鸿舫先生手书方笺册》）

滞下得畅解，腹痛略舒，脉细数，口渴。阴液伤矣，调理非易也。少食为妙。

生黄芪钱半　广木香四分　炒黄芩钱半　茯苓二钱　制首乌钱半　酒炒白芍钱半　炮黑姜四分　丹参钱半　炒归尾二钱　地榆炭钱半　生甘草四分　广陈皮一钱

加藕节六枚　火腿骨灰[4]（冲）五分

陈　卅七岁　复（录自《何鸿舫先生手书方笺册》）

滞下已舒，后重仍作，脉细涩无力。关痢久伤中，下气不摄。拟温理法，病势未定也。

炒党参钱半　广木香四分　炮黑姜四分　炙甘草四分　制於术钱半　煅龙

齿四钱　炒枣仁三钱　广陈皮一钱　炒菟丝子钱半　酒炒白芍钱半　山楂炭三钱

加砂仁壳六分　陈棕榈灰（研冲）四分

陶　右　四十二岁　十月廿一酉刻诊　（录自《何鸿舫先生手书方笺册》）

下痢腹痛又作，脉细涩。当从肝脾两经温理。少食为佳。

潞党参钱半　补骨脂钱半　泡吴萸四分　煅牡蛎三钱　焦冬术钱半　广木香四分　茯苓三钱　槐花炭钱半　炒山萸肉钱半　焦白芍钱半　炙甘草四分　广陈皮一钱

加炒蕲艾五分　煨姜三片

【校注】

［1］左：本案三诊方药剂量均据《横泖病鸿医案选精》补。

［2］滞下：痢疾的古称。因痢下脓血黏腻，排便滞涩难下，故名。

［3］灰：原为“皮”。据《横泖病鸿医案选精》改。

［4］火腿骨灰：出《本草纲目拾遗》。又名陈火腿骨灰。可治赤白久痢，食积停滞。

【评析】

痢疾一证多由外受湿热、疫毒之气，内伤饮食生冷，损及脾胃肠而成，初期证候多属湿热，久病之后多从寒化。本节案例多为久病迁延，或痢后不畅，故证候有属脾胃虚寒，甚则脾肾虚寒；有属肝脾甚弱；有属阴亏湿热、食滞等。何鸿舫治疗以运脾、益胃、清肠、涩肠为主，常用异功散（四君子汤加陈皮）加木香、炮黑姜、砂仁、山楂炭、黄芩、甘中黄、荷叶、白蔻壳、槐花炭、地榆炭；兼以滋阴和肝，药如焦白芍、当归、青皮、丹参、枸橘李；如肾虚者，则加补骨脂、山茱萸、何首乌等药。

二十四、便血

左

初起吐血咳呛，近虽不发，而腹胀下血[1]常作，脉细数不调。肝络久伤。须节力。

生黄芪钱半　炒归身二钱　焦白芍钱半　炒黄芩钱半　茯苓三钱　炒青皮钱半　焦冬术二钱　广木香五分　炮黑姜四分　生甘草四分　荆芥炭钱半

加砂仁壳六分　酒炒枸橘李（打）一枚

左

痢后转为清血[2]，脱肛。难于调复。

炒葛根钱半　炒荆芥钱半　炒槐米钱半　赤苓三钱　乌梅一个　山楂肉钱半　麦芽二钱　炒车前二钱　侧柏叶钱半

左

下血又发，鼻血，脉数，骨热。当从肝脾和理。

焦冬术二钱　炒枳壳钱半　茯苓三钱　秦艽钱半　山楂炭三钱　生甘草四分　炒归尾钱半　广木香五分　炒黄芩钱半　生白芍钱半　炮黑姜四分　炒青皮钱半

加细桑枝五钱　藕节四枚

左

咳呛气逆得平，下血未已，脉细软无神。踵前法补养。静息，免致重发。

潞党参二钱　焦冬术二钱　炒枳壳钱半　枸杞子三钱　款冬花钱半　炮黑姜四分　广木香五分　炙甘草四分　陈皮八分　煅牡蛎三钱　云茯苓三钱　炒苏子钱半

加白蔻壳八分　炒艾绒八分

左

温肝脾以理下血、脉濡。

焦冬术二钱　炮姜炭四分　焦白芍钱半　补骨脂三钱　广陈皮八分　炙草四分　炒归尾钱半　炒枣仁三钱　槐花炭三钱　茯苓三钱　广木香五分

加炒小茴香五分　砂仁壳六分

左

鼻血、下血后，腹痛时作，嘈杂，脉细数。肝脾交困，调复非易也。宜少食。

生黄芪二钱　炒归尾二钱　焦白芍钱半　炒怀膝三钱　山楂炭二钱　炒青皮钱半　焦冬术二钱　广木香五分　茯苓三钱　炮黑姜四分　炒枣仁三钱　炙甘草四分

加姜汁炒竹茹钱半　藕节四枚

左

疟减，便血、胸闷、胃呆均犹未已。此湿热为病也。

生白术二钱　炒米仁三钱　赤苓三钱　泽泻钱半　猪苓三钱　神曲三钱　槐花三钱　青蒿钱半　枳壳钱半

加缩砂仁（冲）四分

沈　复　八月十八日（录自《何鸿舫先生手书方笺册》）

便血止而复作，脉涩无力。颇非轻浅。

煨肉果三分　槐花炭钱半　焦冬术钱半　制附片五分　炮黑姜五分　炒白芍钱半　茯苓二钱　补骨脂钱半　炒山萸肉钱半　生甘草四分　佛手柑六分　炒红米一钱

萧　八月二十日（录自《何鸿舫先生手书方笺册》）

便血经久，脉涩。关脾肾更伤。法当温养。须忌生冷。

焦冬术二钱　炒党参二钱　焦白芍钱半　炮黑姜八分　制附片八分　煨肉果三分　补骨脂二钱　炒山萸肉钱半　槐花炭钱半　煨木香四分　炙甘草四分

加赤石脂二钱

侯　三月十九日（录自《何鸿舫先生手书方笺册》）

下血后小腹作痛，脉涩。系肝脾络伤，恐易成鼓候，非浅恙也。

焦冬术钱半　炒归尾钱半　焦白芍钱半　炮黑姜六分　煨木香四分　鳖甲四钱　香附炭三钱　炒大茴香六分　大腹绒（洗）钱半　炒怀牛膝钱半　茯苓二钱

加砂仁末（冲）四分

李　廿五岁　八月廿一夜亥刻（录自《何鸿舫先生手书方笺册》）

和肝脾以理腹痛、下血。

焦冬术钱半　焦白芍钱半　山楂炭三钱　炒归尾钱半　炮黑姜五分　泡吴萸四分　广木香四分　槐花炭钱半　茯苓二钱　炙甘草四分　广陈皮一钱

加砂仁末（冲）四分　炒艾绒五分

沈　廿三岁　二月廿三申刻（录自《何鸿舫先生手书方笺册》）

痢后下血，腹痛，脉涩。当用温理。切忌生冷。

焦冬术钱半　广木香四分　焦白芍钱半　炒党参二钱　炮黑姜五分　泡吴萸四分　炒山萸肉钱半　补骨脂二钱　槐花炭钱半　炙甘草四分　广陈皮一钱

加砂仁末（冲）四分　炒艾绒五分

方　卅八岁　二月廿八酉刻（录自《何鸿舫先生手书方笺册》）

向有下血，近发咳呛，脉弱无神。肺脾皆伤，如何可复？

炒党参二钱　五味子四分　炮黑姜四分　焦冬术钱半　炒枣仁三钱　茯苓二钱　枸杞子二钱　炙乌贼骨三钱　广木香四分　炙甘草四分　广陈皮一钱

加砂仁末（冲）四分　官桂四分

陆　十七岁　六月初八辰刻（录自《何鸿舫先生手书方笺册》）

温肝脾以理腹痛、下血。

焦冬术钱半　泡吴萸四分　煨益智钱半　炒归尾钱半　地榆炭钱半　茯苓二钱　广木香四分　焦白芍钱半　山楂炭三钱　炒菟丝子二钱　炙甘草四分　广陈皮一钱

加砂仁末（冲）四分　炮黑姜五分

陈　五十八岁　九月一日申刻（录自《何鸿舫先生手书方笺册》）

下血久，腹痛，脉细涩。老年真阳已困，难愈也。

炒党参钱半　广木香五分　制附片五分　焦冬术钱半　补骨脂钱半　槐花炭钱半　炒山萸肉钱半　炮黑姜五分　茯苓三钱　泡吴萸[3]四分　炙甘草四分　广陈皮一钱

加砂仁壳四分　炒艾绒五分

马　廿五岁　九月九日申刻（录自《何鸿舫先生手书方笺册》）

温肝脾以理腹痛、下血。不节食恐易成鼓疾。

炒党参钱半　广木香四分　槐花炭钱半　焦冬术钱半　炮黑姜五分　泡吴萸四分　炒菟丝子二钱　焦白芍钱半　山楂炭三钱　补骨脂二钱　炙甘草四分　广陈皮一钱

加砂仁壳四分　炒艾绒五分

王履兄　三月廿七巳刻复诊（录自《何鸿舫先生手书方笺册》）

下血腹痛略舒，积痞未消，脉有数象。踵前法和理。事繁，少食为妙。

焦冬术钱半　焦白芍钱半　荆芥炭钱半　山楂炭三钱　炒归尾钱半　炒黄芩钱半　泡吴萸三分　地榆炭钱半　广木香四分　炮黑姜五分　炙甘草三分　炒青皮一钱

加白蔻壳五分　陈棕榈灰（研冲）四分

张　十七岁　九月初八午刻诊（录自《何鸿舫先生手书方笺册》）

食咸冷积热，咳呛，下血，脉数。当从和理。忌生冷，少食为要。

生黄芪钱半　煅瓦楞壳四钱　远志一钱　茯苓三钱　细生地三钱　地骨皮钱半　地榆炭钱半　炙甘草三分　款冬花钱半　炒苏子钱半　炒青皮钱半

加枇杷叶（去毛）二片　藕节五枚

【校注】

［1］下血：症状名。即便血。

［2］清血：症状名。亦作圊血。指下清鲜纯血。《医学纲目》卷十七："如下清血色鲜者，肠风也；血浊而色黯者，藏毒也。"

［3］泡吴萸：原方笺部分字脱，按字样补。

【评析】

凡血从大便而下，在大便前后下血，或单纯下血者，统称为便血。从本节案例看，下血可因肝络久伤，或肝脾不和，或湿热内蕴，或脾胃虚寒，或脾肾俱伤等所致，治以补脾温中、清热祛湿、和营止血为主，多以四君子汤为基本，加木香、炮黑姜、补骨脂、黄芩、薏苡仁（米仁）、炒白芍、当归尾、槐花炭、侧柏叶、荆芥炭、山楂炭等药。

二十五、淋浊

陈　二十一岁　己卯十二月十八日巳刻复

浊[1]痛止，淋沥不已，脉细数。踵前法和理。少食为妙。

生黄芪钱半　生归尾二钱　秦艽钱半　怀牛膝二钱　赤茯苓三钱　生白芍钱半　煅牡蛎四钱　甘草梢四分　块滑石三钱　广木香四分　小青皮一钱

加藕节四枚　酒炒细桑枝四钱

左

心烦，木火下炽，淋[2]浊久而痛甚，脉细数。暂从清化。节劳为要。

生黄芪钱半　生山栀钱半　赤苓三钱　生白芍钱半　甘草梢五分　炒车前钱半　细生地三钱　建泽泻钱半　木香五分　川黄柏钱半　肥知母钱半　紫丹参钱半　琥珀屑（研冲）四分

加细桑枝五钱

复诊：

淋浊、脉数俱减。肝木尚旺，踵滋化法。忌生冷油腻。

生黄芪钱半　原生地三钱　秦艽钱半　煅牡蛎三钱　生白芍钱半　广陈皮八分　当归身钱半　怀牛膝三钱　炒黄柏钱半　远志肉钱半　生甘草四分　辰茯神三钱　藕节四枚

加细桑枝五钱

三诊：

淋浊、溺痛皆减，脉来虚疾，惟动则气坠，精神疲惫。精伤则无以生气，气虚则无以生神，精气神三者皆亏。宜培补，以冀来复。

人参一钱（另煎）　龟板三钱　怀山药二钱　知母钱半　生地三钱　川石斛三钱　茯神三钱　黄柏钱半　丹皮钱半　甘草四分　益智仁钱半

左

烦心，木火常炽，致膀胱化导失宣，溺浊不已，脉紧数。暂从清化。节烦静养为佳。

炒归尾钱半　湖丹皮钱半　川黄柏钱半　怀牛膝三钱　泽泻钱半　甘草四分　块滑石三钱　炒山栀钱半　肥知母钱半　赤茯苓三钱　炒车前钱半　木香五分

加龙胆草四分

左

劳心，木郁气阻。小便不禁，时发梗痛，脉细数。暂从清化。

生黄芪钱半　广木香五分　建泽泻钱半　赤苓三钱　酒炒白芍钱半　甘草梢五分　生归尾钱半　炒牛膝三钱　炒黄柏钱半　知母钱半　炒车前子钱半　琥珀屑（研冲）四分

加酒炒桑枝五钱

左

劳心，心气不摄，积热不降，致淋浊，兼以下血，脉数不和。当从清化。

生归尾钱半　建泽泻钱半　川黄柏钱半　丹参钱半　生白芍钱半　生草四分　细生地三钱　肥知母钱半　赤茯苓三钱　牛膝三钱　广木香五分　青皮钱半

加竹叶百片　滑石三钱

左

尿血作痛经久，脉细数不调。营分已伤，调理非易也。

生归尾钱半　炒川柏钱半　泽泻钱半　木香钱半　甘草梢五分　丹参钱半　细生地三钱　焦白芍钱半　赤苓三钱　知母钱半　炒车前子钱半　炒青皮钱半

加细桑枝五钱　块滑石三钱

左

由浊而致血淋，脉数，骨热殊甚。宜清化法。

归尾　丹皮　生白芍　炒车前子　生地　甘草梢　丹参　黑山栀　木香　赤苓　泽泻　竹叶　琥珀屑（研冲）四分

左

血淋。

牛膝四钱　甘草梢三钱　甘蔗梢一两　乳香钱半　藕节十枚（后二味随用之）

陈　八月廿九日（录自《何鸿舫先生手书方笺册》）

努力气阻，小溲不通且痛，脉涩。未能即愈也，亟须节养。

生归尾钱半　炒怀牛膝钱半　赤苓三钱　黄芪钱半　炒黄柏六分　甘草梢五分　川郁金钱半　粉萆薢钱半　炒车前子钱半　泽泻钱半

加片通草六分

陆　五月五日（录自《何鸿舫先生手书方笺册》）

淋浊久，热伤阴分，脉数不驯。暂用清理法。

鲜生地六钱　川黄柏八分　赤芍药钱半　羚角片钱半　生归尾钱半　炒丹皮钱半　泽泻钱半　炒车前子二钱　甘草梢五分　赤茯苓三钱　元武版四钱　怀牛膝钱半

加块滑石三钱

胡　廿八岁　正月廿六日（录自《何鸿舫先生手书方笺册》）

骨热，腰痛，浊病交作，脉数。暂用清化法。切忌油腻。

生黄芪钱半　远志钱半　生白芍钱半　中生地四钱　赤茯苓三钱　甘草梢四分　湖丹皮钱半　生归尾钱半　怀牛膝钱半　广陈皮八分

加酒炒细桑枝四钱　白莲须五分

王　廿一岁　八月十九晨（录自《何鸿舫先生手书方笺册》）

养营清热以理浊病。

生归尾钱半　生黄芪钱半　赤茯苓三钱　秦艽钱半　泽泻钱半　炒车前子二钱　湖丹皮钱半　粉萆薢钱半　川黄柏六分　甘草梢四分　广木香三分

加块滑石三钱　片通草六分

沈　卅岁　二月初十巳刻复诊（录自《何鸿舫先生手书方笺册》）

浊减，血淋未已，脉细数无力。营液伤矣。接以滋养法。节力、少食为要。

生黄芪钱半　炒怀牛膝二钱　炒黄柏六分　炒车前子二钱　炒归尾二钱　煅牡蛎三钱　赤茯苓三钱　丹参钱半　制首乌钱半　生白芍钱半　炙甘草四分　广陈皮八分

加细桑枝六钱　藕节五枚

复诊：二月十一巳刻

浊减，尚有红色小溲，仍痛，脉细数。踵和理法。少食乃佳。

生黄芪钱半　炒山栀钱半　建泽泻钱半　赤茯苓三钱　当归尾三钱　广木香四分　炒黄柏六分　炒车前子二钱　中生地四钱　生白芍钱半　甘草梢四分　小青皮钱半

加甘蔗梢（切）一两　块滑石三钱

【校注】

［1］浊：浊病的简称。一指小便浑浊，色赤或有血者称赤浊，无血而色白者称白浊。一指精浊。或统指便浊与精浊。

［2］淋：指淋证。以小便频数短涩，滴沥刺痛，欲出未尽，小腹拘痛，或痛引腰腹为主症。一般将淋证分为五种：即石淋、气淋、血淋、膏淋、劳淋。亦有提出热淋，如《诸病源候论·诸淋候》："热淋者，三焦有热，气搏于肾，流入于胞而成淋也。"

【评析】

淋浊，乃淋证与浊病的合称。从本节案例看，以淋证为主，有属木火下炽，湿热为患；有属木郁气阻；有因淋浊久而营液损伤。何鸿舫治疗主要分和理、清化与滋养三法。和理即和理肝脾、和理气血，常用黄芪、茯苓、白芍、当归、牛膝、木香、丹参；清化即清热利湿，通淋化浊，药如黄柏、车前子、泽泻、块滑石、山栀、丹皮、琥珀屑、草薢、甘草梢等；滋养即滋阴养营，培补正气，药如生地黄、龟板、何首乌、人参、山药、益智仁等。三法常合用，但有主次之分。邪热甚者，治宜清化为主，兼以和理；气滞甚者，治宜和理为主，兼以清化；邪去正虚，或邪未尽，营液亏，则以滋养为主，兼以和理、清化。

二十六、便秘

左

始由小便淋沥，近复大便闭结，气逆心跳难坐，脉数。下焦气化失宣，衰年得此，调复非易也。

炒归身钱半　赤茯苓三钱　焦冬术钱半　川黄柏钱半　山楂炭三钱　泽泻钱半　炒苏子钱半　川楝子钱半　炒枳壳钱半　粉萆薢钱半　甘草梢五分　肥知母钱半　块滑石三钱

加大麦仁三钱

左

劳倦之体，又兼气郁，寒热久，阴液受伤，致痰多脘胀，二便不行，舌黄口渴，脉数无力。有烦火烁阴之象，调复非易也。

生黄芪钱半　湖丹皮钱半　怀牛膝三钱　肥玉竹三钱　炒黄芩钱半　生甘草四分　中生地三钱　秦艽钱半　煅牡蛎三钱　远志钱半　肥知母钱半　广橘白八分　细桑枝五钱

加盐水炒竹茹钱半

左

劳心，心气不摄，木火上越。头眩心悸，艰于大便，舌干黄燥，右部脉弦紧不调。恐延风闭[1]之候。

当归身钱半　炒山栀钱半　秦艽钱半　辰茯神三钱　肥知母钱半　白蒺藜三钱　细生地三钱　怀牛膝三钱　煅龙齿三钱　远志肉钱半　甘菊花钱半　生甘草四分　佛手柑七分

加大麻[2]仁三钱

左

劳思伤脾，不克运化，致纳食艰消，更衣闭滞，脉细软无力。服下导过多，恐延虚闭[3]之候。

制於术钱半　制川朴八分　炮黑姜四分　广木香五分　炒小茴香五分　酒炒归尾钱半　炒怀膝三钱　老苏梗钱半　酒白芍钱半　泡吴萸四分　炒麦芽三钱　焦建曲三钱　陈皮八分

加砂仁壳六分

张　卅五岁　八月十六午刻诊（录自《何鸿舫先生手书方笺册》）

劳思伤神，脾不克运，致纳食艰消，更衣闭滞，脉细软无力。服下药过多，恐有虚闭之候。

制於术钱半　怀牛膝钱半　广木香四分　炒小茴香六分　酒炒归尾二钱　炮黑姜五分　酒炒白芍钱半　泡吴萸三分　炒小朴一钱　老苏梗一钱　广陈皮一钱　炒麦芽三钱

加砂仁壳六分　真建曲三钱

【校注】

[1] 风闭：当指风秘。因风搏肺脏，传于大肠，津液干燥所致。症见大便燥结，排便艰难。多见于老年体弱，或素患风病者。

[2] 麻：原为“麦”。据《横泖病鸿医案选精》改。

[3] 虚闭：当指虚秘。指因精血津液亏耗，或肺脾气虚，大肠传导无力所致的便秘。

【评析】

便秘的原因有多种，大致可分为虚实两类。实证有燥热、气滞，虚证有气虚、津血虚、阳虚等。何鸿舫治疗便秘常用当归、牛膝、厚朴、枳壳等药，有养血润下、利气导下之功。如热结者，加知母、生地黄、山栀等药；虚寒者，加白术、炮黑姜、小茴香等药。他还注意到如因下焦气化失宣而致大便闭者，治当兼顾化气利水，小便通则大便亦畅；如因脾虚不克运化，纳呆不消而大便闭滞者，治宜兼顾温中助运，消食健胃，中气旺则大便自下，不可服下药过多，以恐成虚秘痼疾。

二十七、疝

左

胃呆腹膨，睾丸易坠。中虚，湿热为病。

炒党参二钱　白术二钱　橘皮八分　山楂炭三钱　小茴香五分　茯苓三钱　福泽泻钱半　大腹绒（洗）二钱

左

腹胀便溏，胸次痞闷，右疝偏大。肝脾同病也。

桂枝五分　白术二钱　泽泻钱半　茯苓三钱　茴香五分　山楂炭三钱　猪苓二钱　青皮钱半　白芍钱半

加橘核三钱

左

疝痛睾丸肿，遇劳则发，痛必于寅卯间[1]；骛泄[2]经久，脉浮数。宜从厥阴疏化。

焦冬术　归尾　炒小茴香　吴萸　山栀　萆薢　广木香　酒炒白芍　白苓　楂炭　黑姜　青皮　酒炒枸橘李　砂仁壳

【校注】

［1］寅卯间：寅时是3—5时，卯时是5—7时，寅卯间即3—7时之间。

［2］骛（wù）泄：病名。又称骛溏、鸭溏、骛泻。证属脾气虚寒之寒泄。

【评析】

疝，又名疝气，古代包括多种病证，大抵可分两类，一指体腔内容物向外突出，兼有疼痛的证候；二指生殖器、睾丸、阴囊部位的疾患。因本病多由邪聚阴分而致，且发病部位多是肝经所循行之处，故何鸿舫治疗亦从厥阴肝经疏化，并兼以温中益脾，药如白术、茯苓、小茴香、青皮、白芍、橘核、桂枝、当归尾、吴茱萸等；如夹有湿热，可加山栀、泽泻等药。

二十八、杂证

左

初诊：

心脾气阴两虚，痰湿中阻，下虚气不收纳。神呆辞钝，小便不禁自遗，脉左弦搏不和，指冷足弱。下焦阴虚阳损，有并撤之象矣。姑拟益气化痰，佐以振摄。

首乌三钱　人参一钱（另煎）　於术钱半　枣仁三钱　牡蛎三钱　川贝母二钱　茯神三钱　益智二钱　远志钱半　龙齿三钱

加淮小麦四钱

二诊：

心脾肾三焦皆虚，不克熏蒸，以致湿痰鸠聚，蒙蔽心窍；以阴虚而肾阳无收摄之权，小便自遗，肢冷足弱，理固然也，脉弦。仿河间浊药轻投法，以固下焦。

海石同杵熟地三钱　人参一钱（另煎）　远志钱半　龙齿三钱　川贝母二钱　山萸肉钱半　茯神三钱　牡蛎三钱　合欢花钱半　附子五分

加淮小麦四钱

三诊：

劳心心阴暗耗，不克下济，以致真火衰而不得熏蒸脾土矣。神呆稍减，然阴阳两损，非易治也。宗前法增损之。

海石炒熟地四钱　菟丝二钱　川贝二钱　柏子仁三钱　龙骨三钱　远志钱半　朱砂拌茯神三钱　附片五分　萸肉钱半

加淮小麦四钱

四诊：

神识略慧，惟遗尿肢冷仍然，脉亦渐和。宗前法阴阳并补。

海石拌熟地四钱　附子五分　合欢花钱半　龙齿三钱　苁蓉钱半　杞子二钱　山萸肉钱半　人参一钱（另煎）　柏子仁三钱　川贝母二钱

加肉桂四分

左

下血后，致发白浊，溺粪，茎痛，脉细软而数。此系气屏络伤，传为交肠[1]之候。当从理气和中。

生黄芪二钱　炒归身钱半　肥知母钱半　川黄柏钱半　炒枳壳钱半　焦冬术钱半　白茯苓三钱　远志肉钱半　车前子钱半　甘草梢五分

加煨木香五分　藕节四枚

金　右　八月廿九日（录自《何鸿舫先生手书方笺册》）

右偏头痛，痛极作呕，脉涩。法当温理。

制首乌钱半　香白芷六分　煨天麻钱半　法半夏钱半　白蒺藜三钱　制附片七分　炒干姜八分　陈皮一钱　防风钱半　生归尾钱半　生甘草四分

加荷蒂三枚

朱　四月九日（录自《何鸿舫先生手书方笺册》）

左足肿而脉数。此关酒湿伤中，非易痊可。

焦冬术钱半　秦艽钱半　炒米仁四钱　鳖甲四钱　茯苓三钱　炒怀牛膝钱半　桑白皮二钱　生归尾钱半　地骨皮钱半　生甘草四分　陈皮一钱

加枳椇子三钱

拓亭四兄　正月十八日（录自《何鸿舫先生手书方笺册》）

中虚夹湿，遍体发重，色黄。须避风、节食，不难遽效。

生於术二钱　赤茯苓三钱　泽泻钱半　炒茅术钱半　冬瓜子三钱　法半夏钱半　宣木瓜钱半　广陈皮一钱　炮黑姜六分

加绵茵陈二钱

【校注】

［1］交肠：病名。指大便时有尿液从肛门流出，小便时有粪质自尿道排出。与直肠膀胱瘘相似。

【评析】

本节案例有五：一是小便不禁自遗，伴神呆辞钝，证属痰湿内盛，蒙蔽心窍，气阴两虚，肾失收摄，治以益气化痰，佐以振摄。二是交肠，姑拟理气和中，清利下焦湿热。三是偏头痛，治取温理，即温经化痰，养营祛风，并用荷蒂引药上行达病所。四是左足肿，证属酒湿伤中，治以祛湿通络，并用枳椇子解酒毒。五是发黄，证属中虚夹湿，用茵陈五苓散加减治之。

二十九、瘥后调理

太太　八月初三巳刻诊（录自《何鸿舫先生手书方笺册》）

疟止，脘闷、腹胀得大小便通利皆舒，惟脉数、舌黄、发热、两腿痛殊甚。关营液亏，调理非易也。

生黄芪钱半　秦艽钱半　炒黄芩钱半　煅牡蛎三钱　制於术钱半　怀牛膝二钱　赤茯苓三钱　炙甘草三分　当归身三钱　生白芍钱半　广木香四分　炒青皮钱半

加细桑枝六钱　藕节六枚

王　复　七月二十日（录自《何鸿舫先生手书方笺册》）

湿热已解，唯肝脾甚虚，失于化运，脉弱。法当和理。

焦冬术钱半　制首乌钱半　黄芪钱半　炒归尾钱半　炒怀牛膝钱半　茯苓二钱　枸杞子二钱　炒枣仁三钱　炒米仁三钱　川郁金钱半　陈广皮一钱

加荷蒂三枚

刘梅春　复　七月廿三日（录自《何鸿舫先生手书方笺册》）

病后失调，肝胃不和，脉弱。当从滋养。

制首乌钱半　鳖甲四钱　焦谷芽二钱　焦冬术钱半　茯神三钱　新会皮一钱　黄芪钱半　生枣仁三钱　地骨皮钱半　生甘草四分　远志一钱　煅牡蛎三钱

加白蔻壳四分　银柴胡四分

张　八月十九日（录自《何鸿舫先生手书方笺册》）

寒热后肝脾不和。法当柔养。

制首乌钱半　归身二钱　焦谷芽三钱　焦冬术钱半　白芍钱半　新会皮一钱　炒枣仁三钱　鳖甲四钱　川郁金钱半　炙甘草四分

加煨姜一片　白蔻壳四分

郑　三月十九日（录自《何鸿舫先生手书方笺册》）

柔养肝脾主之。

炒潞党参二钱　炒归身二钱　山萸肉钱半　土炒冬术钱半　枸杞子钱半　炒杜仲三钱　制首乌钱半　炒怀牛膝钱半　焦白芍钱半　炙甘草四分　广陈皮一钱

加胡桃肉两枚

何　廿七岁　五月十八日（录自《何鸿舫先生手书方笺册》）

病后原虚，痞痛，咳呛，脉细弱。当用柔养。节食为要。

生黄芪钱半　鳖甲四钱　麦门冬二钱　当归身钱半　香附炭二钱　酒炒白芍钱半　秦艽肉钱半　款冬花钱半　生甘草四分　广陈皮一钱　桑白皮钱半

加枇杷叶（去毛）二片　冬瓜子三钱

汪　四十岁　闰五月初三戌刻（录自《何鸿舫先生手书方笺册》）

瘥后营虚，木火上炽。喉痛，脉数不静。当用清化。夏令宜养息。

羚角片钱半　湖丹皮钱半　天花粉二钱　元参钱半　细生地三钱　秦艽肉钱半　肥知母钱半　生甘草四分　生鳖甲四钱　款冬花钱半　橘白一钱

加枇杷叶（去毛）二片　蝉蜕十只

孙　四十四岁　八月初三巳刻复诊（录自《何鸿舫先生手书方笺册》）

腹胀已除，惟时吵沫痰，脉有数象。当用和理。少食为妙。

潞党参钱半　炒山栀钱半　茯苓三钱　广木香四分　焦冬术钱半　泡吴萸四分　炒川楝子钱半　炒枳实钱半　山楂炭三钱　炒青皮钱半

加姜汁炒竹茹钱半　公丁香十粒

曹　四十四岁　九月十八午刻复诊（录自《何鸿舫先生手书方笺册》）

呕吐、腹痛后发热，脉数。当用和理。忌生冷，少食为妙。

生黄芪钱半　广木香四分　山楂炭三钱　煅牡蛎三钱　焦冬术钱半　茯苓三钱　炒苏子钱半　生甘草三分　炒枳实钱半　地骨皮钱半　广陈皮八分

加细桑枝四钱　藕节四枚

姜　右　卅三岁　十月十四辰刻补诊（录自《何鸿舫先生手书方笺册》）

痢后胁胀、腹痛虽减，头眩，舌干，脉细数。系液亏，肝无所制也。非易即复，开怀、少食为妙。

生黄芪钱半　广木香四分　炒枣仁二钱　炒枳壳钱半　焦冬术钱半　焦白芍钱半　茯苓三钱　远志一钱　炒归身二钱　炒山栀钱半　炙甘草三分　炒青皮一钱

加姜汁炒竹茹钱半　荷蒂两枚

陆　右　卅八岁　八月廿八巳刻诊　（录自《何鸿舫先生手书方笺册》）

劳心，木郁气阻，兼疟后，脘闷作胀，脉细数。当从疏化。少食为要。

焦冬术钱半　炒枳壳钱半　茯苓三钱　炒归尾钱半　广木香四分　山楂炭三钱　生甘草四分　生鳖甲四钱　炒山栀钱半　炒蒌皮二钱　橘红五分

加鲜竹茹钱半　冬瓜子三钱

徐　九月九日　（录自《何鸿舫先生手书方笺册》）

病后肝热，食滞作胀。法当疏化。

炒归尾钱半　香附炭三钱　焦白芍钱半　焦冬术钱半　炒枳壳一钱　佛手柑七分　炙鳖甲四钱　煨木香四分　炒大茴香六分　陈皮一钱　茯苓二钱

加白蔻壳四分

四月廿五日　（录自《何鸿舫先生手书方笺册》）

气营两亏，脉芤。宜用柔养。

生黄芪钱半　枸杞子钱半　焦白芍钱半　焦冬术钱半　怀牛膝钱半　秦艽钱半　炒归身二钱　炮黑姜四分　炒丹皮钱半　茯苓二钱　陈皮一钱　生甘草四分

加细桑枝（酒炒）四钱

王　复　十月廿九日　（录自《何鸿舫先生手书方笺册》）

力伤胁痛已除而原虚脉弱。法当调补。

生归身二钱　焦白芍钱半　黄芪钱半　焦冬术钱半　鳖甲四钱　川郁金钱半　枸杞子二钱　炒怀牛膝钱半　秦艽钱半　生甘草四分　陈皮一钱

加胡桃肉两枚

陈　复　五月廿六日　（录自《何鸿舫先生手书方笺册》）

咳呛已止而原虚脉弱。调复非易耳。

潞党参三钱　原生地四钱　山萸肉钱半　生黄芪钱半　大熟地三钱　款冬

花钱半　麦冬二钱　天冬钱半　百合三钱　生甘草四分　陈皮钱半

加胡桃肉三枚

张　复　十月十八日（录自《何鸿舫先生手书方笺册》）

便血、腹痛已止，脉弱无力。当从肝脾温摄。

潞党参二钱　炒山萸肉钱半　泡吴萸四分　焦冬术钱半　炮黑姜七分　茯苓二钱　补骨脂二钱　广木香四分　炙甘草四分　焦白芍钱半　广陈皮钱半

加炒艾绒四分　炙升麻三分

张　四十二岁　二月初九申刻（录自《何鸿舫先生手书方笺册》）

下血后腰疼骨楚，脉细弱。亟宜补益。节力是嘱。

潞党参二钱　广木香四分　煅龙骨三钱　焦冬术钱半　炮黑姜五分　酒炒白芍钱半　当归身二钱　炒菟丝子二钱　茯苓二钱　炒小茴香六分　炙甘草四分　广陈皮一钱

加胡桃两枚　官桂四分

梅郁兄　九月初一巳刻（录自《何鸿舫先生手书方笺册》）

疟后痛泻虽得松减而脉细软无神。调复非易也，节烦为要。

潞党参二钱　煅龙骨三钱　炒枣仁三钱　茯苓三钱　制於术二钱　广木香四分　炮黑姜六分　炙甘草四分　炒山萸肉钱半　焦白芍钱半　制附片四分　广陈皮一钱

加砂仁壳五分　枸橘李（酒炒焦）两枚

庄　右　廿一岁　复　九月廿一未刻（录自《何鸿舫先生手书方笺册》）

病后原虚脉弱。当用补益。节养为要。

潞党参钱半　枸杞子二钱　远志钱半　焦冬术钱半　炒怀牛膝钱半　生白芍钱半　当归身二钱　煅牡蛎三钱　茯苓二钱　炙甘草四分　广陈皮一钱

加荷蒂两枚　佛手柑四分

沈　卅七岁　复　六月十三申刻（录自《何鸿舫先生手书方笺册》）

吐血、咳呛俱止，脉细弱，神困。当用补益。节力为要。

潞党参钱半　枸杞子二钱　远志肉钱半　焦冬术钱半　怀牛膝二钱　酸枣仁三钱　当归身二钱　煅牡蛎三钱　肥玉竹二钱　生甘草四分　广陈皮一钱

加细桑枝四钱　藕节六枚

蒋　右　卅三岁　八月初三午刻复诊（录自《何鸿舫先生手书方笺册》）

小便频下得减，脉细数无力。营液已亏。须节力、少食为要。

生黄芪钱半　煅牡蛎三钱　山楂炭三钱　炒山栀钱半　焦冬术钱半　怀牛膝钱半　茯苓三钱　佛手柑四分　当归尾钱半　生白芍钱半　生甘草四分　广陈皮八分

加细桑枝五钱　藕节五枚

德翁兄丈　膏滋方　九月十八日豫拟[1]（录自《何鸿舫先生手书方笺册》）

潞党参三两　枸杞子三两　生大有芪[2]四两　酸枣仁四两　原生地八两　酒炒白芍二两　当归身三两　肥玉竹三两　制透首乌[3]三两　秦艽肉一两五钱　沙苑蒺藜三两　远志肉一两五钱　怀牛膝三两　湖丹皮二两　鳖甲五两　钗石斛三两　生甘草五钱　广陈皮六钱

先以桑叶东南嫩枝（酒洗净）四斤煎浓收膏。另煎药浓汁去渣成膏，并以汤炖，每朝晚服两三瓢。

【校注】

[1] 豫拟：预拟。

[2] 生大有芪：指生黄芪大者。

［3］制透首乌：指生首乌经用黑豆汁拌匀，蒸煮后晒至八成干，再复蒸、晒，如此经九蒸九晒炮制后，方可入药。

【评析】

本节案例多属病瘥后正气虚损未复，或余邪未尽，而留有发热、头眩、咳呛、喉痛、脘闷、腰疼骨楚等症，拟作病后调理，以冀早日康复。从病机看，有元气虚损、营液亏耗、肝脾不和、脾虚失运、肝热食滞等。何鸿舫所用治法有补益、温摄、柔养、和理、清化、疏化等，诸法中尤注重对肝脾的调理，常用四君子汤加当归、白芍、陈皮、木香、山楂炭，以健脾柔肝，理气消导，此乃瘥后调理的关键所在，值得学习参考。

三十、妇科调经

右

肝郁气滞，致胁胀腰楚，经事趱前[1]，脉弦。法以疏肝清营，佐以理气。

乌贼骨三钱　白芍钱半　丹皮钱半　香附三钱　泽泻钱半　茜草钱半　川芎八分　山栀钱半　川断三钱　青皮钱半

右

咳呛多痰，骨蒸，经漏。肺肝同病也。

生地三钱　归身二钱　苏梗钱半　山药三钱　酒炒黄芩钱半　甘草四分　川贝二钱　茯苓三钱　冬瓜子三钱

右

崩漏后，间发咯血，骨热，脉数不静。关劳心，木郁火炽。滋化治之。

生黄芪钱半　当归身二钱　湖丹皮钱半　款冬花钱半　秦艽钱半　肥知母

钱半　紫丹参钱半　茯苓三钱　生甘草四分　橘红八分　生蛤壳三钱　天花粉三钱

加枇杷叶（去毛）二片　蝉蜕十只

右

崩漏后，右臀发痿已久，近溃出水如豆渣，兼黄水，脉细数无力。系郁思伤肝，瘀凝结毒也。拟和肝理气为先。

当归身二钱　抚芎䓖八分　香乌药钱半　赤茯苓三钱　炒山栀钱半　生甘草四分　酒炒白芍钱半　炒青皮钱半　广木香五分　香附炭三钱　广陈皮八分

加酒炒细桑枝三钱　海藻四钱

【校注】

[1] 趱（zǎn）前：提前。

【评析】

妇人月经不调表现有多种，本节案例有月经超前、经漏不止，或崩漏后肝郁火炽、瘀凝结毒等，何鸿舫多责其病机于肝，治疗从疏肝清营、和肝滋化入手，兼以益脾，方用四物汤化裁，药如当归、川芎、白芍、生地、黄芪、茯苓、香附、青皮等。月经超前还可加川断、乌贼骨；火热盛可加知母、山栀、丹皮等药。

三十一、胎前

右

怀妊七月，感寒积食，脘闷吐水，又兼咳呛，脉浮数。暂从疏化，病势未定也。

焦冬术钱半　生归身钱半　炒苏子钱半　炒黄芩钱半　茯苓三钱　炒青皮钱半　砂仁壳六分　炒枳壳钱半　广木香五分　炮黑姜四分　象贝母二钱　生草四分

加姜汁炒竹茹钱半

右

胎前温邪内蕴，寒热未已，腹痛便积，脉涩，舌剥。法以导滞。

苏梗钱半　六曲三钱　枳壳钱半　麦芽三钱　前胡钱半　杏仁三钱　郁金钱半　陈皮八分

右

温中以理子泻[1]。

焦冬术钱半　炮黑姜四分　煨肉果八分　焦白芍钱半　炒萸肉钱半　炙甘草四分　泡吴萸四分　煨木香五分　补骨脂钱半　沉香片六分　制附片五分　广陈皮八分

加砂仁末（冲）四分

汪　右　七月十日（录自《何鸿舫先生手书方笺册》）

和理肝脾主之，用疗足肿、子泻。特[2]脉涩未能即愈耳。

焦冬术钱半　焦白芍钱半　煨木香四分　炮黑姜六分　补骨脂二钱　炒枳壳一钱　炒归身钱半　煨肉果三分　佛手柑七分　香附炭二钱　茯苓二钱

加砂仁末（冲）四分

【校注】

［1］子泻：指妊娠泄泻。

［2］特：只，但。

●【评析】

本节所述胎前病有因外感而致寒热、咳呛、脘闷、腹痛等症，有属子肿、子泻。对于外感寒邪，或温邪者，治以疏化、导滞；子肿、子泻者治宜温中化湿，和理肝脾。常用和理药有白术、茯苓、当归、砂仁、枳壳、木香等。呕吐者加竹茹；咳呛者加苏子、贝母；积食者加六曲、麦芽；便秘者加苏梗、杏仁；热多者加黄芩、生甘草；寒多湿胜者加炮黑姜、附子；泄泻者加补骨脂、肉果。总之，胎前病治疗重在益脾助运，疏肝和营，用药平稳，不伤胎气。

三十二、产后

右

产后感受寒邪，湿郁。形寒，汗泄颇多，下体畏寒，头晕且热，手足麻木，心烦神蒙；近加悸惕，呃逆，舌红，渴喜热饮，腹胀脘闷；白痦[1]与红疹并布，小便赤，脉来软数。此产后阴亏，阴独治下，阳独治上，二气不和；汗多，心阳上越，有亡阳之象；惊恐不寐，少谷胃气不和；久病气阴两虚，邪未尽化。宗仲景交阴阳、和上下法，佐以安神敛液，不致聚劫虚脱。

姜汁炒川连三分　人参一钱（另煎）　酒炒白芍钱半　桂枝五分　枳实三分　淡芩钱半　酸枣仁三钱　炙草五分　干姜四分

二诊：

产后感冒，形寒身热，有两月余，曾布疹痦，气分之邪已有暗泄之机矣。而阴阳二气不和，阳气独升，头重面浮，阴独下治，足肿而冷；寒热仍有往来，久寒久热，营卫气偏；汗多心宕，阴伤，时有火升，神蒙，脘痞腹胀，艰寐；带下，八脉自虚。《难经》云：阳维为病苦寒热。邪与湿热杂处中焦，蕴蒸不化，病情虚实互参，正虚邪恋，淹缠变端。仍以两和阴阳，佐以承阴。

姜汁炒黄连四分　鳖血拌柴胡一钱　炒黄芩钱半　朱砂拌茯神三钱　石决明（生杵）一两　白芍五分　炒桂枝四分　枳实五分（同煎）　人参一钱（另

煎） 醋煅紫贝齿三钱 川贝母三钱 淮小麦三钱 炒丹皮钱半 炙甘草四分 细生地四分

加枇杷叶露（冲入）二两 野蔷薇露（冲入）二两

三诊：

产后寒热久延，营卫不和，背寒肢冷且热，汗泄而解，如作疟状，此温邪夹湿，蕴于阳明，艰寐胸闷，得谷膜胀；冲脉隶于阳明，阳明湿热下流而为带下，且溺浊而少，日晡火升，头重足冷；心宕乃汗多伤阴，营阴内耗，阴不涵阳，阳气上冒。踵前法，俾阴交而阳和，上下病情略减，湿热未清，久虚不能即复，庶寒热止而阴气稍能渐复也。与前法增损之。

桂枝三分 盐水同炒川连三分 生鳖甲四钱 秫米（绢包）三钱 煅龙齿三钱 枳实四分（同煎） 人参一钱（另煎） 细生地四钱 姜制半夏钱半 朱茯神三钱 福建泽泻钱半 淮小麦三钱 白芍钱半 炒甘草五分 鳖血拌柴胡（同炒）一钱 黄芩钱半

加生姜四分 红皮枣三枚 野蔷薇露（冲入）一两

右

去年久病兼产后，正阴皆虚，复感温邪积湿。寒热脘痛，布疹，继发白痦，胸闷头胀，舌白灰而且干，渴喜热饮，齿燥呓语，脉数浮，便溏溺少。湿热之邪，内蒸伤津，阴气久为病魔所耗，风阳借此暗动，肢搐，邪袭气分，渐欲逆传，有昏闭劫津之险。且以苦辛宣通，佐以承阴。

川连三分 豆豉钱半 山栀钱半 连翘三钱 茯苓三钱 川朴八分 生地三钱 藿石斛三钱（另煎） 郁金钱半 嫩勾勾三钱 杏仁三钱

加桑枝五钱

二诊：

产后正阴两虚，温邪湿热交蒸，布痦；劫津风动，舌黑；津液未回，齿燥，神疲谵语，耳聋；昨曾厥逆，战汗热解，尚未了了；脉弦迟软，此邪退正虚之脉，胃津阴液已虚。拟宣泄中佐以扶正。

川连五分　人参一钱（另煎）　鲜斛四钱　瓜蒌三钱　杏仁三钱　生地四钱　郁金三钱　茯神三钱　连翘三钱

加姜二片　枇杷叶露（冲）一两　野蔷薇露（冲）一两

右

偏产[2]后，恶心，多汗泄，时作干呕而淋沥不已，舌燥白无液，发渴，腰痛艰于举动，右部脉细软无力，左部细不应指。病属胎养无源，气弱不能摄纳，将有上逆之虞。似宜理气为先，勉拟益气和肝，参以安神法。未审当否？

人参一钱（另煎）　当归身钱半　酸枣仁三钱　龙齿三钱　干姜四分　陈皮八分　於术钱半　辰茯神三钱　川芎五分　白芍钱半　五味子三分　佛手柑八分

加姜汁炒竹茹钱半

二诊：

偏产后，淋沥虽止，头晕，闻声惊惕，舌燥口干发渴，脉芤数无力，重按不能应指。此系营液太亏，心神不摄，调复为难。踵前法加减，但冀胃安神定，可图渐复。质之高明如何？

人参一钱（另煎）　当归身钱半　川芎五分　麦冬二钱　煅牡蛎三钱　辰茯神三钱　陈皮八分　生芪二钱　远志肉钱半　五味子三分　炙草四分　酸枣仁三钱　广木香五分　红枣三枚

加煨姜五分

三诊：

偏产后，淋沥虽止，腰痛骨楚、心跳、头眩俱作，脉左部细软无力，右部略见浮数。营液亏，心肝失润，腠理不固，多汗。拟养阴为先。春风风人[3]，须善为调理。

生芪钱半　当归二钱　怀牛膝三钱　枣仁三钱　白芍钱半　陈皮八分　於术钱半　枸杞三钱　辰茯神三钱　龙齿三钱　川芎五分　木香五分

加煨姜五分　甘草四分

右

产后崩冲，肝不藏血，以致心悸，头眩，耳鸣，惊恐难寐，腹胀气攻，脉弦软。肝脾交困，调复非易也。

枳实四分　炒白芍钱半　龙齿三钱　茯神三钱　首乌三钱　木香五分　米仁三钱　丹皮钱半　阿胶二钱　青皮钱半

右

失血后又复胎产，阴伤及阳。形凛肌灼，盗汗，咳呛火升，脉数。肺肾已伤，客邪上袭也。

生地三钱　鳖甲三钱　地骨皮钱半　丹皮钱半　蛤壳四钱　沙参三钱　川贝二钱　桂枝五分　炒白芍钱半　桑白皮三钱

加枇杷叶（去毛）二片

复诊：

失血后胎产，阴伤及阳。灼热，盗汗，咳呛，胸闷，脉数。劳怯重候也。

沙参三钱　细生地三钱　鳖甲三钱　地骨皮钱半　川贝母二钱　山药三钱　蛤壳三钱　炙草四分　淮小麦钱半　银柴胡一钱

右

产后失调，头眩心跳，足肿，又兼腹痛，脉细数。液虚而脾不克运。不节食恐延鼓疾。

焦冬术钱半　秦艽钱半　炒怀膝三钱　木香五分　炒黄芩钱半　炒青皮钱半　炒归尾钱半　川芎五分　焦白芍钱半　香附炭三钱　茯苓三钱　炙草四分

加砂仁壳六分　冬瓜皮三钱

右

产后失调，营液亏而木火不熄。腰疼、头眩、心跳，淋沥不止，脉细数无力。拟从滋养法。

生芪　生归尾　细生地　枸杞　牛膝　杜仲　乌贼　赤苓　木香　白芍　炙甘草　陈皮　紫丹参　藕节

右

营虚骨热，致偏产后腰骨酸楚，脉细数。当从柔养。忌生冷、少食为要。

生芪钱半　首乌二钱　地骨皮钱半　怀牛膝三钱　茯苓三钱　生草四分　归身钱半　秦艽钱半　鳖甲三钱　焦白芍钱半　远志钱半　炒青皮钱半

加佛手柑八分　白蔻壳六分

右

产后伏湿中焦，脾胃失于运行，以致周体浮肿，腹大，咳呛气逆，多痰，溺少便溏，舌白，脉弦。肿胀已成，未易愈也。

桑皮三钱　葶苈子四分　杏仁三钱　腹皮二钱　茯苓皮三钱　米仁三钱　川桂枝五分　麦芽三钱

加海蜇三钱　地栗四枚

右

昔年产后营血大夺，湿热内蒸，脾阳不运。胸闷腹胀，舌白，脉数。以化湿和脾。

白术二钱　茅术钱半　米仁三钱　腹皮二钱　陈皮八分　香附三钱　六曲三钱　麦芽三钱　泽泻钱半　香橼皮钱半

右

产后大小便血，汗出过多，腹膨作胀，气下坠，心跳殊甚，脉左细数无力。营液大亏。拟养营参以理气法，未知合否。

归身　生地　川芎　丹参　木香　山楂　白芍　泽兰　桃仁　炒小茴香

煨姜　炒车前

右

产后失血过多，肢节骱俱酸痛，骨热难眠，头疼，近发痰嗽，脉数失调。宜养阴和络，调复非易也。

生芪　秦艽　紫菀　生甘草　制冬术　牛膝　玉竹　陈皮　归身　生蛤壳　生山栀　冬瓜子　丝瓜络　桑枝

右

产后气弱不能行血，血滞致腹痛。用和血理气之剂，不应，拟当归建中法如何?

归身　焦白芍　官桂　木香　橘核　炒小茴香　甘草　大枣（劈碎）　生姜

煎就，加粥汤二三匙冲服。

右

偏产后瘀滞大下，畏寒，手足酸麻，舌干口燥，脉细数无力。因去血过多，浮火上炽，调理非易也。暂拟和营清热一法。

生芪　归尾　丹参　炒丹皮　白芍　牛膝　远志　木香　炒黄芩　炮姜　陈皮　炙甘草　藕节　姜汁炒竹茹

右

产后营虚。两膝乏力，心悸头晕，脉细数。久虚未易复也。

熟地三钱　杜仲三钱　归身二钱　牡蛎三钱　沙苑子三钱　炙龟板三钱　牛膝三钱　乌贼三钱　狗脊三钱　白芍钱半　虎骨三钱

早服虎潜丸，晚服全鹿丸。

右

产后营虚。腰痛，溺少，带下，脉数。以养阴疏补法。

生地三钱　阿胶钱半　川断三钱　归身二钱　白芍钱半　白术二钱　牡蛎三钱　地骨皮钱半　丹皮钱半　杜仲三钱

右

新产营虚，风温易感，形寒咳呛，泛恶多痰，畏风，形浮足肿，脉弦。法以疏散，佐以营卫两和。

细生地三钱　桑叶钱半　前胡钱半　苏叶钱半　象贝三钱　枳壳钱半　防风钱半　杏仁三钱

加生姜二片　大枣三枚

【校注】

［1］白瘖（pèi）：病名。指皮肤上发生的白色水疱，又名晶瘖、白疹。多由湿热之邪郁于肌表，不能透泄而发。

［2］偏产：病证名。指在分娩过程中，由于产妇用力不当，或其他原因，使儿头偏左或偏右，不能即产。相当于儿头先露的异常分娩。

［3］春风风人：春季在五行中属木，风气盛行，人易中风邪而发病。

【评析】

本节产后病大致可分为三类：一是产后感受外邪，而见恶寒、发热，或寒热往来，轻者伴见咳呛痰嗽，较重者身发白瘖、红疹，甚者邪传心包而见昏闭、呓语、肢搐，治以疏散外邪，证情重者宜扶正祛邪，苦辛宣通合以益气承阴，药如黄连配人参，桂枝配芍药，柴胡、生姜配生地，此种配伍阴阳相合，寒温兼顾，尤适合产后体虚外感。二是因产后营液亏，或气阴两虚，腠理不固而常见汗泄、心悸、头眩、腰痛、肢节酸痛等症；或因肝不藏血而产后崩冲，腹胀难寐；或由气阻血滞而腹痛，下瘀血，治宜益气养阴、理气和血，方以四君子汤、四物汤加减变化。汗泄多者加黄芪、煅牡蛎；心神不宁者加龙齿、酸枣仁、远志等药；出血多者加阿胶、牡丹皮；瘀阻者加丹参、桂枝、当归尾、炮姜等药。三是原有基础疾病，产后证情复作或加重者，如原有失血咳呛，胎产后阴伤及阳，肺肾俱伤，成劳怯重候；或原有肿胀之基，产后脾失健运，浮肿腹大，肿胀乃成。此等病况当随证治之。对于产后虚损严重者，何鸿舫除给予汤药外，还配合丸药治疗，如早服虎潜丸、晚服全鹿丸，以增疗效。

三十三、小儿惊风

幼

稚子纯阳之体，热甚引动木火，发为痉厥[1]，舌灰脉数。拟方裁用。

犀角尖四分（磨冲）　肥知母钱半　鲜生地四钱　蝉蜕十只　真川连三分　生黄芩钱半　天花粉三钱　甘中黄六分

加制军三钱　白蜜一匙

【校注】

［1］痉厥：症状名。指肢体抽搐、神志不清的表现。

【评析】

本案属热盛动风之证，小儿外感证情较重时易见。治以清热息风，佐以养阴凉血，用黄连泻心汤合犀角地黄汤加减。此乃气分、血分同治，虽然舌质未见红绛之血热象，但症见痉厥，有邪入心包、肝肾阴亏之虑，当早用益阴凉血之品，以冀病离险境，转危为安。

三十四、鼻、咽证

劳心，木郁火炽，致鼻渊常作，脉细数。当从肝肺滋化。

生黄芪钱半　中生地三钱　焦山栀钱半　煅牡蛎三钱　茯苓三钱　甘草四分　制首乌二钱　甘菊花钱半　秦艽钱半　远志钱半　陈皮八分

加细桑枝五钱　辛夷蕊八分

左

头痛鼻渊，已患十年，近发较甚，骨热，舌尖碎，脉数不静。由烦火上炽，肝液受耗也。暂从清化法。

当归尾　川芎　荆芥　生甘草　炒山栀　桔梗　白芷　酒炒黄芩　辛夷蕊　川贝（去心）

水少些，一沸即斟服。

左

脑漏[1]久，肺液受伤。脉左关仍数，木火不熄也。拟养肺清肝法。

生黄芪二钱　枸杞子三钱　秦艽钱半　川芎八分　中生地三钱　远志钱半　制首乌三钱　怀牛膝三钱　炒山栀钱半　生甘草四分　甘菊花钱半　广陈皮八分　干荷蒂三枚

加细桑枝五钱

左

劳心过度，郁火上侵脑府。头痛，鼻塞，多秽涕，脉细数不调。暂从清化法。

鲜生地四钱　石决明三钱　天花粉三钱　玉桔梗一钱　炒川朴八分　广陈皮八分　炒山栀钱半　秦艽钱半　甘菊花钱半　怀牛膝三钱　生甘草四分

加鲜竹茹二钱　辛夷蕊八分

陆　二月十九日（录自《何鸿舫先生手书方笺册》）

脑漏，脉细涩。肝肺两亏。法当柔养祛风。

生归尾钱半　制首乌钱半　香白芷七分　青防风钱半　苍耳子二钱　生甘草四分　白蒺藜三钱　黄芪一钱　钩藤勾三钱　川郁金钱半

加辛夷蕊二钱

沈　卅七岁　三月九日（录自《何鸿舫先生手书方笺册》）

鼻血，脉数。法当清养。

羚角片钱半　鳖甲四钱　黄芪钱半　炒丹皮钱半　中生地四钱　生甘草四分　北沙参钱半　麦冬（去心）二钱　桑白皮钱半

加甘菊花一钱

赵　五月五日（录自《何鸿舫先生手书方笺册》）

祛风和营，以理头疼、鼻塞。

生归尾钱半　秦艽钱半　生甘草四分　防风钱半　川郁金钱半　象贝母（去心）二钱　白蒺藜三钱　蔓荆子二钱　陈皮一钱

加辛夷花钱半　荷叶一角

顾　右　三月十三日（录自《何鸿舫先生手书方笺册》）

鼻血又作，脉数。再用清化法。

羚角片钱半　秦艽钱半　生甘草四分　中生地四钱　怀牛膝钱半　地骨皮钱半　肥知母钱半　鳖甲四钱　橘白一钱　肥玉竹二钱

加细桑枝四钱

朱　十四岁　复　九月十一戌刻（录自《何鸿舫先生手书方笺册》）

鼻血止，纳食不消，脉细涩。踵前法参以和理。

焦冬术钱半　炒枳实一钱　酒炒白芍钱半　生归尾钱半　茯苓二钱　生甘草三分　山楂炭三钱　小青皮一钱　炒麦芽三钱

加白蔻壳四分　冬瓜子三钱

周　右　十九岁　八月十八午刻（录自《何鸿舫先生手书方笺册》）

肝热之体食冷，蕴火失宣致鼻衄、喉痛，兼以作泻，脉细数。当用柔养。

生黄芪钱半　秦艽钱半　山楂炭三钱　焦冬术钱半　姜汁炒山栀钱半　焦白芍钱半　炒归尾钱半　广木香四分　茯苓二钱　生甘草三分　广陈皮一钱

加砂仁壳四分　煨姜一片

左

木郁火炽。喉瘰[2]，咽干音哑，脉左数右弱。肺液伤矣，当从清化。忌生冷油腻。

羚角片五分（另煎）　北沙参三钱　天花粉三钱　生蛤壳四钱　肥玉竹三钱　生山栀钱半　京元参三钱　广陈皮八分　生甘草四分　肥知母钱半　桑白皮三钱

加盐水炒竹茹钱半　蝉蜕十只

左

烦火木郁，咳呛甚作，喉痛且胀，脉数不和。郁火刑金，恐易延喉痹。须忌生冷油腻。

细生地三钱　人中白五分　天花粉三钱　生蛤壳四钱　甘菊花钱半　橘红八分　生山栀钱半　白僵蚕二钱　肥知母钱半　蝉蜕十只　生甘草四分

加水炒竹茹钱半　海粉（洗）四分

左

由咳呛而起，咽痛，左脉数。是木火烁肺也。法当清养。

羚角片五分（另煎） 中生地三钱 地骨皮钱半 象贝母三钱 生甘草四分 北沙参三钱 天花粉三钱 桑白皮三钱 肥玉竹二钱 陈皮八分

左

风热蕴久。口渴，头眩，咽痛，脉数。当从和理。

生黄芪钱半 天花粉三钱 真川贝三钱 丹参钱半 肥玉竹三钱 秦艽钱半 炒枳壳钱半 地骨皮钱半 钗石斛三钱 生草四分 橘白八分

加枇杷叶（去毛）二片 冬瓜子三钱

左

烦心木郁。咳呛，咽痛作胀。

细生地三钱 人中白五分 天花粉三钱 甘菊花钱半 蝉蜕十只 生甘草四分 生山栀钱半 白僵蚕二钱 肥知母钱半 生蛤壳四钱 橘红八分

加盐水炒竹茹钱半 海粉（洗）四分

【校注】

［1］脑漏：病名。鼻渊的俗称。是以鼻流浊涕，如泉下渗，量多不止为主症的鼻病。临床常伴鼻塞、头胀头痛、嗅觉减退。《素问·气厥论》："胆移热于脑，则辛頞鼻渊。"相当于今之所称急、慢性副鼻窦炎。

［2］瘰：当指瘰疬。初起结块如豆，小的为瘰，大的为疬，无痛无热，后渐增大串生，甚则破溃流脓。多发于颈、项、腑、胯之间。相当于淋巴结结核、慢性淋巴结炎。

【评析】

本节所述鼻部病证包括鼻渊、鼻衄，何鸿舫多责其病机于肝郁木火上炽，肺液受耗。治以清化炽火、柔肝滋肺为主，药如山栀、甘菊花、辛夷花、生甘草、秦艽、生地黄、当归尾、黄芪等。如火甚鼻血者，可加羚角片（代）、牡丹皮；阴亏甚者加何首乌、枸杞、鳖甲。对于鼻衄伴有纳食不化、泄泻者，治从和理肝脾法，药如白术、茯苓、焦白芍、当归尾、山楂炭、陈皮、木香等。方中还常加入荷蒂、桔梗、蔓荆子等药，以引药上达；加牛膝以引火下行，均为用药之妙。

咽痛、喉痹、喉瘰等病证，常伴有咳呛、音哑等症，多由肺液伤，肝火烁肺所致，治以清化、清养为主，药如生地黄、北沙参、天花粉、玄参（元参）、蛤壳、桑白皮、橘皮、山栀、人中白、贝母、竹茹、蝉蜕、海粉等，以冀清肺养肝，泄热化痰，利咽散结，则诸恙自平。

附：

何鸿舫编年事略

何时希编辑

清道光元年辛巳（1821）十月初九日，生于江苏省青浦县之重固镇，名曰阿鸿。见《清代名医何书田年谱》（按：以下简称《何书田年谱》）。

父何其伟，年48岁，尚健在。

按：何其伟，字韦人，号书田，晚号竹竿山人。医承世业，起疾如神，为嘉道间吴下名医之冠。其经济文章亦推重当时，特为医名所掩耳。著有《医学妙谛》《救迷良方》《竿山草堂诗稿》《竹竿山人医案》等。

是年，其从父及昆季中，为父助理诊务者有：叔其瑞，年约40岁。

按：何其瑞，字玉符，号希白。武庠生。善医。咸丰三年（1853）卒。

叔其章，年37岁。

按：何其章（1785—1827），字耀文，又字琢甫，号小山。青庠生。工诗词，精医理。著有《七榆草堂诗词稿》。

兄昌福，年20岁。

按：何昌福（1802—1858），字平子，号泉卿。监贡生。精医，著有《壶春丹房医案》五卷，《温热暑疫节要》《温疫编诀摘要》。“大旨守法东垣，取裁景岳，而不为二家所囿”。见金山顾尚之所撰《平子何君小传》。

堂兄昌畴，年19岁。

按：何昌畴（1803—1859），字宝陇，号新畬。其瑞之子。太学生。善医。

道光二年壬午（1822）2岁

侄后传生。

按：何后传（1822—1849），改名光藻，字承伯，号景门。昌福之子，青庠生，学医。

道光三年癸未（1823）3岁

父作养生诗："一身痛痒自家知，莫漫求人药饵施。古有神农多上寿，世无扁鹊用中医（按:《樗寮诗话》之姚椿云：述医一联尤佳，当采入诗话，以志钦挹）。当筵酒食休酣恣，涉路风霜善护持。悟得卫生真妙诀，莱羹蔬食胜参芪。"见《竿山草堂续稿》。

按： 此诗原题为"客无甚疾苦，而好服药，求示养生之术，一笑答之"。我们在临床时，确常遇见有些不究病情、好服补药的患者，书田先生此诗可以作为积极性的箴砭。以后鸿舫先生常以此诗写入扇面，应人索书，作者即藏有这样的诗扇二页。

道光四年甲申（1824）4岁

弟昌焕生。

按： 何昌焕（1824—1896），字鼎甫，又字炳之，号蔚如。举人，善医。

道光五年乙酉（1825）5岁

春，延李亚白（敷新）于家，教三子昌治。半载，四书已读其半。见《竹等山人添岁记》（**按**：以下简称《添岁记》）。

按： 李敷新，嘉定人。声音训诂，辨别精微。

道光六年丙戌（1826）6岁

十月，父所著《竿山草堂续稿》二卷刻成。

按： 书田先生所著诗集《竿山草堂小稿》四卷，早于嘉庆二十一年（1816）刊行。《青浦县志·文苑传》谓其："诗效陆务观，主清澈自见。"秦瀛《小岘山房集》谓："韦人诗清新婉约，不为剑拔弩张，而亦无一语蹈秾纤佻冶之习。"吕星垣谓："盖于蒲褐老人（王昶），抚其格韵；出入楞伽山人（王芑孙），得其恣纵。故流尘弗侵，萧疏自适，此洵风人之吐属也。"见《何书田年谱·附录三》。

道光七年丁亥（1827）7岁

病目甚剧，仍辍学。

夏，叔其章屡触热，出门为人治病，猝患暑疟，遍体发疹。向有呕血，二疾并作，至七月初十而殁。见《添岁记》。

按：何其章之死，读书田先生所撰《亡季弟小山行略》，知是为了关心人民疾苦，尽其最大努力的，节录如下："六月中旬至七月之初，天炎旱，多时疫，百里内外踵门求请者无虚日，小山意不忍拒。又恃气禀素强，辄棹小舟冒暑而出，出必逾夕归，归不逾时即复出，旬余不遑[1]寝处。外感内损，神色顿瘁，然犹勉力以支，绝不言病。初二日早起，有人急要之嘉定，又将行矣。忽觉四肢恶寒，时方对客处方，告罢而卧。卧即发热，漏下数刻始已。初四日，复寒且热，初五以后不甚寒，而热势渐壮，口渴，心内恐，若有所见，恶步履声，与之言，懒倦不能答。初服人参白虎汤，渴不止，改用升散法，得发疹遍体，而热仍不退，脉洪数益甚。至初十日东方未明，而懵然逝矣。"见《何书田年谱》。

八月，堂弟昌梓生。

按：何昌梓（1827—1880），字辛木，号伯颖，又号伯行。其超之长子。成丰己未副举人。工诗精医。著有《烬余诗草》二卷、《香雪轩医案》四卷。

道光八年戊子（1828）8岁

病目逾三载，服药千余剂，仅保左目，右目虽损，尚可读书。见《添岁记》。

按：名医而又善书的鸿舫先生，其事迹颇见于近人笔记，故老间也多有谈说者，一般只知他双目短视，谓其"据案作书，须髯拂纸作簌簌声"，不想却是患过严重眼病，且是废了一目的。他写的楹联，我们见得很多，匾额一类的榜书也不少，所钞医书的行间细注，可比蝇头，出之这样目力，真非易事，可征其书法功力之深。

五月，弟昌霖生。

按：何昌霖（1828—1867），字本之，号石根。青浦县庠生。精家学，审症甚详。

道光九年己丑（1829）9岁

春，复延李亚白课昌治、昌焕。见《添岁记》。

道光十二年壬辰（1832）12岁

父于前秋大病之后，心血骤衰，不能日常应诊，四方求药者，令昌福代为料理，尚不致有误。见《添岁记》。

侄元康生。

按： 何元康（1832—1895），原名后康，字仲英，昌龄之次子。青邑庠生。工诗善医。后迁居胥塘。

道光十三年癸巳（1833）13岁

季春望日，父撰成《救迷良方》。

按： 英帝国主义向中国输入大量鸦片，人吸食后，萎靡不振，丧失劳力和生殖力，不但严重影响人民健康，将使中华民族有灭亡之危。清皇朝只知惧外媚外，置之不问。当时开明官僚林则徐，大声疾呼，提出了禁绝鸦片的建议。一面请书田先生撰成《救迷良方》，用烟灰递减法和补药递增法，使染有烟毒者脱离苦海，恢复健康，重新做人，从而使林则徐的戒烟政策有了医药方面的有效支持，而起了真正有利于人民的积极作用。见《何书田年谱》此年记载。

道光十四年甲午（1834）14岁

为三子昌治、四子昌焕、孙后传聘妇。见《添岁记》

昌治仍居旧宅。见《添岁记》。

按： 这座旧宅在重固镇的中塘桥堍，即书田先生与鸿舫先生相继在此日诊百余病的诊室。后来鸿舫先生晚年自己迁居到北塘桥附近的北宅居住。

道光十六年丙申（1836）16岁

正月，父所撰《竿山草堂三稿》二卷刊成，与兄昌福同跋其后。

按：《竿山草堂小稿》为长洲王艺孙所审定，《续稿》为吴江郭频伽所审定，此《三稿》则娄县姚椿木审定者。见《何书田年谱·附录三》

十二月，父撰《竹竿山人添岁记》成，序谓“将平生所历之事，随笔书之，以示子孙”。见《添岁记》。

按： 这是笔者撰写《何书田年谱》所依据的主要资料，今辑此书时，常交叉录用之。

道光十七年丁酉（1837）17岁

秋，补识《添岁记》数则，并移录一本。

按： 现存的二本《添岁记》，一为书田先生原稿，已付影印。一即此补识本。

十一月，侄运亨生。

按：何运亨（1837—1872），字眉寿，又字守讷，号八愚。昌福第四子。太学生。善医，著有《何八愚医案》一卷。

十二月初五日，父卒，年64岁。

按：何其伟墓，在十五图潜字圩（竿山之北），姚椿撰铭。见《青浦县志·名迹》。

道光十九年己亥（1839）19岁

十月，侄履亨生。

按：何履亨（1839—1881），字究笥，号九思，昌福第五子。善医，工篆刻，书法晋唐，特秀饬，何氏前代医学著作，出九思手抄者最多。

道光二十一年辛丑（1841）21岁

九月，侄元厘生。

按：何元厘（1841—1884），原名后钰，字玉壶，号式如，为其章之孙。邑庠生。善医。

道光二十二年壬寅（1842）22岁

三月，长子振宇生。

按：何振宇（1842—1895），原名振寅，字孟诚，号虚若，又号虚白。太学生，候补国子监典籍。善医。书法酷似其父。曾在上海南市寓期，故老犹有能言之者，墨迹流传亦不少。

道光二十四年甲辰（1844）24岁

八月，次子振实生。

按：何振实（1844—1917），字诚中，号右韩，一号又安。太学生。继承家学。

重九，寓葑门彭氏，潘曾沂来访，示以《救迷良方》。潘假归录副，并为跋之。

按：书田先生有两个女儿嫁于彭氏，一为苏州彭祖筏，字师潜；一为元和彭鸿高，均系鸿舫先生的同母姊妹。潘曾沂（1792—1852），字功甫，吴县人，自号小浮山人。嘉庆举人，官内阁中书，有《功甫小集》。

道光二十六年丙午（1846）26岁

八月，三子振宬生。

按：何振宬（1846—1871），字耕砚，号敦彦。邑庠生。鸿舫先生酷爱其少子，为之书扇不少，今尚有存者。

道光二十九年己酉（1849）29岁

夏，奉母避水灾，僦居郡城（松江），座客常满。是岁大歉，物用腾贵，日事典质。见张文虎撰《何母吴太孺人五十寿序》："淫雨积潦，大水，不安于家，避于郡城沈氏之园林。"

九月，侍兄嫂返里，居祭祠。

十月十二日晨，侄景门卒。以上见鸿舫先生所撰《亡侄景门文学传》。

按：《传》又云："侄少余一岁，同从嘉之李亚白师教读。于道光丁未，岁试入学。次兄景福即以家传医籍指授，不二年，颇有见识（节）。"

道光三十年庚戌（1850）30岁

夏，母吴氏年五十，张文虎撰《何母吴太孺人五十寿序》以为祝。序云："（节）补之方以古文辞及姚先生春木之门，所交皆吴越名士。以余褊陋，何足以益君。"

按：姚椿（1777—1853），字春木，一字子寿，华亭布衣。桐城姚鼐弟子，以古文名，有《通艺阁诗存》《晚学斋文钞》等。

五月，自订《瞻竿山庐书例》。

六月，金山钱培名跋《救迷良方》，并刊行之。

按：钱培名为熙祚之侄，熙祚刻《守山阁丛书》，世称善本。培名又搜辑放佚，刻《小万卷楼丛书》，均由张文虎主持校勘，号称精审。

钱培名跋《救迷良方》："青浦何氏世精轩岐之术，著作甚多，此救迷良方乃书田翁晚年所辑治烟瘾方也。侯官林尚书（则徐）尝刻于楚省，再刻于粤东，而此间反鲜传本。翁哲嗣鸿舫以视予，爰并刊之。"

七月，南汇张文虎校《救迷良方》，并有跋。

咸丰元年辛亥（1851 年）31 岁

十一月，侄孙乃赓生。

按：何乃庚（1851—1909），字辛伯，昌龄之孙。善医。

咸丰三年癸丑（1853）33 岁

十一月，侄振基生。

按：何振基（1853—1908），字季稚，号鲁廷，昌焕之子。附贡生。善医。

咸丰四年甲寅（1854）34 岁

春，同张篆峰、程序伯、浦隽人，访秦倜松之令先尊，以芍药诗征和，一时名作如林。见《还如阁诗存》自注。

按：程庭鹭（1796—1858），一名振鹭，亦作廷鹭，字序伯，号蘅芗、梦庵居士。嘉定诸生。工诗画篆刻，有《以恬养志斋诗集》《尊璞堂诗文集》《练水画征录》《小松圆阁印存》等。序伯尝为鸿舫先生画《停鸥舫》图，并赠五言诗，见《还如阁诗存》。又刻“何长治印”四字白文印，今尚存作者处。

张篆峰，浦隽人、秦倜松及其父，皆俟考。

咸丰五年乙卯（1855）35 岁

冬，张文虎来信，云：“鹍蜂迭更，忽忽残岁，郡城往返，未图一晤，昔易今难，有如是乎。（节）相去百里，宛然天末，鸿沈羽滞，徒翘首耳。叔季无恙，幸各道念。”见《舒艺室尺牍偶存》

咸丰八年戊午（1858）38 岁

长兄昌福卒于重固镇。

按：此岁以前，何书田医学门庭，系由何昌福继承，诸弟侄侄辈俱为助理诊务。鸿舫先生则博涉诸艺，又广交游，在科举、宦游两无成就之后，乃逗留在松江、上海、宝山等地，渡其寓医生涯。至是年始专心于重固老宅为医，接续其父兄之基业。但每月在家应诊仅有九天，即每旬之一、三、九。其五、六两天，则医寓于罗店镇；九、十两天则寓在颛桥镇。其母以咸丰十一年殁于颛桥，或者在是年终止其颛桥之寓。

其晚年坐堂于上海南市姜衍泽药店甚久，其子虚白、其孙稚白且继寓之，均不知其起讫之年。甚矣，近代医学史且难于考证如此。

咸丰十年庚申（1860）40岁

母60岁，当涂黄小田礼部特书“颂吴宦”三字为赠。余以诗文侑觞者，汇为一集，南汇张啸山广文序之。

夏，奉母挈家[2]，并先世著述手泽，《陈忠裕公集》板，侨寓上海之颛桥。见周文禾撰《何母吴太宜人传》。

按：黄小田，名富民。

陈子龙（1608—1647），字人中，更字卧子，又字海士，号大樽，松江人。崇祯进士。诗赋古文取法魏晋，骈体尤精妙。明末遁为僧，结太湖兵欲起事。不成，投水死。谥忠裕。《陈忠裕公全集》三十五卷，何其伟校刊，有嘉庆八年（1803）竿山草堂刻本，当时仅赠友好，士林珍之，腾为美谈。鸿舫先生避难之际，乃负此笨重的大批枣板以保护之，可谓能继其父褒忠之志。

周文禾，字叔米，号江左老米，嘉定人。诸生。

咸丰十一年辛酉（1861）41岁

三月，母寝疾，终于颛桥寓舍。

同治五年丙寅（1866）46岁

孟夏，与陈同叔别五年矣，买棹罗溪，樽酒话旧。见《还如阁诗存》。

按：陈同叔，名如升，宝山县人。尝襄辑《宝山县志》。

次年四月，《还如阁诗存》又有“久不得同叔消息，赋此寄怀”诗，二人交往之迹可见。从“与同叔别五年”句，可知鸿舫先生结束罗店寓医在同治元年。

同治七年戊辰（1868）48岁

是年起，在药方右上角盖一干支小章。

族叔其超为题瞻竿旧居图[3]，图为董枯匏所画。见《藏斋诗钞》。

同治八年己巳（1869）49岁

六月，补刻《陈忠裕全集》，书其后。

按：《书后》中，叙陈子龙、夏完淳、何刚与鸿舫先生先代相契，因藏弆[4]三家诗文集之渊源。似为初刻时托诸王昶编辑，未便揭明之内幕情况。又《陈忠裕全集》之枣木板，因避乱运至颛桥保存，为上年事。因丢失数板，故补刻而重印之。作者幼年，犹见及此书版本于鸿舫先生宅中，庋[5]于架上，以日久架坏，散落满地，蠹残断裂，不可复理了。

五月，侄孙绅书生。

按：何绅书（1868—1926），字根泉，号艮夫，又号子愚，运亨之子。善医。

同治十年辛未（1871）50岁

七月，族叔其超卒。

按：何其超（1803—1871），字超群，号古心。咸丰恩贡生，就职复设教谕。著有《藏斋医案》二卷、《春照室医案》一卷，两种已辑入《何氏历代医学丛书》中；《藏斋诗钞》六卷，已刊。

同治十一年壬申（1872）51岁

正月，孙绩书生。

按：何绩书（1872—1918），字八子，号裴士，又号稚白。振宇之子，邑庠生。精医，工书法，曾在上海寓期设诊，其墨迹颇见流传。

光绪元年丁亥（1875）55岁

张文虎来访。

按：《舒艺室诗存》："道光丁酉（1837），从外舅坚香先生访何丈书田于重固，今三十九年矣。予与鸿舫订交，亦已二十余年。至是重来，回溯前游，不胜怃然：卅九年来逝水流，纪群交谊溯前游。当时山抹微云婿，重上君堂已白头。"

姚坚香，名前机，所著《井眉居诗稿》，为书田先生所点定。秋，张文虎病湿，往视复园。

按：《怀旧杂记》（节）："书田先生子鸿舫（长治）监生、蔚如（昌焕）咸丰壬子举人、石根（昌霖）诸生，皆与予善。鸿舫豪于诗酒，兴酣高论，有不可一世之概。书学颜平原，特苍劲。乙亥秋，予寓复园，病湿，诸医束手，鸿舫来视，一剂而愈。"

光绪二年丙子（1876）56岁

孟夏，访张君啸山于复园，因述浙中旧游："复园消暑会，快慰廿年思。惠我锦囊句，吟君白雪词。放怀沧海阔，筹笔阵云驰。旧话南湖胜，黄垆帐故知。”见《还如阁诗存》。

按：南湖（嘉兴）之游，其年无考。张文虎赠诗如下：“鸿舫访予复园，箓峰适至，酌酒话雨，箓峰有诗属和，次元韵：‘咫尺披云望谷阳，追维往事引杯长，几人来话黄梅雨，此地何如绿野堂。髯客醉能歌水调，诗翁老尚健辞章。江乡复睹承平乐，且共随时爱景光。’”

十月，购得古梅三本，百年物也，移植祠宇，秀水陈鸿诰（爵）命子善福，摹刻冬心翁“冷香清艳”四字为赠。

是年，始印门人子弟之侍诊者姓名于药方，有宝山沈子庚、常熟孙署卿、松江徐少卿、苏州陆方石、常熟陈叔田等及长子虚白。见《何鸿舫编年药方墨迹》（以下简称《药方墨迹》）。

按：鸿舫先生一生，除《还如阁诗存》《通波惰农诗稿》《瞻竿仰樗庐吟草》（后二种惜已佚）三种诗集外，医学方面的著作流传甚少；作者藏有他八百余则医案，《药方墨迹》另作影印。均已汰其雷同，纠其亥豕，整理分类，公之于世。

鸿舫先生的书法，本书附图选印了一些，长笺短幅，可以略见一斑，他的药方墨迹（已见影印本）中，图章书法、丹墨映发之妙，和笺纸的幅式、颜色，可以烘托其用笔浓淡枯润之趣者，影印也有一定的限度，未能表现出这奇特艺术品的案语、书法、印章、纸色的完整性。程师门雪往时每读此《药方墨迹》时，必以早付影印为嘱。今印了原大线装、影印平装两种本子，差可如愿矣。

现将《药方墨迹》印本未能表达的情况介绍一下：方笺的幅式，一般为34cm×13cm，仅如半页册叶大小。大都用白棉纸。50岁（同治辛未，公元1871年）以后，常用各种染色笺，有姜黄、豆沙、淡青、湖绿、梅红、雪青、蓝绿、香灰、暗红、妃色、粉红、鹅黄、血牙、橘黄、浅赭、橘红等十余种颜色。有些色笺上的图章，不用朱砂而用藤黄色，更觉别致有趣。有时则用印有绿色、青色、红色直行的花笺。从这些笺纸来看，已可以称为“五色缤纷，绚丽多彩”。写上他精湛的方案，凝厚秀劲的法书，配以多式多样，风格各别的图章，谓之“四美具、二难并”，应非溢语。

方笺上钤图章的部位有三处：一是右上角（即通常书画钤“起首图章”的地方），他钤“纪年章”，始见在戊辰年（48岁）的药方上，印式有长方、正方、阔边、狭边、无边、朱文、白文等。其代表地支的生肖印中，有一朱文马形，具四蹄翻腾、鬣毛高耸之状，尤觉可爱。

二是左上角部位，用楷书木刻印，有“在家逢一三八”“寓罗店逢五六期”“寓戬浜桥逢九十期”“寓颛桥逢××期”等字。说明这位名医利用一叶小舟的交通工具，克日准期赴诊，冲风破浪，一心为人民负责的精神。其四、七两天，应是医生扁舟往返、闷处蓬窗的日子。

三是右下角部位，钤印的鸿舫先生名章更为丰富多样，所见约有十式：一、篆书朱文，方形“重古何氏世医”；二、楷书朱文，长条“何书田子鸿舫诊”；三、楷书朱文，长条“何鸿舫诊”；四、（以下均篆书）白文，方形“淞南鸿隐”；五、朱文，方形“重古里何氏”；六、朱文，方形“重古里何氏之医”；七、外圆内方钱形、外朱文四边各有二字“重古何氏鸿舫手笺”、内白文“读书不官乃作医”；八、朱文，五瓣梅花形“重古某花庐”；九、朱文，方形“重古庐何氏”；十、白文，方形“重古某花庐何髯”。十一、朱文、圆形“淞南学圃髯翁”。

门人侍诊的楷书本刻长条章，则钤在左边一行。这些图章都是用印泥手钤的，不是印刷品。

处方笺的右边，除上角钤有“纪年”图章外，下面不钤印，是医生书写月、日，时刻，初、复诊的部位。我们从现存的《何鸿舫药方墨迹》看到，这位名医从上午7时（辰刻）直至晚上11时（亥刻），一天的工作时间，竟达十六小时之多，他以如此充沛的精力，来认真服务，其精神实堪惊佩。

过去医家收徒，一般是学习理论三年，助理临床三年（即俗谚“学三年、帮三年”之陋规）。鸿舫先生药方上的侍诊门人，是有连刊二三年者。长子虚白侍诊，则见至丁亥年为止，以后想是独立门户了。

光绪三年丁丑（1877）57岁

秋，介周叔米、陈同叔访张文虎复园，见《怀旧杂记》。

是年，门人苏州顾莪士、奉贤孙莩士、宝山蒋仲韬等待诊。见《药方墨迹》。

按：所记门人姓名，系记其第一年初见者，比后不再记。

光绪四年戊寅（1878）58岁

十月，先祠前楹告成，题“梅香堂”匾字。

按：堂在北宅建筑群之西北隅，面南，甚轩敞。

是年，门人周庄朱咏莲、叶榭蒋琴泉、松江吴季常、青浦曹伯荣、嘉善顾印谷等待诊。见《药方墨迹》。

光绪五年己卯（1879）59岁

秋，诊吴郡陆晋笙母痿症。

“先慈汪民得痿症，不起床者经年。己卯秋，外叔祖汪安斋病，迓名医何鸿舫先生于重古，先慈转延其诊治。先生与先大母舅汪子缉本交好，先君亦与稔。至是诊毕，责余昆季曰：余与君家系世交，此病起时，何以不早告，致困床蓐者经年。幸也，今尚可治。遂索纸，书方者二,一先服数剂，一接服数十剂。复屈指计日：明年仲春可起行矣，届时侍尔太夫人来重古，当为转方。当时听其言，信疑参半，姑服其方，日有起色，至正月，可扶床以行，二月而不扶亦能行，异哉。于是赴重古转方，且致谢焉。余是以知医之能起废疾矣。”见《景景医话》。

青浦县志续修，任分辑。见《青浦县续志》。

是年，门人之侍诊者同上年。见《药方墨迹》。

秋，题“三养轩”匾，跋云:“取坡公语以警。”

光绪六年庚辰（1880）60岁

诊鹿邑王树棻次子病。

按:《还如阁诗存》王树棻序:“岁庚辰、辛巳间，余宰宝山。次儿子病，陈君同叔介君来医之，得瘳。君貌甚奇，须眉如戟，豪饮雄辩，有古侠者风。以书名于世，大江以东，自谓独绝。医其家学，又以余力为诗。（节）”是年，门人之侍诊者，有上海陈玉如、当涂黄行之、平湖李印菱、金山黄叔岑等。见

《药方墨迹》。

七月，侄孙红书生。

按：何红书（1880—1918），字嘉生，号南屏。振基之子。精医。

光绪七年辛巳（1881）61岁

秋，诊愈廖德旺时疾，以“读书医俗”四字匾为赠。

按：匾有跋语，云：“鸿舫先生隐居读书，不求闻达，克承家学，以医济人。德旺承乏淞南，得盟车笠，忽感时恙，幸服刀圭。昔安化陶文毅公曾以四字赠尊甫书田老伯大人，此额毁兵燹，兹倩魏槃阿刺史重书，以彰济美之贤。”

是年，门人侍诊者，有南汇姚益甫等。见《药方墨迹》。

按：陶澍字子霖，安化人。若有《陶渊明集辑注》《靖节年谱》。谥文毅。

光绪九年癸未（1883）63岁

是年，门人侍诊者，有松江钱子杰、常熟姜仲渔等。见《药方墨迹》。

光绪十二年丙戌（1886）66岁

病足，坚卧月余，赋诗遣闷：“曾历山巅与水涯，白头裹足卧荒斋。敢言抱膝隆中对，不会趋时跛亦佳。（**按：此翁诙谐，于此诗可以见之。**）灯火儿时忆讲帷，幼而失学负亲师，老来补学曾何用，策励还劳刺股锥。此手三旬未举觞，欣逢惊座偶沾尝（原注：老友陈同叔来谈三日）。戏言酒病先伤足，屈曲真同醉蟹殭。踞坐无营白发搔，客来羡听屐声高，离披策杖循墙走，真被邻家妇女嘈。”（诗七首，录三首）见《还如阁诗存》。

是年，门人侍诊者，有上海顾丹泉等。见《药方墨迹》。

秋，题听竹山房匾，跋云：“移种竿山之竹听之，凛承彝训[6]。”

按：是匾的木刻，今尚见存。

光绪十三年丁亥（1887）67岁

彭婿文伯暨甥松期，以其母夫人病，专速诊视，信宿有怀庐。见《还如阁诗存》。

按：彭文伯，名同孙，长洲人。鸿舫先生之姊妹与第二女，皆嫁与彭姓，殆是一家。

冬日，父所著《救迷良方》刻成，是为第四次刻本，宝山戴升鳌题其扉叶。

冬杪，戴升鳌又题“某井”二字，跋云：“何忠节公同史忠正公殉难于扬州梅花岭之井，铭此二字以悯忠，为七世孙长治属题。”

按：何刚，字悫人，华亭人。崇祯举人，官职方司。后佐史可法守扬州，死之。谥忠节。

史可法（1602—1645），字宪之，又字道邻，祥符人。崇祯进士。福王立以兵部尚书、大学士督师扬州。城破，不屈死。谥忠正。

是年，门人侍诊者，有上海陈寿昌、朱眉康（按：地名二字模糊），嘉善顾华谷等。见《药方墨迹》。

光绪十四年戊子（1888）68岁

是年，门人侍诊者，有横泾方清卿、嘉定高守先、安徽蒋尧松、昆山胡省三等，次子右韩同侍。见《药方墨迹》。

按：鸿舫先生次子右韩之名，此年始见于药方，其年已四十五岁。现存及见到的有些药方，不似鸿舫先生笔迹，大约就是右韩主持诊疗的，在此以前则为虚白。

笔者所藏的《何鸿舫编年药方墨迹》至此年为止。

光绪十五年己丑（1889）69岁

秋，诊吴郡陆叔和痢疾于嘉兴。

“己丑秋，五兄叔和应秋试，患湿疮，将入闱，求速愈，用一扫光（外科药名）治之愈，实劫剂也。旋返，在禾郡汪氏寓，疾复作，变为痢。禾医治之匝月，痢已止，口糜呃逆，神疲无力，不思食，有欲脱之象。信至家，告病亟，速余往。余素服何医之神，遣仆持函往邀之。余亦即赴禾，有他医曰：病去矣，体虚甚，宜进补。用阿胶等，煎成而为猫所倾。余曰：何先生来否，即有确信，盍停药以俟之。傍晚，何先生至，诊脉良久，忽仰首曰：三焦均未通，奈何？旋检从前所服方依次阅之，至末页，见阿胶方，忽拍案曰：此方服否？服则不救矣。因告以未服，何谓余曰：口糜，湿滞熏蒸也；呃逆，下不通而反乎上也；不思食，食滞阻塞也；大实若羸，三焦俱窒，须导之，仍痢乃佳。并曰：病不去则终死，余与君家系世交，不作酬应方，当宿舟中候信，服余剂，夜仍痢则有生机，明当再诊。设通之而不通，余剂则更速其毙，期在明日。余亦明早返棹矣。言之甚决，闻之忧甚，彻夜无寐。天微明，内室门启，有婢出，亟询之，则昨夜又痢十一次，狂喜，亟登舟告何先生，先生亦喜，登岸再诊。诊毕曰：可以生，但需时日耳。又曰：余女病甚危，待余治，故婿同来，须急返。先生之婿彭君文伯，本余友，亦急促其翁返。坚留之，不可。余曰：我不知医，先生去，无继其任者，是先生生之而复弃之也，奈之何。先生寻思良久曰：有松江王松亭者，余门下士，在禾行医，盍觅之。遣仆四出，未几，王医来，询之，乃王斗槎之弟，斗槎亦余至交也。何乃疏方二纸，一为痢未尽之方，一为痢已清之方，纸背列药几满，见何证，有何脉，则增减何味，盖一方而不啻数十方焉。将方交王医，一一为王预言将来之情状，且谓必依次下五色痢，初青，黑次之，黄次之，赤次之，白又次之，无害。询其故，曰：积应脏色也，肺位最高，白积下则痢清矣。又屈指计曰：某日晨必神昏欲脱，勿药勿扰，静俟之，无妨也。询之，曰：霜降节令也，气先三日至，常人不觉，病人则必加剧耳。既而王医守其方治之，尽如其言，竟愈。余是以知医之能杀人，能生人矣。余之究心医术，自见何先生愈我母、我兄病而始。”见《景景医话》。

按：《景景医话》著者陆锦燧，字晋笙，吴郡人。辑有《重古三何医案》三卷，何鸿舫医案为下卷，其序文与医话所记，互为发明。

秋，诊女病于苏州。见《景景医话》。

十二月十九日子时，殁于重古镇之老宅。太学生何长治墓，在四十五保四区二图应泾。见《青浦县续志·名迹》。

【校注】

［1］不遑（huáng）：表示没有时间，来不及。

［2］挈（qiè）家：携带家眷。

［3］族叔其超为题瞻竿旧居图：何其超《藏斋诗钞》：“竿山耸孤青，悠然九峰外，草堂在其北，开门挹晴翠。别墅福泉麓，汝祖暮年置，直北十里遥，一水通波派，分居七十年，于汝已三世（原注：淡安伯父买宅重固，嘉庆八年

迁居，十一年殁，十三年四子分析，韦人、琢甫两兄弟居此）。汝能读父书，不为名缰系，作书兼颜柳，诗笔亦清丽，述德怀故山，引领发遐思。”淡安伯，即何世仁。韦人、琢甫，即何书田、何其章。

［4］弆（jǔ）：收藏，保藏。

［5］庋（guǐ）：指置放，收藏。

［6］凛承彝训：凛承，严格遵承。彝训，指尊长对后辈的教诲、训诫。

程门雪序与诗[1]

何氏自宋始以医世其家，代有闻人，至清季书田、鸿舫父子而益显。鸿舫尤精书，得力鲁公争坐至深，其手书方，人多藏弆[2]，故所存独多，平生所见不下数百纸，此册所收一百三十余，其中确属门人书者，大约数十纸[3]，已为拈出。另有一种尖秀流丽者，似亦出本人手，书法甚佳精，未能定也[4]。如能选精影印，以供同道仿学欣赏，亦属佳事。其方一百三十纸，几乎纸各一人[5]，而用法甚简，大致不外枳实理中、黄芪鳖甲二方出入，用参、芪者至多，人病其隘，余则以为何氏非俭腹者，于其所取，当必别有领会者在。

诗

徐何辨证墨余录，父子名家迹久尘，留得一编残墨在，即论书法亦传人。

【校注】

[1] 程门雪序与诗：何时希原按：此序与诗，乃程门雪题在上海中医学院（现上海中医药大学）所藏的药方墨迹裱册上的。

[2] 弆（jǔ）：收藏，保藏。

[3] 大约数十纸：何时希原按：约二十纸。

[4] 书法甚佳精，未能定也：何时希原按：此乃鸿舫先生四十岁以前处方。其方笺之右上角尚未有纪年图章，而左上角亦未有“寓罗店”“寓戬浜桥”或“在家”等小章，其时父业有其兄平子先生继承，而鸿舫先生尚在游学、游宦时期，未曾专业为医，可以为辨。

[5] 几乎纸各一人：何时希原按：有复诊者，但甚少。

胡常德序

近数十年来，吾松医之良者，首推重古何氏元常、书田两先生，于鸿舫先生为祖若父。并有诗文行世，非独以医名于时者也。鸿舫先生承其绪，诗文与医其素习，而又工于书。然性豪迈，雅不愿以医名，出与海内名人游，又尝佐戎幕，思负其奇以驰骋当世，遇无一可，不得已而隐于医。能起垂绝之症，求治者日踵于门，先生恒喟然叹曰：此岂壮夫事哉。性善饮，醉则酣嬉淋漓，挥洒笔墨，或作为诗歌以自娱。先生与余妇家冯氏有连，余又尝馆先生之梅花庐，课其孙读，因得接其容仪。先生短视长髯，状貌古佛，与之谈，竟日无倦容，对客豪饮，兴酣时高谭雄辩，论者莫当，于当世士鲜有可其意者，吾于是知此老胸襟别有事在，区区医之良与其书之工，不足以尽先生也。然人重先生名，没后数十年，医方之流落人间者，咸珍贵之。方君策卿，其妇家赵氏亦与先生有连，因此得医方数纸，装潢成帙藏于家。后附以虚白医方，虚白者，先生子，亦工医而又善书者也。方君尝出以示人，余展玩之，恍见先生当日长髯拂拂、杯酒流连之状态焉，因书其端。

癸丑（1913）仲冬　云间胡常德序于沪西寓庐

陆晋笙序

青浦重古镇何氏，世以医著，至鸿舫先生已二十四传矣。戊寅仆年十五，先君仁卿公病剧，曾远道迓先生，以事冗未及来，而先君见背矣，至今以未得一诊为怅。己卯秋，先母汪太淑人病痿，困顿床蓐已近一载，苏医佥谓将痼疾终其身，先生独谓可治，且预决期来春可起行，果如其言。己丑秋先兄叔和在嘉兴患痢，匝月后痢已止，有欲脱之状，禾医将用补，未即服。仆素信先生深，迓之来，诊毕，独谓邪未清，仍宜疏通，果仍痢而就痊。仆之究心岐黄家言，亦因见先生治病如神而始。由是购求何氏方案，得元长、书田、鸿舫三先生者百余首；最后得蒋生手抄本。约同郡陈君焕云删其复出及治小恙诸方，选存数十首，储诸书笈。考元长、书田两先生乃贤乔梓，书田先生居竹竿山下，自号竹竿山人，均载陆定圃先生《冷庐医话》中，但不知于先生为几世先德。仆与先生之子虚白兄亦交好，而今已作古，仅知虚白文郎在沪行医，不详其名，亦未谋一面，殊怅触也。今检出付诸石印，以广流传，且借以铭先生大德。至书中方案之佳，有目者自知之，无待鄙人之赘言，是为序。

岁次戊午（1918）春　吴郡陆晋笙锦燧书于济南寄庐

何鸿舫手书方笺册

清·何鸿舫 著

本书提要

何鸿舫，名长治，是何氏自南宋以来的第二十四世医。他继承祖业，益以力学，《清代名医医话精华》称他“学识经验高人一筹……尤擅书法，得平原（颜真卿）、山谷神髓，为世所珍视”。何鸿舫医负盛名，诊务繁忙，然处方必亲书之，不假手门弟子。现代医界前辈程门雪说他手书方笺不特处方精当，用药有味，而书法之佳尤令人爱不释手。并称道其方笺册似仿君谟（蔡襄），亦有仿颜平原、李北海者，无一不妙前辈风仪，令人意远。正因为人们爱赏他的书法，所以能保留一些药方墨迹供我们欣赏（研）究。从这些药方图片中可见一些特色：药方的右上角有些印有干支图章，月日时刻是手写的；左上角印着“在家逢一三八期”“逢九十期”等字样；左下角是他自己的名号图章，有方形、梅花形、圆中带方等印式；左边一长行是门人及儿子侍诊的许多名章，可以考知随他临床的门人约有30多位，籍贯有江苏、浙江、安徽三省的十几个县。门人们学成回去，鸿舫先生的学术必将在这些地区起到一定的影响。

本书乃据《何鸿舫先生手书方笺册》所载方笺图片329幅，经并页整合成322幅，剔除其中字迹模糊、脱落者，筛选出212幅而成。每幅图片中医案内容均附文字对照，印记文字对照参看《何鸿舫墨迹与印谱》，以便于学习欣赏。

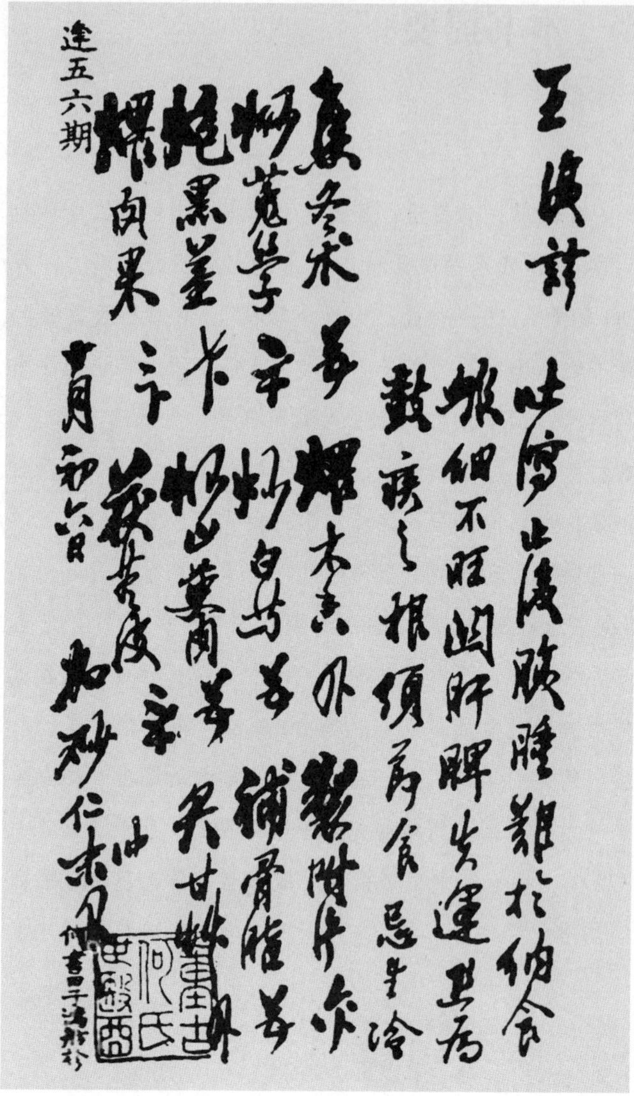
王复诊
吐泻止后腹肿，艰于纳食，脉细不旺，关肝脾失运，恐为鼓疾之根，须节食忌生冷
焦冬术钱半 煨木香四分 制附片六分
炒菟丝子二钱 炒白芍钱半 补骨脂钱半
炮黑姜七分 炒山萸肉钱半 炙甘草四分
煨肉果三分 茯苓皮三钱
加砂仁末（冲）四分
十月初六日
逢五六期

王　**复诊**　十月初六日

吐泻止后腹肿，艰于纳食，脉细不旺。关肝脾失运，恐为鼓疾之根。须节食忌生冷。

焦冬术钱半　煨木香四分　制附片六分　炒菟丝子二钱　炒白芍钱半　补骨脂钱半

炮黑姜七分　炒山萸肉钱半　炙甘草四分　煨肉果三分　茯苓皮三钱

加砂仁末（冲）四分

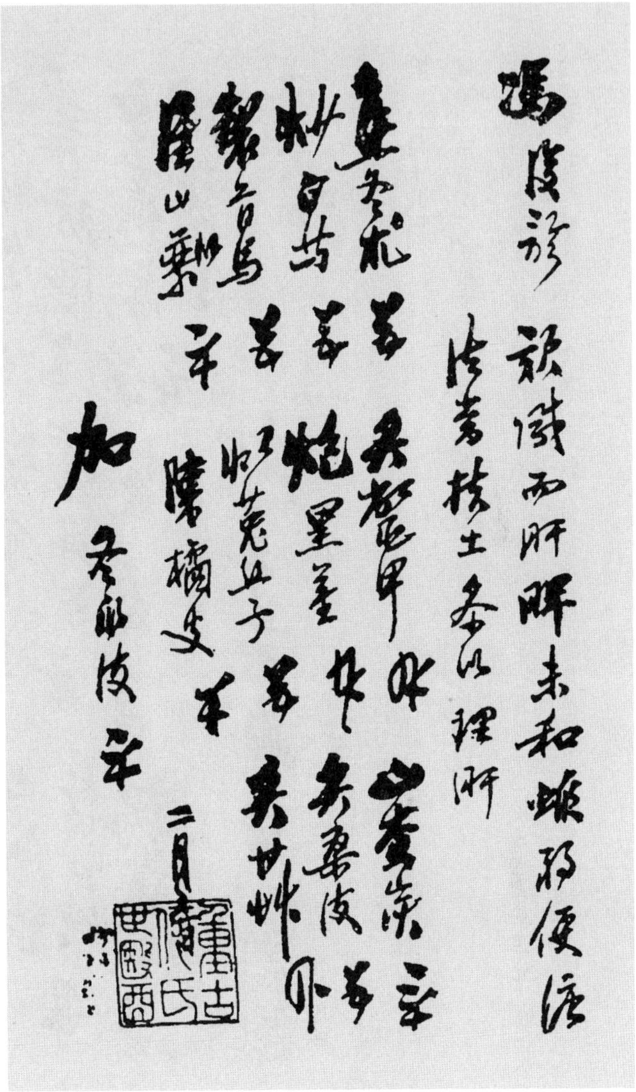

冯　复诊　二月二日

咳减而肝脾未和，脉弱便溏。法当扶土，参以理肝。

焦冬术钱半　炙鳖甲四钱　山楂炭三钱　炒白芍钱半　炮黑姜五分　炙桑皮钱半

制首乌钱半　炒菟丝子钱半　炙甘草四分　怀山药（炒）二钱　陈橘皮一钱

加冬瓜皮二钱

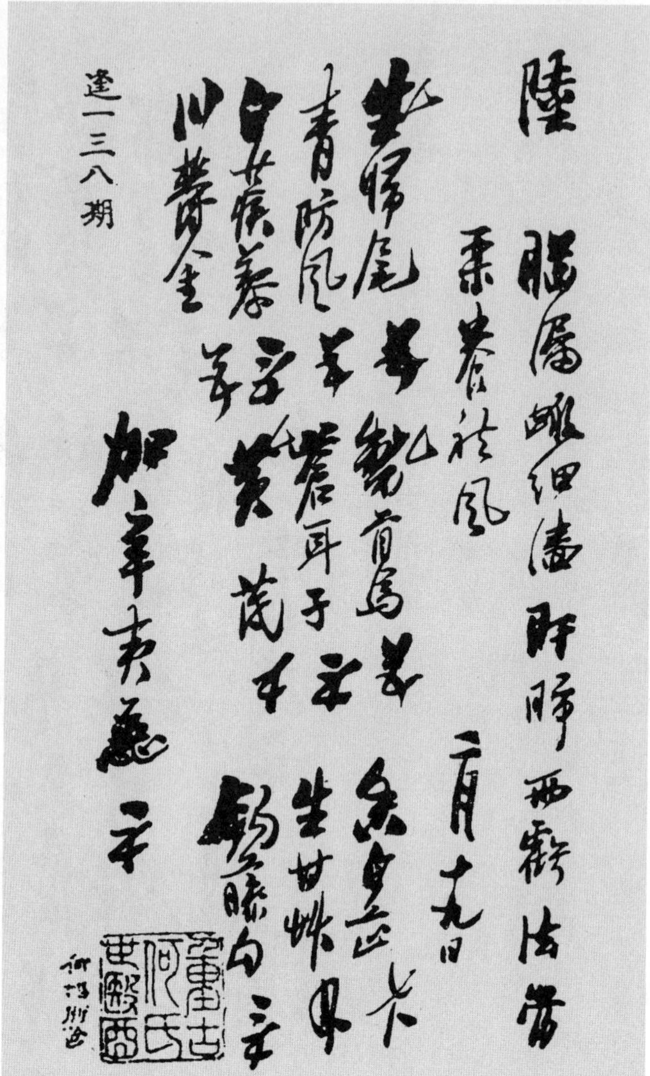
陆 脑漏脉细涩肝肺两亏法当柔养祛风 二月十九日
生归尾钱半 制首乌钱半 香白芷七分
青防风钱半 苍耳子二钱 生甘草四分
白蒺藜三钱 黄芪一钱 钩藤勾三钱
川郁金钱半 加辛夷蕊二钱
逢一三八期

陆 二月十九日

脑漏，脉细涩。肝肺两亏，法当柔养祛风。

生归尾钱半 制首乌钱半 香白芷七分 青防风钱半 苍耳子二钱 生甘草四分

白蒺藜三钱 黄芪一钱 钩藤勾三钱 川郁金钱半 加辛夷蕊二钱

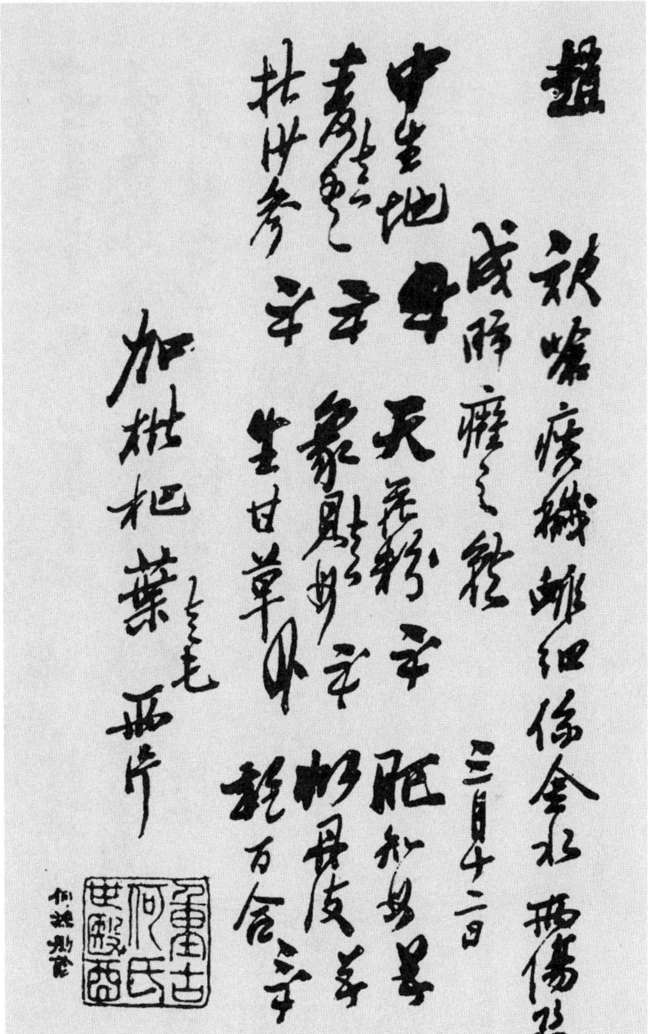

赵 三月十二日

咳呛，痰秽，脉细。系金水两伤，恐成肺痈之候。

中生地四钱 天花粉二钱 肥知母钱半 麦冬（去心）二钱 象贝母（去心）二钱 粉丹皮钱半 北沙参二钱 生甘草四分 干百合三钱 加枇杷叶（去毛）两片

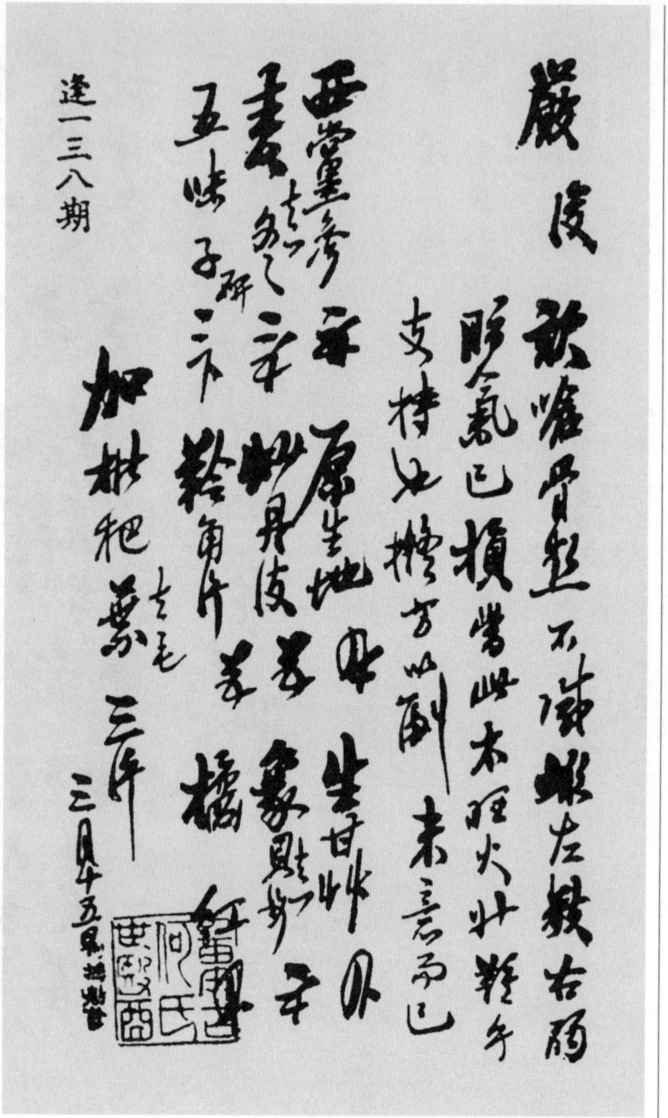
嚴復
欬嗆骨蒸不減　脈左數右弱
肺氣已損　當此木旺火升　難乎
支持也　擬方以副未意而已
西黨參二錢　原生地四錢　生甘草四分
麥冬去心三錢　炒丹皮錢半　象貝母去心二錢
五味子研三分　羚角片錢半　橘紅四分
加枇杷葉去毛三片
逢一三八期
三月十五日

严　复　三月十五日

咳呛骨蒸不减，脉左数右弱。肺气已损，当此木旺火升，难乎支持也。拟方以副未意而已。

西党参二钱　原生地四钱　生甘草四分　麦冬（去心）三钱　炒丹皮钱半　象贝母（去心）二钱　五味子（研）三分　羚角片钱半　橘红四分　加枇杷叶（去毛）三片

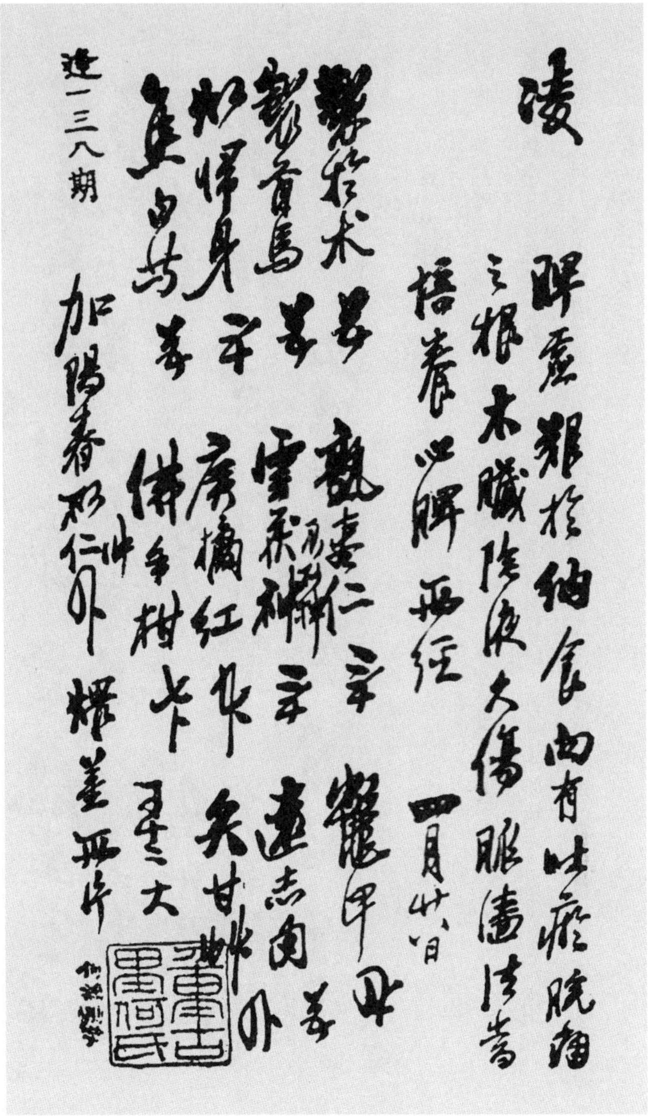

凌　四月廿八日

脾虚艰于纳食，向有吐瘀、脘痛之根；木脏阴液大伤，脉涩。法当培养心脾两经。

制于术钱半　熟枣仁三钱　鳖甲四钱　制首乌钱半　云茯神（辰砂拌）三钱　远志肉钱半　炒归身二钱　广橘红五分　炙甘草四分　焦白芍钱半　佛手柑七分

加阳春砂仁（冲）四分　煨姜两片

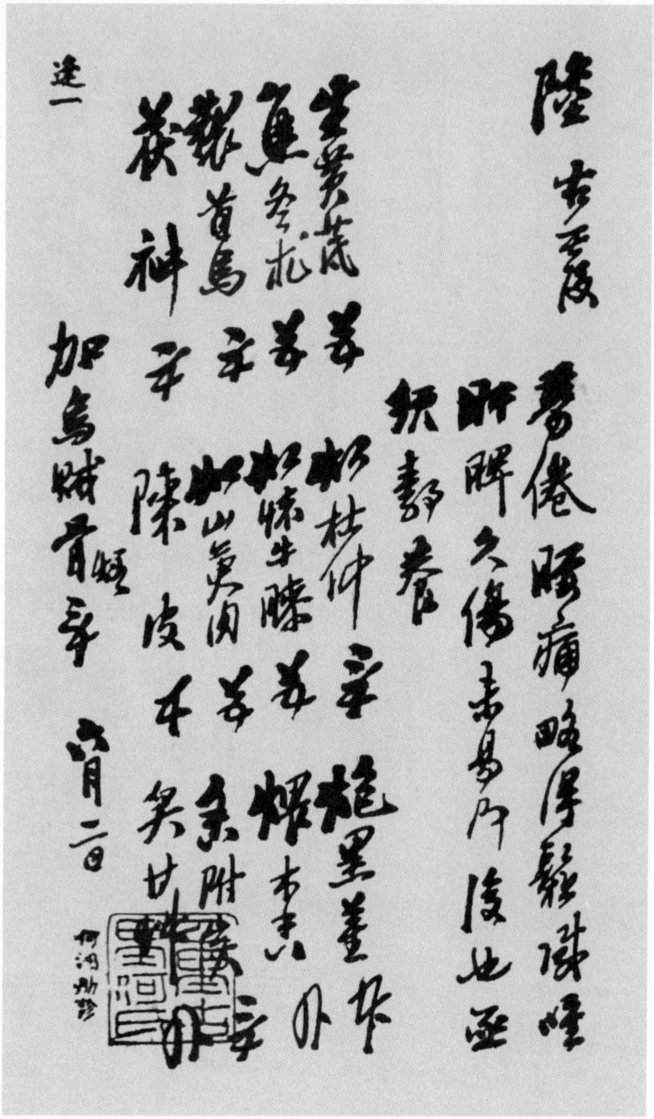

陆 右 复 六月二日

劳倦、腰痛略得松减。唯肝脾久伤，未易即复也。亟须静养。

生黄芪钱半　炒杜仲三钱　炮黑姜五分　焦冬术钱半　炒怀牛膝钱半　煨木香四分

制首乌二钱　炒山萸肉钱半　香附炭三钱　茯神二钱　陈皮一钱　炙甘草四分

加乌贼骨（煅）三钱

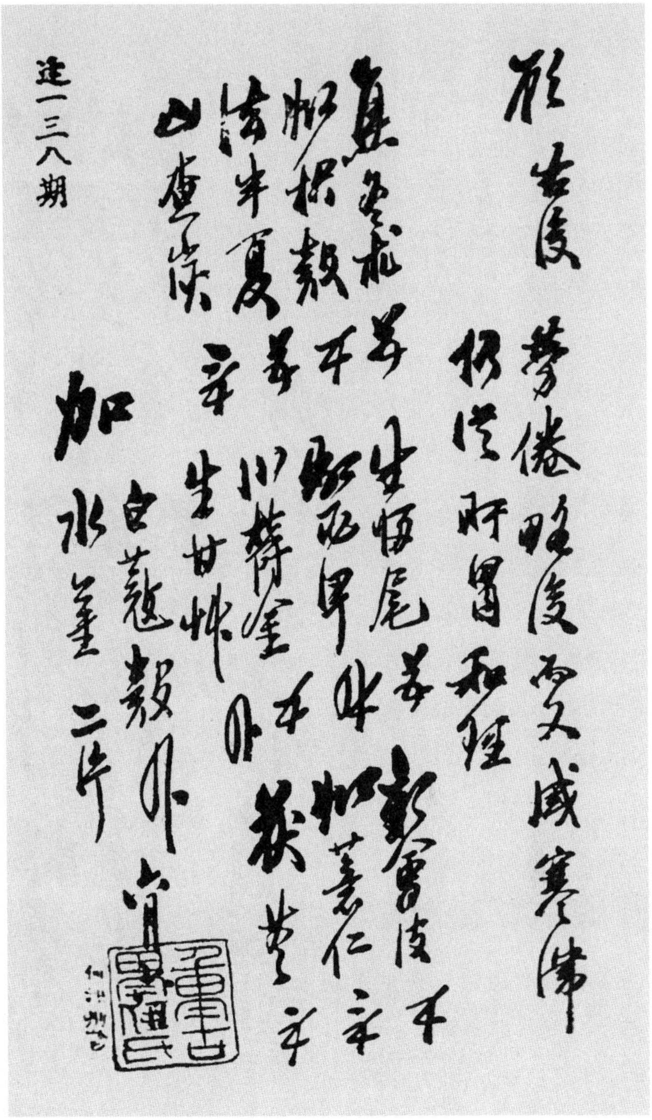

顾右复 六月六日

劳倦略复而又感寒滞。仍从肝胃和理。

焦冬术钱半　生归尾钱半　新会皮一钱　炒枳壳一钱　炒鳖甲四钱　炒薏仁三钱

法半夏钱半　川郁金一钱　茯苓二钱　山楂炭三钱　生甘草四分

加白蔻壳四分　水姜二片

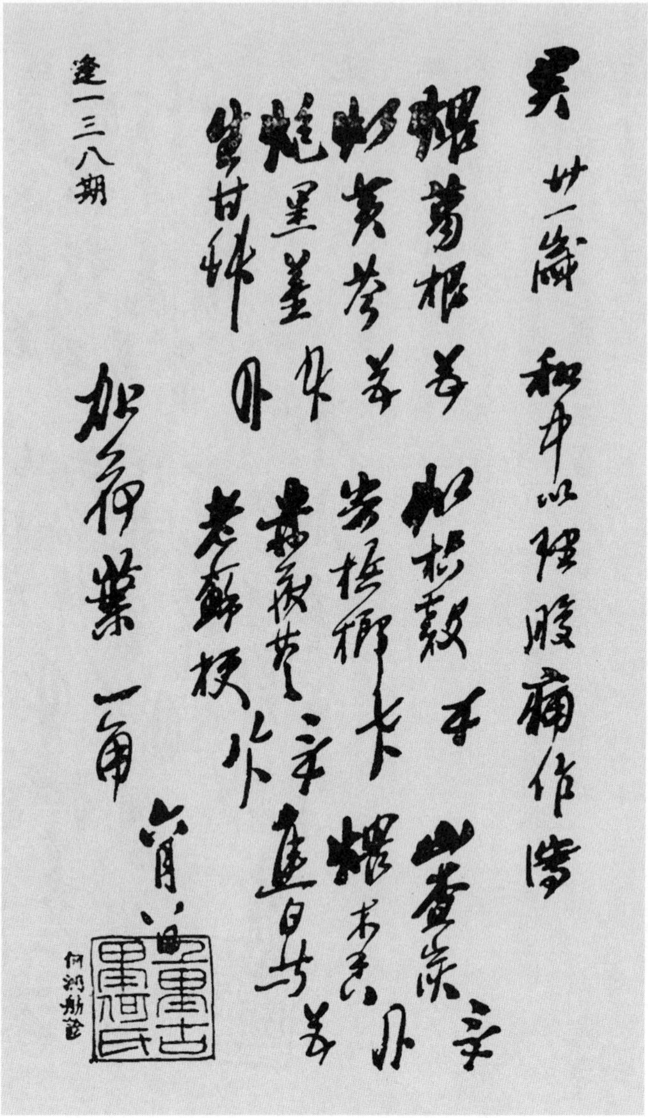

吴　廿一岁　六月八日

和中以理腹痛作泻。

煨葛根钱半　炒枳壳一钱　山楂炭三钱　炒黄芩钱半　尖槟榔七分　煨木香四分

炮黑姜五分　赤茯苓三钱　焦白芍钱半　生甘草四分　老苏梗八分　加荷叶一角

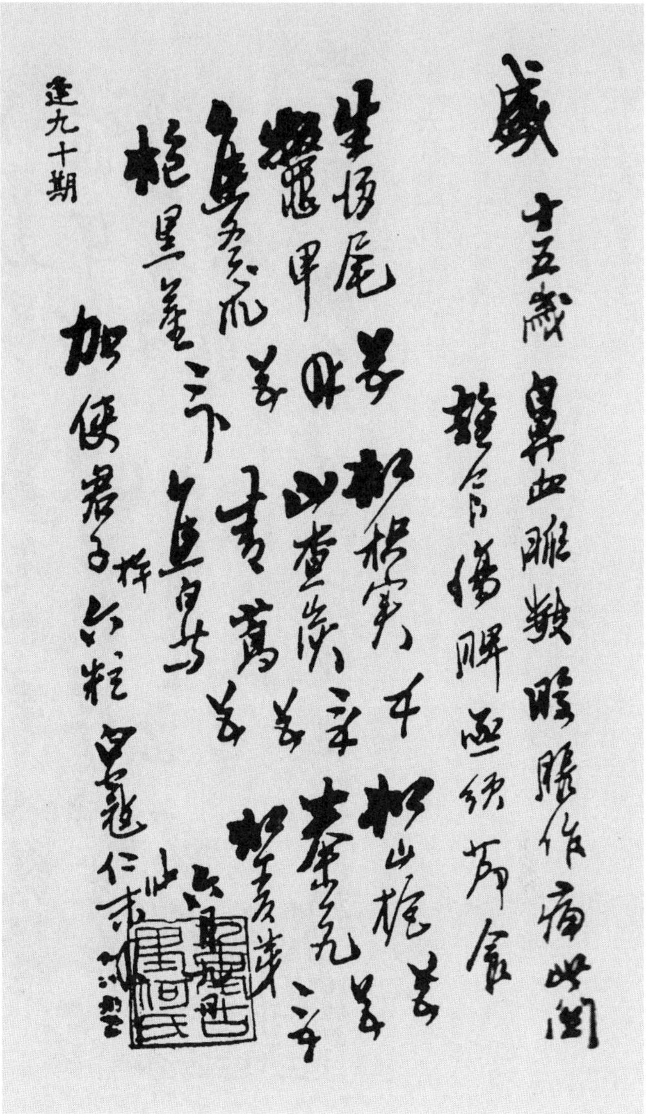

盛　十五岁　六月九日

鼻血，脉数，腹胀作痛。此关杂食伤脾。亟须节食。

生归尾钱半　炒枳实一钱　炒山栀钱半　鳖甲四钱　山楂炭三钱　秦艽钱半

焦冬术钱半　青蒿钱半　炒麦芽三钱　炮黑姜三分　焦白芍钱半

加使君子（杵）六粒　白蔻仁末（冲）四分

谢 六月十一日

劳力肝脾络伤，脉涩。暂宜和理，并须节力。

制首乌钱半　焦冬术一钱　川郁金钱半　鳖甲四钱　炒枳壳八分　炒米仁三钱

怀山药二钱　赤茯苓三钱　块滑石三钱　生甘草四分　陈皮一钱

加荷叶一角　白蔻壳四分

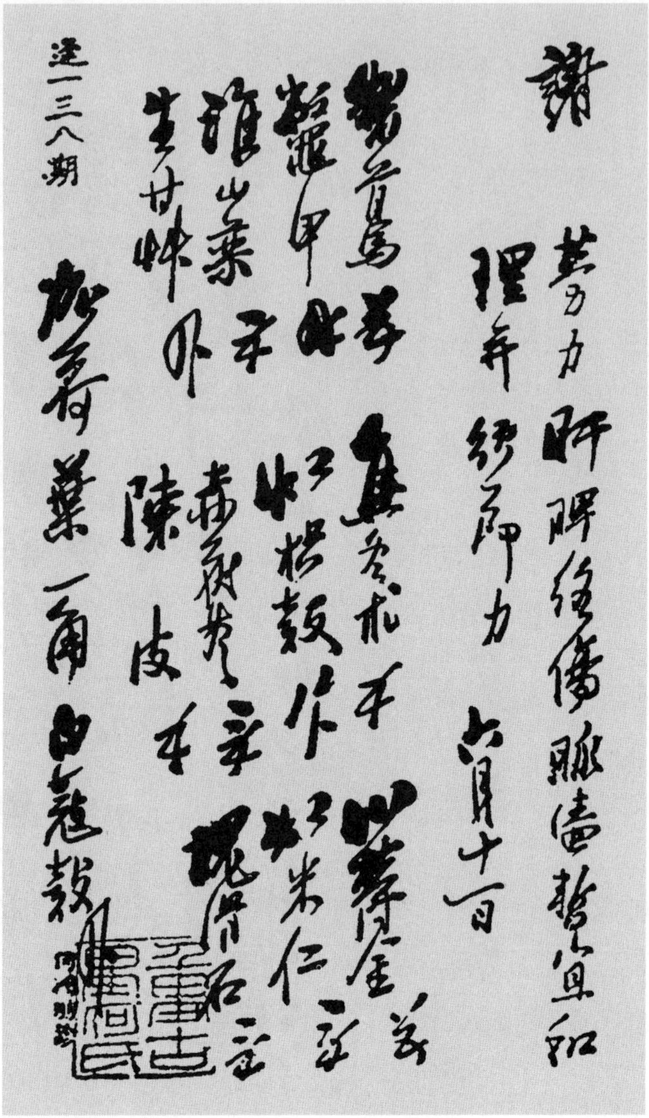

谢

劳力肝脾络伤，脉涩，暂宜和

理，并须节力。六月十日

制首乌钱半　焦冬术一钱　川郁金钱半

鳖甲四钱　炒枳壳八分　炒米仁三钱

怀山药二钱　赤茯苓三钱　块滑石三钱

生甘草四分　陈皮一钱

加荷叶一角　白蔻壳四分

逆一三八期

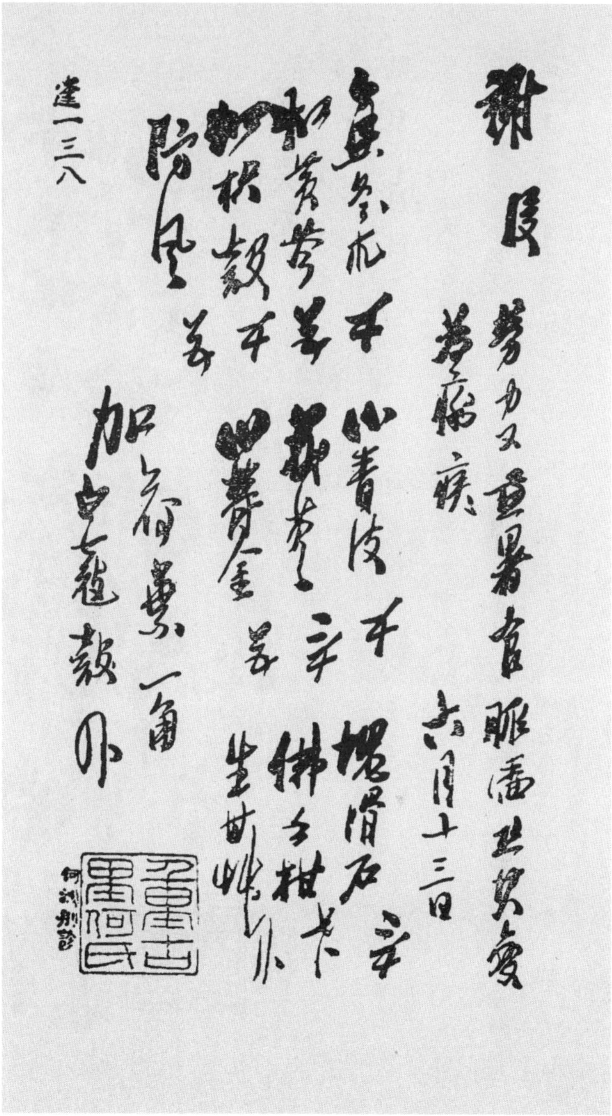

谢　复　六月十三日

劳力又兼暑食，脉涩。恐其变为痢疾。

焦冬术一钱　小青皮一钱　块滑石三钱　炒黄芩钱半　茯苓三钱　佛手柑七分

炒枳壳一钱　川郁金钱半　生甘草四分　防风钱半　加荷叶一角　白蔻壳四分

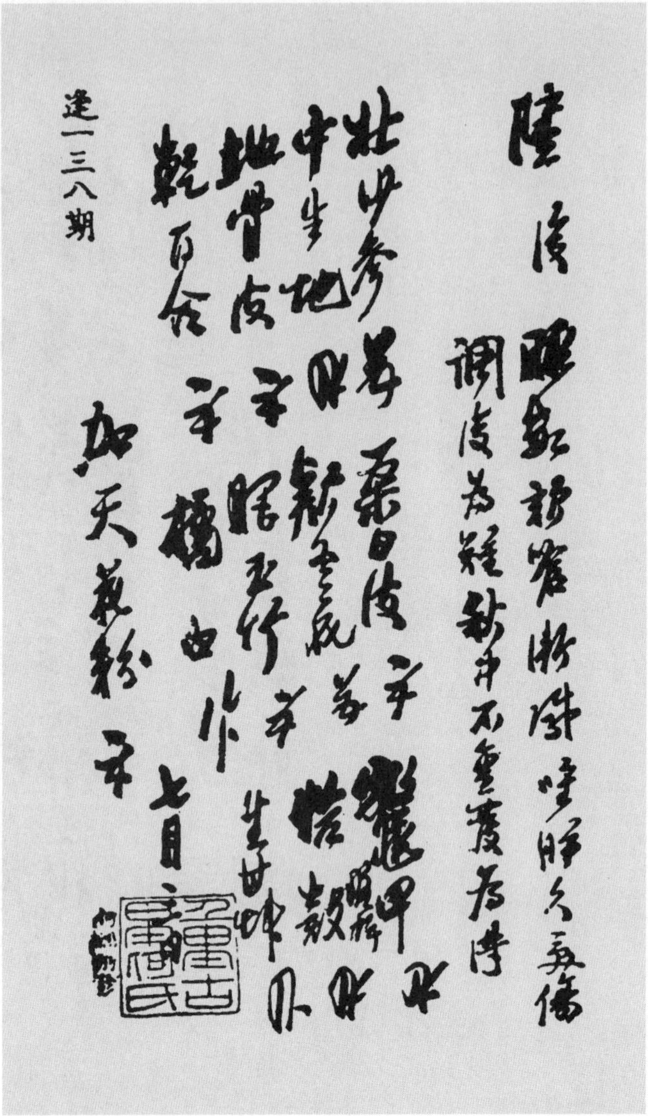

陆　复　七月三日

脉数，咳呛渐减。唯肺久更伤，调复为难，秋中不重发为得。

北沙参钱半　桑白皮二钱　鳖甲四钱　中生地四钱　款冬花钱半　蛤壳（略杵）四钱

地骨皮二钱　肥玉竹二钱　生甘草四分　干百合二钱　橘白八分　加天花粉二钱

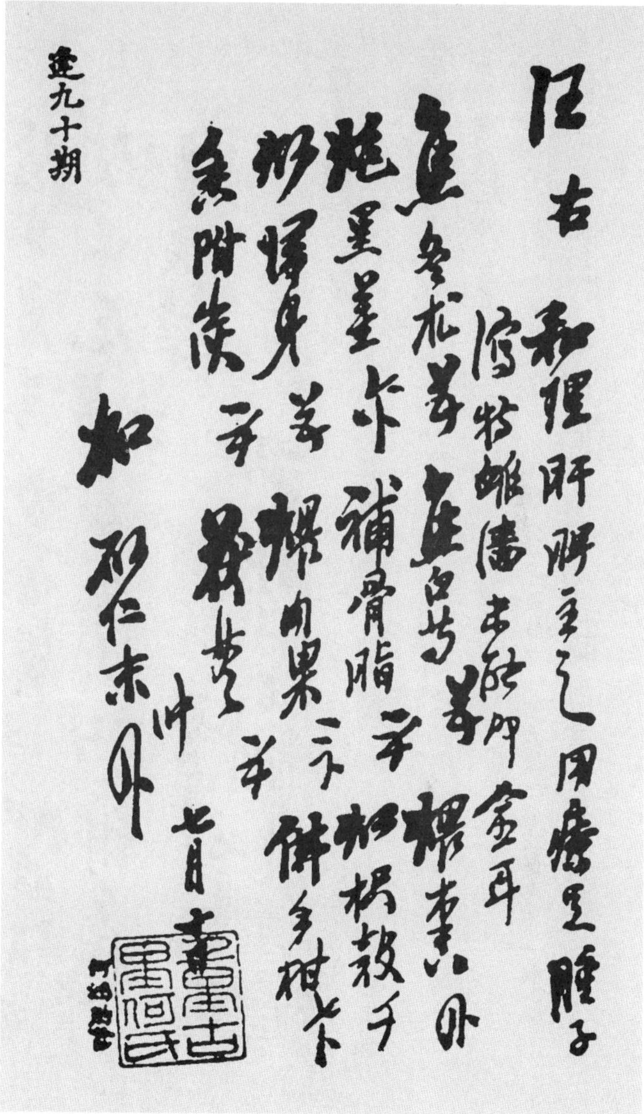

汪右　七月十日

和理肝脾主之，用疗足肿、子泻。特脉涩，未能即愈耳。

焦冬术钱半　焦白芍钱半　煨木香四分　炮黑姜六分　补骨脂二钱　炒枳壳一钱

炒归身钱半　煨肉果三分　佛手柑七分　香附炭二钱　茯苓二钱　加砂仁末（冲）四分

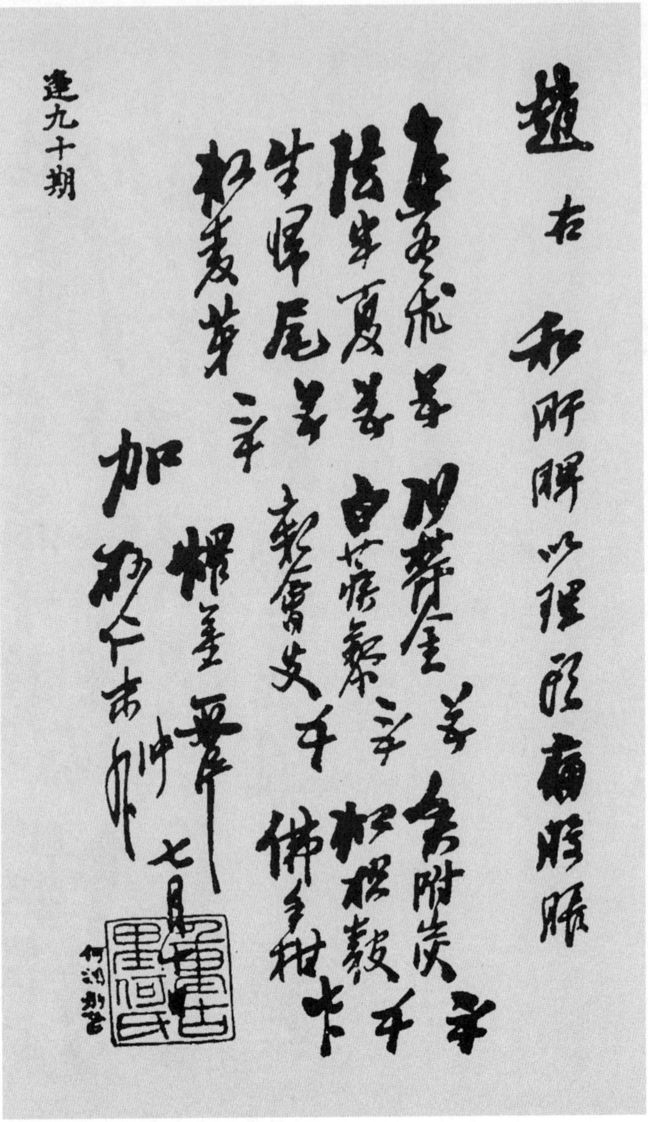

赵　右　七月十日

和肝脾以理头痛、腹胀。

焦冬术钱半　川郁金钱半　香附炭二钱　法半夏钱半　白蒺藜三钱　炒枳壳一钱

生归尾钱半　新会皮一钱　佛手柑七分　炒麦芽三钱　加煨姜两片　砂仁末（冲）四分

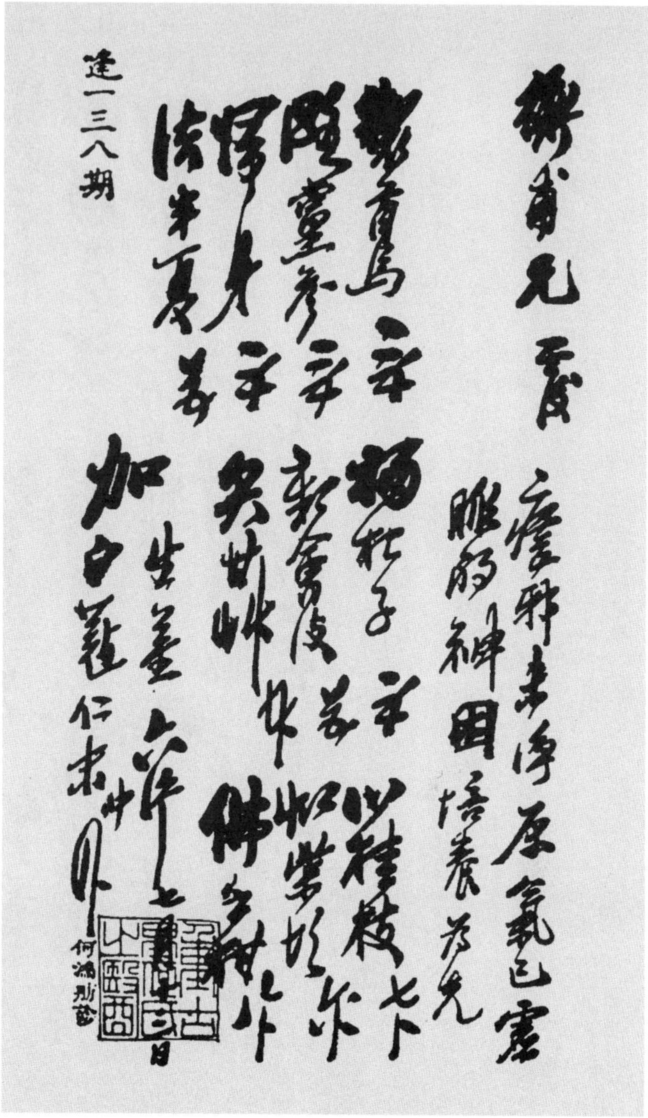

衡甫兄　复　七月十三日

疟邪未净，原气已虚。脉弱，神困。培养为先。

制首乌三钱　枸杞子二钱　川桂枝七分　潞党参三钱　新会皮钱半　炒柴胡六分

归身二钱　炙甘草五分　佛手柑八分　法半夏钱半　加生姜六片　白蔻仁末（冲）四分

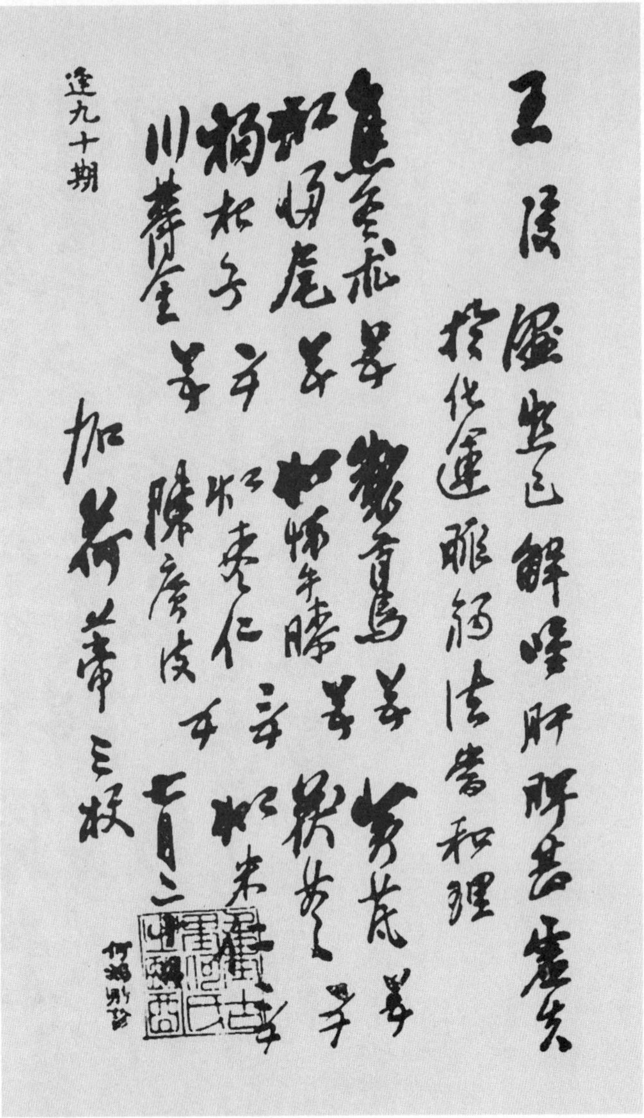

王　复　七月二十日

湿热已解，唯肝脾甚虚，失于化运。脉弱。法当和理。

焦冬术钱半　制首乌钱半　黄芪钱半　炒归尾钱半　炒怀牛膝钱半　茯苓二钱

枸杞子二钱　炒枣仁三钱　炒米仁三钱　川郁金钱半　陈广皮一钱　加荷蒂三枚

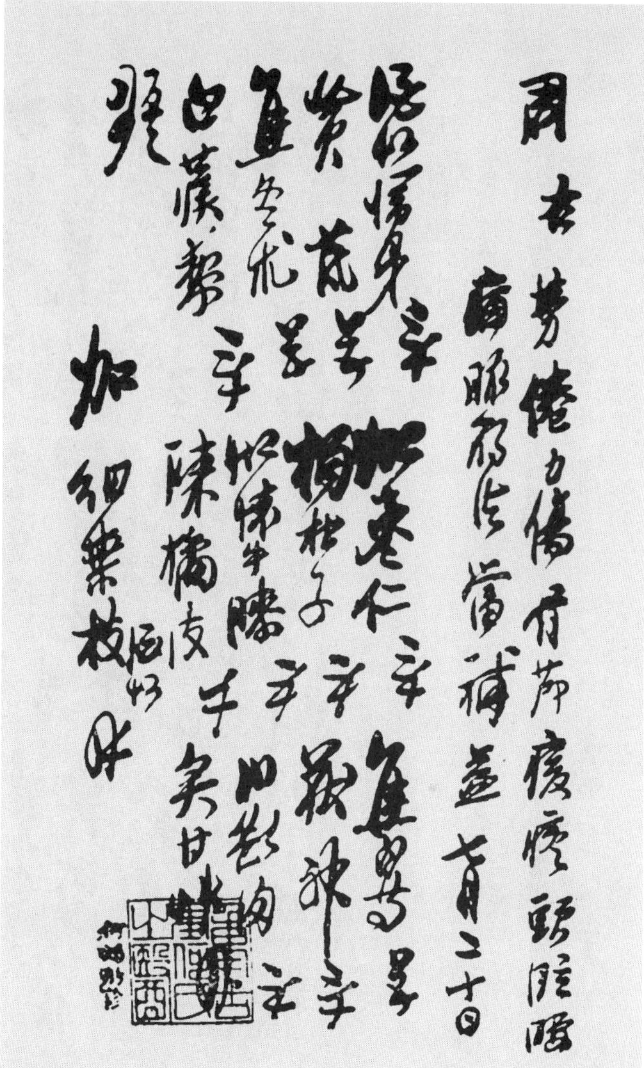

周右　七月二十日

劳倦力伤。骨节酸痛，头眩，腰痛，脉弱。法当补益。

酒炒归身三钱　炒枣仁三钱　焦白芍钱半　黄芪钱半　枸杞子二钱　茯神三钱

焦冬术钱半　炒怀牛膝二钱　川断肉二钱　白蒺藜三钱　陈橘皮一钱　炙甘草四分

加细桑枝（酒炒）四钱

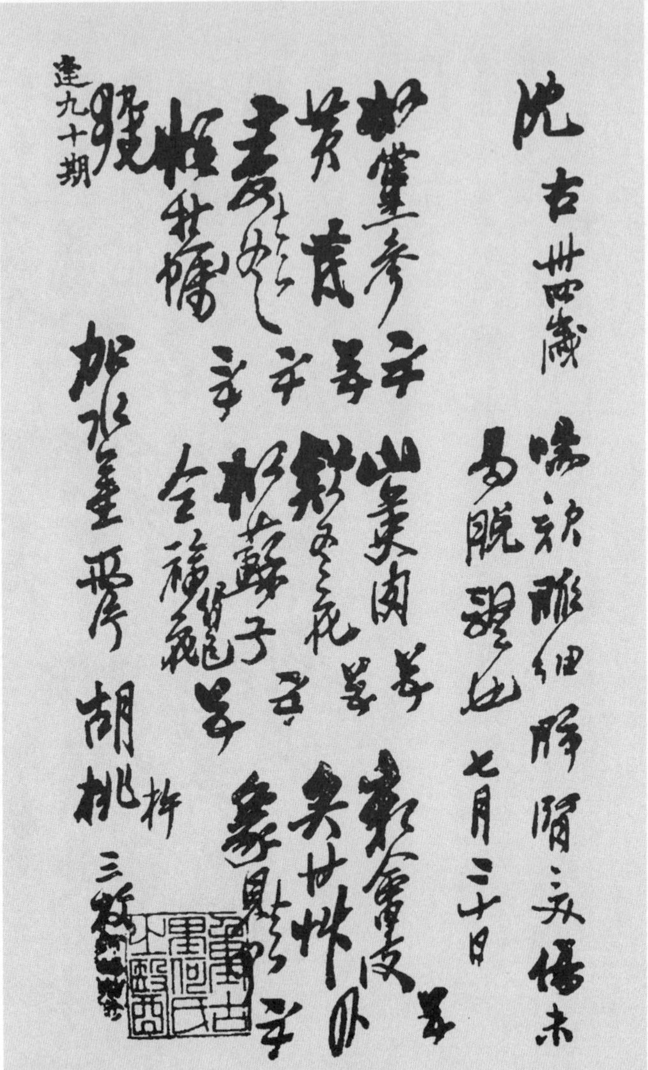

沈 右　卅四岁　七月二十日

喘咳，脉细。肺肾更伤，未易脱体也。

炒党参二钱　山萸肉钱半　新会皮钱半　黄芪钱半　款冬花钱半　炙甘草四分

麦冬（去心）二钱　炒苏子二钱　象贝母（去心）二钱　煅牡蛎三钱　全福花（绢包）钱半

加水姜两片　胡桃（杵）三枚

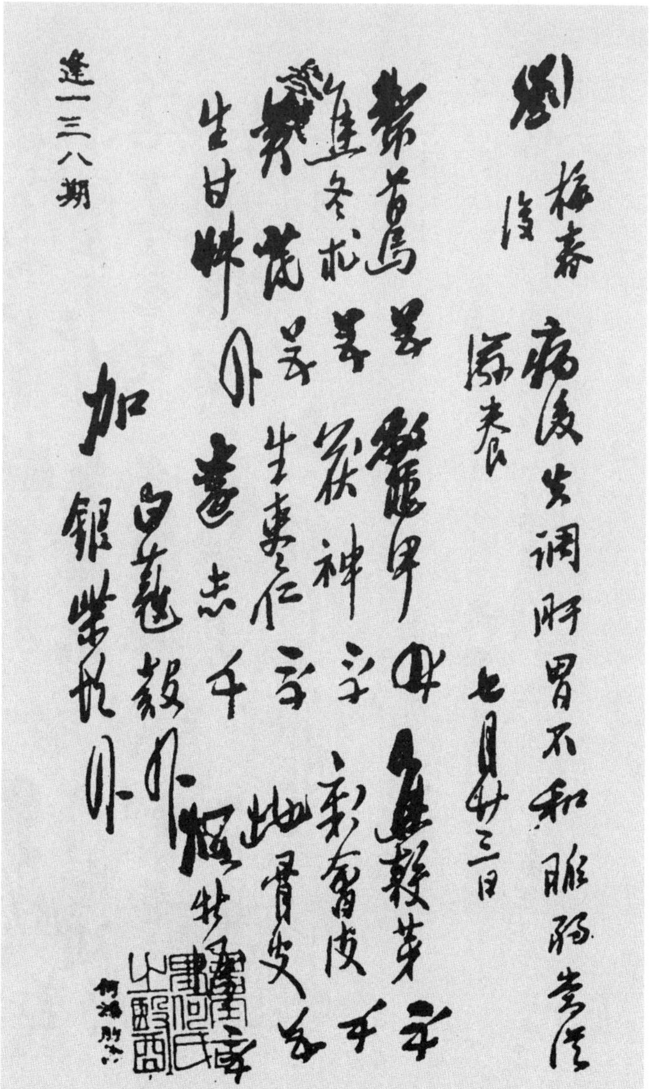

刘梅春 复 七月廿三日

病后失调，肝胃不和。脉弱。当从滋养。

制首乌钱半 鳖甲四钱 焦谷芽二钱 焦冬术钱半 茯神三钱 新会皮一钱

黄芪钱半 生枣仁三钱 地骨皮钱半 生甘草四分 远志一钱 煅牡蛎三钱

加白蔻壳四分 银柴胡四分

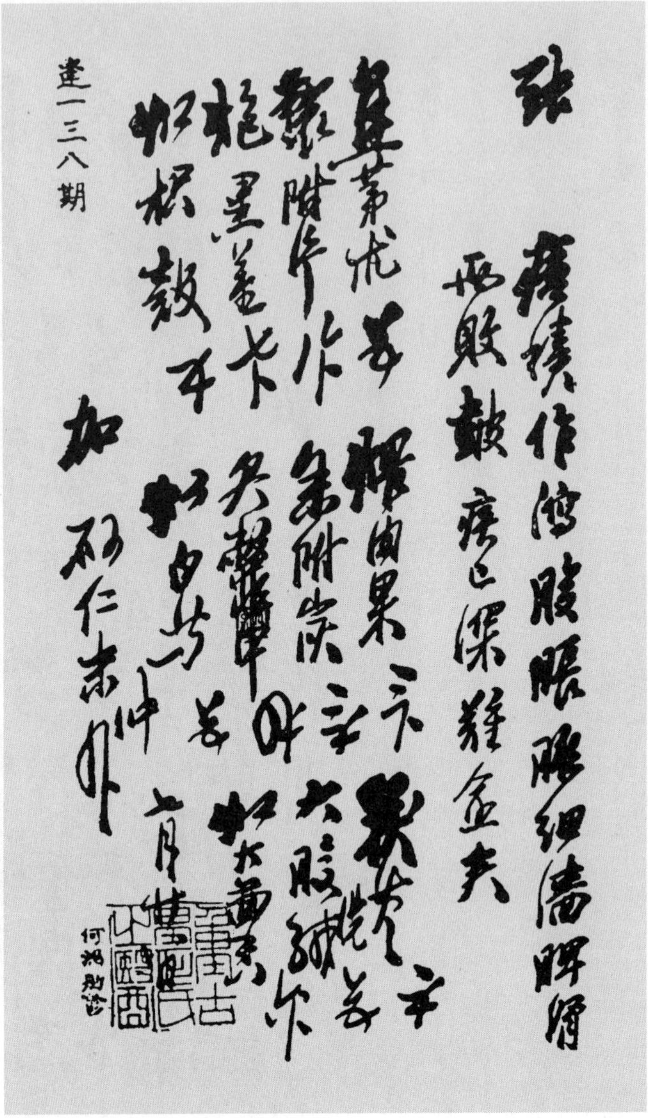

张　七月廿八日

疟积作泻，腹胀，脉细涩。脾肾两败，鼓疾已深，难愈矣。

焦茅术钱半　煨肉果三分　茯苓二钱　制附片八分　香附炭三钱　大腹绒（洗）钱半

炮黑姜七分　炙鳖甲四钱　炒大茴香六分　炒枳壳一钱　炒白芍钱半

加砂仁末（冲）四分

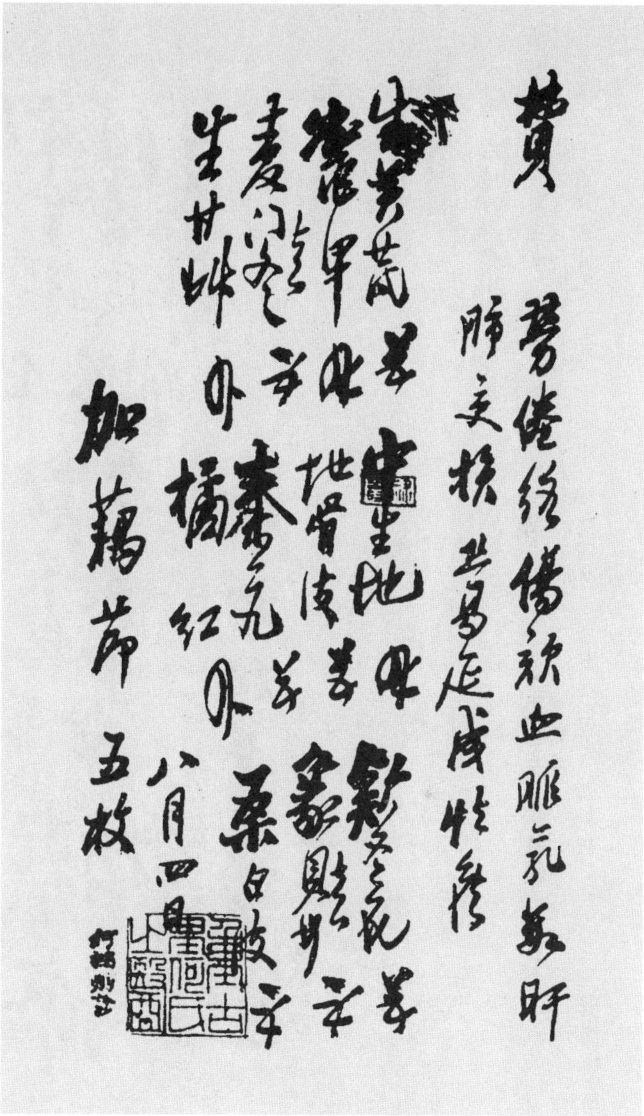

费　八月四日

劳倦络伤咳血，脉芤数。肝肺更损，恐易延成怯候。

生黄芪钱半　中生地四钱　款冬花钱半　鳖甲四钱　地骨皮钱半　象贝母（去心）二钱

麦门冬（去心）二钱　秦艽钱半　桑白皮二钱　生甘草四分　橘红四分　加藕节五枚

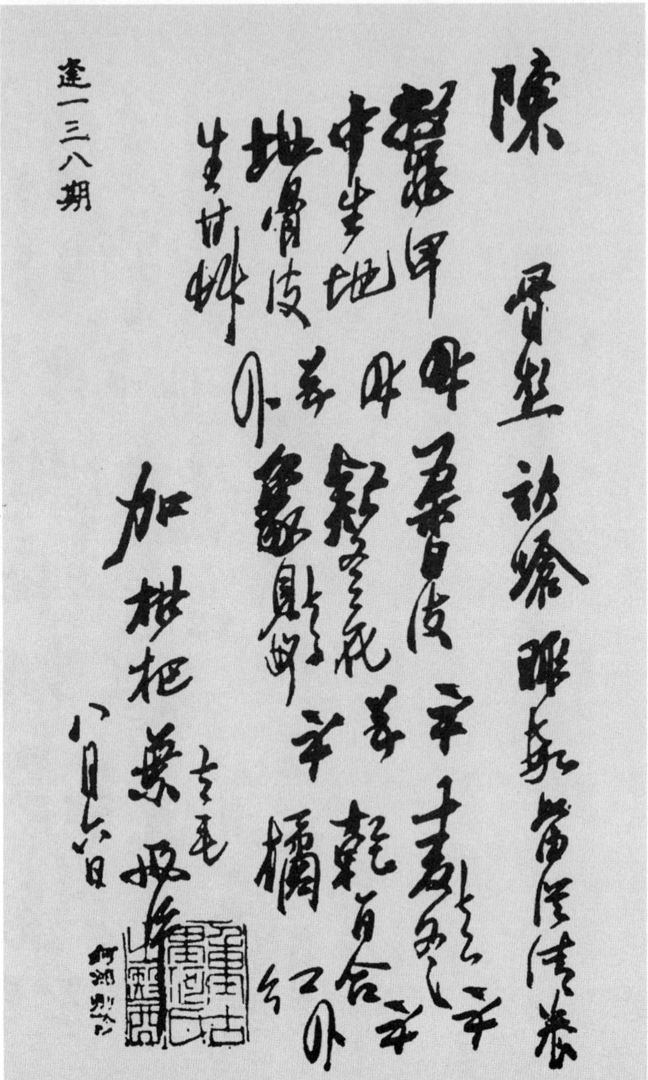
陳
骨蒸 咳嗆 脈數 當從清養
鱉甲四錢 桑白皮二錢 麥冬去心二錢
中生地四錢 款冬花錢半 乾百合二錢
地骨皮錢半 象貝母去心二錢 橘紅四分
生甘草四分
加枇杷葉去毛兩片
八月六日
逢一三八期
何鴻舫

陈 八月六日

骨蒸，咳呛，脉数。当从清养。

鳖甲四钱 桑白皮二钱 麦冬（去心）二钱 中生地四钱 款冬花钱半 干百合二钱

地骨皮钱半 象贝母（去心）二钱 橘红四分 生甘草四分 加枇杷叶（去毛）两片

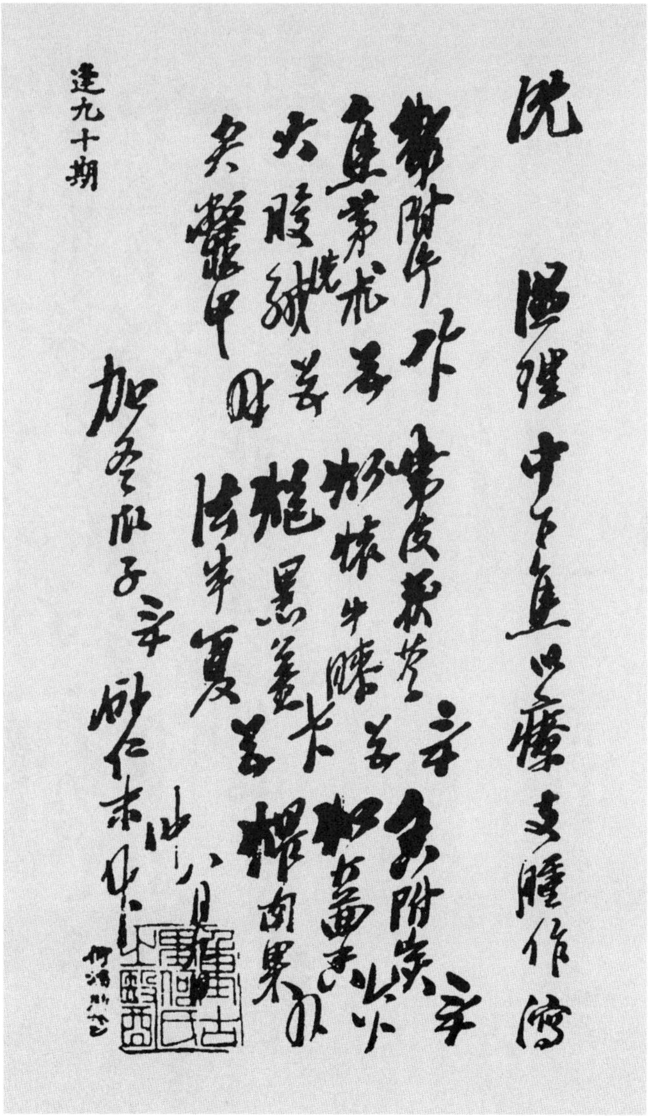

沈　八月九日

温理中下焦，以疗支（肢）肿、作泻。

制附片八分　带皮茯苓三钱　香附炭三钱　焦茅术钱半　炒怀牛膝钱半　炒大茴香六分　大腹绒（洗）钱半　炮黑姜七分　煨肉果四分　炙鳖甲四钱　法半夏钱半

加冬瓜子三钱　砂仁末（冲）五分

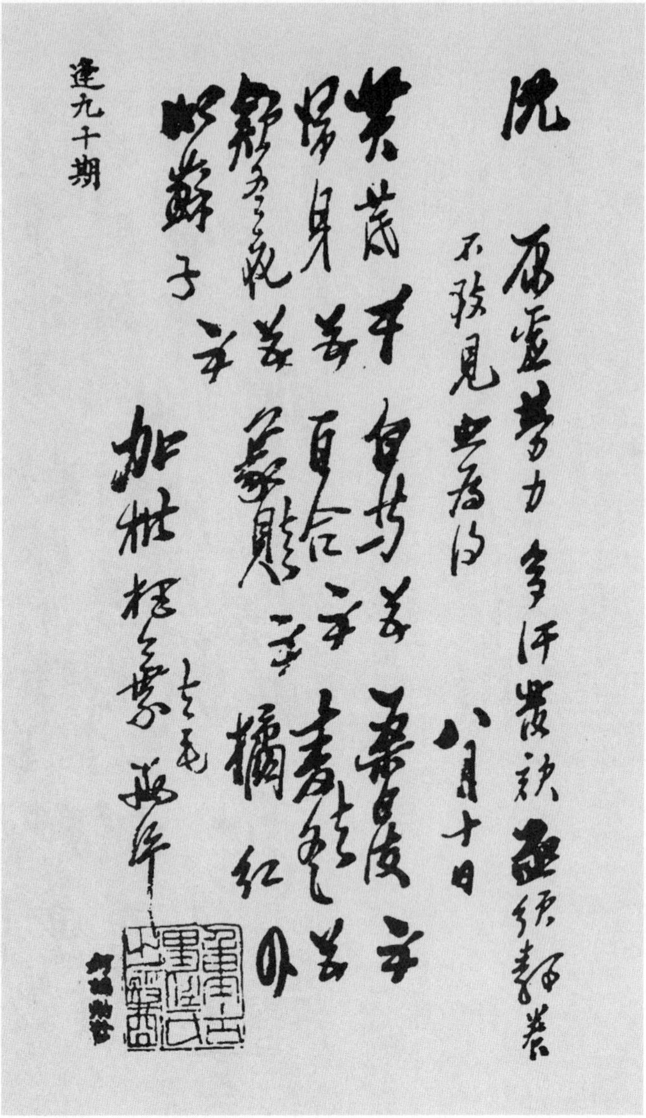

沈　八月十日

原虚劳力，多汗、发咳。亟须静养，不致见血为得。

黄芪一钱　白芍钱半　桑白皮二钱　归身钱半　百合二钱　麦冬（去心）钱半

款冬花钱半　象贝母（去心）二钱　橘红四分　炒苏子二钱　加枇杷叶（去毛）两片

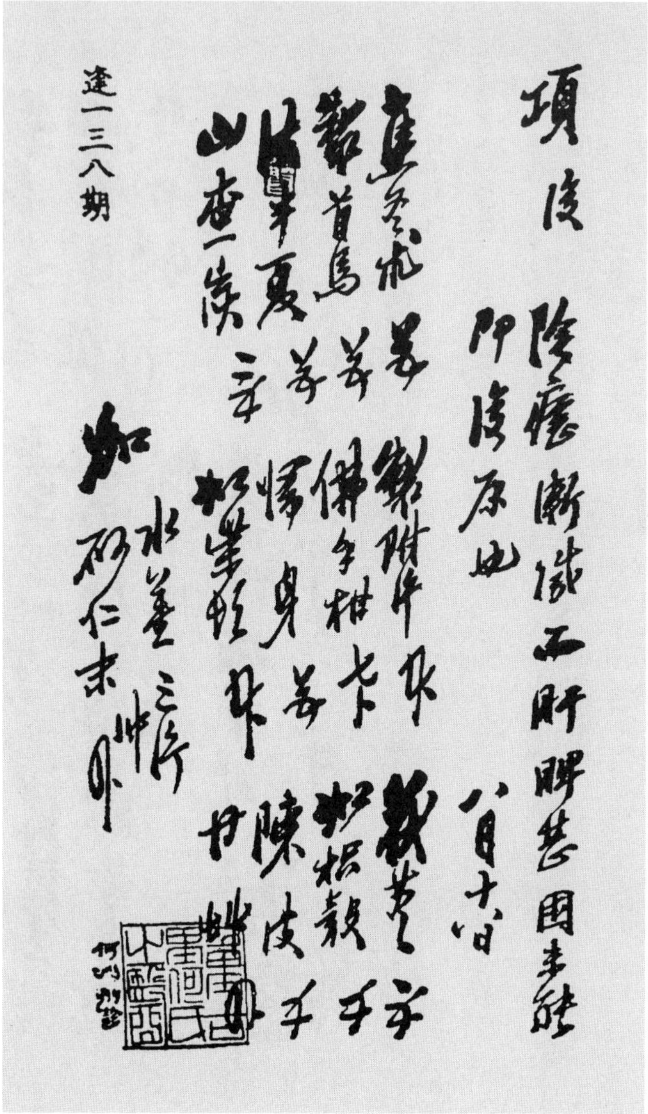
项复 阴疟渐减而肝脾甚困未能即复原也 八月十八日
焦冬术钱半 制附片五分 茯苓二钱 制首乌钱半 佛手柑七分 炒枳壳一钱
法半夏钱半 归身钱半 陈皮一钱 山楂炭三钱 炒柴胡五分 甘草四分
加水姜三片 砂仁末冲四分
逢一三八期
何鸿舫诊

项　复　八月十八日

阴疟渐减而肝脾甚困，未能即复原也。

焦冬术钱半　制附片五分　茯苓二钱　制首乌钱半　佛手柑七分　炒枳壳一钱

法半夏钱半　归身钱半　陈皮一钱　山楂炭三钱　炒柴胡五分　甘草四分

加水姜三片　砂仁末（冲）四分

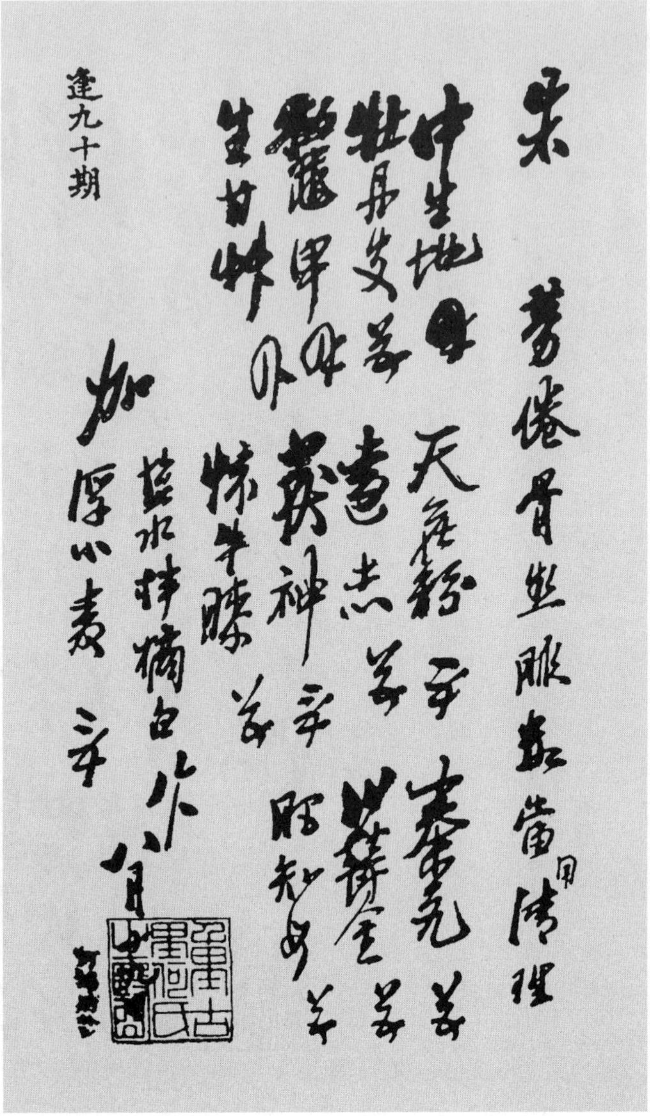

朱　八月十九日

劳倦骨热，脉数。当用清理。

中生地四钱　天花粉二钱　秦艽钱半　牡丹皮钱半　远志钱半　川郁金钱半

鳖甲四钱　茯神三钱　肥知母钱半　生甘草四分　怀牛膝钱半

加盐水拌橘白八分　浮小麦三钱

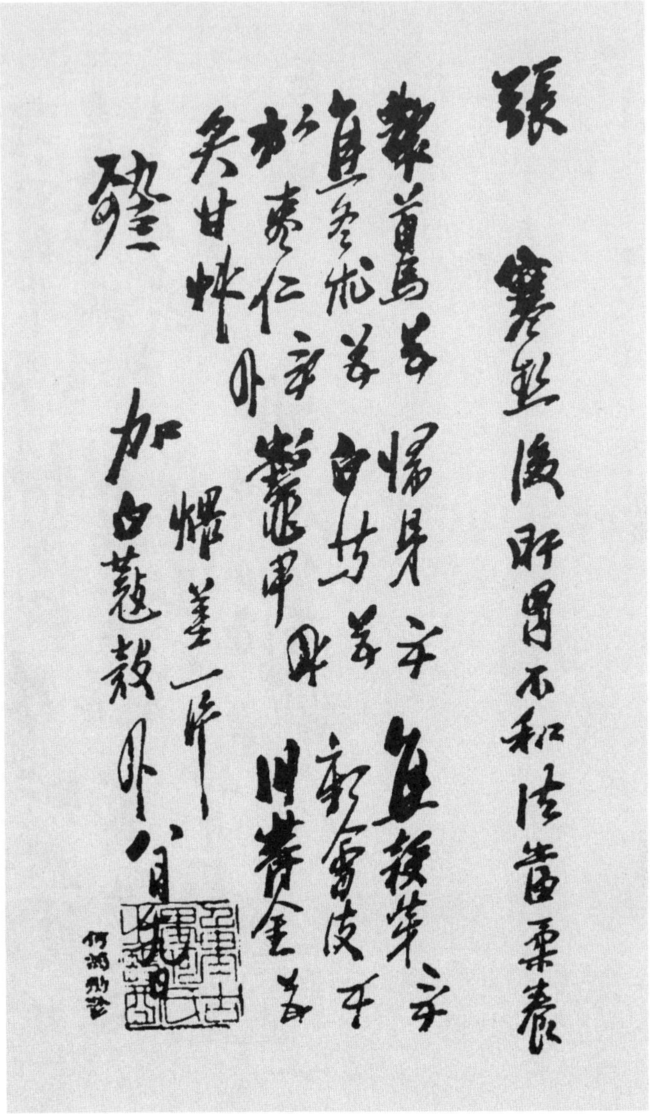

张　八月十九日

寒热后肝脾不和。法当柔养。

制首乌钱半　归身二钱　焦谷芽三钱　焦冬术钱半　白芍钱半　新会皮一钱

炒枣仁三钱　鳖甲四钱　川郁金钱半　炙甘草四分　加煨姜一片　白蔻壳四分

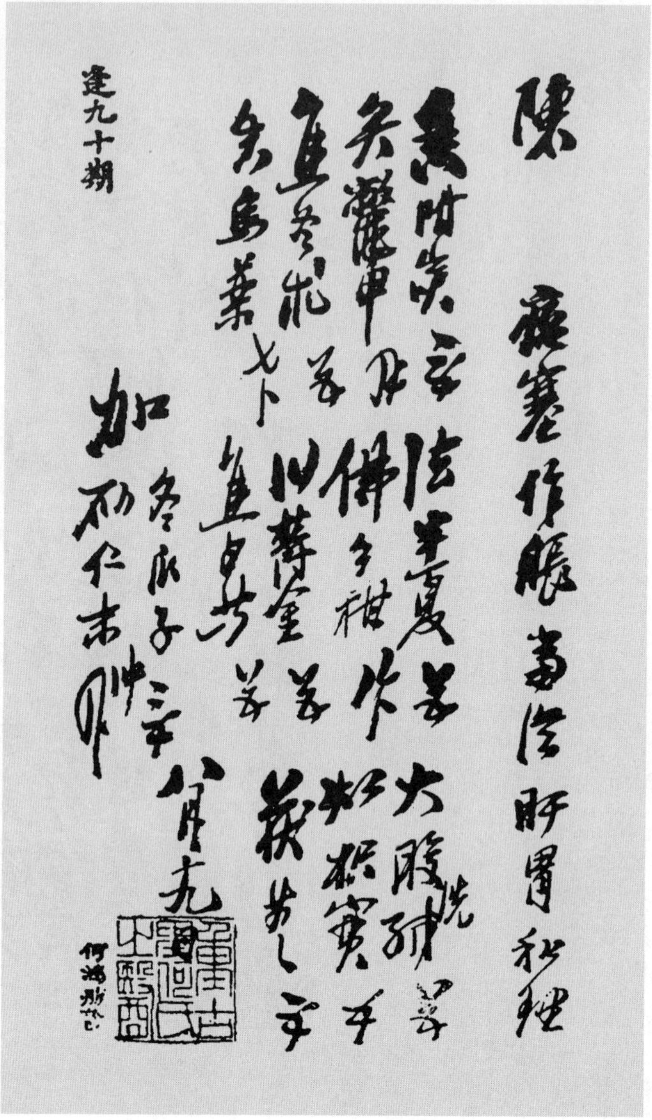

陈　八月十九日

痞塞作胀。当从肝胃和理。

香附炭三钱　法半夏钱半　大腹绒（洗）钱半　炙鳖甲四钱　佛手柑八分　炒枳实一钱

焦冬术钱半　川郁金钱半　茯苓二钱　炙乌药七分　焦白芍钱半

加冬瓜子三钱　砂仁末（冲）四分

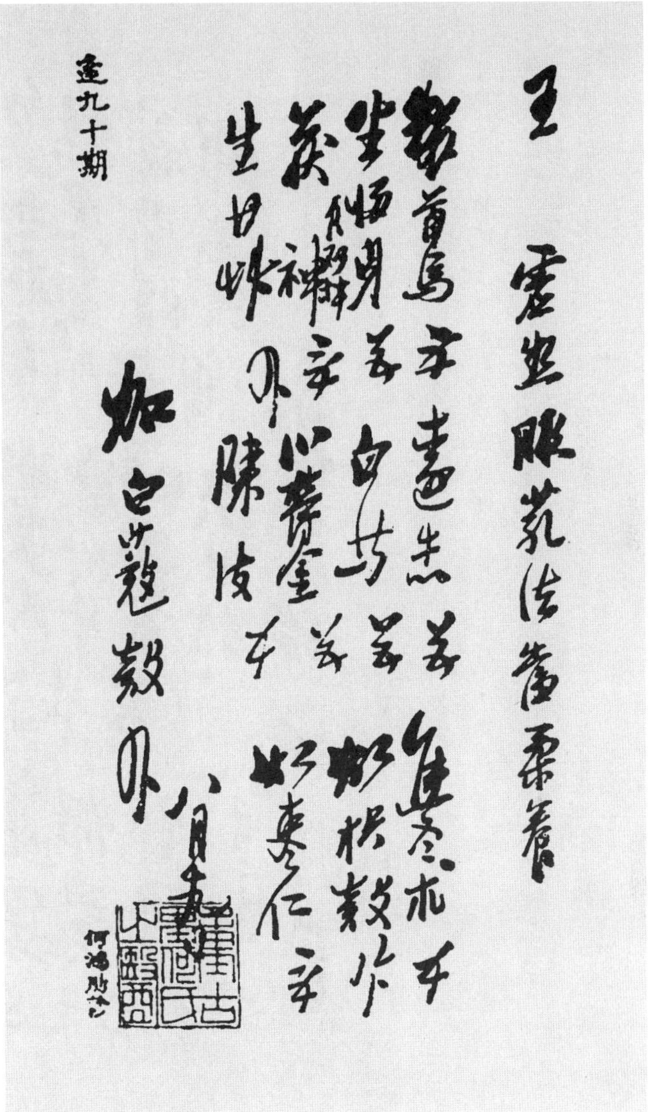
王
虚热脉芤法当柔养
制首乌二钱　远志钱半　焦冬术一钱
生归身钱半　白芍钱半　炒枳壳八分
茯神（辰砂拌）三钱　川郁金钱半　炒枣仁三钱
生甘草四分　陈皮一钱
加白蔻壳四分　八月十九
何鸿舫诊
逢九十期

王　八月十九日

虚热脉芤。法当柔养。

制首乌二钱　远志钱半　焦冬术一钱　生归身钱半　白芍钱半　炒枳壳八分

茯神（辰砂拌）三钱　川郁金钱半　炒枣仁三钱　生甘草四分　陈皮一钱　加白蔻壳四分

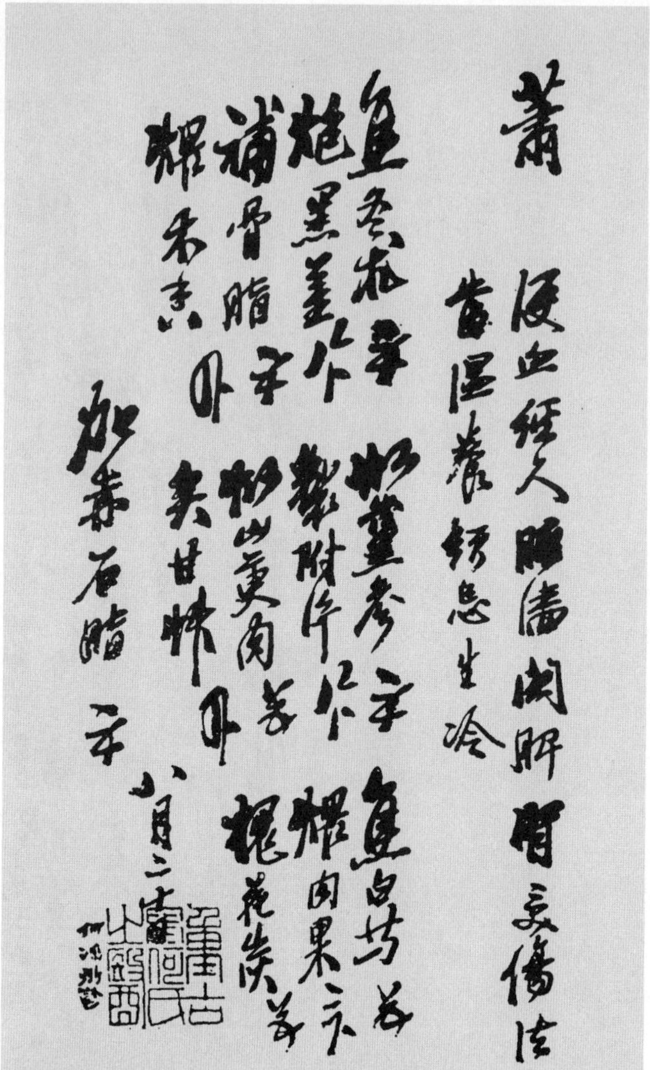

萧 八月二十日

便血经久，脉涩。关脾肾更伤。法当温养。须忌生冷。

焦冬术二钱　炒党参二钱　焦白芍钱半　炮黑姜八分　制附片八分　煨肉果三分

补骨脂二钱　炒山萸肉钱半　槐花炭钱半　煨木香四分　炙甘草四分　加赤石脂二钱

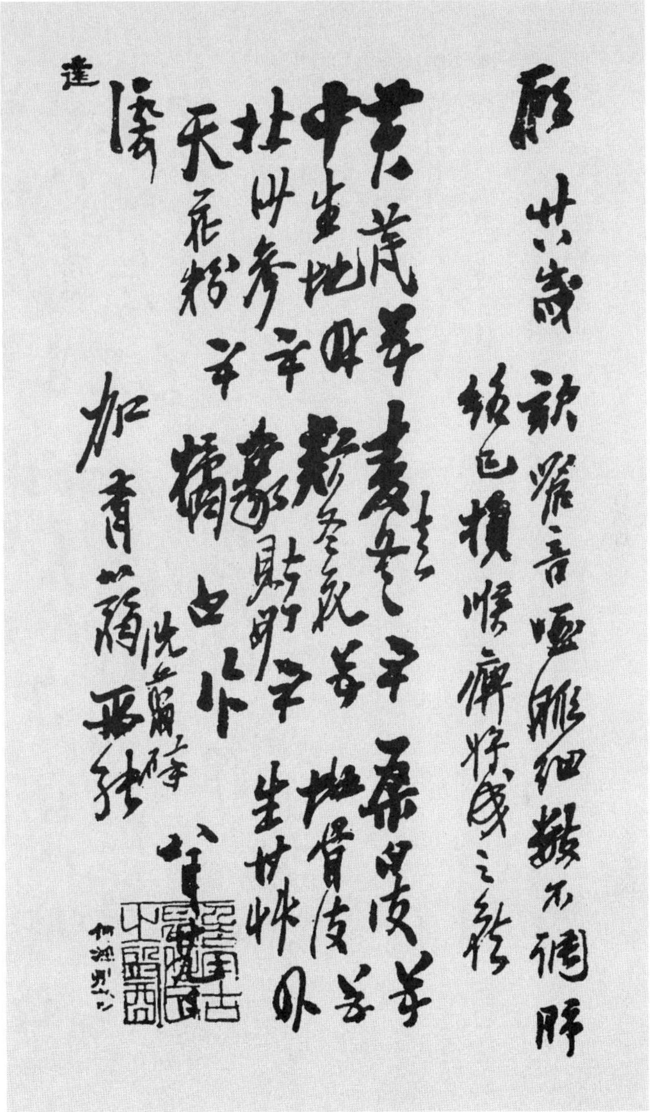

顾　廿八岁　八月廿九日

咳呛音哑，脉细数不调。肺络已损，喉痹将成之候。

黄芪钱半　麦冬（去心）二钱　桑白皮钱半　中生地四钱　款冬花钱半　地骨皮钱半

北沙参二钱　象贝母（去心）二钱　生甘草四分　天花粉二钱　橘白八分

加青箬（洗）剪碎两张

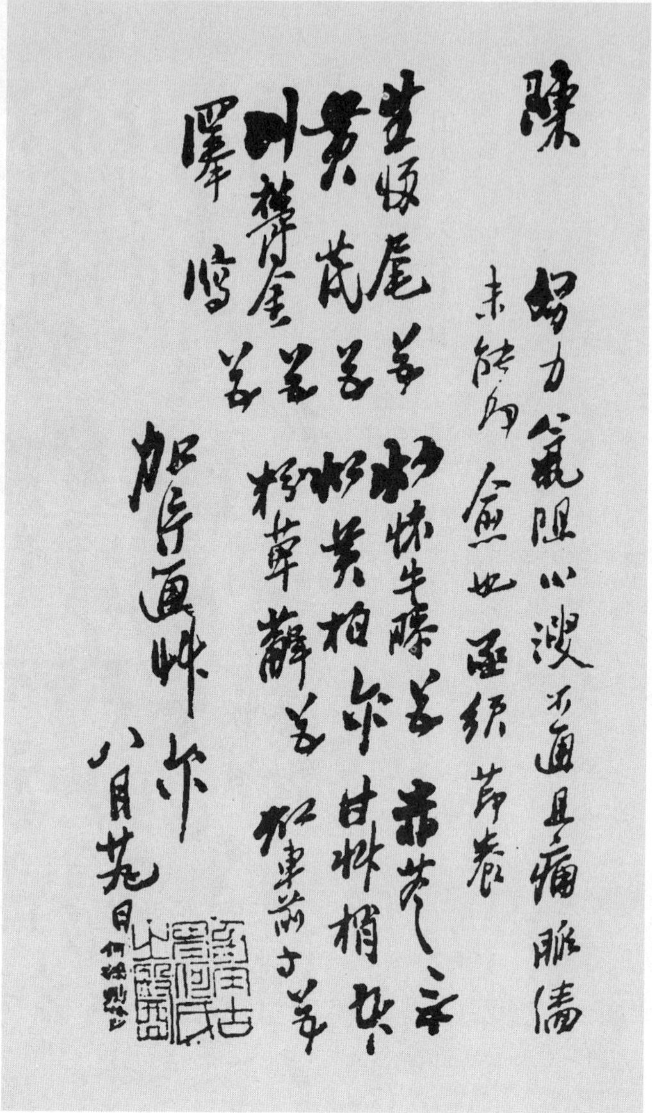

陈　八月廿九日

努力气阻，小溲不通且痛，脉涩。未能即愈也，亟须节养。

生归尾钱半　炒怀牛膝钱半　赤苓三钱　黄芪钱半　炒黄柏六分　甘草梢五分

川郁金钱半　粉萆薢钱半　炒车前子钱半　泽泻钱半　加片通草六分

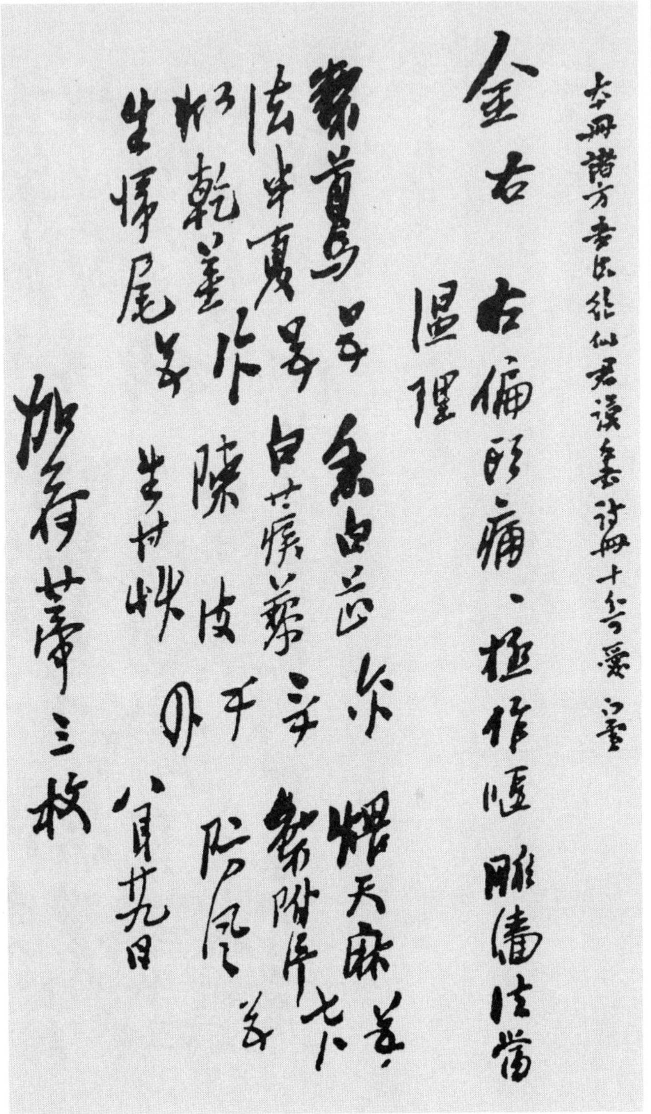
金右
右偏头痛，痛极作呕，脉涩，法当
温理
制首乌钱半 香白芷六分 煨天麻钱半
法半夏钱半 白蒺藜三钱 制附片七分
炒干姜八分 陈皮一钱 防风钱半
生归尾钱半 生甘草四分 八月廿九日
加荷蒂三枚

金　右　八月廿九日

右偏头痛，痛极作呕，脉涩。法当温理。

制首乌钱半　香白芷六分　煨天麻钱半　法半夏钱半　白蒺藜三钱　制附片七分　炒干姜八分　陈皮一钱　防风钱半
生归尾钱半　生甘草四分　加荷蒂三枚

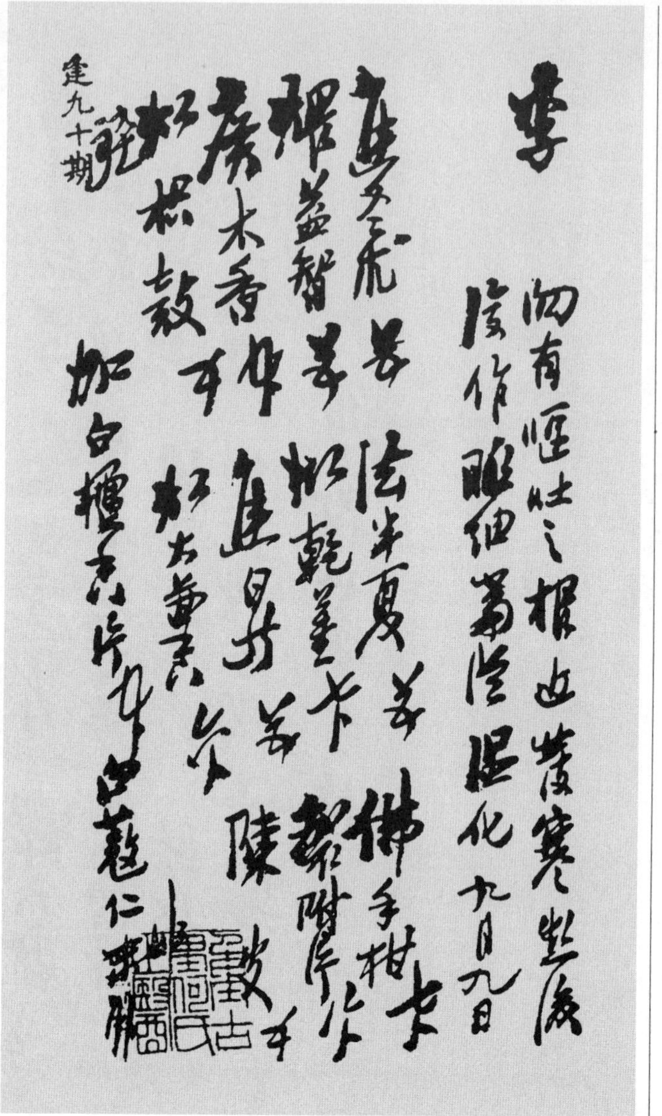

李　九月九日

向有呕吐之根，近发寒热后复作，脉细。当从温化。

焦冬术钱半　法半夏钱半　佛手柑七分　煨益智钱半　炒干姜七分　制附片八分　广木香五分　焦白芍钱半　陈皮一钱　炒枳壳一钱　炒大茴香六分

加白檀香片五分　白蔻仁末（冲）四分

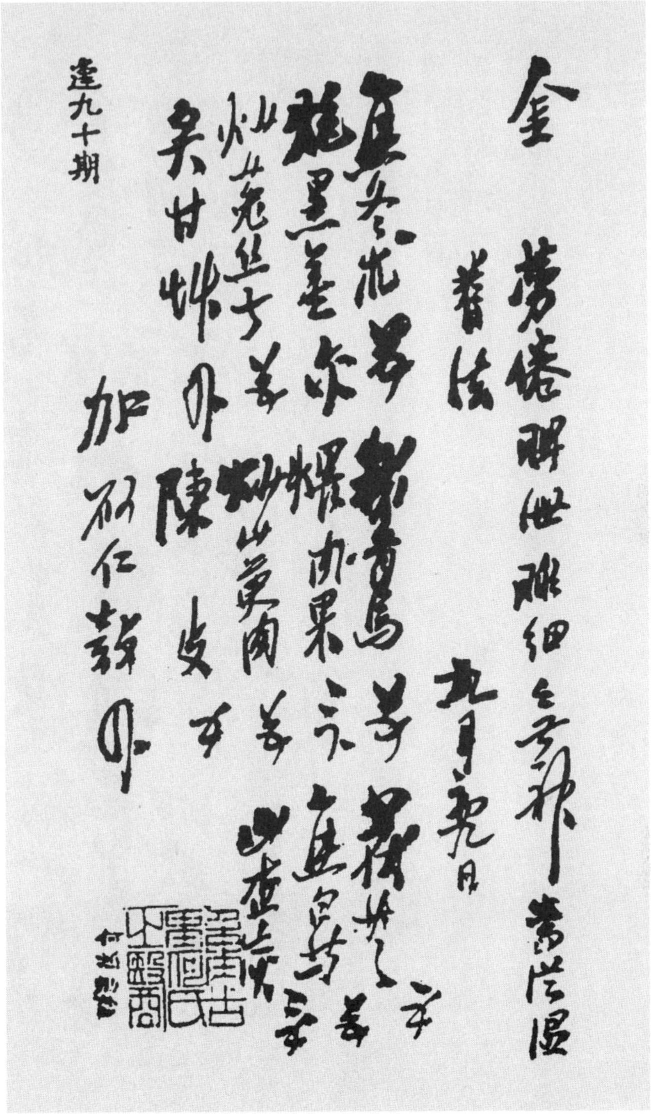

金　九月初九日

劳倦脾泄，脉细无神。当从温养法。

焦冬术钱半　制首乌钱半　茯苓二钱　炮黑姜六分　煨肉果三分　焦白芍钱半　炒菟丝子钱半　炒山萸肉钱半　山楂炭三钱　炙甘草四分　陈皮一钱　加砂仁壳四分

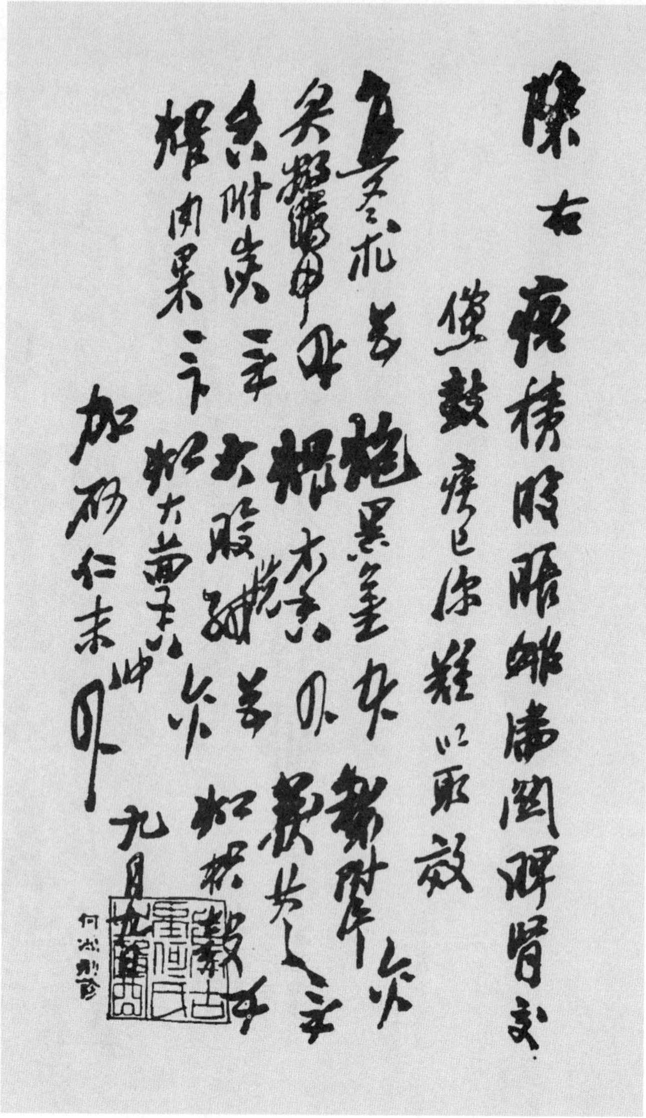

陈 右 九月九日

痞积腹胀，脉涩。关脾肾交惫，鼓疾已深，难以取效。

焦冬术钱半 炮黑姜五分 制附片六分 炙鳖甲四钱 煨木香四分 茯苓三钱 香附炭三钱 大腹绒（洗）钱半 炒枳壳一钱 煨肉果三分 炒大茴香六分 加砂仁末（冲）四分

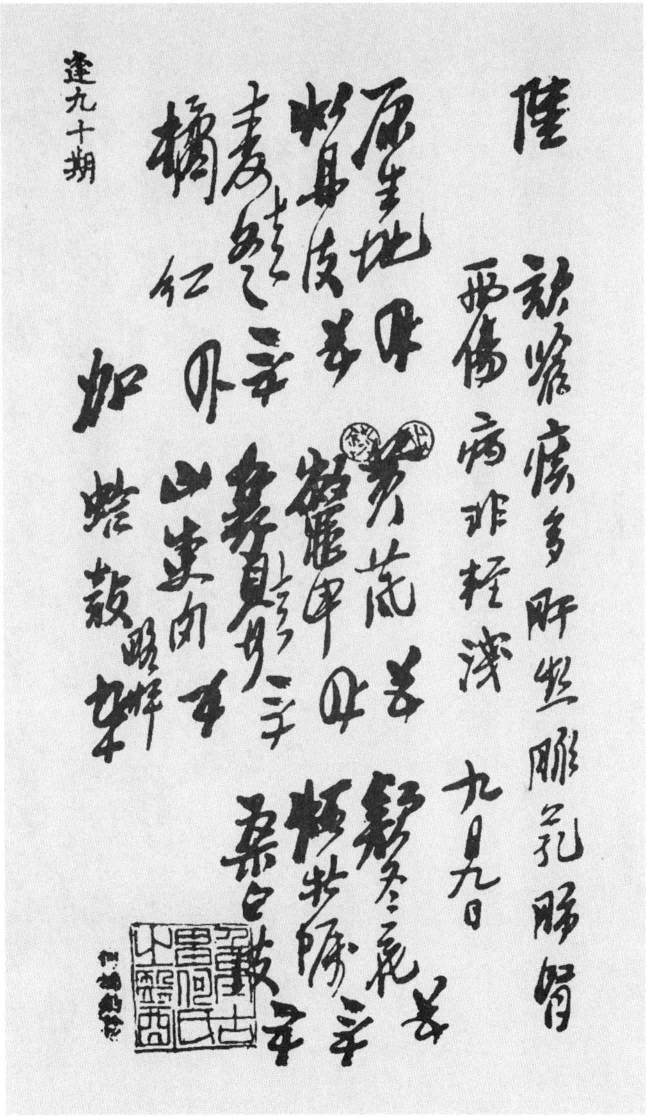

陆　九月九日

咳呛痰多，肝热脉芤。肺肾两伤，病非轻浅。

原生地四钱　黄芪钱半　款冬花钱半　炒丹皮钱半　鳖甲四钱　煅牡蛎三钱　麦冬（去心）三钱　象贝母（去心）三钱　桑白皮二钱　橘红四分　山萸肉一钱　加蛤壳（略杵）五钱

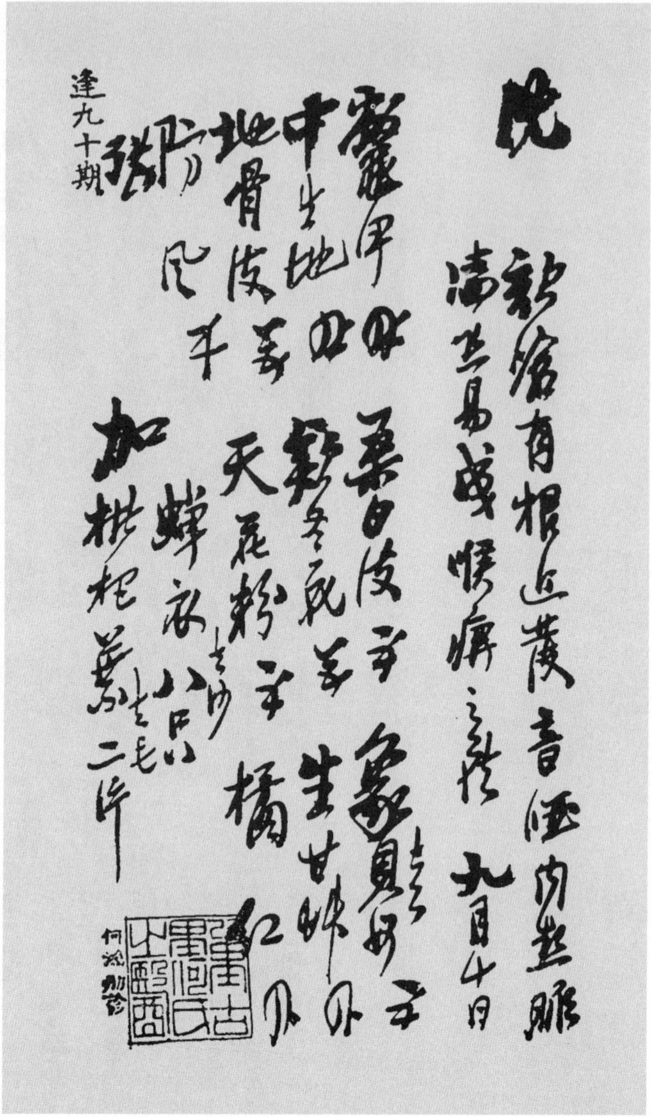

沈　九月十日

咳呛有根，近发音哑，内热脉涩。恐易成喉痹之候。

鳖甲四钱　桑白皮二钱　象贝母（去心）二钱　中生地四钱　款冬花钱半　生甘草四分　地骨皮钱半　天花粉二钱　橘红四分　防风一钱　加蝉衣（去沙）八只　枇杷叶（去毛）二片

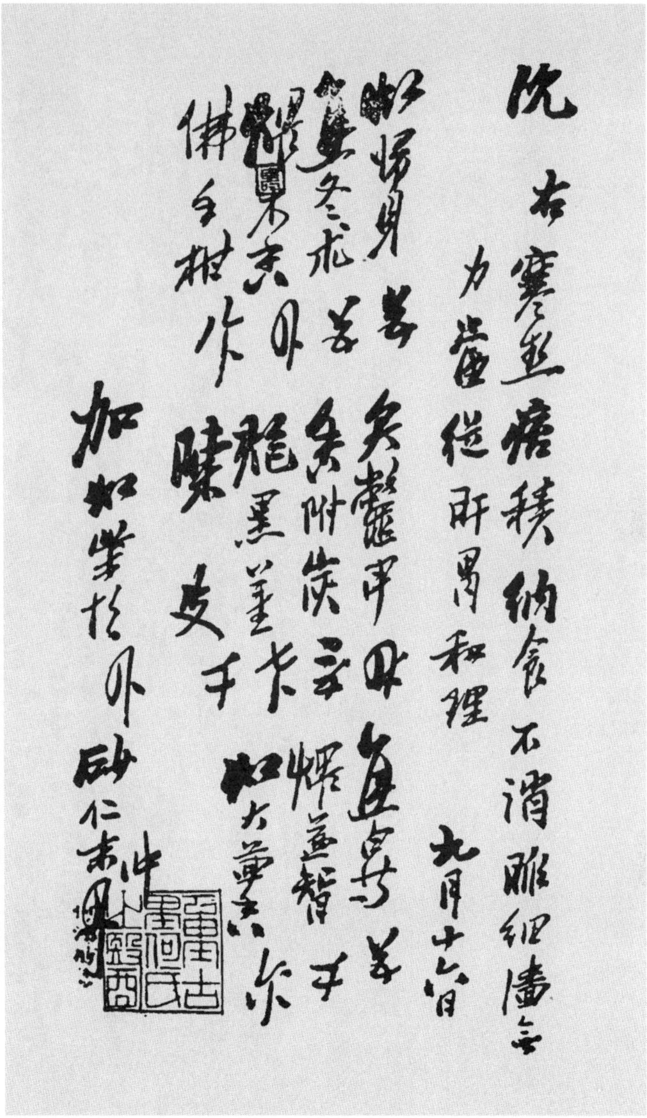

沈 右 九月十六日

寒热痞积，纳食不消，脉细涩无力。当从肝胃和理。

炒归身钱半　炙鳖甲四钱　焦白芍钱半　焦冬术钱半　香附炭三钱　煨益智一钱　煨木香四分　炮黑姜七分　炒大茴香六分　佛手柑八分　陈皮一钱

加炒柴胡四分　砂仁末（冲）四分

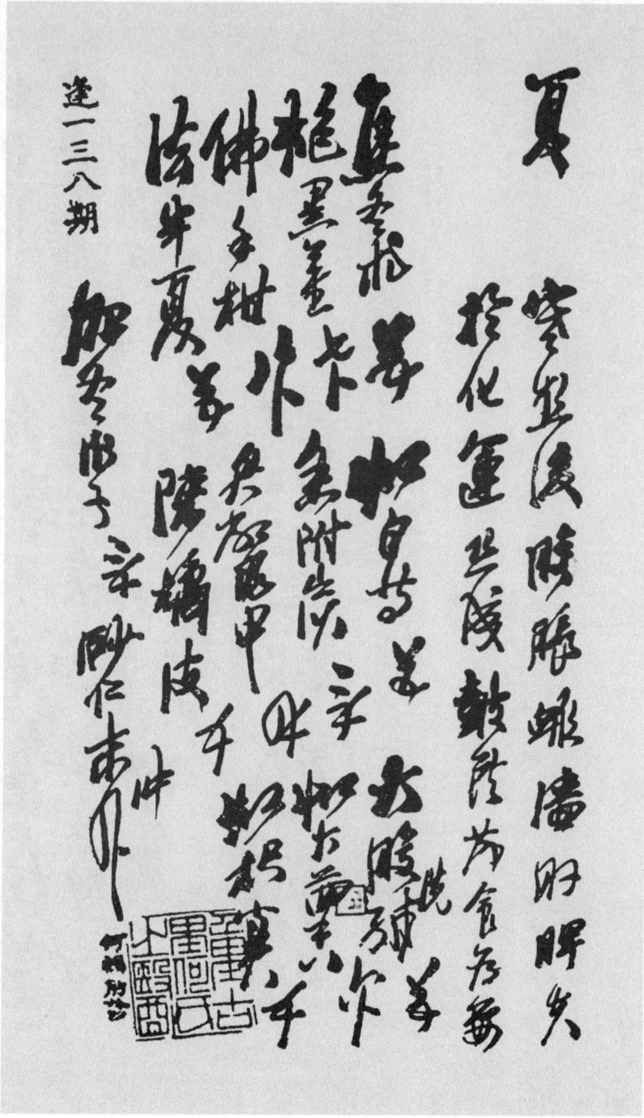

夏

寒热后腹胀，脉涩。肝脾失于化运，恐成鼓候。节食为要。

焦冬术钱半　炒白芍钱半　大腹绒（洗）钱半　炮黑姜七分　香附炭三钱　炒大茴香六分　佛手柑八分　炙鳖甲四钱

炒枳实一钱　法半夏钱半　陈橘皮一钱

加冬瓜子三钱　砂仁末（冲）四分

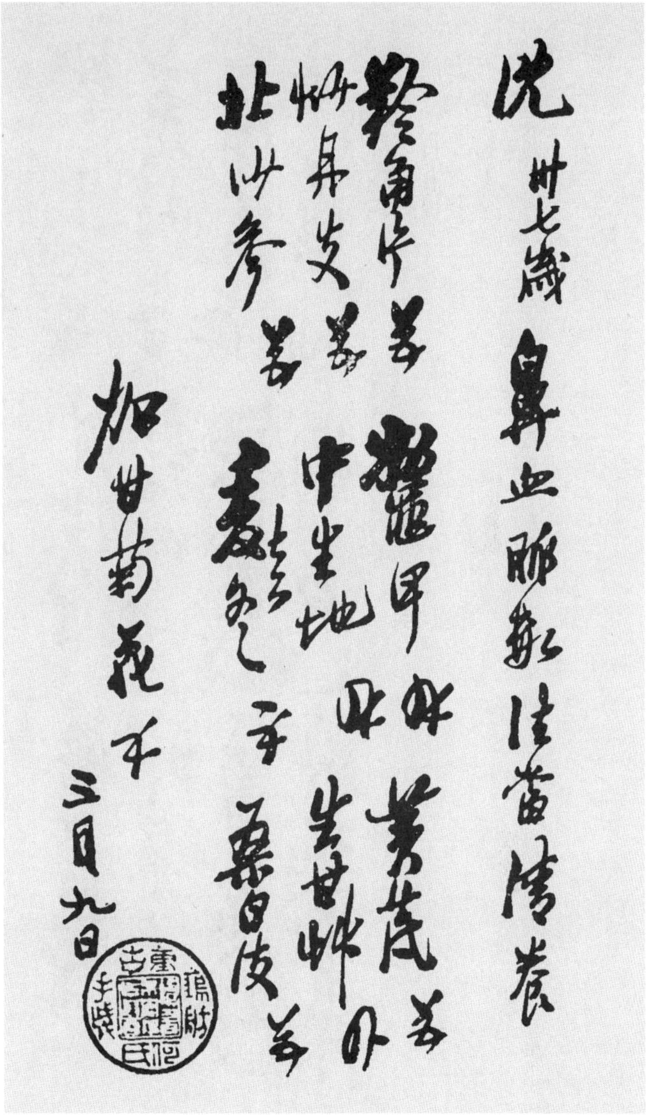

沈　卅七岁　三月九日

鼻血，脉数。法当清养。

羚角片钱半　鳖甲四钱　黄芪钱半　炒丹皮钱半　中生地四钱　生甘草四分　北沙参钱半　麦冬（去心）二钱　桑白皮钱半　加甘菊花一钱

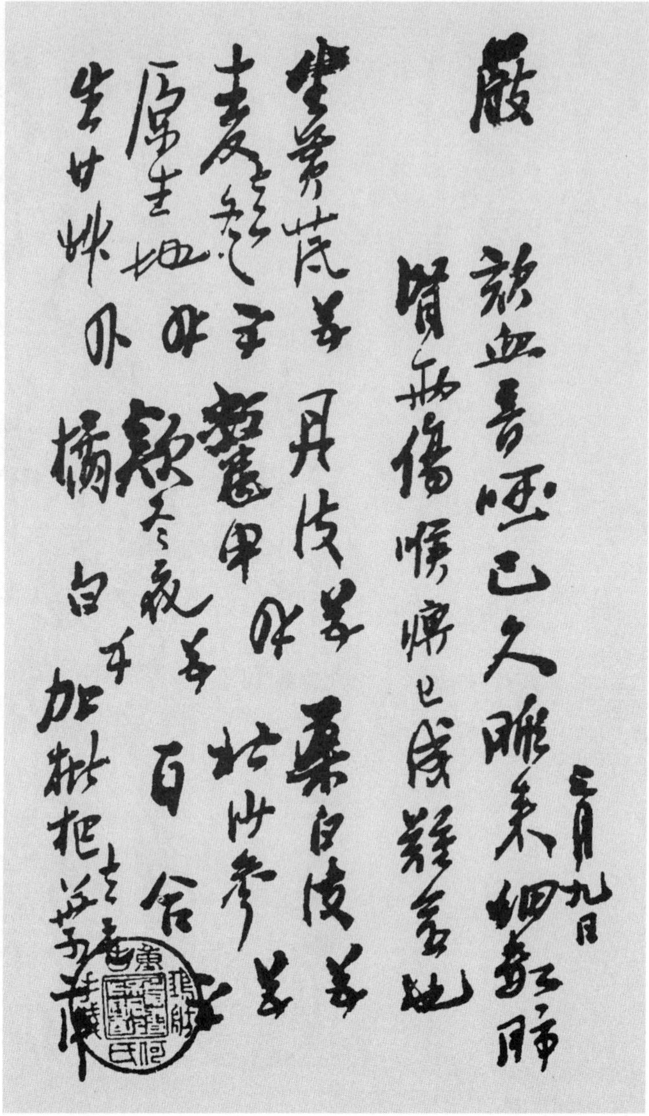

严　三月九日

咳血音哑已久，脉来细数。肺肾两伤，喉痹已成，难愈也。

生黄芪钱半　丹皮钱半　桑白皮钱半　麦冬（去心）二钱　鳖甲四钱　北沙参钱半　原生地四钱　款冬花钱半　百合二钱　生甘草四分　橘白一钱　加枇杷叶（去毛）二片

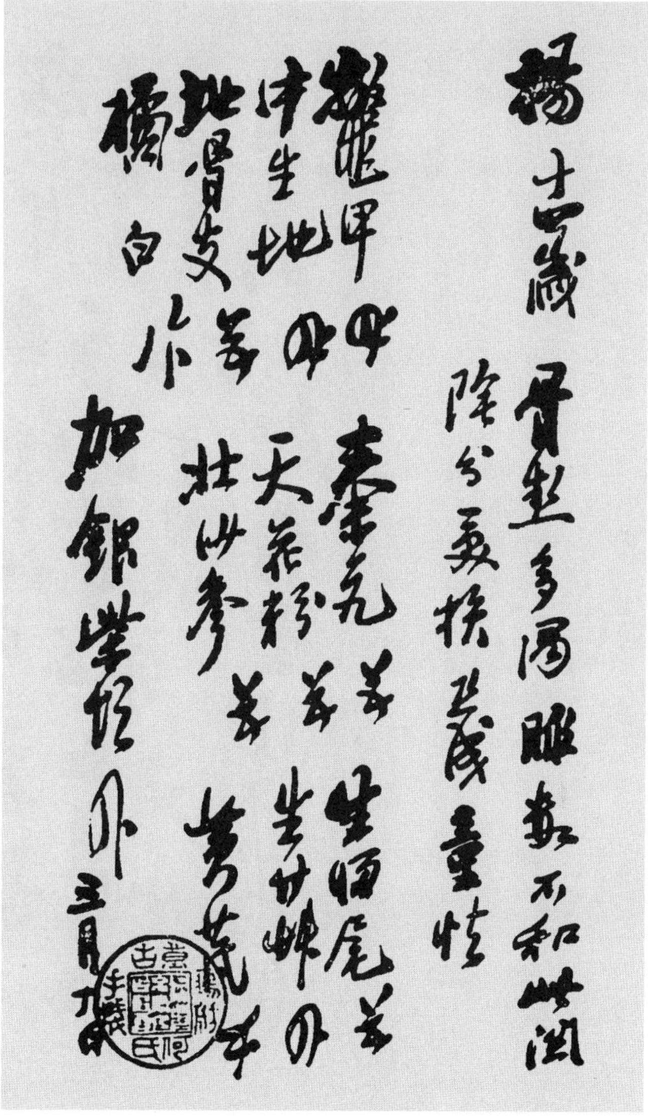

杨　十四岁　三月九日

骨热多渴，脉数不和。此关阴分更损，恐成童怯。

鳖甲四钱　秦艽钱半　生归尾钱半　中生地四钱　天花粉钱半　生甘草四分　地骨皮钱半　北沙参钱半　黄芪一钱

橘白八分　加银柴胡四分

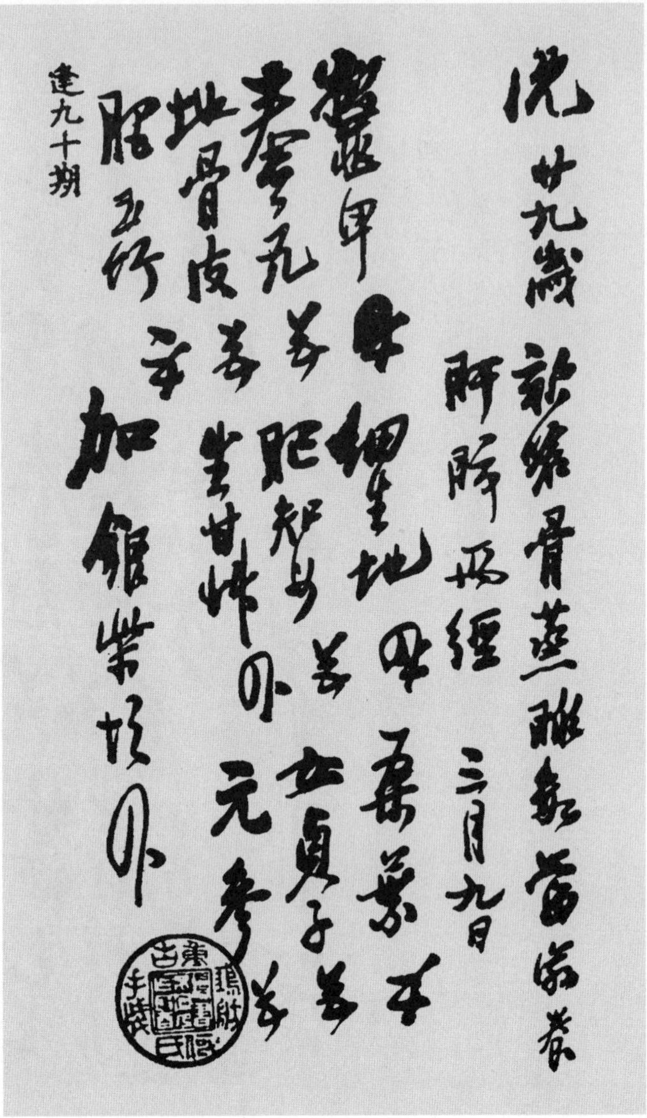

沈 廿九岁 三月九日

咳呛，骨蒸，脉数。当滋养肝肺两经。

鳖甲四钱 细生地四钱 桑叶一钱 秦艽钱半 肥知母钱半 女贞子钱半 地骨皮钱半 生甘草四分 元参钱半 肥玉竹二钱 加银柴胡四分

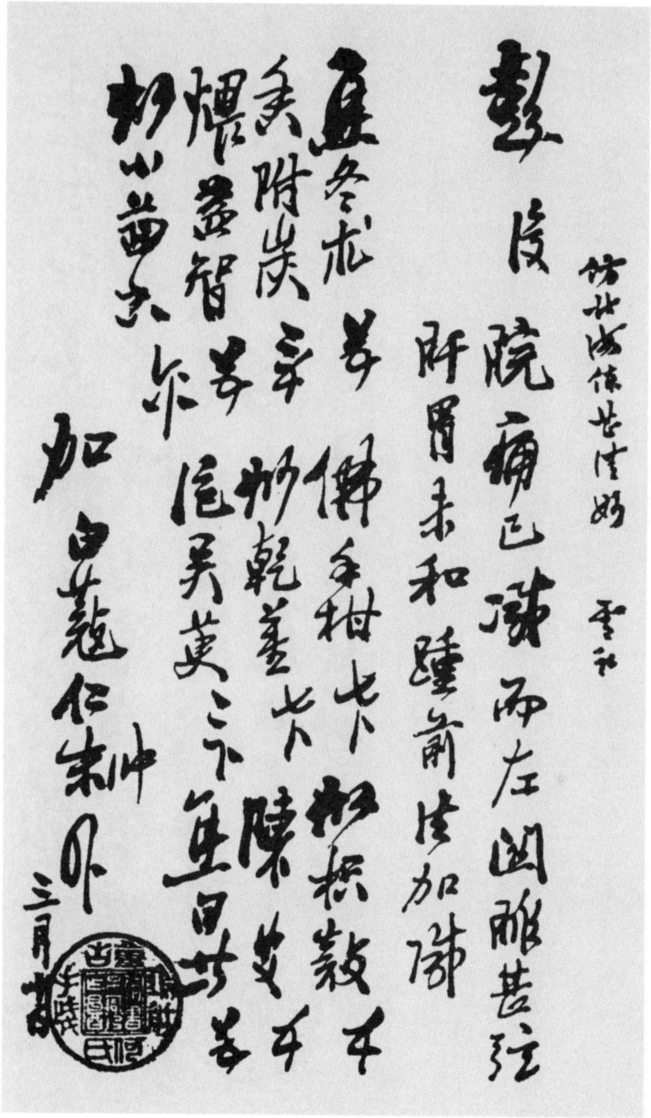

彭　复　三月十日

脘痛已减而左关脉甚弦。肝胃未和。踵前法加减。

焦冬术钱半　佛手柑七分　炒枳壳一钱　香附炭三钱　炒干姜七分　陈皮一钱　煨益智钱半　泡吴萸三分　焦白芍钱半　炒小茴香六分　加白蔻仁末（冲）四分

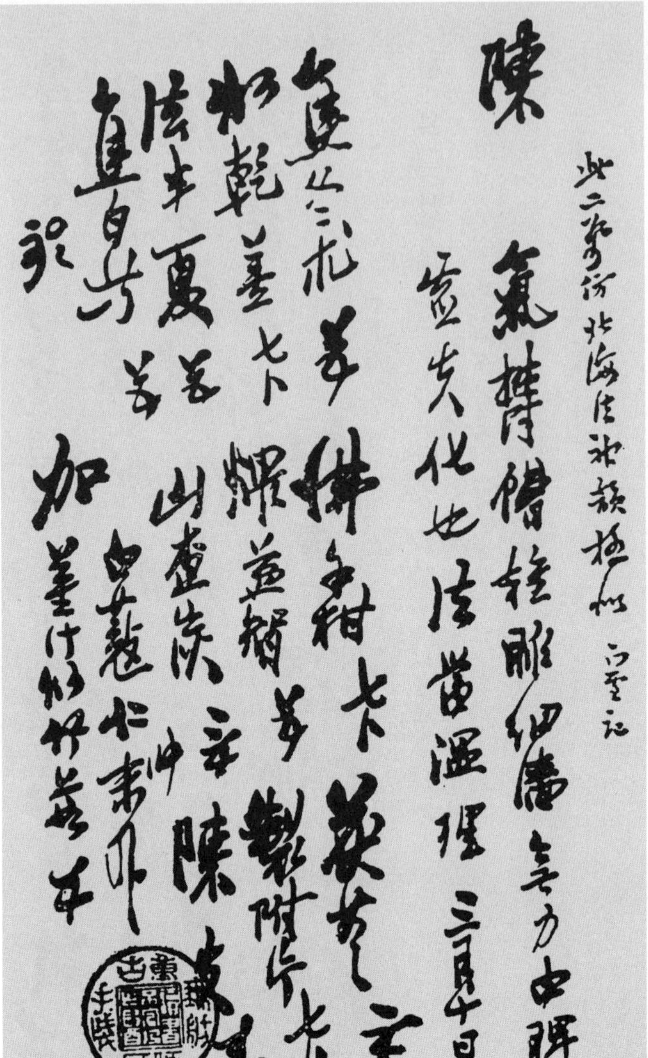

陳

氣鬱嘈雜脈細澀無力中脾虛失化也法當溫理 三月十日

焦冬朮錢半 佛手柑七分 茯苓二錢 炒乾姜七分 煨益智錢半 製附片七分 法半夏錢半 山查炭三錢 陳皮錢半 焦白芍錢半

加白蔻仁末（沖）四分 姜汁炒竹茹一錢

陈　三月十日

气郁嘈杂，脉细涩无力。由脾虚失化也。法当温理。

焦冬术钱半　佛手柑七分　茯苓二钱　炒干姜七分　煨益智钱半　制附片七分　法半夏钱半　山楂炭三钱　陈皮钱半

焦白芍钱半　加白蔻仁末（冲）四分　姜汁炒竹茹一钱

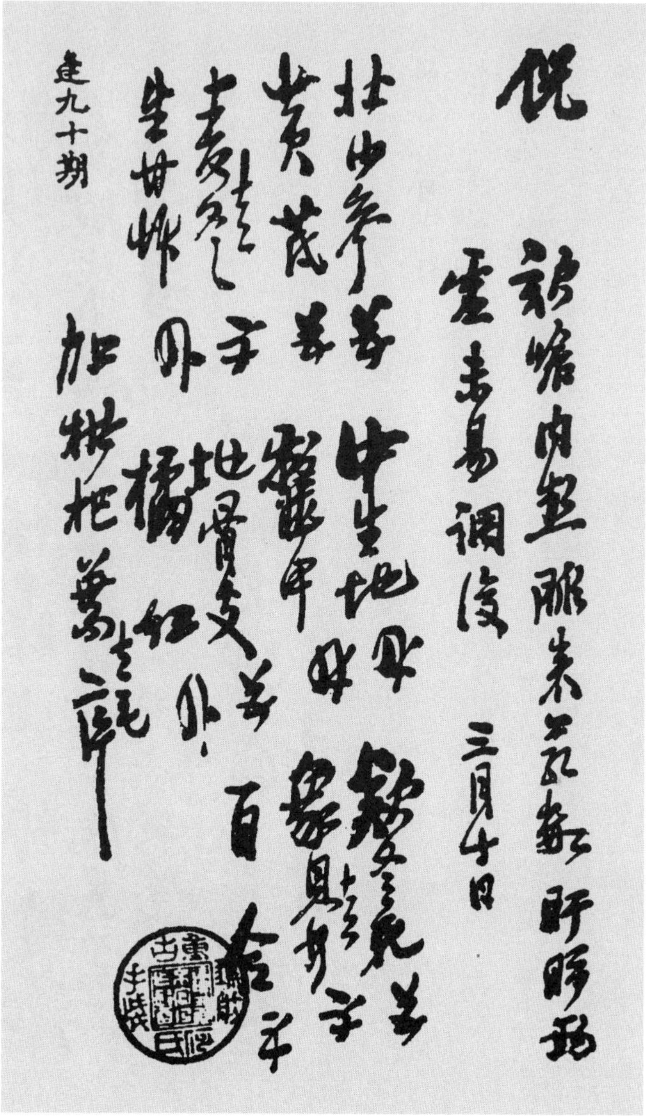

倪　三月十日

咳呛内热，脉来芤数。肝肺两虚，未易调复。

北沙参钱半　中生地四钱　款冬花钱半　黄芪钱半　鳖甲四钱　象贝母（去心）二钱　麦冬（去心）二钱　地骨皮钱半

百合二钱　生甘草四分　橘红四分　加枇杷叶（去毛）二片

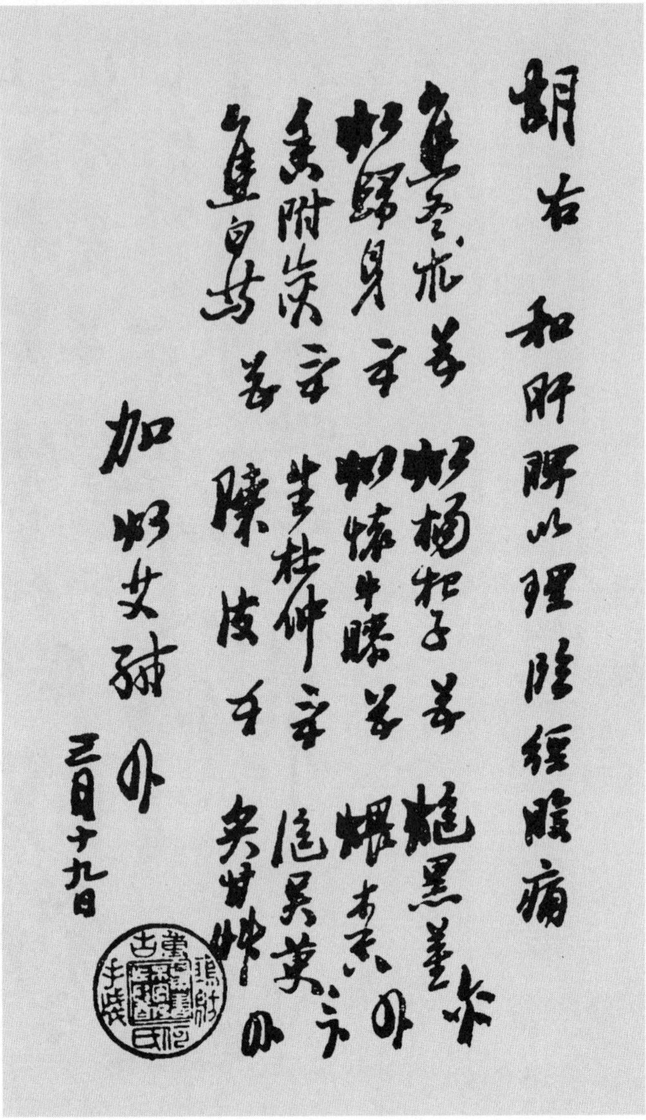

胡右　三月十九日

和肝脾以理阴经腹痛。

焦冬术钱半　炒枸杞子钱半　炮黑姜六分　炒归身二钱　炒怀牛膝钱半　煨木香四分　香附炭三钱　生杜仲三钱　泡吴萸三分　焦白芍钱半　陈皮一钱　炙甘草四分

加炒艾绒四分

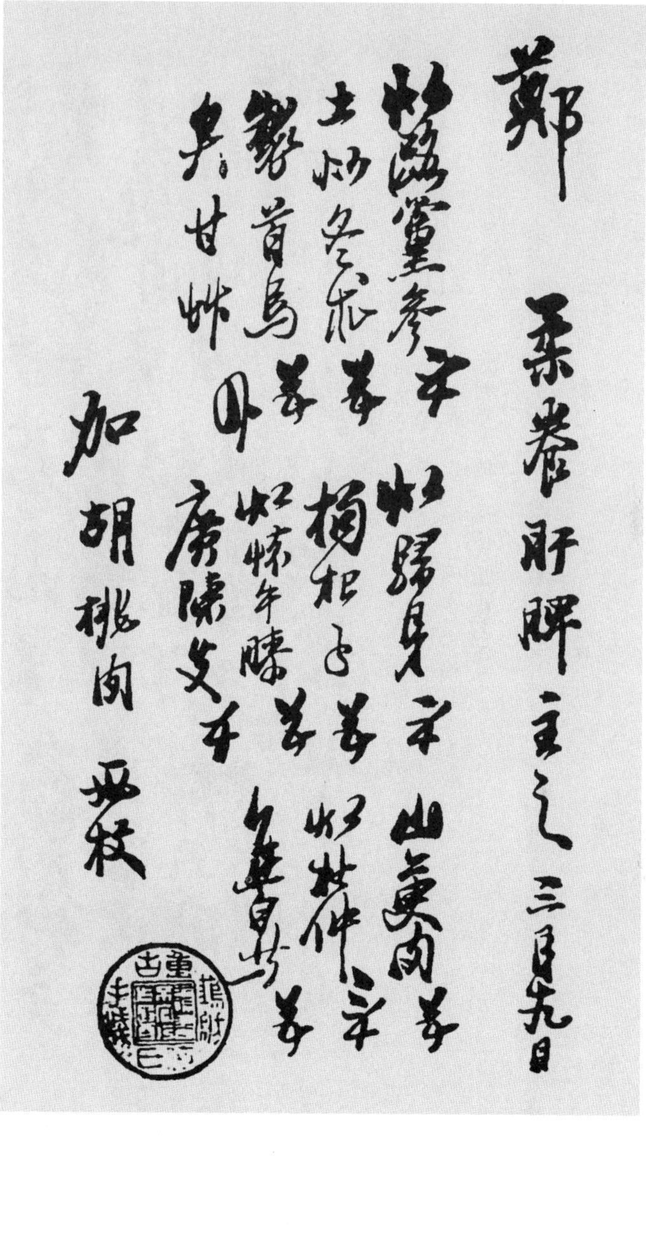

郑 三月十九日

柔养肝脾主之。

炒潞党参二钱 炒归身二钱 山萸肉钱半 土炒冬术钱半 枸杞子钱半 炒杜仲三钱 制首乌钱半 炒怀牛膝钱半

焦白芍钱半 炙甘草四分 广陈皮一钱 加胡桃肉两枚

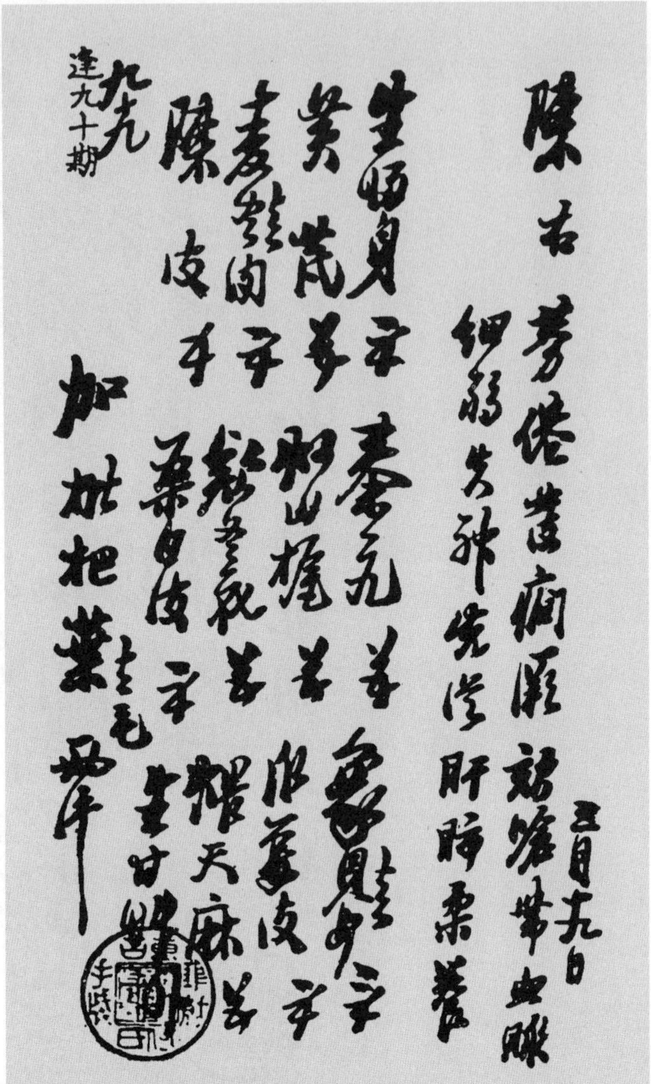
陈右　劳倦发痫厥，咳呛带血，脉细弱失神，先从肝肺柔养。三月十九日
生归身二钱　秦艽钱半　象贝母（去心）三钱　黄芪钱半　炒山栀钱半　瓜蒌皮二钱　麦冬肉（去心）二钱　款冬花钱半　煨天麻钱半　陈皮一钱　桑白皮二钱　生甘草四分
加枇杷叶（去毛）两片

陈　右　三月十九日

劳倦发痫厥，咳呛带血，脉细弱失神。先从肝肺柔养。

生归身二钱　秦艽钱半　象贝母（去心）三钱　黄芪钱半　炒山栀钱半　瓜蒌皮二钱　麦冬肉（去心）二钱　款冬花钱半　煨天麻钱半　陈皮一钱　桑白皮二钱　生甘草四分

加枇杷叶（去毛）两片

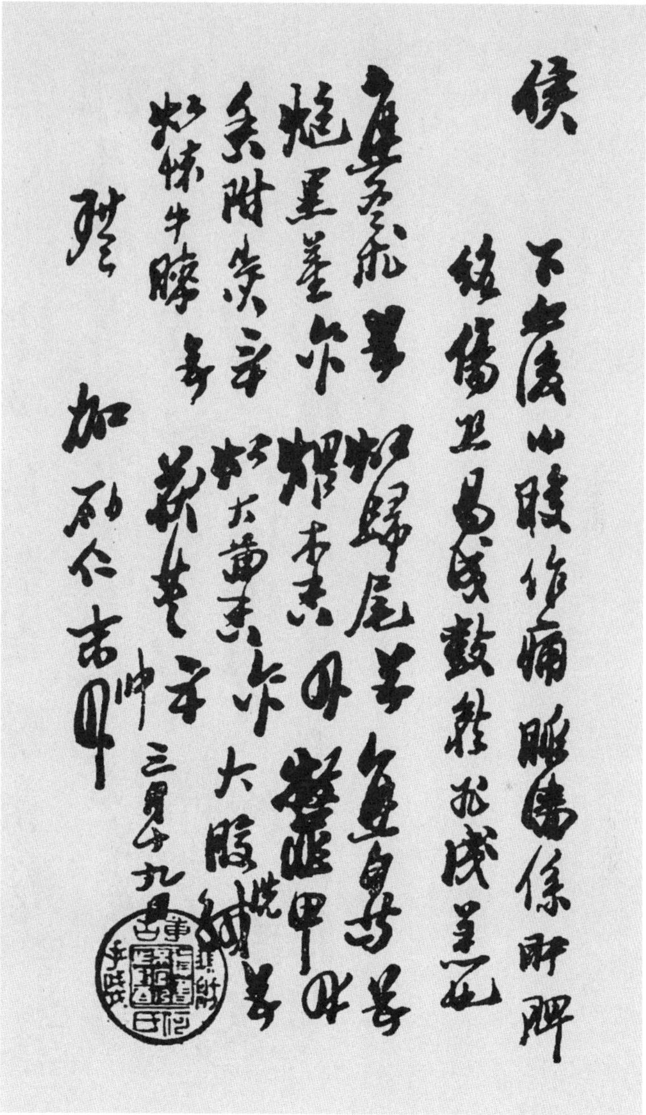

侯　三月十九日

下血后小腹作痛，脉涩。系肝脾络伤，恐易成鼓侯，非浅恙也。

焦冬术钱半　炒归尾钱半　焦白芍钱半　炮黑姜六分　煨木香四分　鳖甲四钱　香附炭三钱　炒大茴香六分　大腹绒（洗）钱半　炒怀牛膝钱半　茯苓二钱　加砂仁末（冲）四分

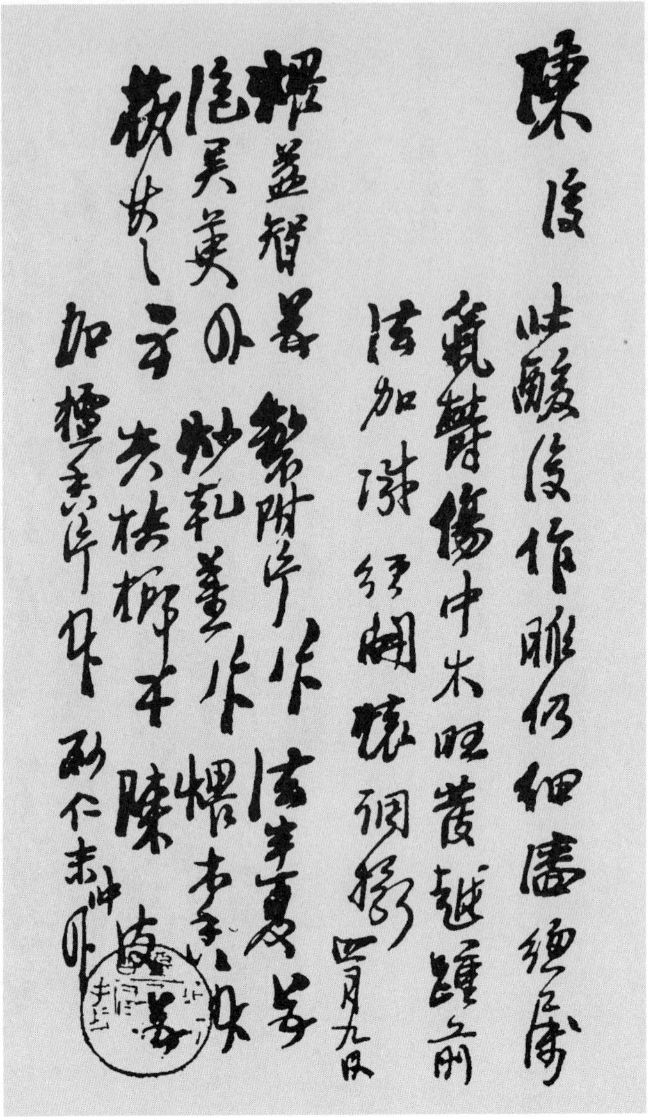

陈　复　四月九日

吐酸复作，脉仍细涩。总属气郁伤中，木旺发越。踵前法加减。须开怀调摄。

煨益智钱半　制附片八分　法半夏钱半　泡吴萸四分　炒干姜八分　煨木香五分　茯苓二钱　尖槟榔一钱　陈皮钱半

加檀香片五分　砂仁末（冲）四分

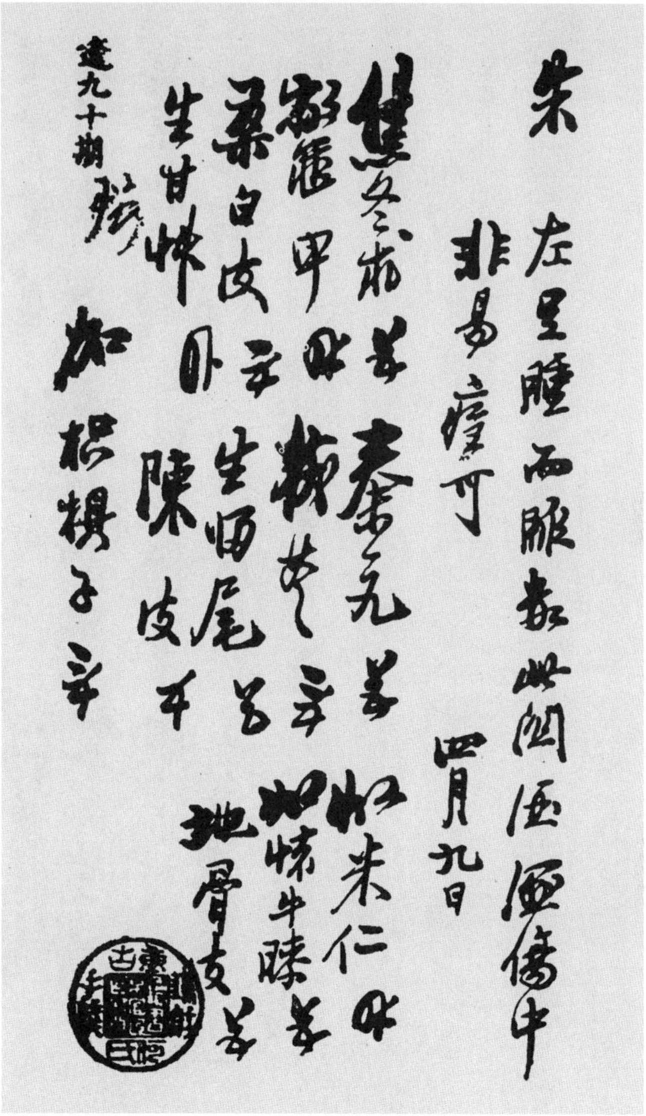

朱　四月九日

左足肿而脉数。此关酒湿伤中，非易痊可。

焦冬术钱半　秦艽钱半　炒米仁四钱　鳖甲四钱　茯苓三钱　炒怀牛膝钱半　桑白皮二钱　生归尾钱半　地骨皮钱半

生甘草四分　陈皮一钱　加枳椇子三钱

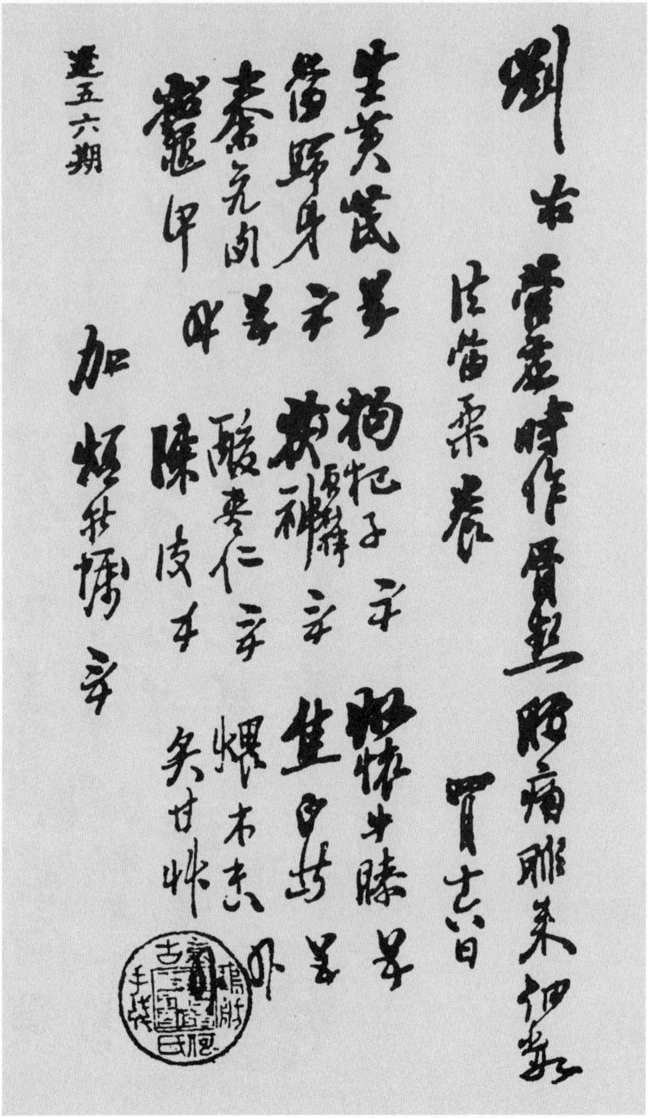

刘 右 四月十六日

营虚，时作骨热、腰痛，脉来细数。法当柔养。

生黄芪钱半 枸杞子二钱 炒怀牛膝钱半 当归身二钱 茯神（辰砂拌）三钱 焦白芍钱半 秦艽肉钱半 酸枣仁三钱 煨木香四分 鳖甲四钱 陈皮一钱 炙甘草四分

加煅牡蛎三钱

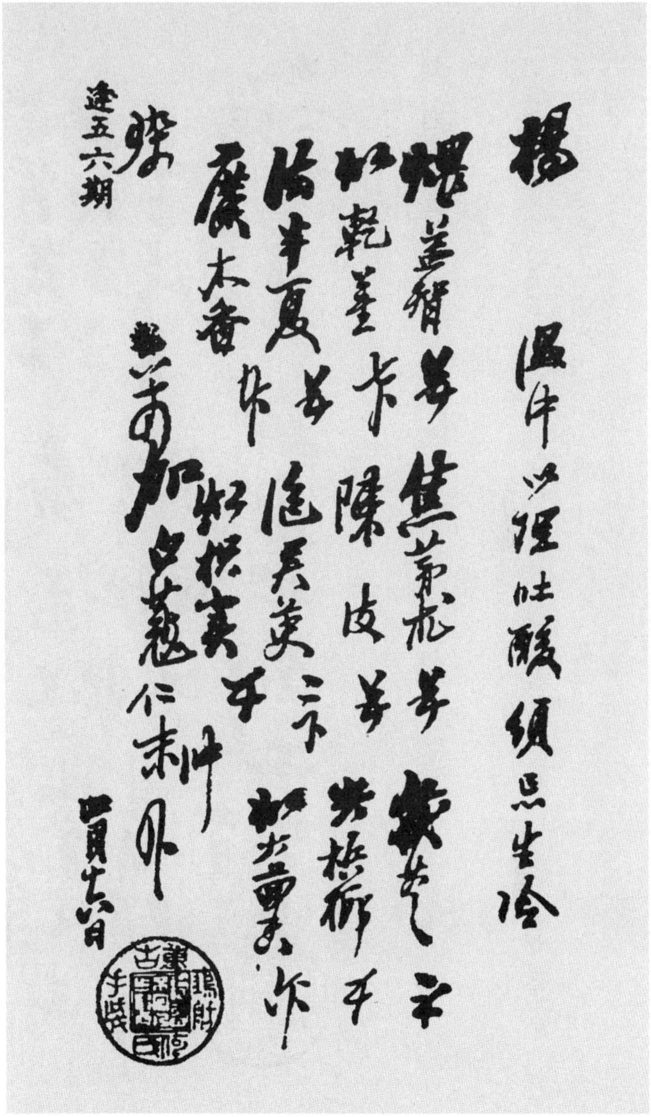

杨　四月十六日

温中以理吐酸。须忌生冷。

煨益智钱半　焦茅术钱半　茯苓二钱　炒干姜七分　陈皮钱半　尖槟榔一钱　法半夏钱半　泡吴萸三分　炒大茴香六分　广木香五分　炒枳实一钱　加白蔻仁末（冲）四分

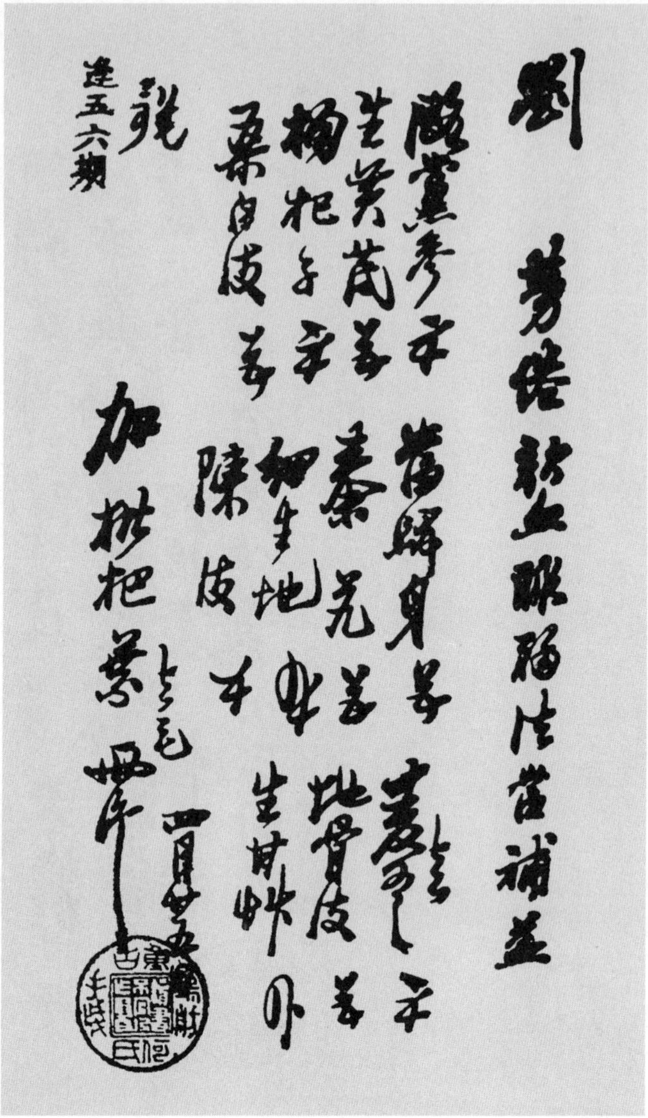

刘　四月廿五日

劳倦咳血，脉弱。法当补益。

潞党参二钱　当归身钱半　麦冬（去心）二钱　生黄芪钱半　秦艽钱半　地骨皮钱半　枸杞子二钱　细生地四钱　生甘草四分　桑白皮钱半　陈皮一钱　加枇杷叶（去毛）两片

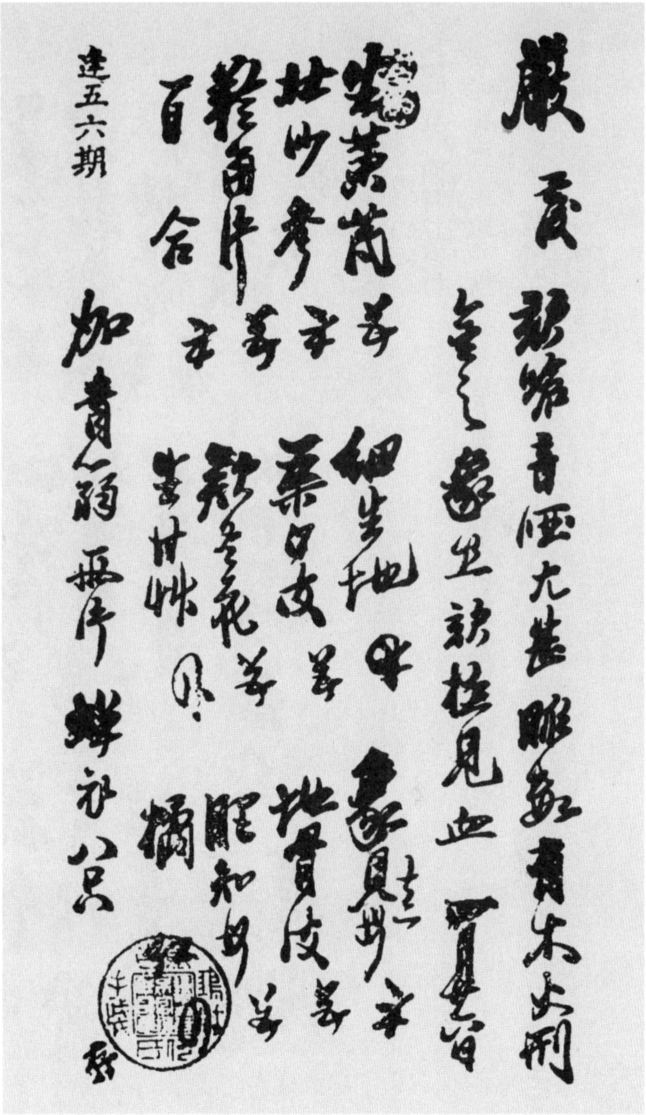

严　复　四月廿六日

咳呛音哑尤甚，脉数。有木火刑金之象，恐咳极见血。

生黄芪钱半　细生地四钱　象贝母（去心）二钱　北沙参二钱　桑白皮钱半　地骨皮钱半　羚角片钱半　款冬花钱半

肥知母钱半　百合二钱　生甘草四分　橘红四分

加青箬两片　蝉衣八只

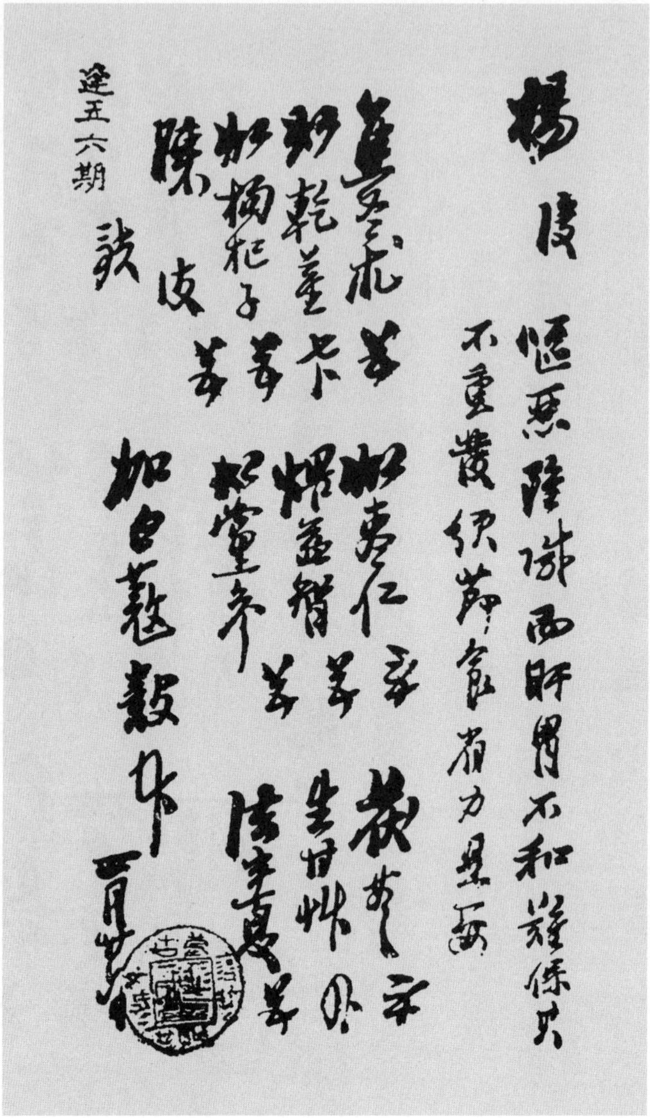

杨　复　四月廿六日

呕恶虽减而肝胃不和，难保其不重发。须节食省力是要。

焦冬术钱半　炒枣仁三钱　茯苓二钱　炒干姜七分　煨益智钱半　生甘草四分　炒枸杞子钱半　炒党参钱半　法半夏钱半　陈皮钱半　加白蔻壳五分

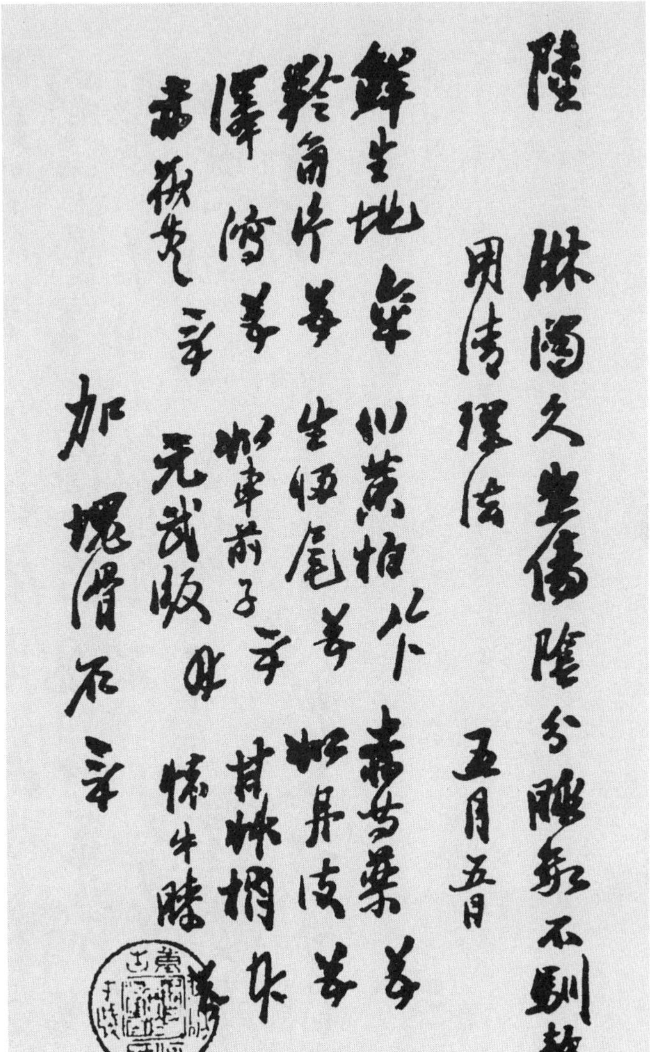

陆　五月五日

淋浊久热伤阴分，脉数不驯。暂用清理法。

鲜生地六钱　川黄柏八分　赤芍药钱半　羚角片钱半　生归尾钱半　炒丹皮钱半　泽泻钱半　炒车前子二钱　甘草梢五分　赤茯苓三钱　元武版四钱　怀牛膝钱半

加块滑石三钱

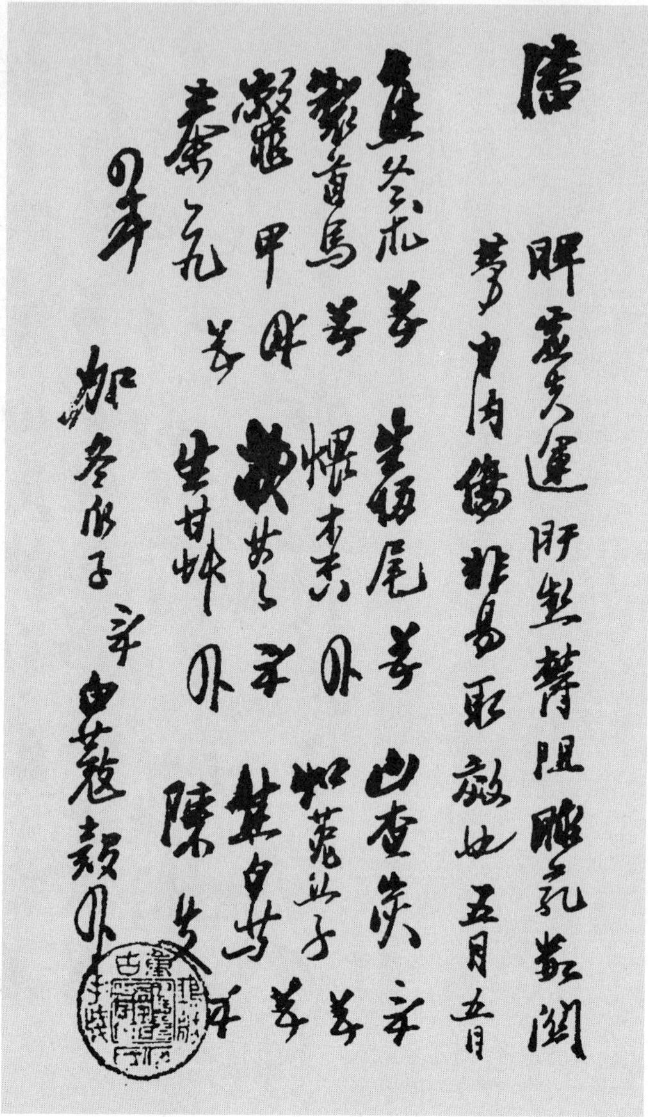

潘　五月五日

脾虚失运，肝热郁阻，脉芤数。关劳力内伤，非易取效也。

焦冬术钱半　生归尾钱半　山楂炭三钱　制首乌钱半　煨木香四分　炒菟丝子钱半　鳖甲四钱　茯苓二钱　焦白芍钱半　秦艽钱半　生甘草四分　陈皮一钱

加冬瓜子三钱　白蔻壳四分

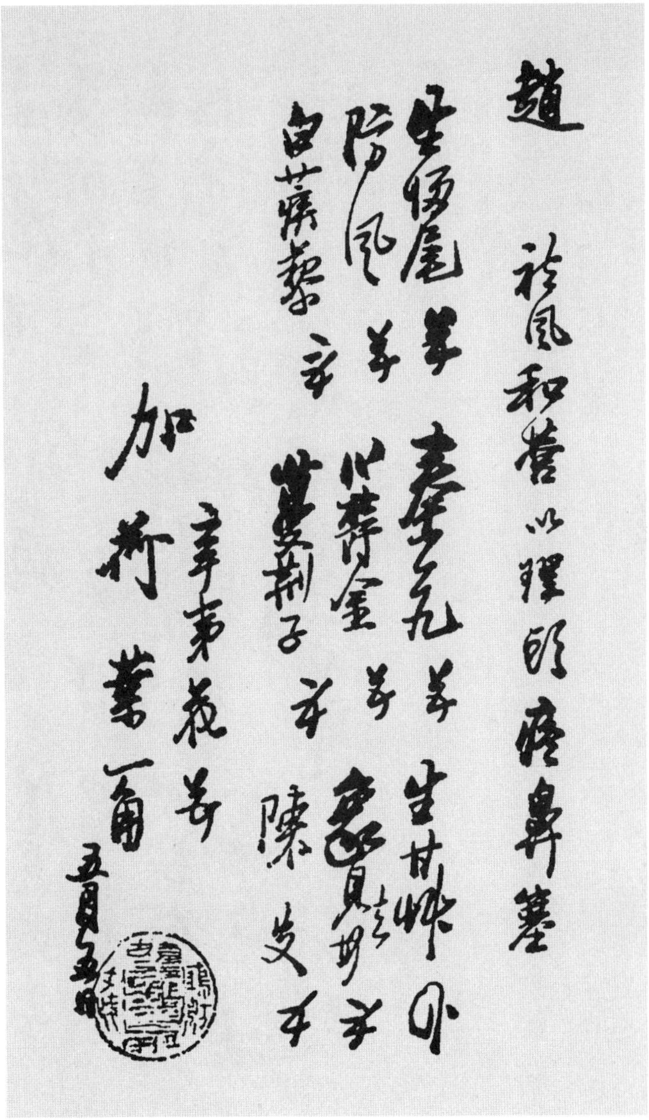

赵　五月五日

祛风和营以理头疼、鼻塞。

生归尾钱半　秦艽钱半　生甘草四分　防风钱半　川郁金钱半　象贝母（去心）二钱　白蒺藜三钱　蔓荆子二钱　陈皮一钱　加辛夷花钱半　荷叶一角

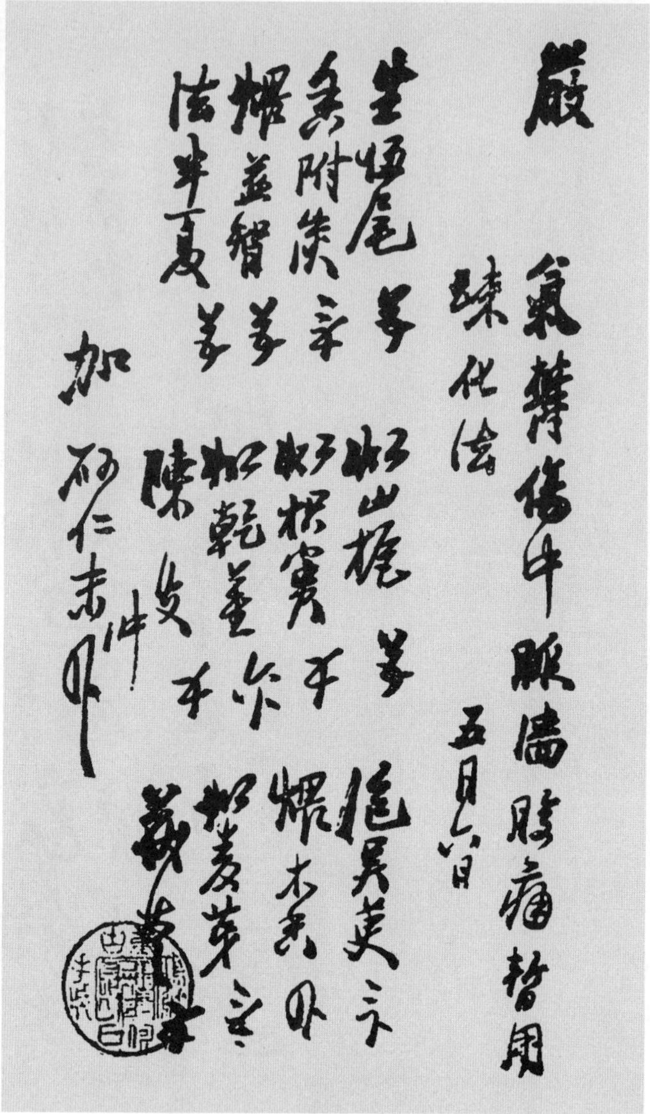

严　五月六日

气郁伤中。脉涩，腹痛。暂用疏化法。

生归尾钱半　炒山栀钱半　泡吴萸三分　香附炭三钱　炒枳实一钱　煨木香四分　煨益智钱半　炒干姜六分　炒麦芽三钱　法半夏钱半　陈皮一钱　茯苓二钱

加砂仁末（冲）四分

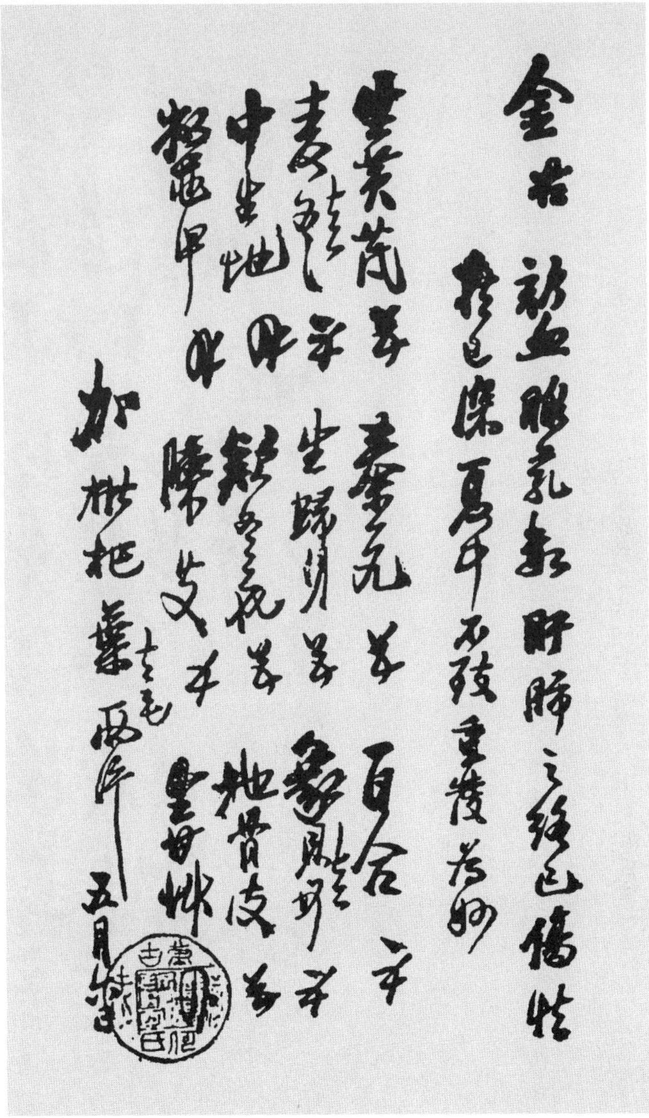

金　右　五月六日

咳血，脉芤数。肝肺之络已伤，怯候已深，夏中不致重发为妙。

生黄芪钱半　秦艽钱半　百合二钱　麦冬（去心）二钱　生归身钱半　象贝母（去心）二钱　中生地四钱　款冬花钱半

地骨皮钱半　鳖甲四钱　陈皮一钱　生甘草四分

加枇杷叶（去毛）两片

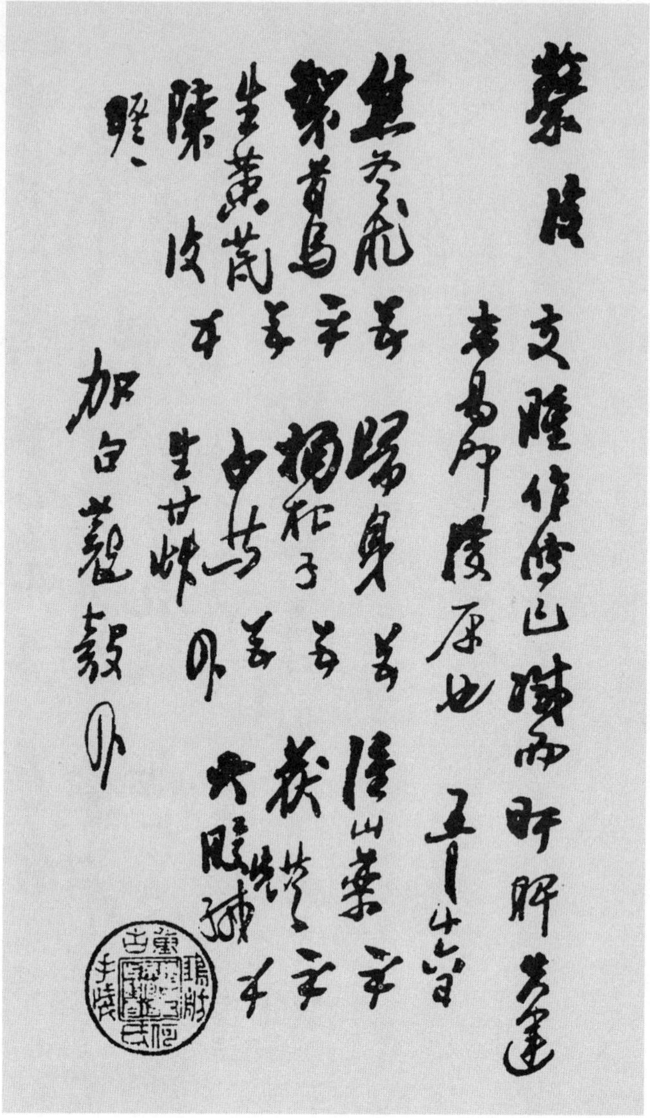

蔡　复　五月十六日

支（肢）肿作泻已减而肝脾失运。未易即复原也。

焦冬术钱半　归身钱半　怀山药二钱　制首乌二钱　枸杞子钱半　茯苓二钱　生黄芪钱半　白芍钱半　大腹绒（洗）一钱　陈皮一钱　生甘草四分　加白蔻壳四分

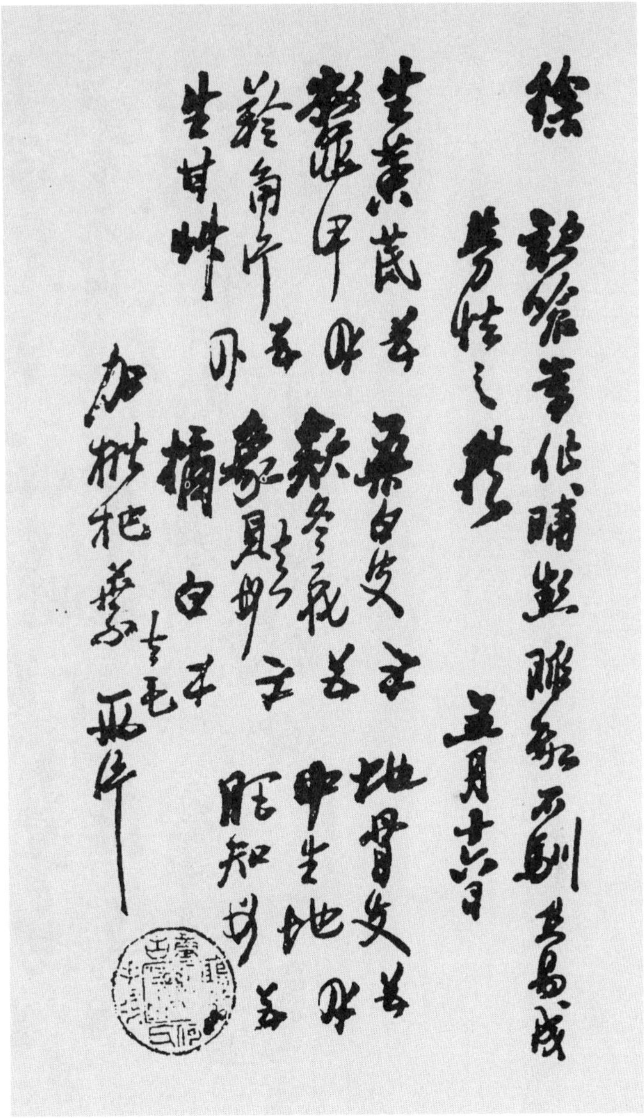

徐　五月十六日

咳呛常作，晡热，脉数不驯。恐易成劳怯之候。

生黄芪钱半　桑白皮二钱　地骨皮钱半　鳖甲四钱　款冬花钱半　中生地四钱　羚角片钱半　象贝母（去心）二钱

肥知母钱半　生甘草四分　橘白一钱　加枇杷叶（去毛）两片

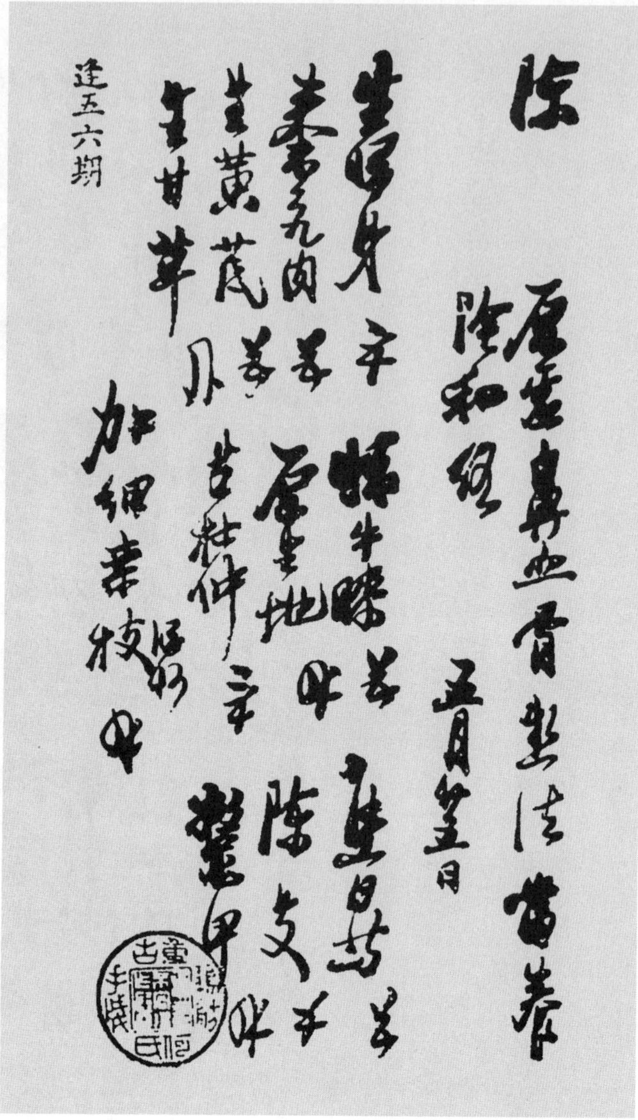

陈　五月廿五日

原虚鼻血骨热。法当养阴和络。

生归身二钱　怀牛膝钱半　焦白芍钱半　秦艽肉钱半　原生地四钱　陈皮一钱　生黄芪钱半　生杜仲三钱　鳖甲四钱

生甘草四分　加细桑枝（酒炒）四钱

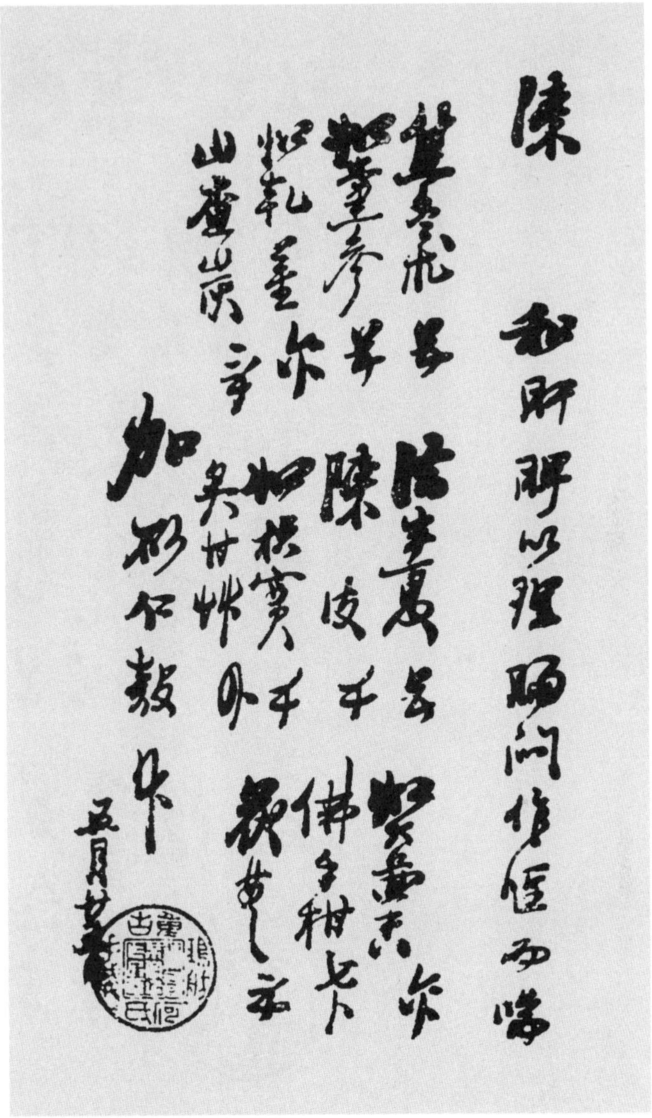

陈　五月廿五日

和肝脾以理胸闷作呕而喘。

焦冬术钱半　法半夏钱半　炒大茴香六分　炒党参钱半　陈皮一钱　佛手柑七分　炒干姜六分　炒枳实一钱　茯苓二钱　山楂炭三钱　炙甘草四分　加砂仁壳五分

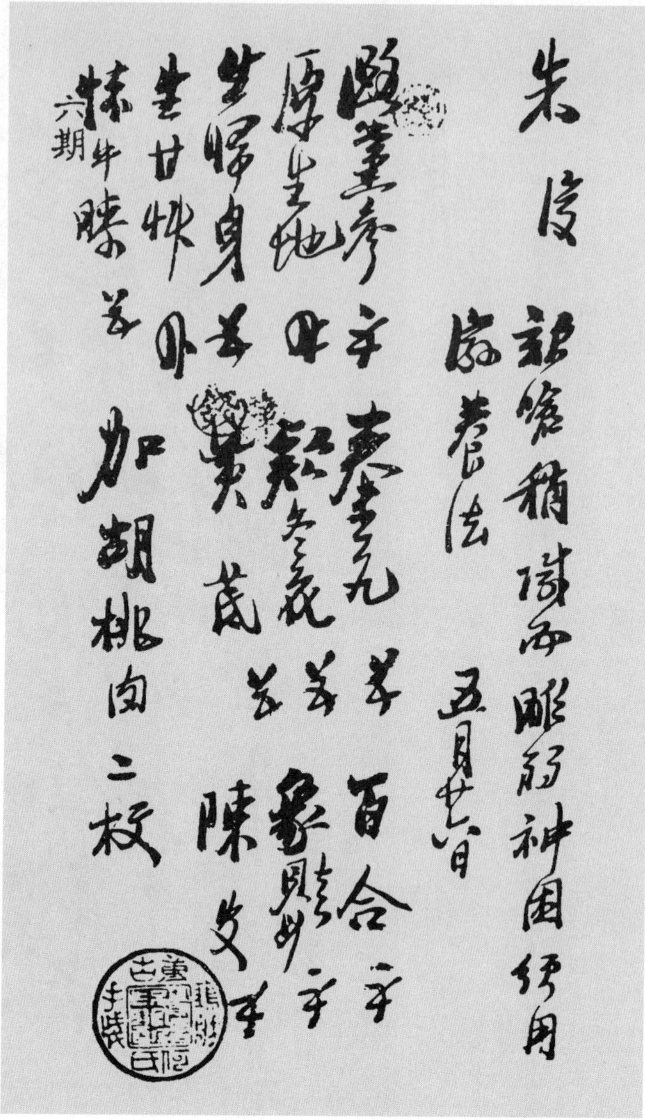

朱 复 五月廿六日

咳呛稍减而脉弱，神困。须用滋养法。

潞党参二钱 秦艽钱半 百合二钱 原生地四钱 款冬花钱半 象贝母（去心）二钱 生归身钱半 黄芪钱半 陈皮一钱 生甘草四分 怀牛膝钱半 加胡桃肉二枚

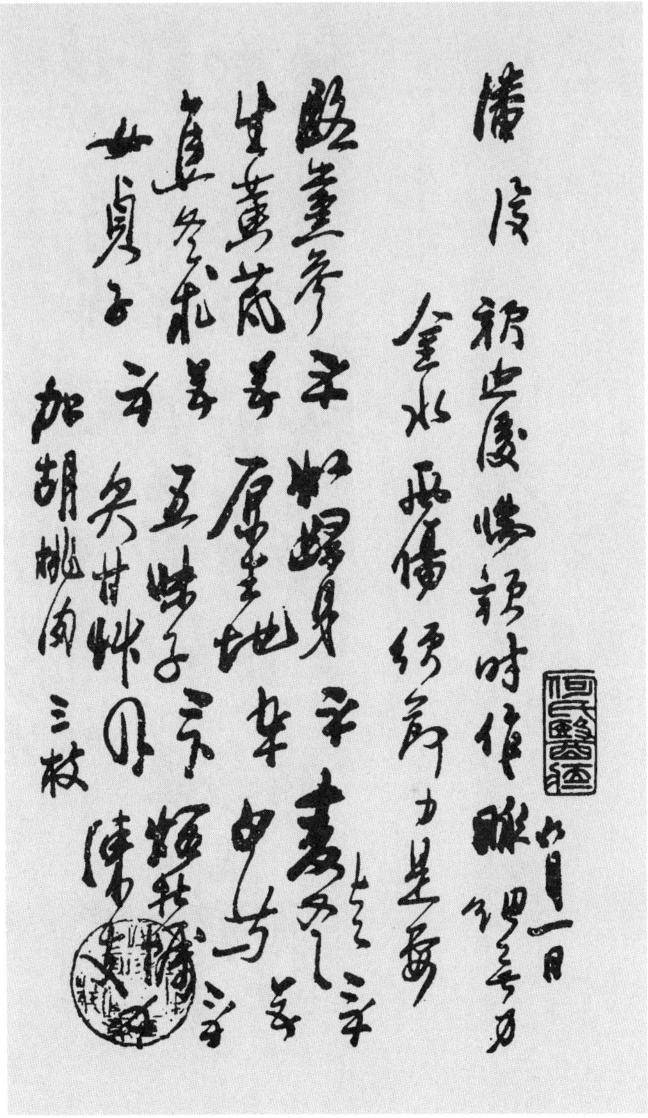

潘　复　六月一日

咳血后喘咳时作，脉细无力。金水两伤，须节力是要。

潞党参二钱　炒归身二钱　麦冬（去心）三钱　生黄芪钱半　原生地五钱　白芍钱半　焦冬术钱半　五味子三分　煅牡蛎三钱　女贞子二钱　炙甘草四分　陈皮一钱

加胡桃肉三枚

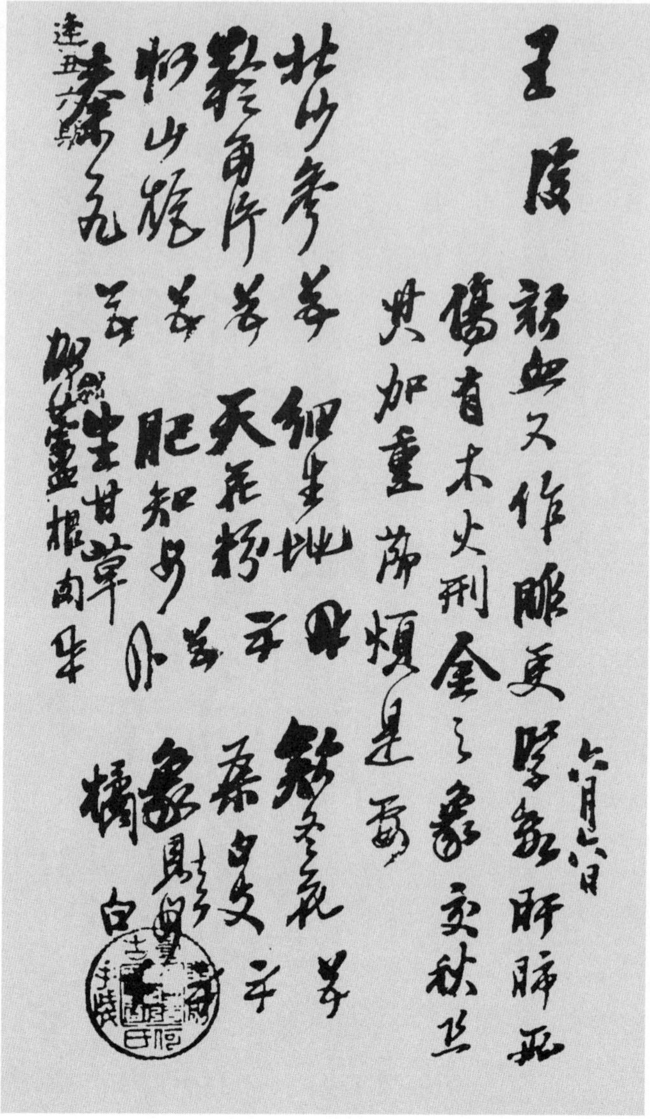
王复 咳血又作脉更紧数肝肺两伤有木火刑金之象交秋恐其加重节烦是要 六月六日
北沙参钱半 细生地四钱 款冬花钱半 羚角片钱半 天花粉二钱 桑白皮二钱 炒山栀钱半 肥知母钱半 象贝母（去心）二钱 秦艽钱半 生甘草四分 橘白一钱
逢丑六號
加芦根肉五钱

王　复　六月六日

咳血又作，脉更紧数。肝肺两伤，有木火刑金之象，交秋恐其加重。节烦是要。

北沙参钱半　细生地四钱　款冬花钱半　羚角片钱半　天花粉二钱　桑白皮二钱　炒山栀钱半　肥知母钱半　象贝母（去心）二钱　秦艽钱半　生甘草四分　橘白一钱

加芦根肉五钱

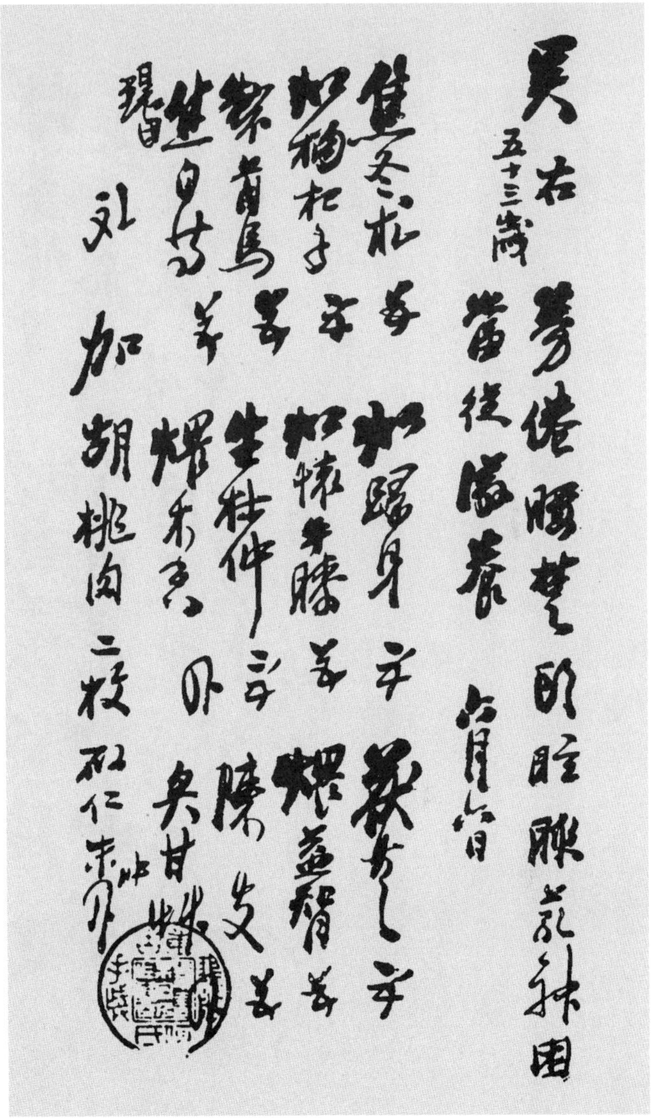

吴　右　五十三岁　六月六日

劳倦腰楚，头眩，脉芤，神困。当从滋养。

焦冬术钱半　炒归身二钱　茯苓二钱　炒枸杞子二钱　炒怀牛膝钱半　煨益智钱半　制首乌钱半　生杜仲三钱　陈皮钱半　焦白芍钱半　煨木香四分　炙甘草四分　加胡桃肉二枚　砂仁末（冲）四分

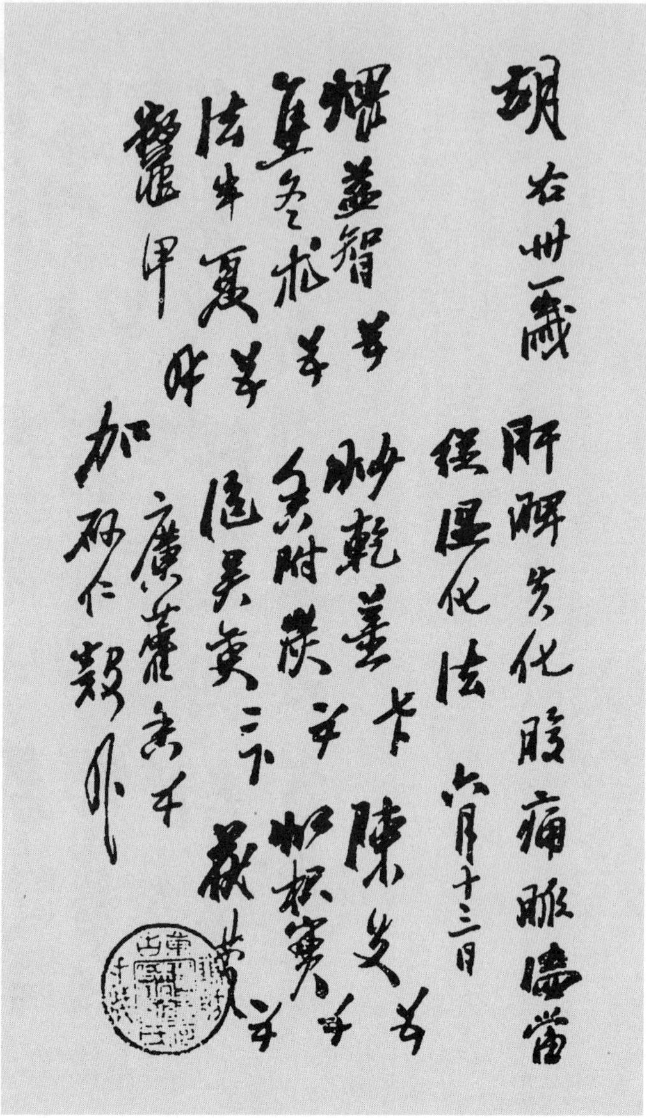

胡 右 卅一岁 六月十三日

肝脾失化。腹痛，脉涩。当从温化法。

煨益智钱半　炒干姜七分　陈皮钱半　焦冬术钱半　香附炭二钱　炒枳实一钱　法半夏钱半　泡吴萸三分　茯苓二钱　鳖甲四钱　广藿香一钱　加砂仁壳四分

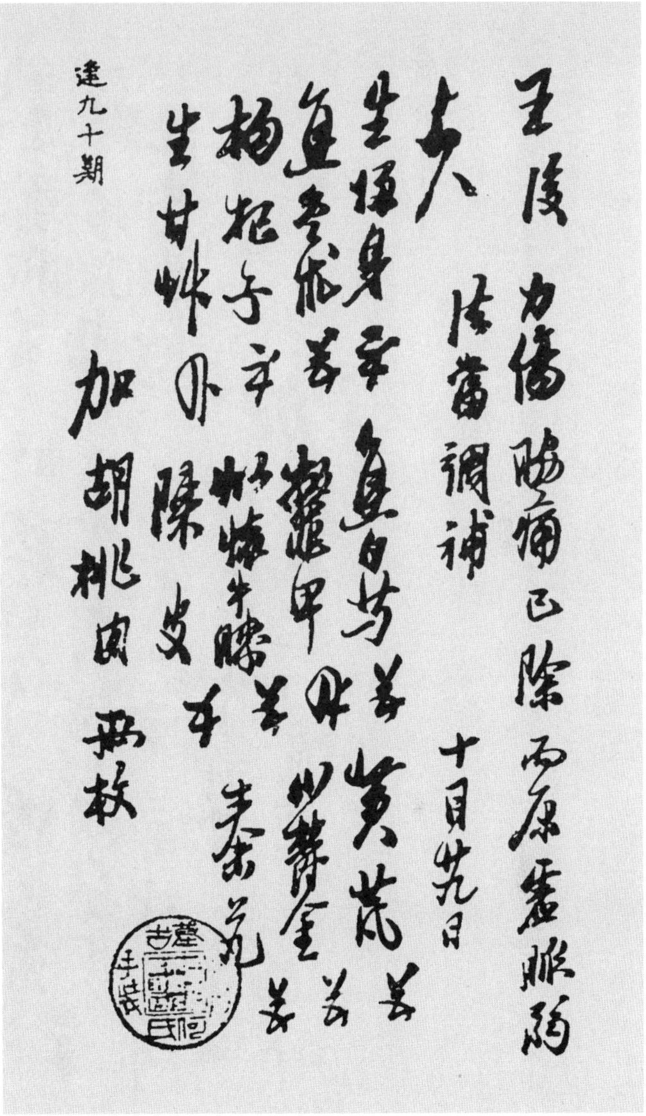

王 复 十月廿九日

力伤胁痛已除而原虚脉弱。法当调补。

生归身二钱 焦白芍钱半 黄芪钱半 焦冬术钱半 鳖甲四钱 川郁金钱半 枸杞子二钱 炒怀牛膝钱半 秦艽钱半

生甘草四分 陈皮一钱 加胡桃肉两枚

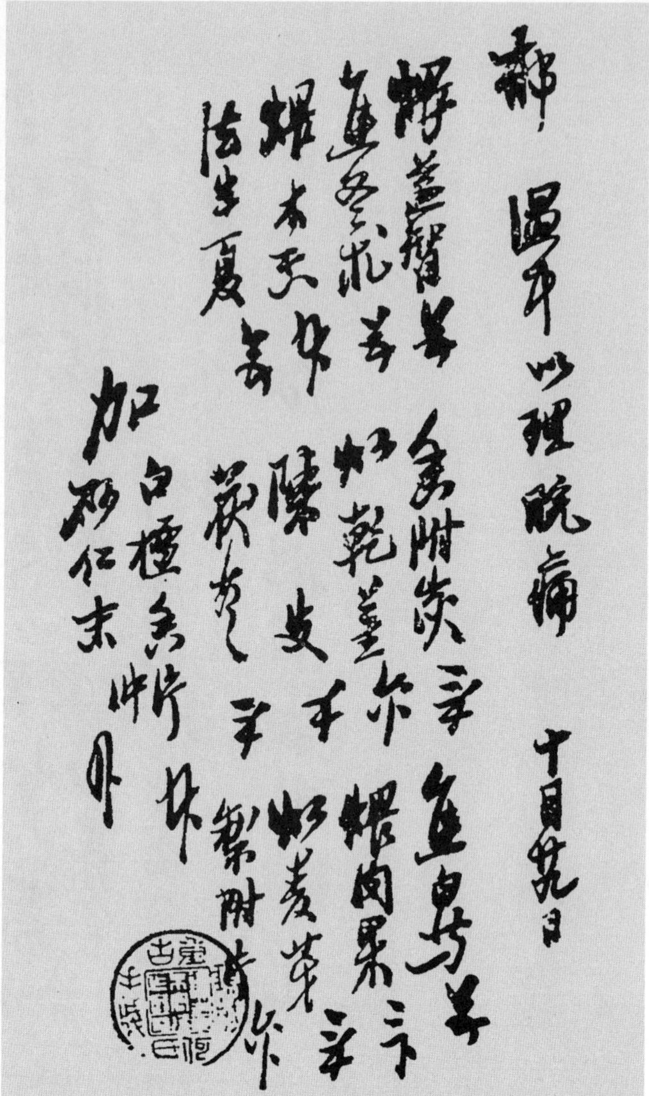

郁　十月廿九日

温中以理脘痛。

煨益智钱半　香附炭三钱　焦白芍钱半　焦冬术钱半　炒干姜六分　煨肉果三分　煨木香五分　陈皮一钱　炒麦芽三钱　法半夏钱半　茯苓二钱　制附片六分

加白檀香片五分　砂仁末（冲）四分

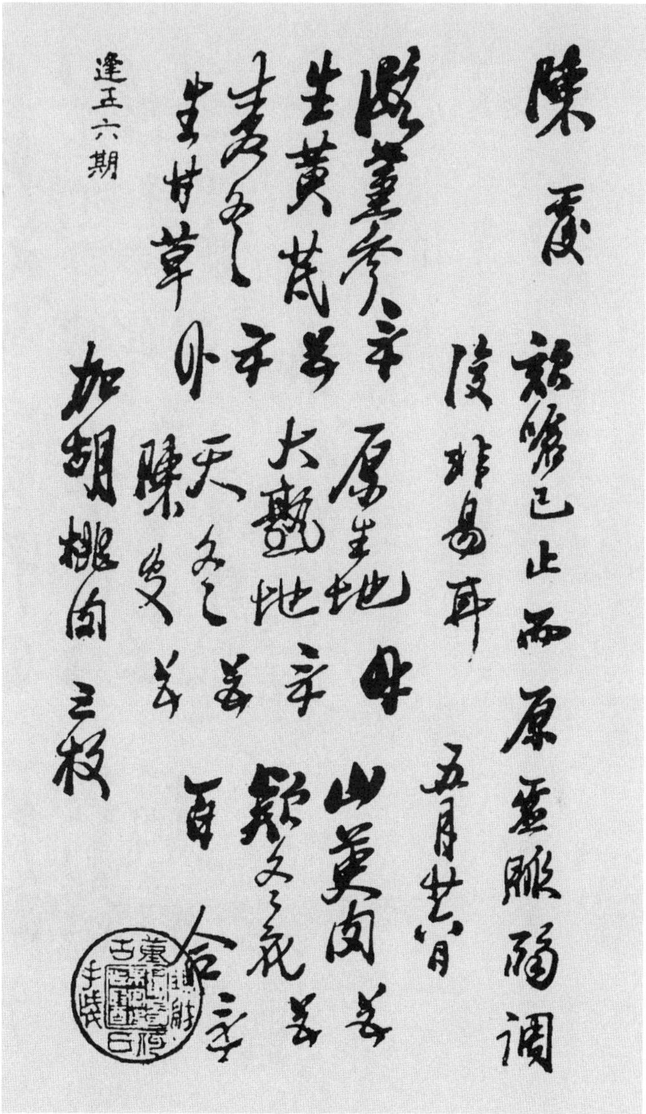

陈　复　五月廿六日

咳呛已止而原虚脉弱。调复非易耳。

潞党参三钱　原生地四钱　山萸肉钱半　生黄芪钱半　大熟地三钱　款冬花钱半　麦冬二钱　天冬钱半　百合三钱

生甘草四分　陈皮钱半　加胡桃肉三枚

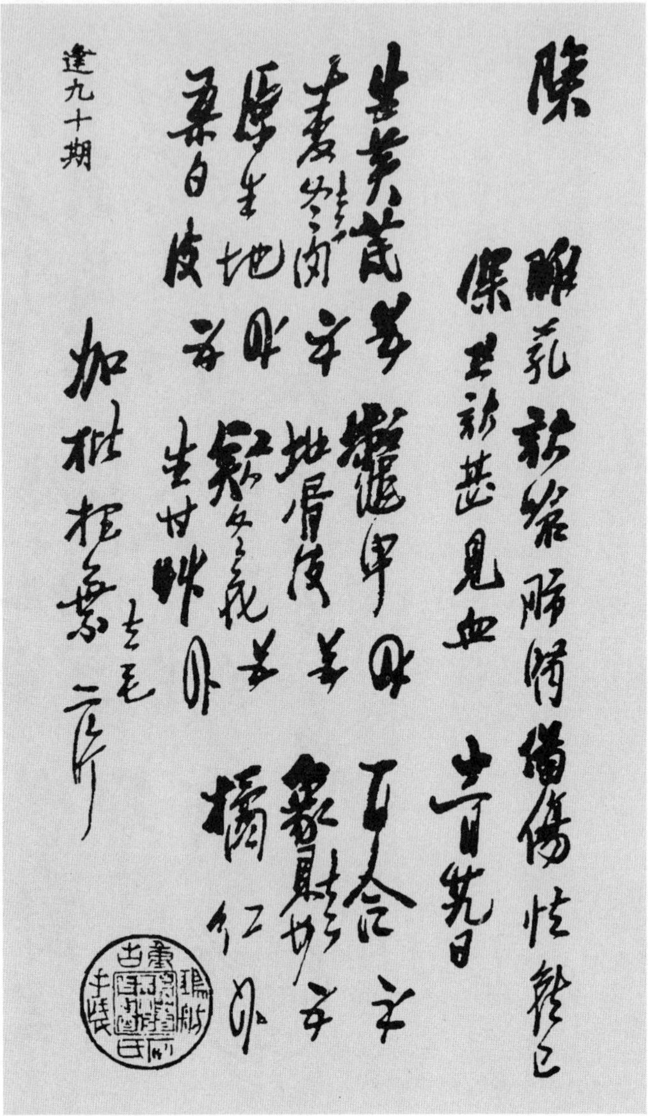

陈　十一月廿九日

脉芤，咳呛。肺肾备伤，怯候已深，恐咳甚见血。

生黄芪钱半　鳖甲四钱　百合二钱　麦冬肉（去心）二钱　地骨皮钱半　象贝母（去心）二钱　原生地四钱　款冬花钱半　橘红四分　桑白皮二钱　生甘草四分　加枇杷叶（去毛）二片

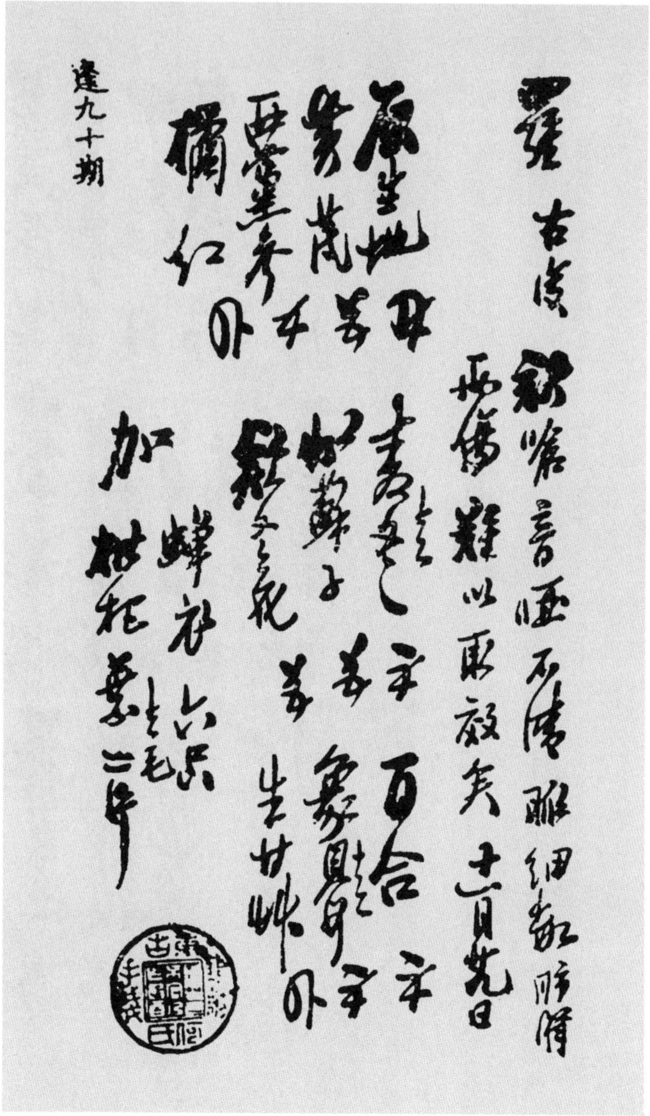

罗　右　复　十一月廿九日

咳呛音哑不清，脉细数。肺肾两伤，难以取效矣。

原生地四钱　麦冬（去心）二钱　百合二钱　黄芪钱半　炒苏子钱半　象贝母（去心）二钱　西党参一钱　款冬花钱半　生甘草四分　橘红四分　加蝉衣六只　枇杷叶（去毛）二片

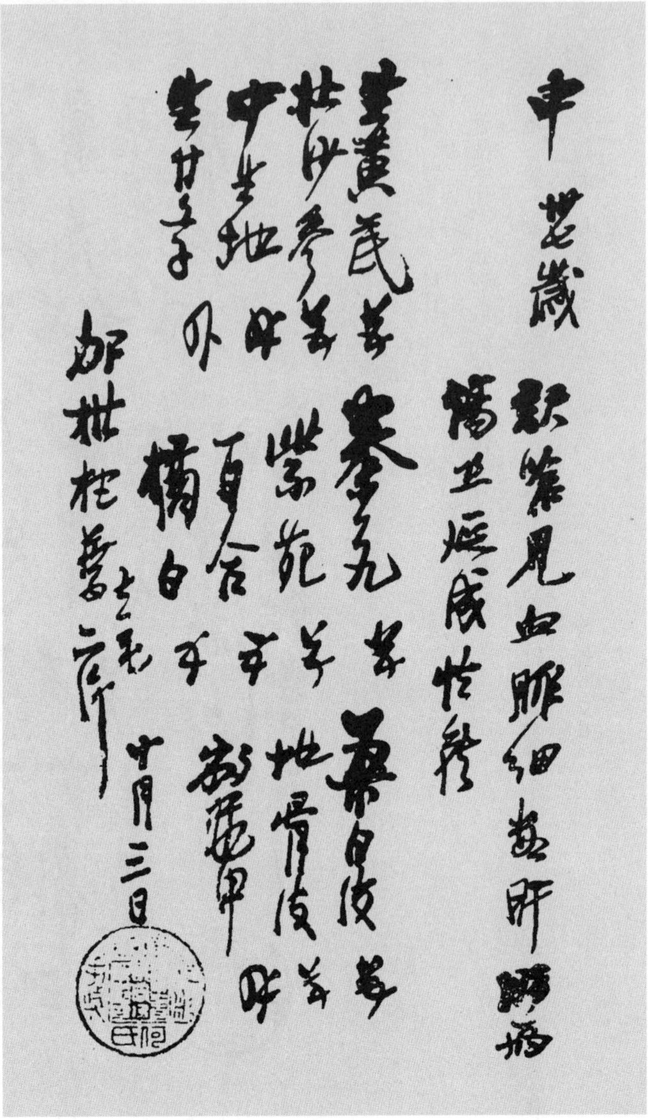

申　卅七岁　十月三日

咳呛见血，脉细数。肝肺两伤，恐延成怯候。

生黄芪钱半　秦艽钱半　桑白皮钱半　北沙参钱半　紫菀钱半　地骨皮钱半　中生地四钱　百合二钱　鳖甲四钱　生甘草四分　橘白一钱　加枇杷叶（去毛）二片

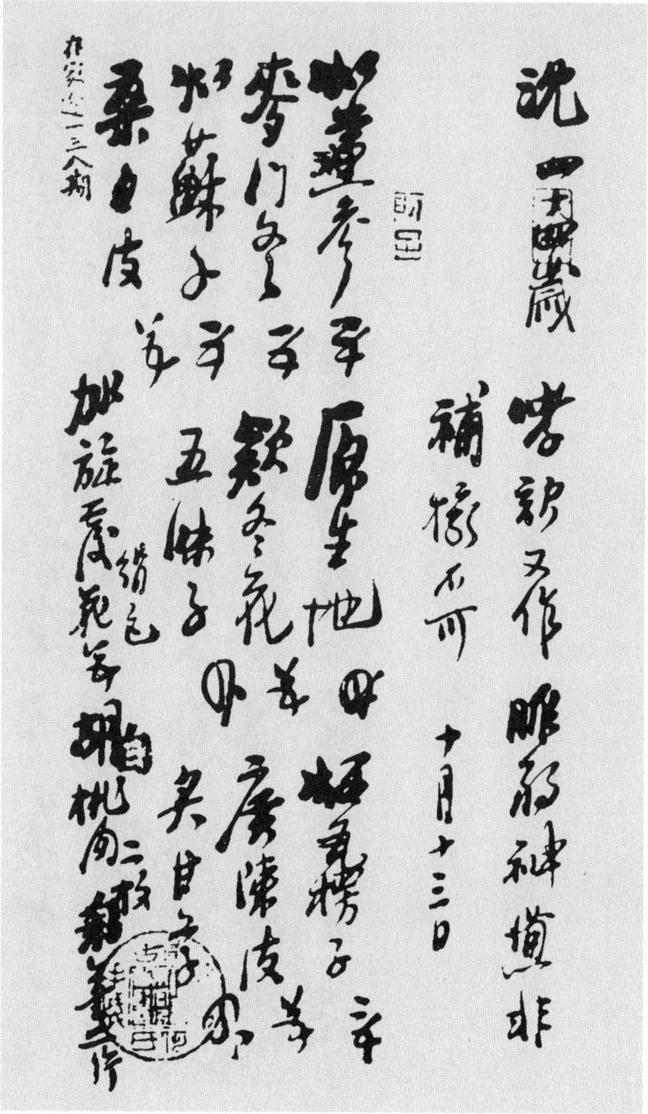

沈　四十四岁　十月十三日

哮咳又作，脉弱神惫。非补摄不可。

炒党参二钱　原生地四钱　煅瓦楞子三钱　麦门冬二钱　款冬花钱半　广陈皮钱半　炒苏子二钱　五味子四分　炙甘草四分　桑白皮钱半

加旋覆花（绢包）钱半　胡桃肉二枚　干姜二片

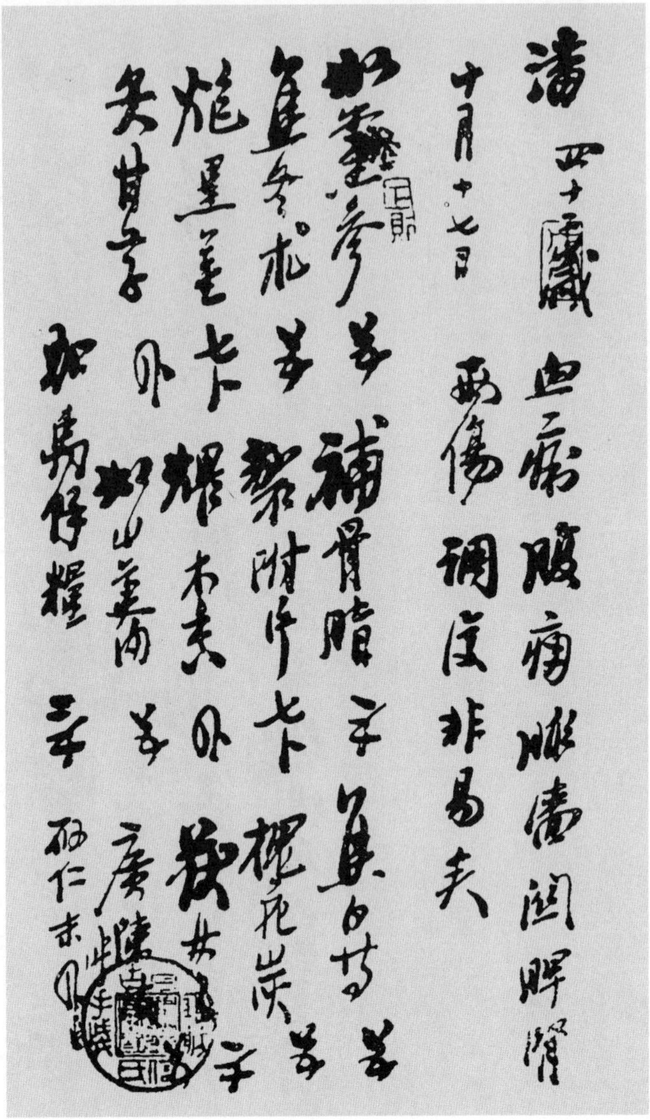

潘 四十二岁 十月十七日

血痢腹痛，脉涩。关脾肾两伤，调复非易矣。

炒党参钱半 补骨脂二钱 焦白芍钱半 焦冬术钱半 制附片七分 槐花炭钱半 炮黑姜七分 煨木香四分 茯苓二钱 炙甘草四分 炒山萸肉钱半 广陈皮钱半 加禹余粮三钱 砂仁末（冲）四分

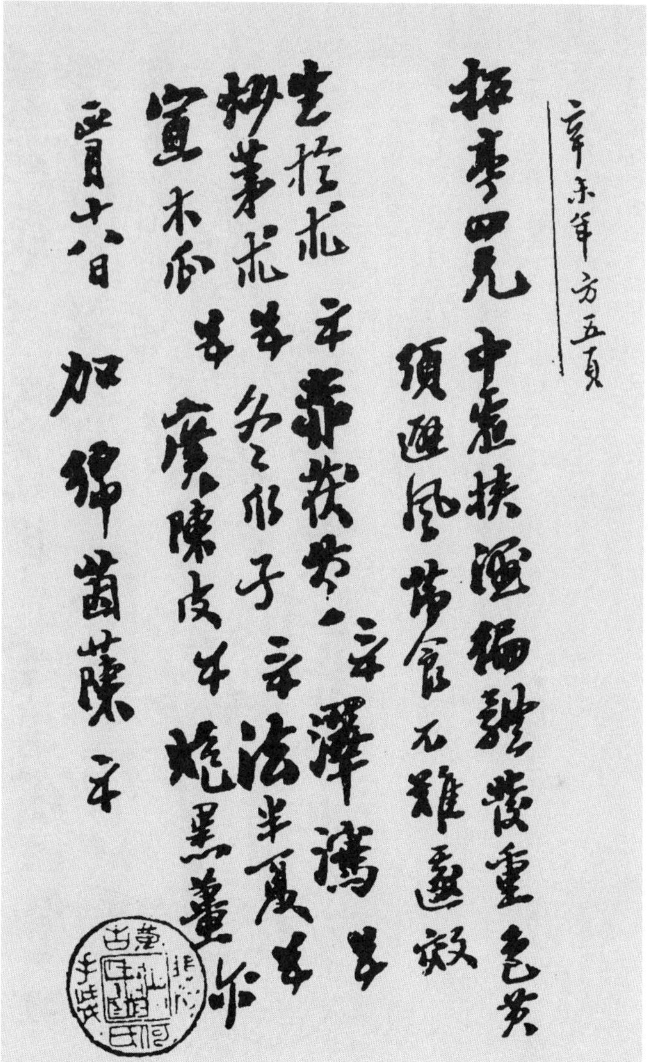

辛未年 方五页
拓亭四兄 中虚挟湿遍体发重色黄
须避风节食不难遽效
生于术二钱 赤茯苓三钱 泽泻钱半
炒茅术钱半 冬瓜子三钱 法半夏钱半
宣木瓜钱半 广陈皮一钱 炮黑姜六分
正月十八日 加绵茵陈二钱

拓亭四兄　正月十八日

中虚挟湿。遍体发重、色黄。须避风节食，不难遽效。

生于术二钱　赤茯苓三钱　泽泻钱半　炒茅术钱半　冬瓜子三钱　法半夏钱半　宣木瓜钱半　广陈皮一钱　炮黑姜六分

加绵茵陈二钱

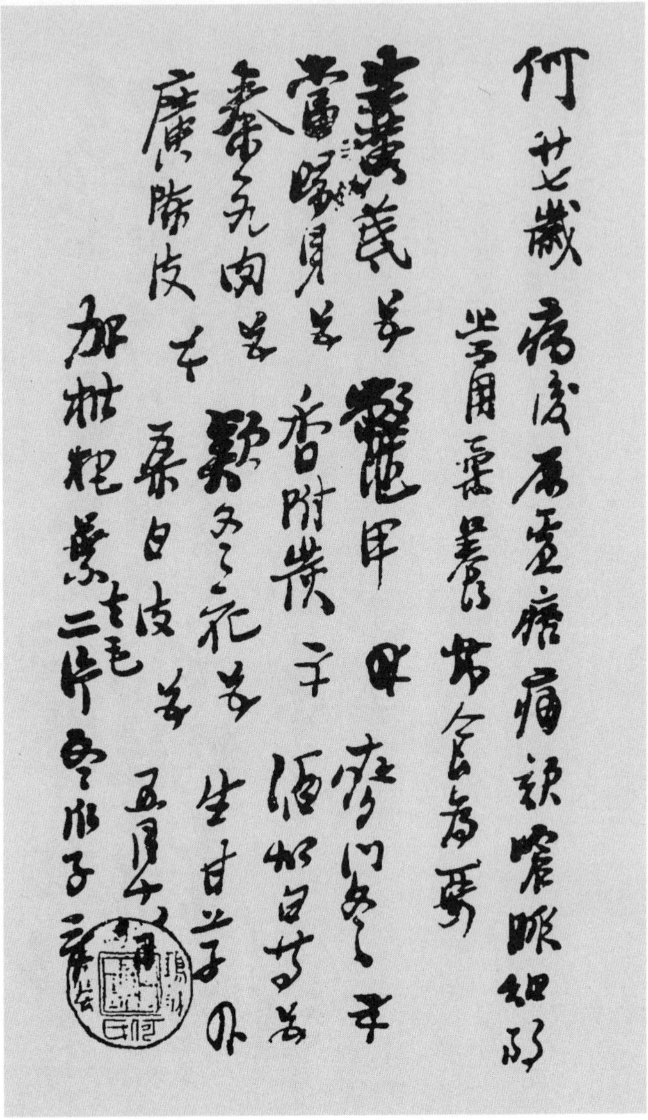

何　廿七岁　五月十八日

病后原虚。痞痛，咳呛，脉细弱。当用柔养节食为要。

生黄芪钱半　鳖甲四钱　麦门冬二钱　当归身钱半　香附炭二钱　酒炒白芍钱半　秦艽肉钱半　款冬花钱半　生甘草四分　广陈皮一钱　桑白皮钱半

加枇杷叶（去毛）二片　冬瓜子三钱

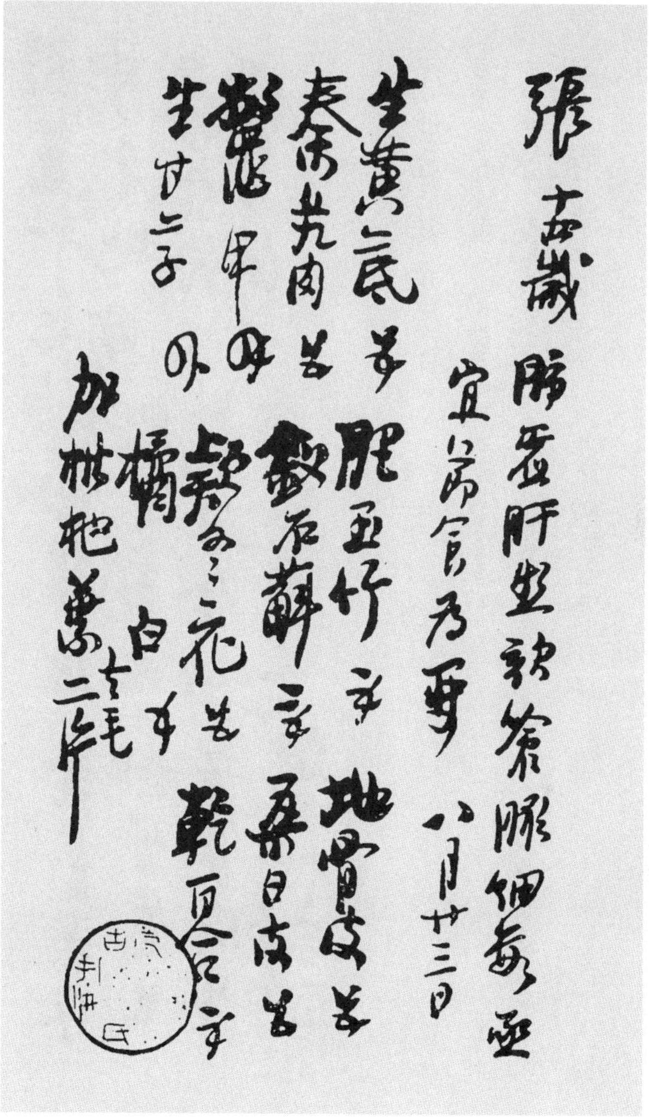

张　十四岁　八月廿三日

肺虚肝热。咳呛，脉细数。亟宜节食为要。

生黄芪钱半　肥玉竹二钱　地骨皮钱半　秦艽肉钱半　钗石斛三钱　桑白皮钱半　鳖甲四钱　款冬花钱半　干百合二钱

生甘草四分　橘白一钱　加枇杷叶（去毛）二片

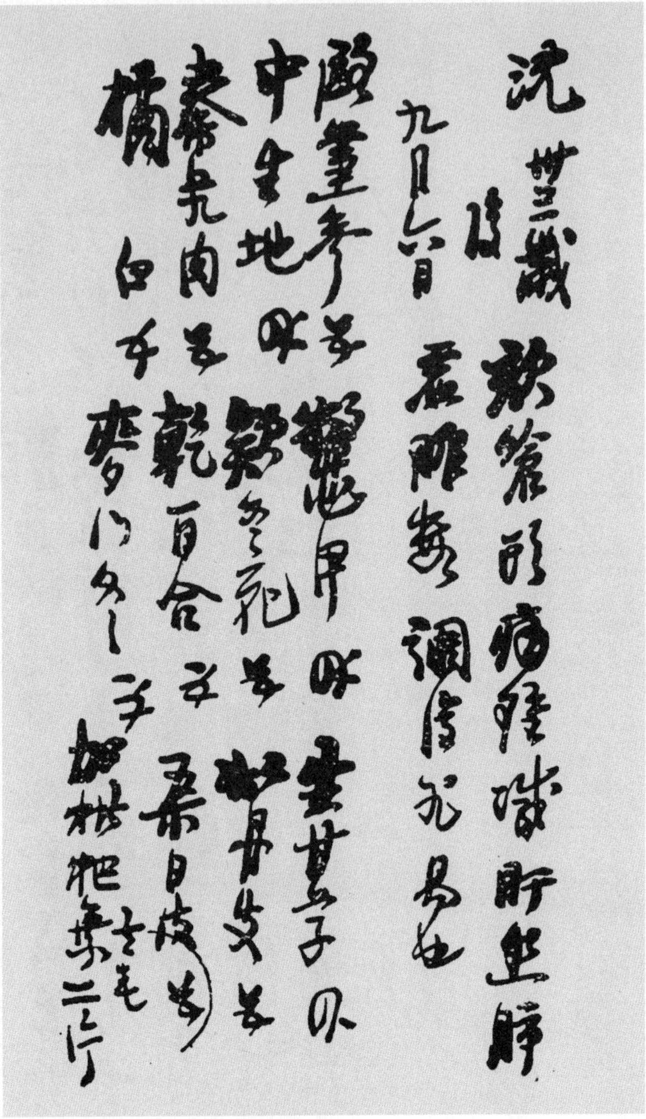

沈　卅三岁　复　九月六日

咳呛、头痛虽减，肝热肺虚，脉数。调复非易也。

潞党参钱半　鳖甲四钱　生甘草四分　中生地四钱　款冬花钱半　炒丹皮钱半　秦艽肉钱半　干百合二钱　桑白皮钱半　橘白一钱　麦门冬二钱　加枇杷叶（去毛）二片

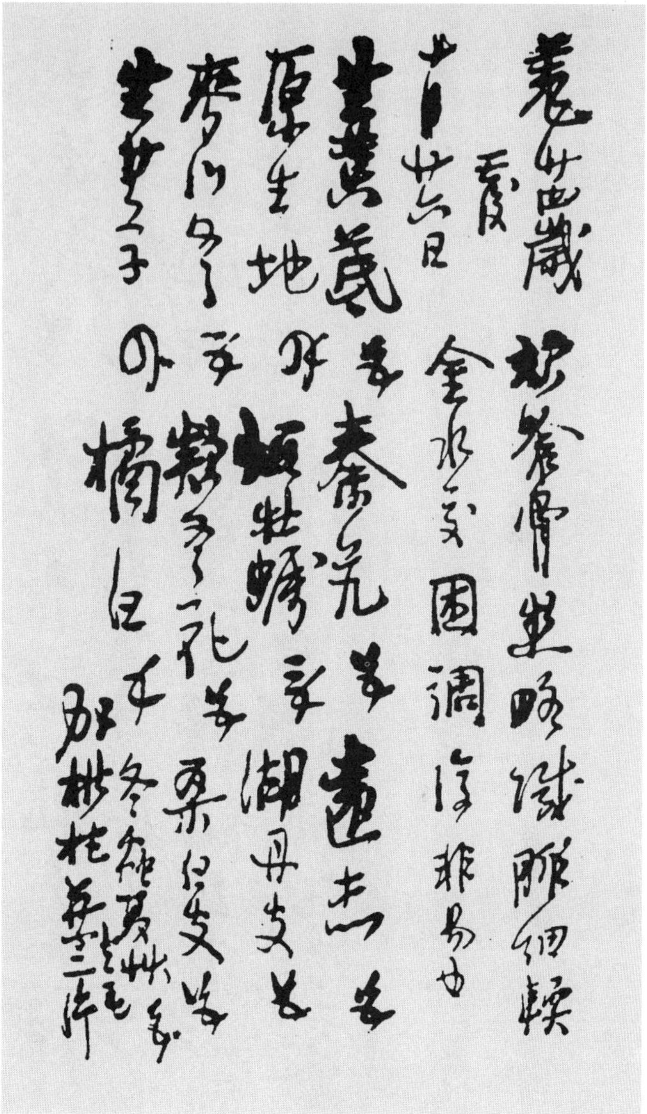

羌　廿四岁　复　十月廿六日

咳呛、骨热略减，脉细软。金水交困，调复非易也。

生黄芪钱半　秦艽钱半　远志钱半　原生地四钱　煅牡蛎三钱　湖丹皮钱半　麦门冬二钱　款冬花钱半　桑白皮钱半

生甘草四分　橘白一钱　冬虫夏草钱半

加枇杷叶（去毛）二片

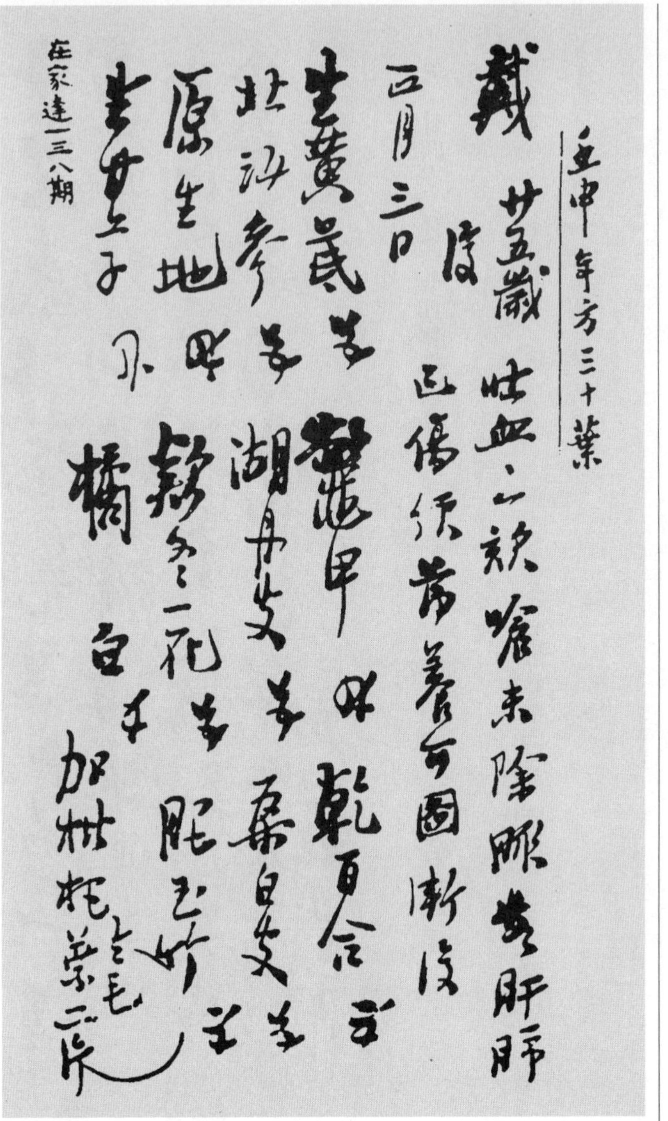

壬申年方三十葉

戴　廿五歲　吐血止，咳嗆未除，脈數，肝肺

復　已傷，須節養可圖漸復

正月三日

生黃芪錢半　鱉甲四錢　乾百合二錢

北沙參錢半　湖丹皮錢半　桑白皮錢半

原生地四錢　款冬花錢半　肥玉竹二錢

生甘草四分　橘白一錢

加枇杷葉（去毛）二片

在家達一三八期

戴　廿五岁　复　正月三日

吐血止，咳呛未除，脉数。肝肺已伤。须节养可图渐复。

生黄芪钱半　鳖甲四钱　干百合二钱　北沙参钱半　湖丹皮钱半　桑白皮钱半　原生地四钱　款冬花钱半　肥玉竹二钱　生甘草四分　橘白一钱　加枇杷叶（去毛）二片

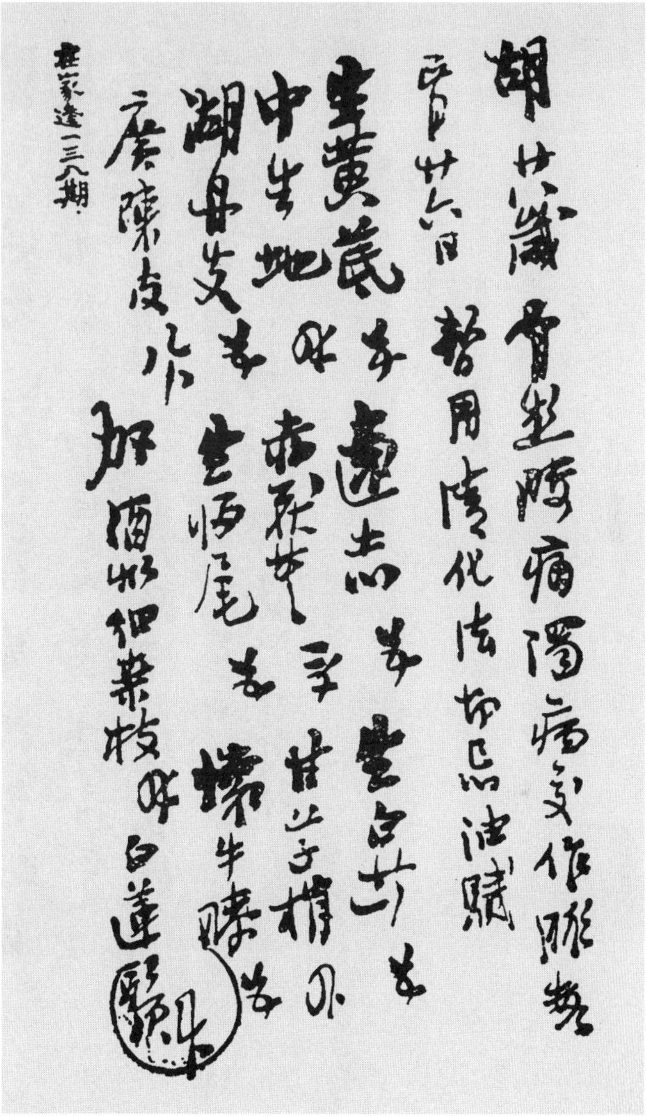

胡　廿八岁　正月廿六日

骨热腰痛，浊病交作，脉数。暂用清化法。切忌油腻。

生黄芪钱半　远志钱半　生白芍钱半　中生地四钱　赤茯苓三钱　甘草梢四分　湖丹皮钱半　生归尾钱半　怀牛膝钱半

广陈皮八分　加酒炒细桑枝四钱　白莲须五分

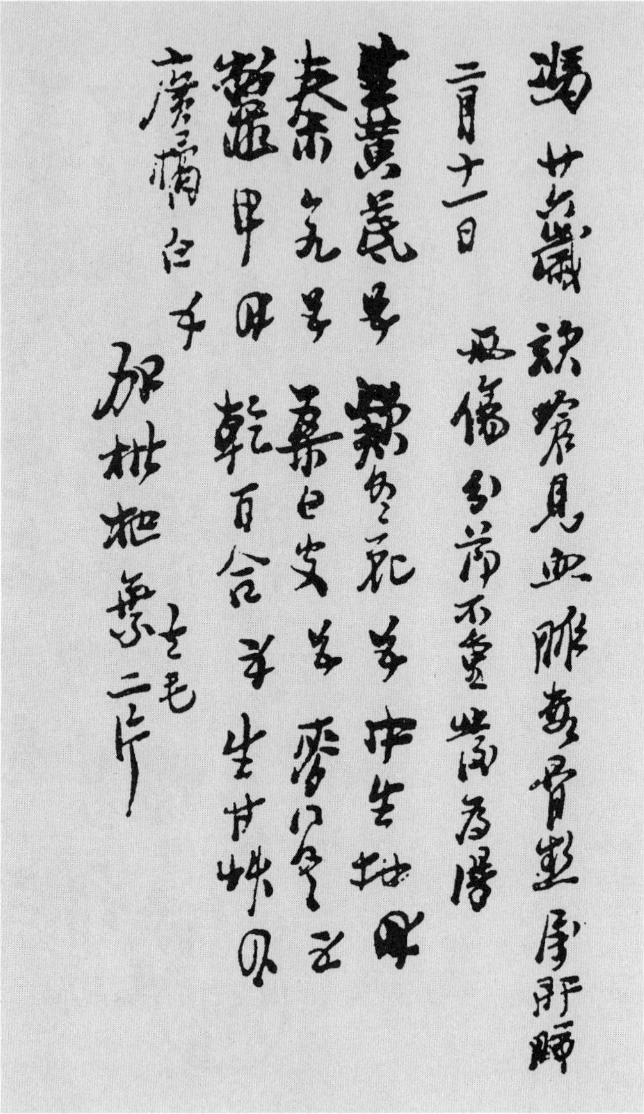

冯　廿六岁　二月十一日

咳呛见血，脉数，骨热。属肝肺两伤，分节不重发为得。

生黄芪钱半　款冬花钱半　中生地四钱　秦艽钱半　桑白皮钱半　麦门冬二钱　鳖甲四钱　干百合二钱　生甘草四分

广橘白一钱　加枇杷叶（去毛）二片

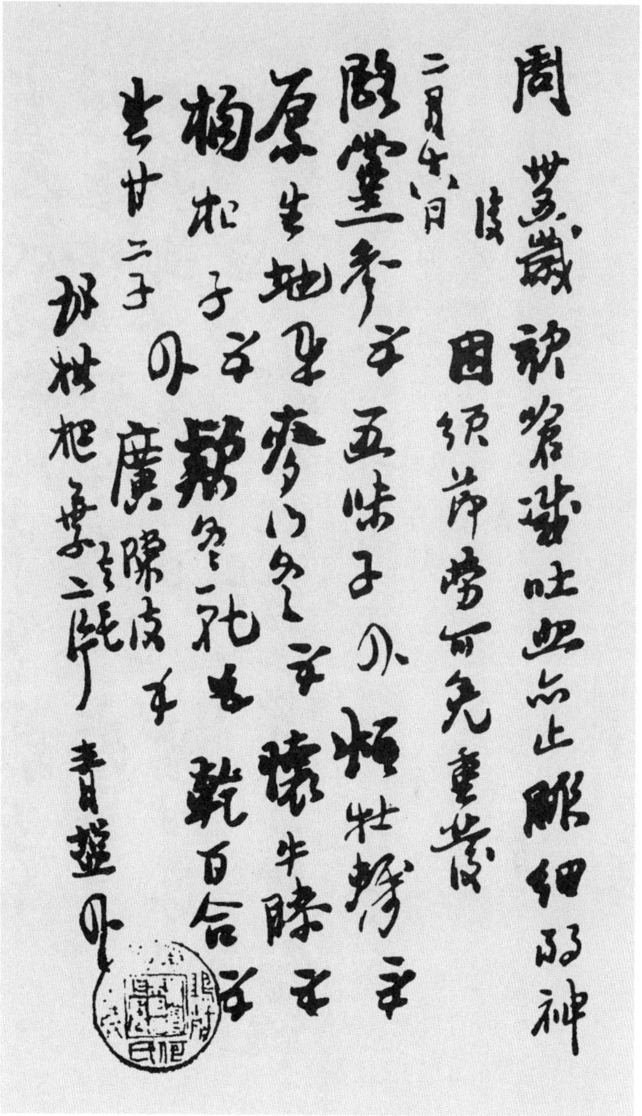

周　卅五岁　复　二月十八日

咳呛减，吐血亦止，脉细弱，神困。须节劳可免重发。

潞党参二钱　五味子四分　煅牡蛎三钱　原生地五钱　麦门冬二钱　怀牛膝二钱　枸杞子二钱　款冬花钱半　干百合二钱　生甘草四分　广陈皮一钱

加枇杷叶（去毛）二片　青盐四分

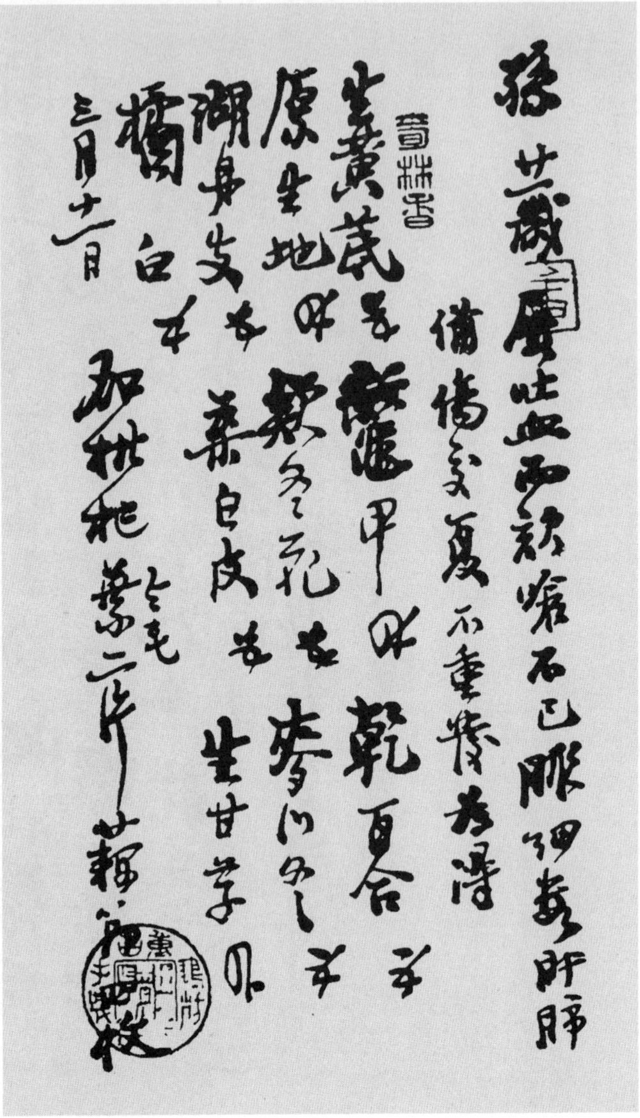

孙 廿一岁　三月十一日

屡吐血而咳呛不已，脉细数。肝肺备伤，交夏不重发为得。

生黄芪钱半　鳖甲四钱　干百合二钱　原生地四钱　款冬花钱半　麦门冬二钱　湖丹皮钱半　桑白皮钱半　生甘草四分　橘白一钱　加枇杷叶（去毛）二片　藕节四枚

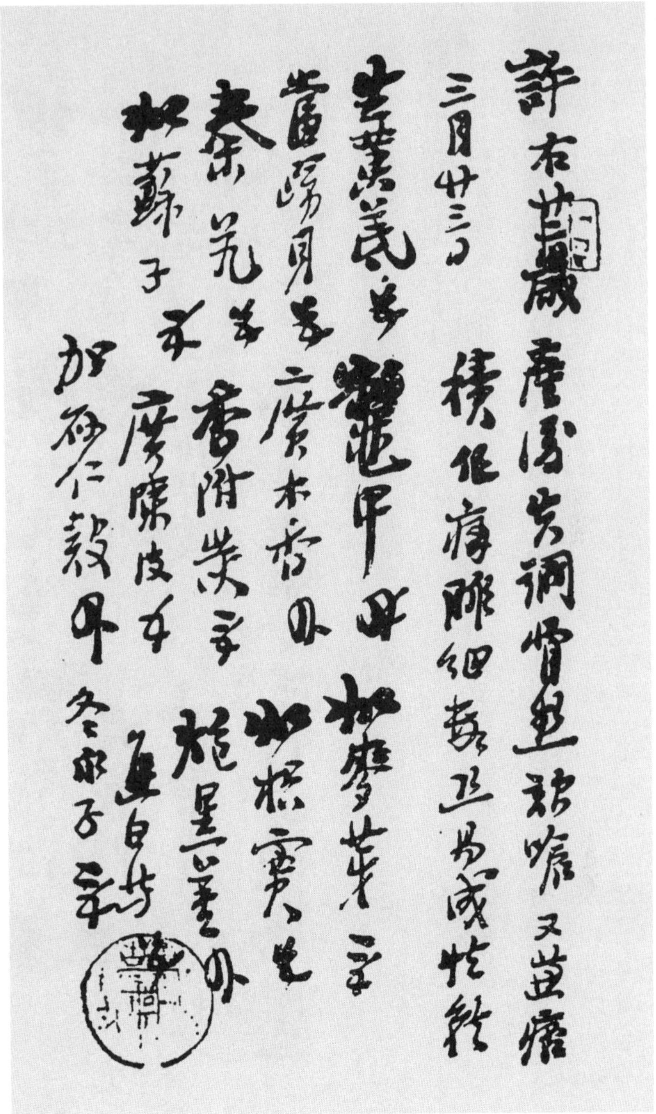

许右　廿二岁　三月廿三日

产后失调，骨热咳呛又兼痞积作痛，脉细数。恐易成怯候。

生黄芪钱半　鳖甲四钱　炒麦芽三钱　当归身钱半　广木香四分　炒枳实钱半　秦艽钱半　香附炭三钱　炮黑姜四分

炒苏子二钱　广陈皮一钱　焦白芍钱半

加砂仁壳四分　冬瓜子三钱

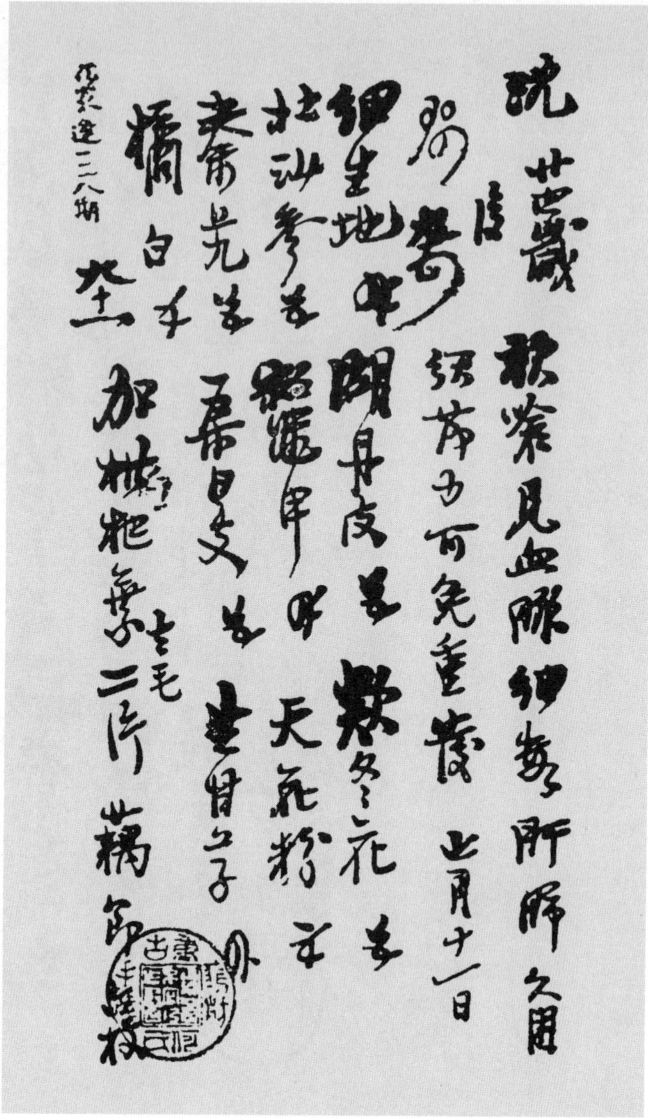

沈　廿四岁　咳呛见血脉细数肝肺久困　须节力可免重发　七月十一日
细生地四钱　湖丹皮钱半　款冬花钱半　北沙参钱半　鳖甲四钱　天花粉二钱　秦艽钱半　桑白皮钱半　生甘草四分　橘白一钱　加枇杷叶去毛二片　藕节六枚

沈　廿四岁　复　七月十一日

咳呛见血，脉细数。肝肺久困。须节力可免重发。

细生地四钱　湖丹皮钱半　款冬花钱半　北沙参钱半　鳖甲四钱　天花粉二钱　秦艽钱半　桑白皮钱半　生甘草四分

橘白一钱　加枇杷叶（去毛）二片　藕节六枚

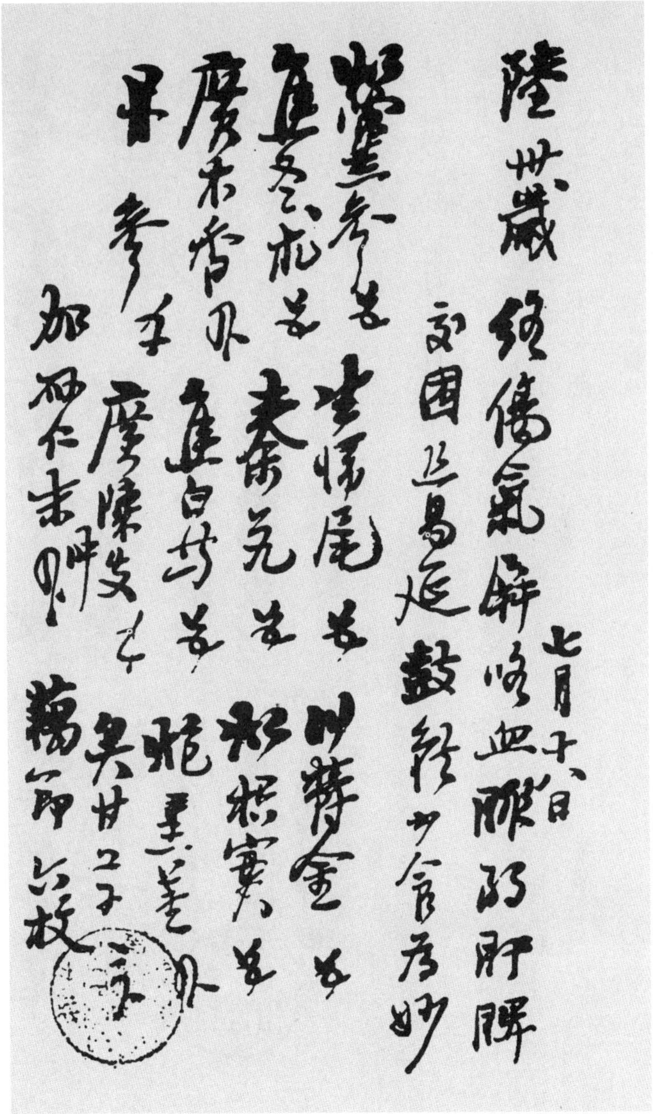

陆 卅岁 七月十八日

络伤气屏咯血，脉弱。肝脾交困，恐易延鼓候。少食为妙。

炒党参钱半 生归尾钱半 川郁金钱半 焦冬术钱半 秦艽钱半 炒枳实钱半 广木香四分 焦白芍钱半 炮黑姜四分 丹参一钱 广陈皮一钱 炙甘草三分

加砂仁末（冲）四分 藕节六枚

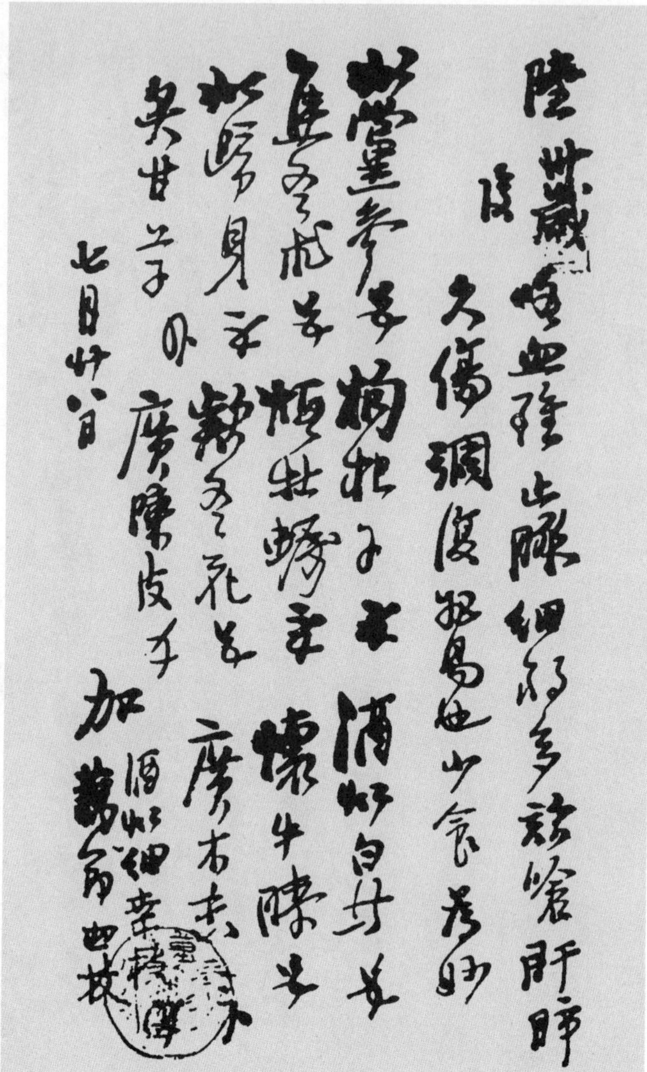

陆　卅岁　**复**　七月廿八日

咯血虽止，脉细弱，多咳呛。肝肺久伤，调复非易也。少食为妙。

炒党参钱半　枸杞子二钱　酒炒白芍钱半　焦冬术钱半　煅牡蛎三钱　怀牛膝钱半　炒归身二钱　款冬花钱半　广木香三分　炙甘草四分　广陈皮一钱

加酒炒细桑枝四钱　藕节四枚

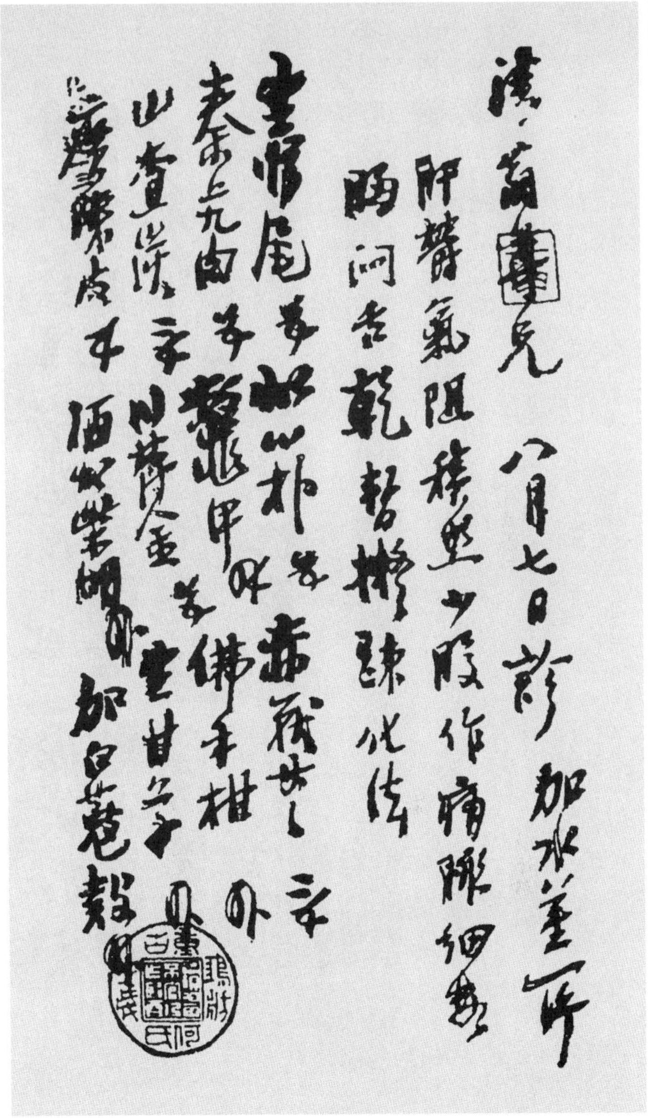

清蔺尊兄　八月七日诊

肝郁气阻积热。少腹作痛，脉细数，胸闷舌干。暂拟疏化法。

生归尾钱半　炒川朴钱半　赤茯苓三钱　秦艽肉钱半　鳖甲四钱　佛手柑四分　山楂炭三钱　川郁金钱半　生甘草四分　广陈皮一钱　酒炒柴胡四分

加白蔻壳四分　水姜一片

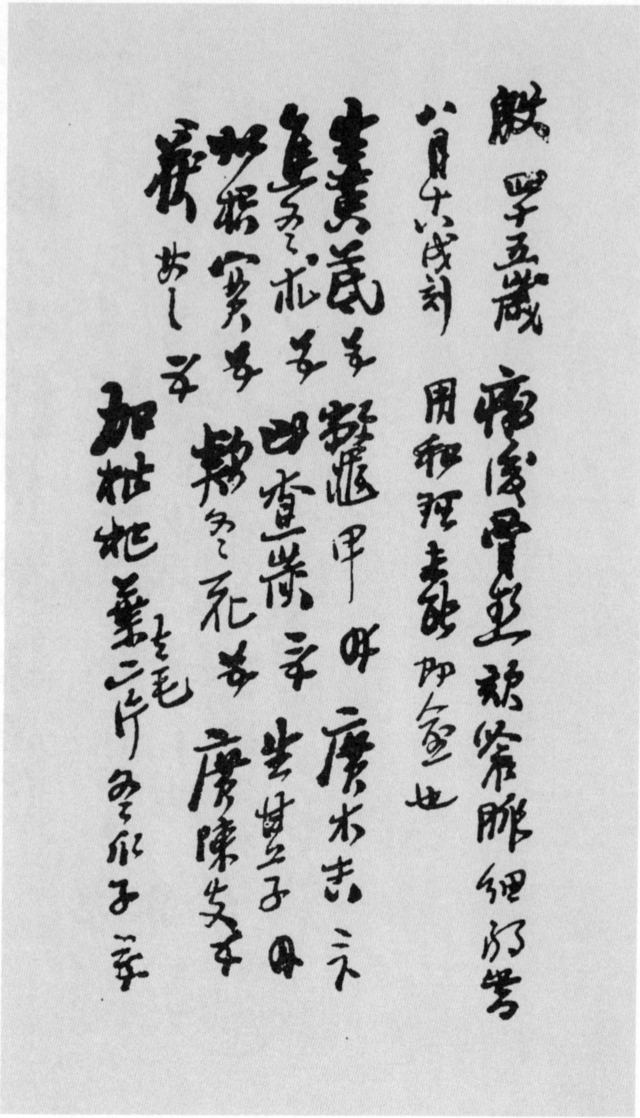

殷　四十五岁　八月十八戌刻

瘵后骨热咳呛，脉细弱。当用和理。未能即愈也。

生黄芪钱半　鳖甲四钱　广木香三分　焦冬术钱半　山楂炭三钱　生甘草四分　炒枳实钱半　款冬花钱半　广陈皮一钱　茯苓二钱　加枇杷叶（去毛）二片　冬瓜子三钱

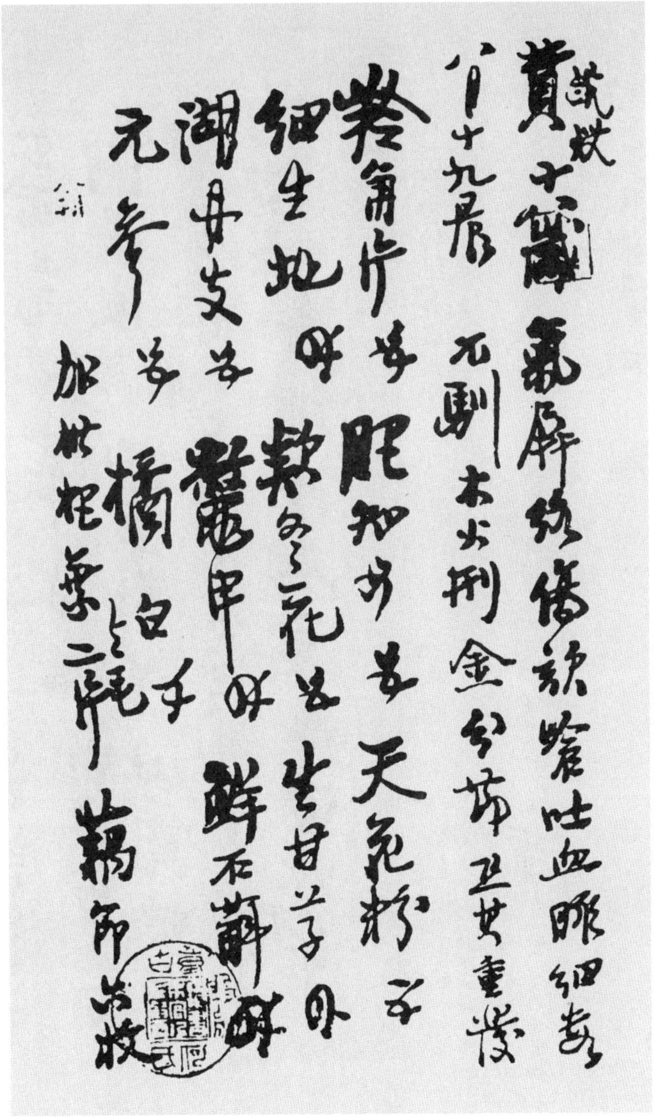

费　十八岁　八月十九晨

气屏络伤，咳呛吐血，脉细数不驯。木火刑金，分节恐其重发。

羚角片钱半　肥知母钱半　天花粉二钱　细生地四钱　款冬花钱半　生甘草四分　湖丹皮钱半　鳖甲四钱　鲜石斛四钱　元参钱半　橘白一钱　加枇杷叶（去毛）二片　藕节六枚

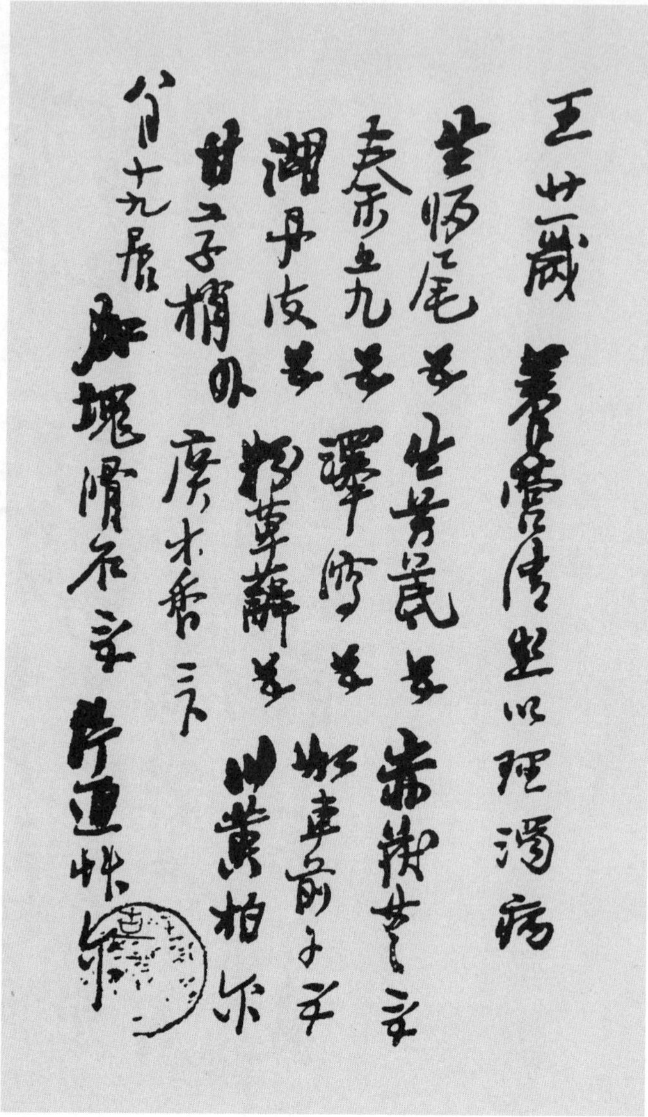

王　廿一岁　八月十九晨

养营清热以理浊病。

生归尾钱半　生黄芪钱半　赤茯苓三钱　秦艽钱半　泽泻钱半　炒车前子二钱　湖丹皮钱半　粉萆薢钱半　川黄柏六分　甘草梢四分　广木香三分　加块滑石三钱　片通草六分

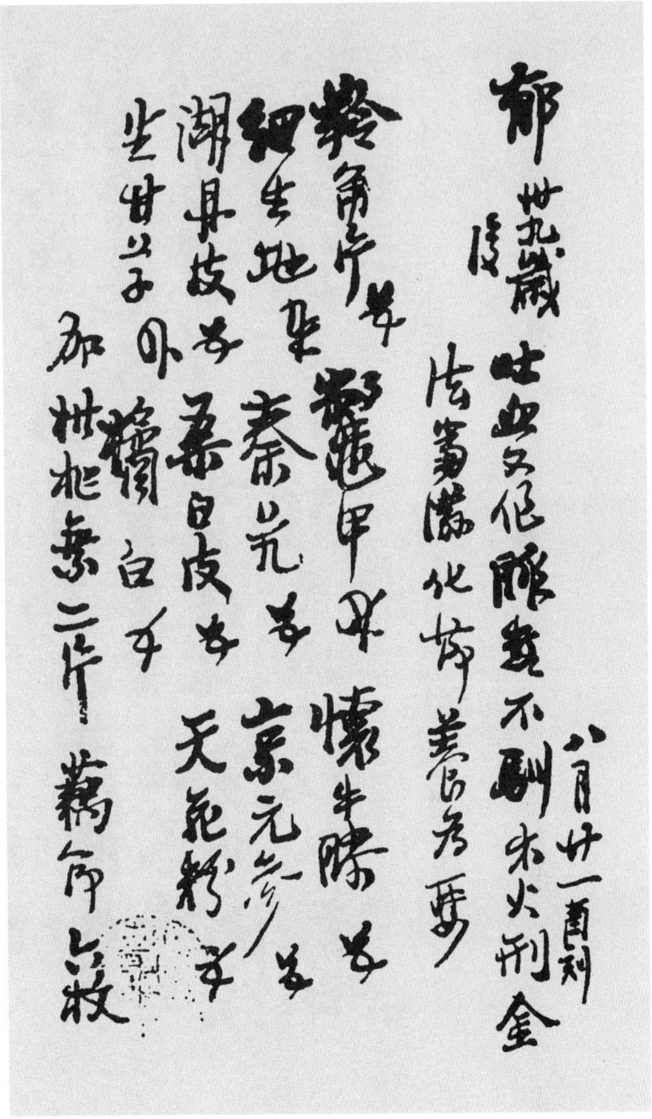

郁　卅九岁　复　八月廿一酉刻

吐血又作，脉数不驯。木火刑金。法当滋化。节养为要。

羚角片钱半　鳖甲四钱　怀牛膝钱半　细生地五钱　秦艽钱半　京元参钱半　湖丹皮钱半　桑白皮钱半　天花粉二钱

生甘草四分　橘白一钱　加枇杷叶二片　藕节六枚

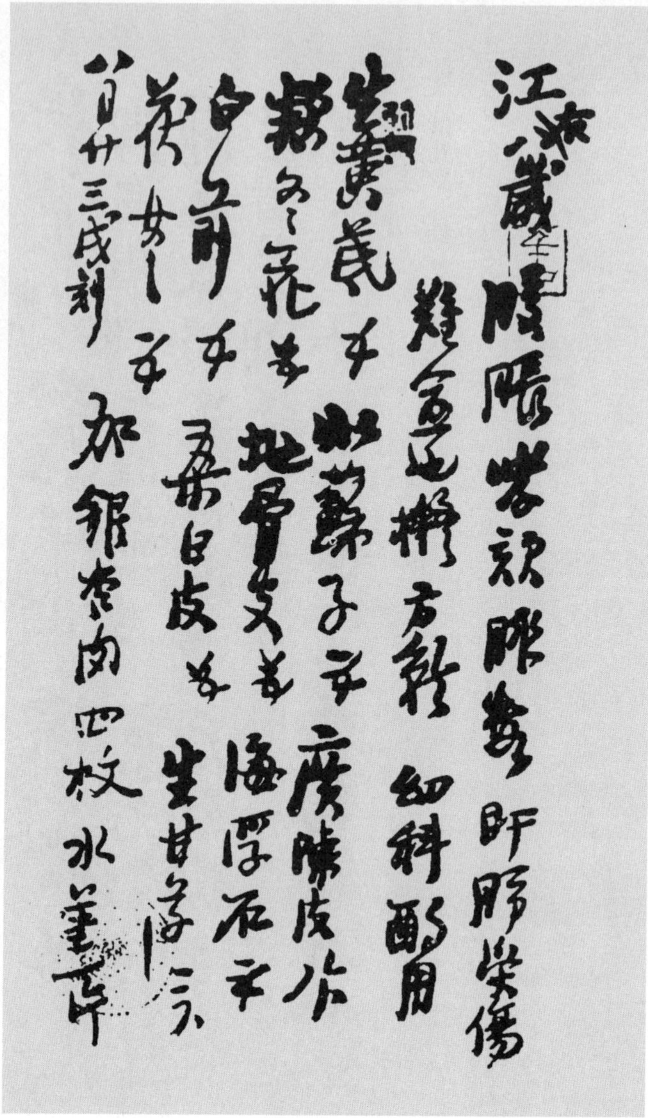

江　右　八岁　八月廿三戌刻

腹胀，哮咳，脉数。肝肺受伤，难愈也。拟方候。幼科酌用。

生黄芪一钱　炒苏子二钱　广陈皮八分　款冬花钱半　地骨皮钱半　海浮石二钱　白前一钱　桑白皮钱半　生甘草四分　茯苓二钱　加银杏肉四枚　水姜一片

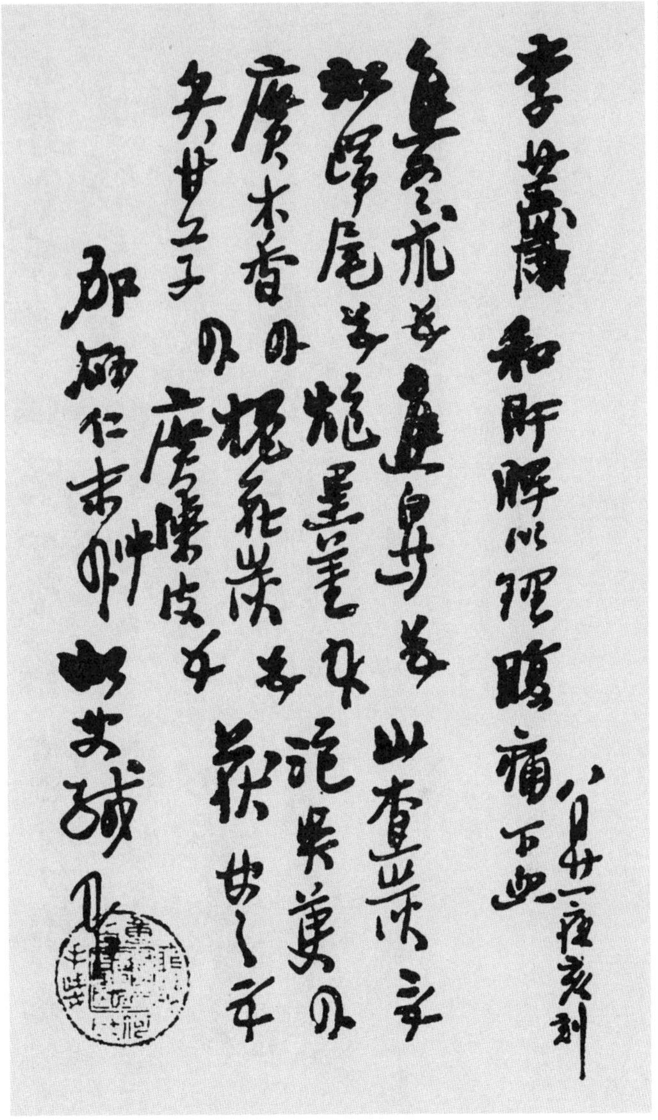

李　廿五岁　八月廿一夜亥刻

和肝脾以理腹痛下血。

焦冬术钱半　焦白芍钱半　山楂炭三钱　炒归尾钱半　炮黑姜五分　泡吴萸四分　广木香四分　槐花炭钱半　茯苓二钱　炙甘草四分　广陈皮一钱

加砂仁末（冲）四分　炒艾绒五分

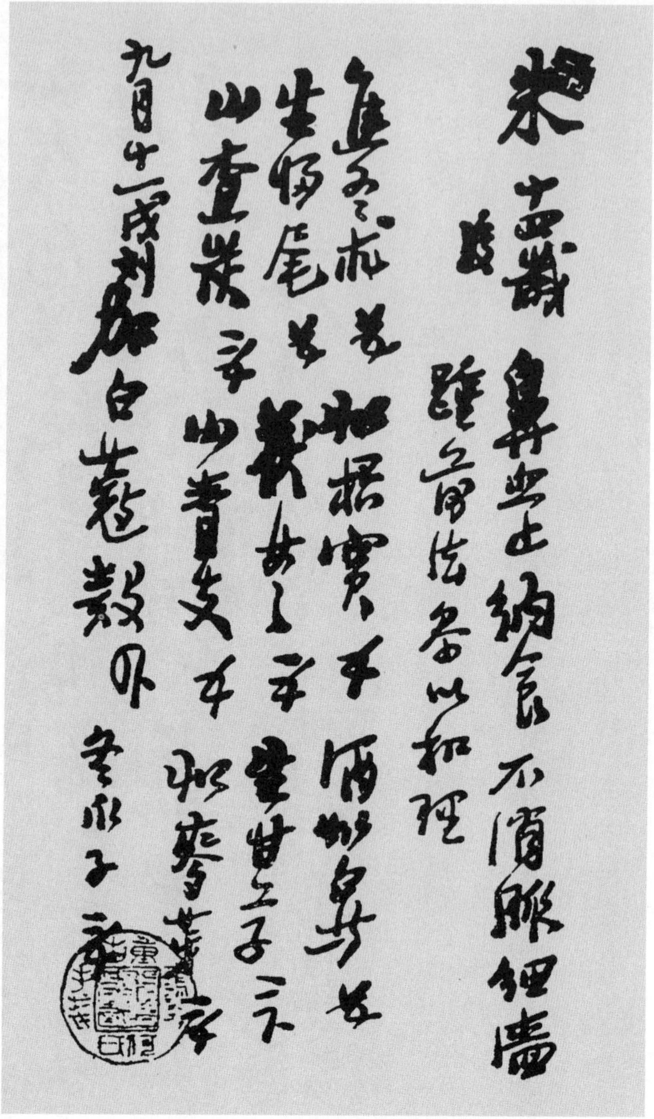
朱 十四岁 复

鼻血止 纳食不消 脉细涩 踵前法参以和理

焦冬术钱半 炒枳实一钱 酒炒白芍钱半 生归尾钱半 茯苓二钱 生甘草三分 山查炭三钱 小青皮一钱 炒麦芽三钱 九月十一戌刻 加白蔻壳四分 冬瓜子三钱

朱　十四岁　复　九月十一戌刻

鼻血止，纳食不消，脉细涩。踵前法，参以和理。

焦冬术钱半　炒枳实一钱　酒炒白芍钱半　生归尾钱半　茯苓二钱　生甘草三分　山楂炭三钱　小青皮一钱　炒麦芽三钱　加白蔻壳四分　冬瓜子三钱

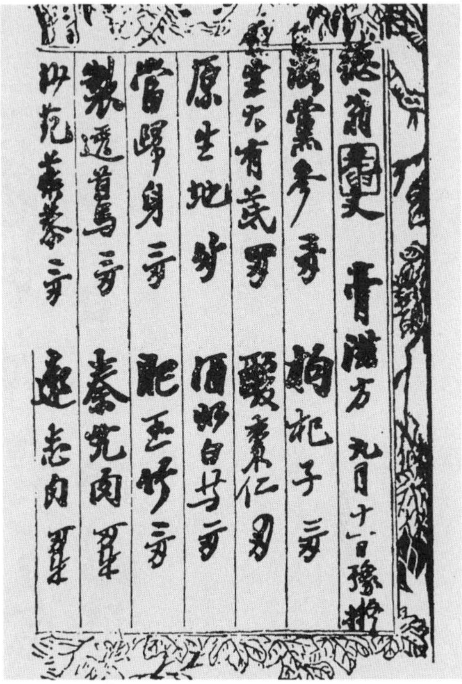

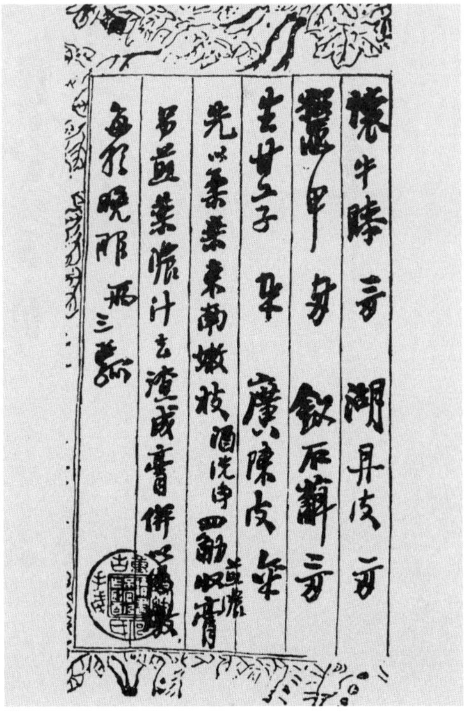

德翁兄丈　膏滋方　九月十八日豫拟

潞党参三两　枸杞子三两　生大有芪四两　酸枣仁四两　原生地八两　酒炒白芍二两　当归身三两　肥玉竹三两　制透首乌三两　秦艽肉一两五钱　沙苑蒺藜三两　远志肉一两五钱　怀牛膝三两　湖丹皮二两　鳖甲五两　钗石斛三两　生甘草五钱　广陈皮六钱

先以桑叶东南嫩枝（酒洗净）四斤煎浓收膏。另煎药浓汁，去渣成膏，并以汤炖，每朝、晚服两三瓢。

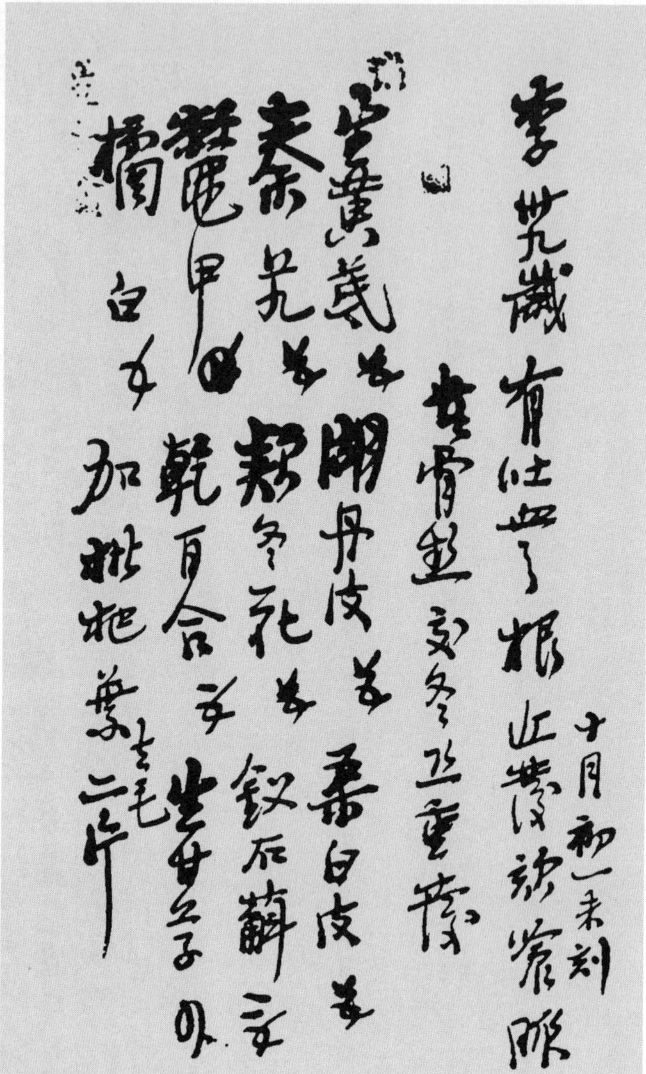

李　卅九岁　十月初一未刻

有吐血之根，近发咳呛，脉数，骨热。交冬恐重发。

生黄芪钱半　湖丹皮钱半　桑白皮钱半　秦艽钱半　款冬花钱半　钗石斛三钱　鳖甲四钱　干百合二钱　生甘草四分

橘白一钱　加枇杷叶（去毛）二片

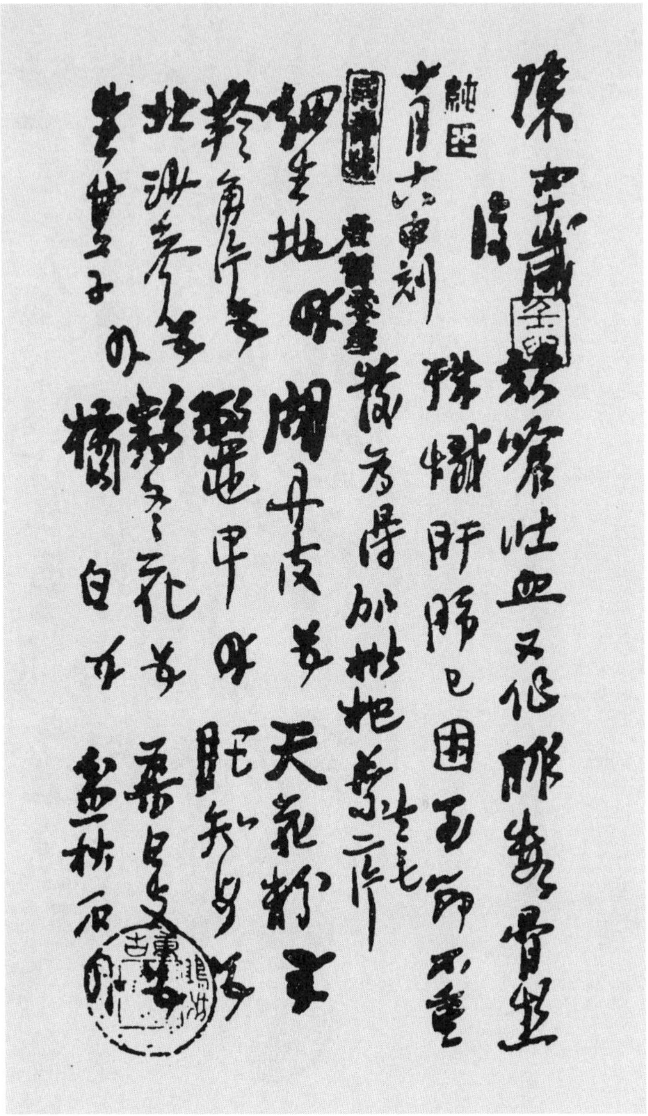

陈　四十岁　复　十月十八申刻

咳呛吐血又作，脉数，骨热殊炽。肝肺已困，至节不重发为得。

细生地四钱　湖丹皮钱半　天花粉二钱　羚角片钱半　鳖甲四钱　肥知母钱半　北沙参钱半　款冬花钱半　桑白皮钱半　生甘草四分　橘白一钱　盆秋石四分

加枇杷叶（去毛）二片

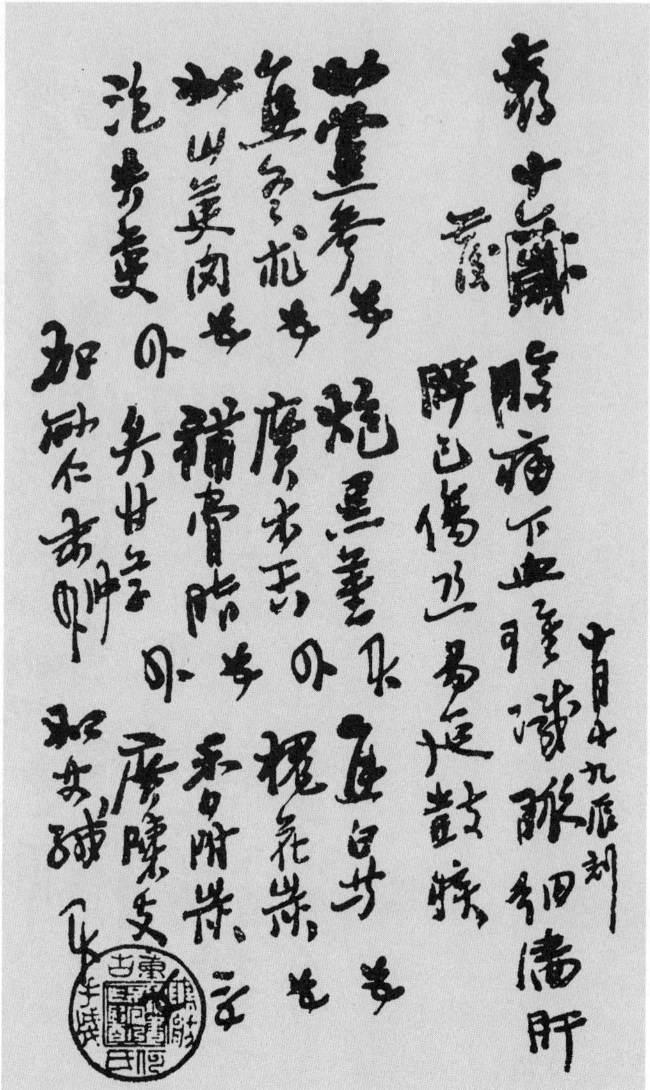

袁　十六岁　复　十月十九辰刻

腹痛下血虽减，脉细涩。肝脾已伤，恐易延鼓疾。

炒党参钱半　炮黑姜五分　焦白芍钱半　焦冬术钱半　广木香四分　槐花炭钱半　炒山萸肉钱半　补骨脂钱半　香附炭三钱　泡吴萸四分　炙甘草四分　广陈皮一钱

加砂仁末（冲）四分　炒艾绒五分

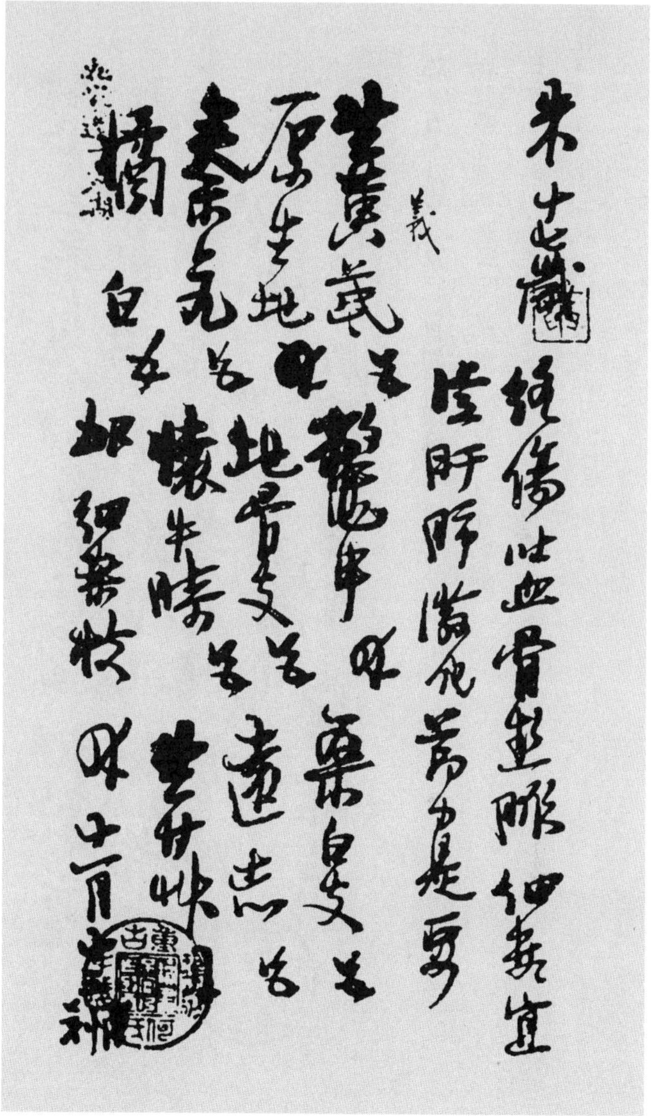

朱　十七岁　十一月十三辰刻

络伤吐血，骨热，脉细数。宜从肝肺滋化。节力是要。

生黄芪钱半　鳖甲四钱　桑白皮钱半　原生地四钱　地骨皮钱半　远志钱半　秦艽钱半　怀牛膝钱半　生甘草四分

橘白一钱　加细桑枝四钱

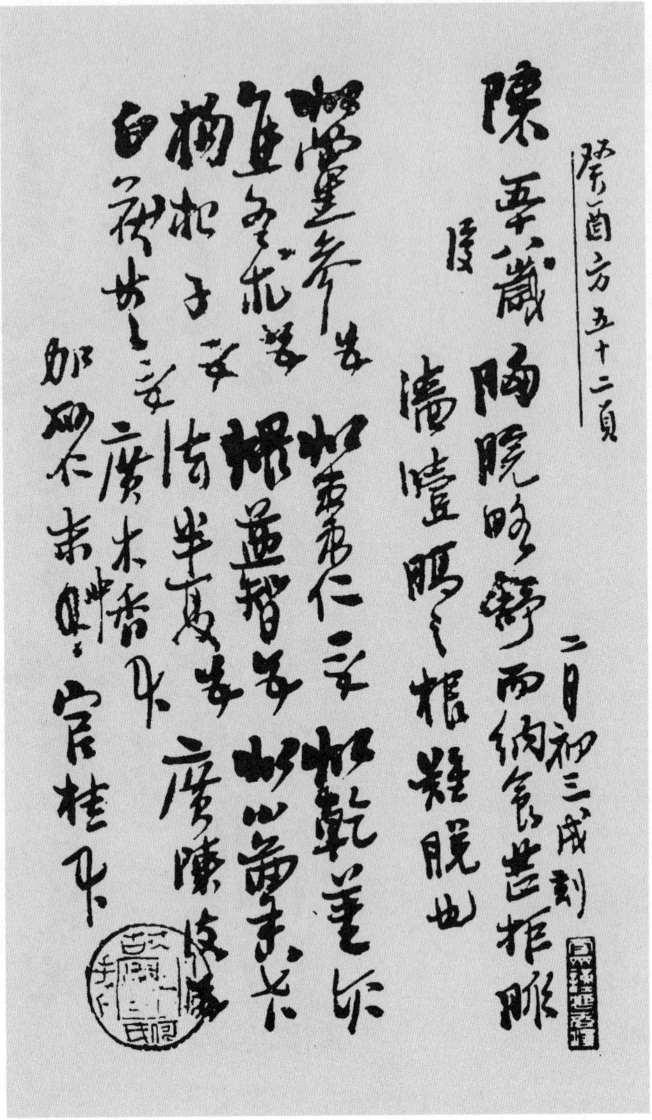

陈　五十八岁　复　二月初三戌刻

胸脘略舒而纳食甚拒，脉涩。噎膈之根难脱也。

炒党参钱半　炒枣仁三钱　炒干姜六分　焦冬术钱半　煨益智钱半　炒小茴香七分　枸杞子二钱　法半夏钱半　广陈皮钱半　白茯苓三钱　广木香五分

加砂仁末（冲）四分　官桂五分

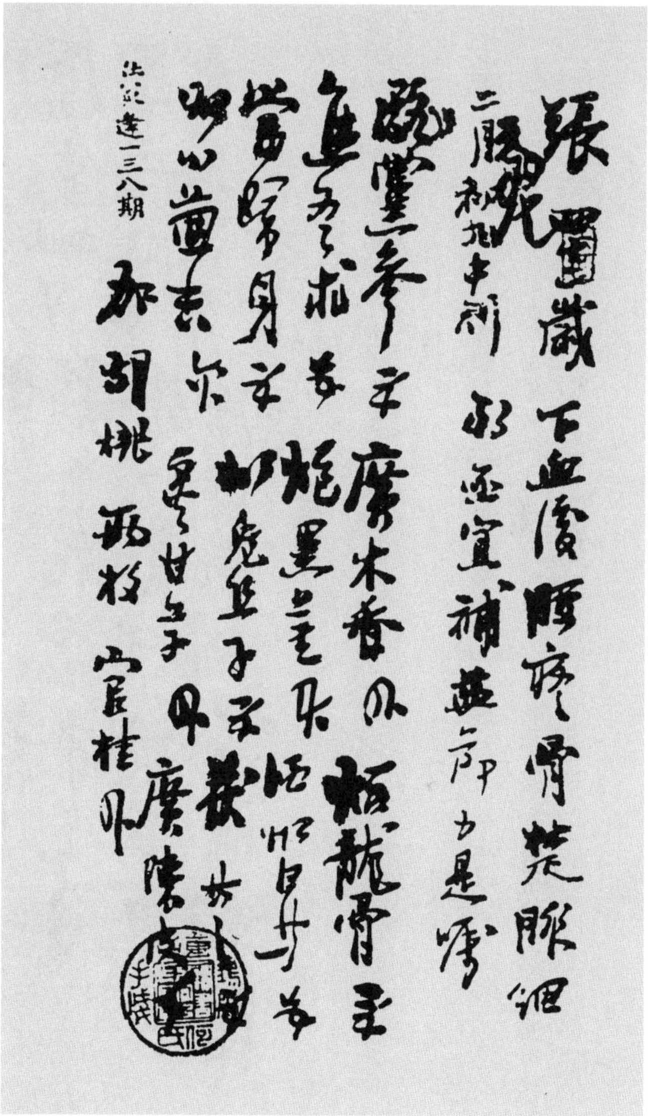

张　四十二岁　二月初九申刻

下血后腰疼骨楚，脉细弱。亟宜补益。节力是嘱。

潞党参二钱　广木香四分　煅龙骨三钱　焦冬术钱半　炮黑姜五分　酒炒白芍钱半　当归身二钱　炒菟丝子二钱　茯苓二钱　炒小茴香六分　炙甘草四分　广陈皮一钱

加胡桃两枚　官桂四分

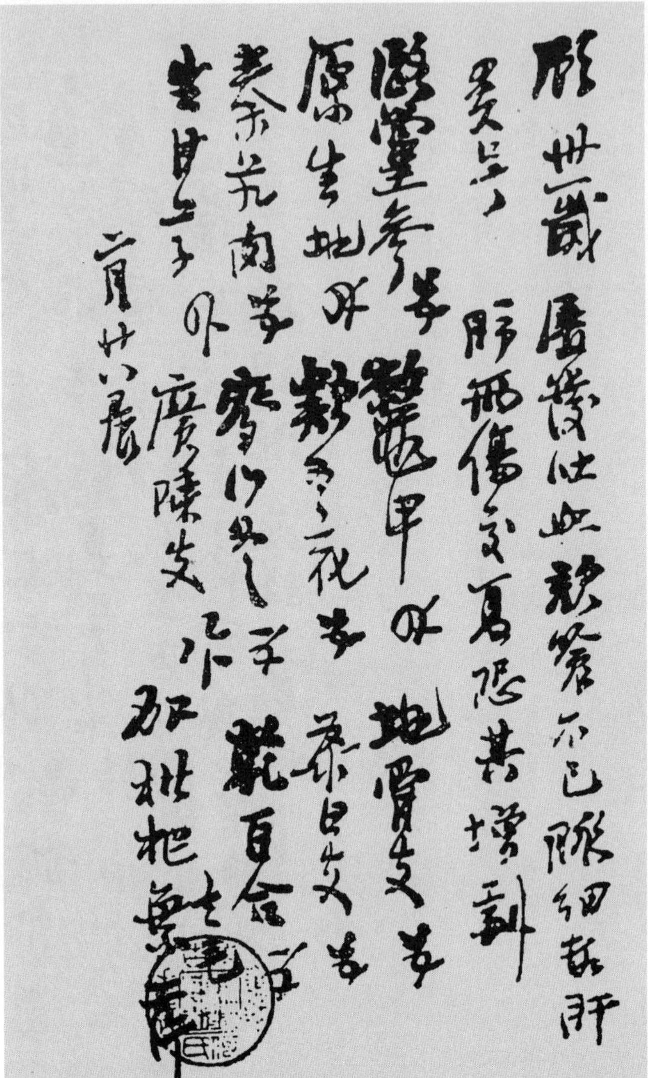
顧 卅一歲 屢發吐血欬嗆不已脈細數肝
肺兩傷交夏恐其增劇
潞黨參錢半 鱉甲四錢 地骨皮錢半
原生地四錢 款冬花錢半 桑白皮錢半
秦艽肉錢半 麥門冬二錢 乾百合二錢
生甘草四分 廣陳皮八分 加枇杷葉去毛二片
二月廿八晨

顾 卅一岁 二月廿八晨

屡发吐血，咳呛不已，脉细数。肝肺两伤，交夏恐其增剧。

潞党参钱半 鳖甲四钱 地骨皮钱半 原生地四钱 款冬花钱半 桑白皮钱半 秦艽肉钱半 麦门冬二钱 干百合二钱 生甘草四分 广陈皮八分 加枇杷叶（去毛）二片

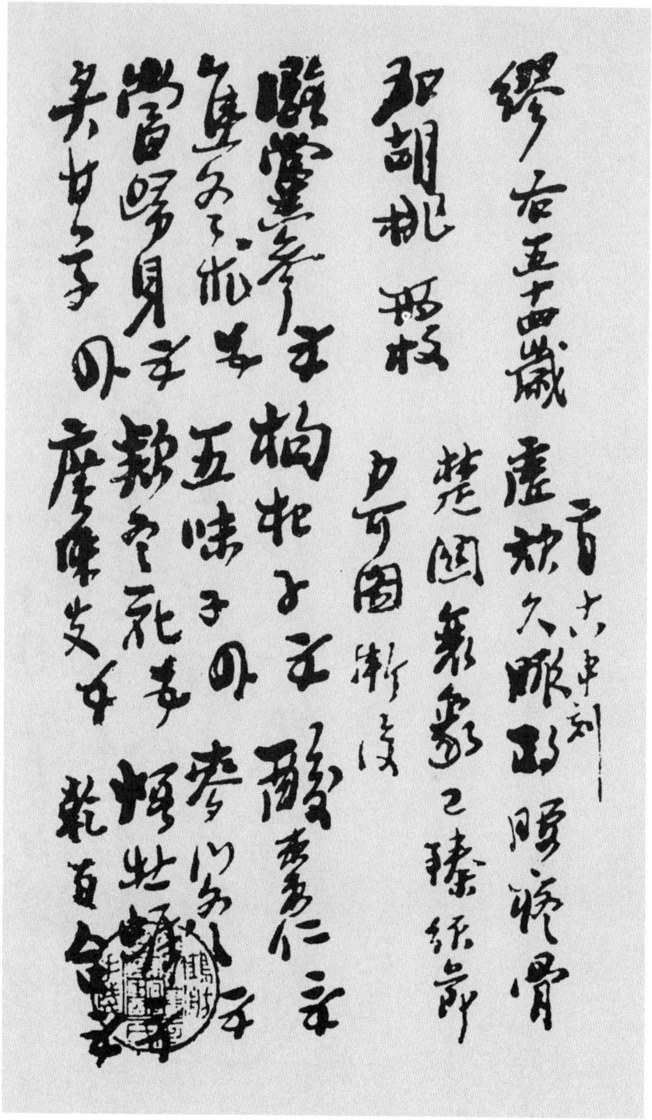

缪　右　五十四岁　二月十八申刻

虚咳久，脉弱，腰疼骨楚。关衰象已臻。须节力，可图渐复。

潞党参二钱　枸杞子二钱　酸枣仁三钱　焦冬术钱半　五味子四分　麦门冬二钱　当归身二钱　款冬花钱半　煅牡蛎三钱　炙甘草四分　广陈皮一钱　干百合二钱

加胡桃两枚

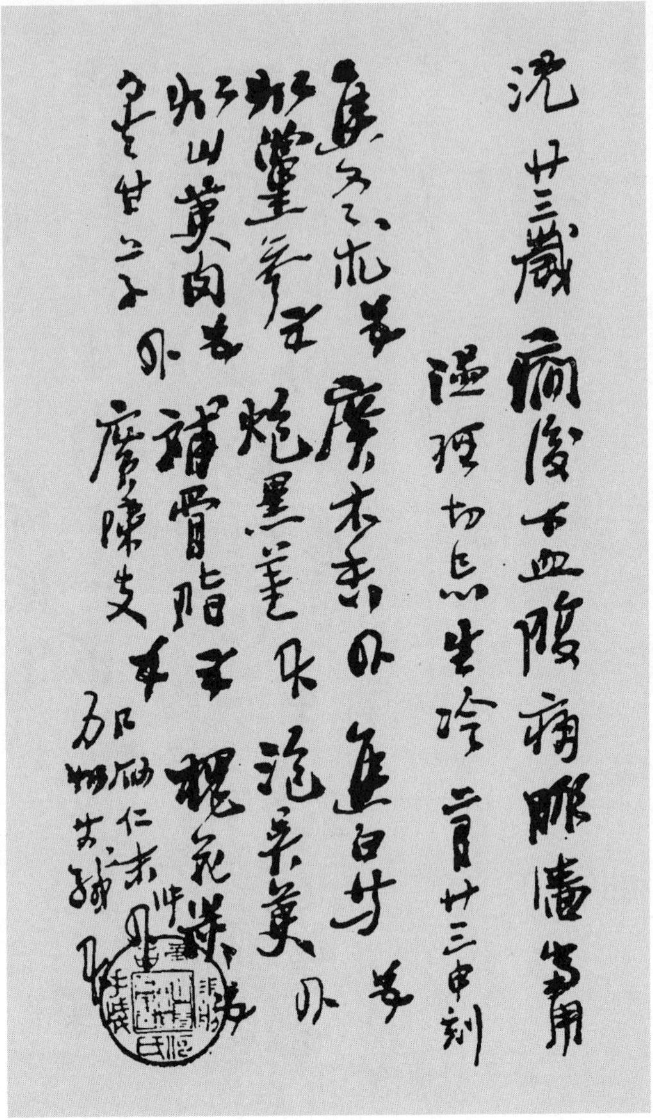

沈　廿三岁　二月廿三申刻

痢后下血，腹痛，脉涩。当用温理。切忌生冷。

焦冬术钱半　广木香四分　焦白芍钱半　炒党参二钱　炮黑姜五分　泡吴萸四分　炒山萸肉钱半　补骨脂二钱　槐花炭钱半　炙甘草四分　广陈皮一钱

加砂仁末（冲）四分　炒艾绒五分

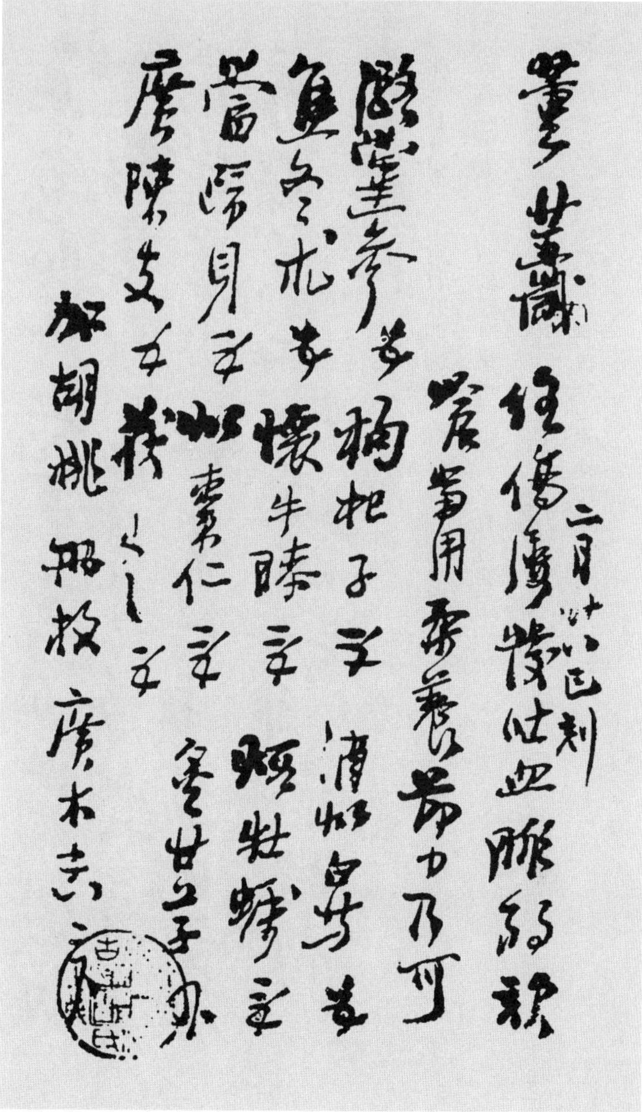

董　廿五岁　二月廿八巳刻

络伤屡发吐血，脉弱，咳呛。当用柔养。节力乃可。

潞党参钱半　枸杞子二钱　酒炒白芍钱半　焦冬术钱半　怀牛膝三钱　煅牡蛎三钱　当归身二钱　炒枣仁三钱　炙甘草四分　广陈皮一钱　茯苓二钱　加胡桃两枚　广木香三分

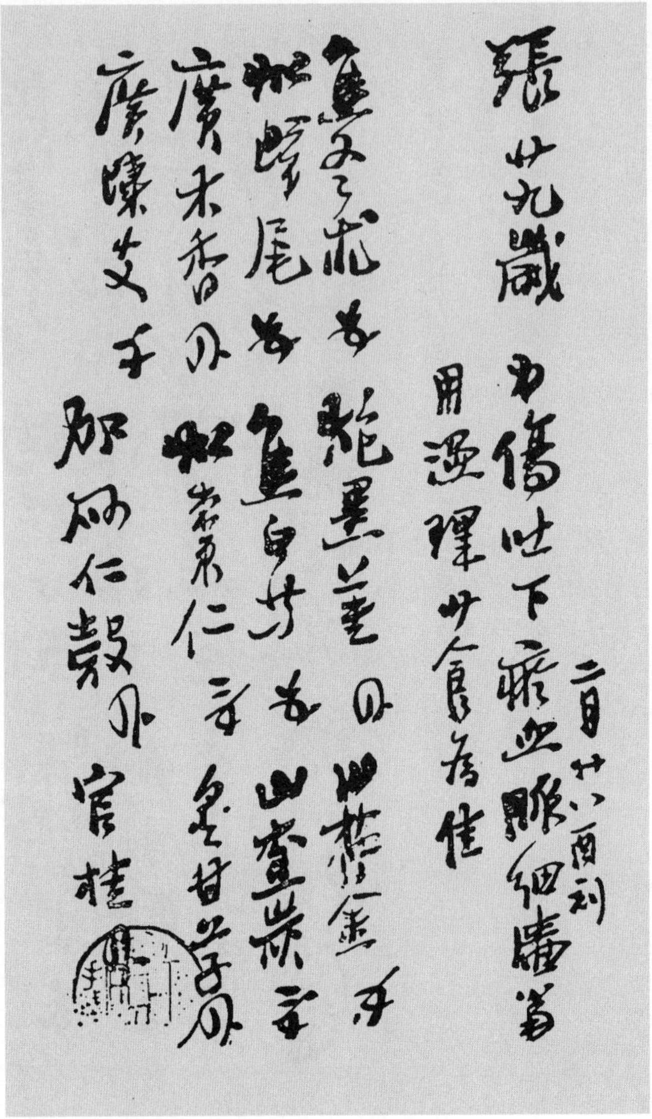

張 廿九歲 二月廿八酉刻
力傷吐下瘀血脈細澀當
用溫理少食為佳
焦冬朮錢半 炮黑薑四分 川鬱金一錢
炒歸尾錢半 焦白芍錢半 山查炭三錢
廣木香四分 炒棗仁三錢 炙甘草四分
廣陳皮一錢
加砂仁殼四分 官桂

张　廿九岁　二月廿八酉刻

力伤吐下瘀血，脉细涩。当用温理。少食为佳。

焦冬术钱半　炮黑姜四分　川郁金一钱　炒归尾钱半　焦白芍钱半　山楂炭三钱　广木香四分　炒枣仁三钱　炙甘草四分　广陈皮一钱　加砂仁壳四分　官桂四分

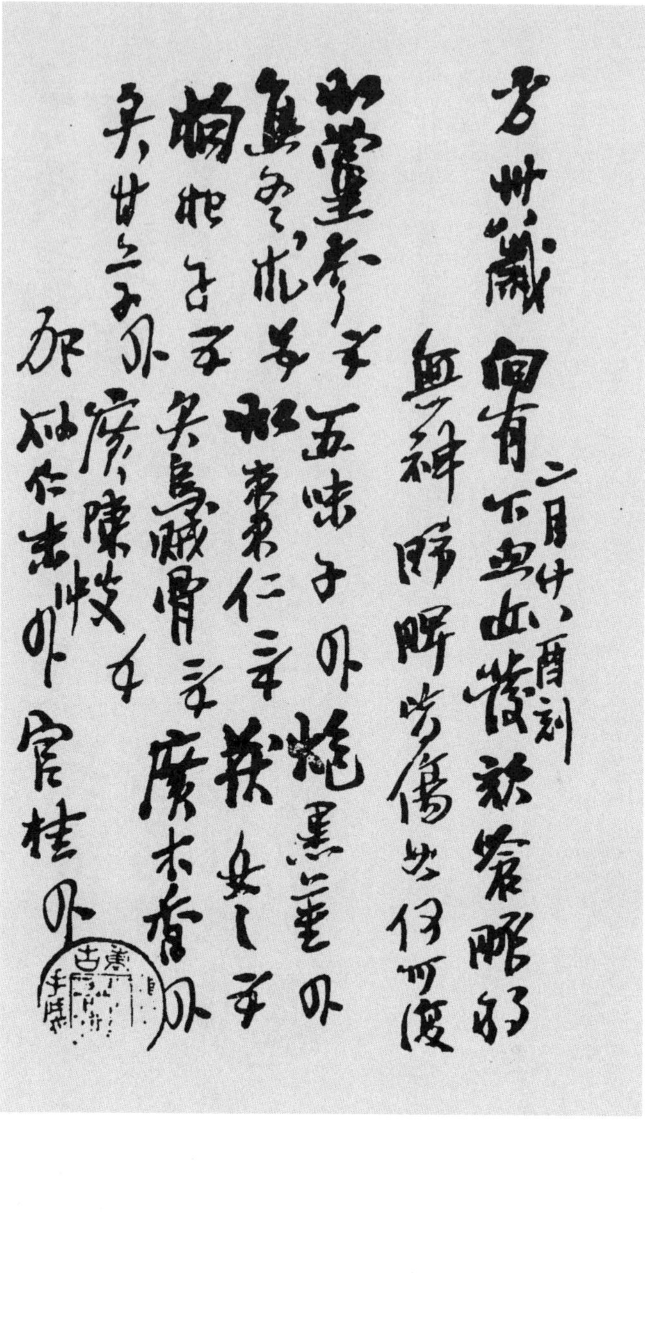

方　卅八岁　二月廿八酉刻

向有下血，近发咳呛，脉弱无神。肺脾皆伤，如何可复？

炒党参二钱　五味子四分　炮黑姜四分　焦冬术钱半　炒枣仁三钱　茯苓二钱　枸杞子二钱　炙乌贼骨三钱　广木香四分　炙甘草四分　广陈皮一钱

加砂仁末（冲）四分　官桂四分

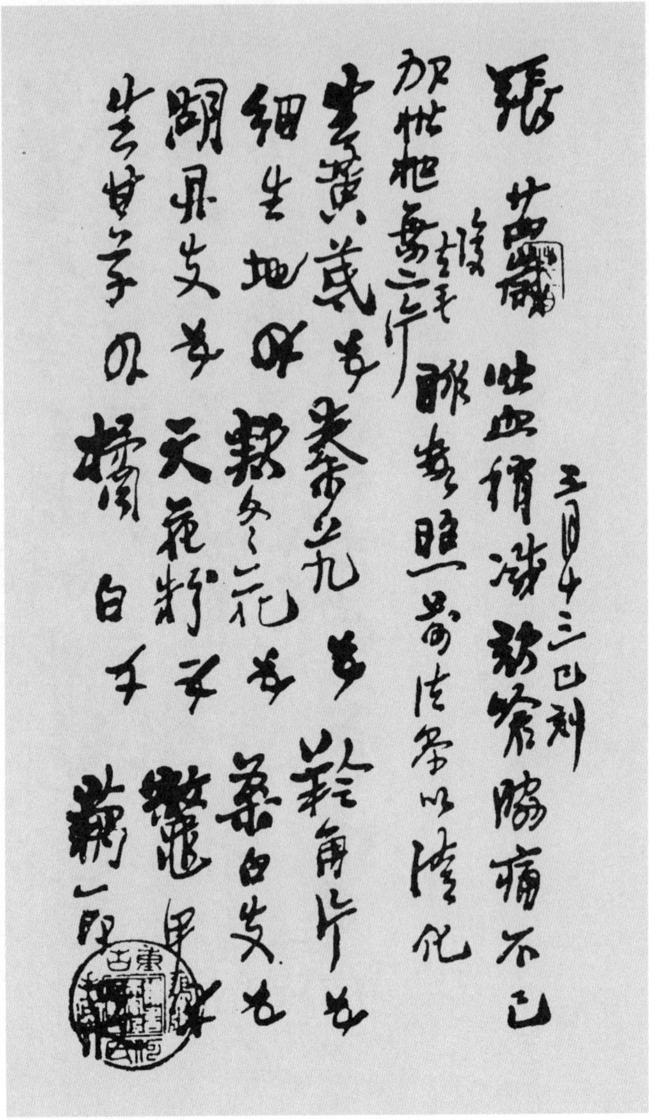

张　廿四岁　复　三月十三巳刻

吐血稍减，咳呛、胁痛不已，脉数。照前法，参以清化。

生黄芪钱半　秦艽钱半　羚角片钱半　细生地四钱　款冬花钱半　桑白皮钱半　湖丹皮钱半　天花粉二钱　鳖甲四钱

生甘草四分　橘白一钱　加枇杷叶（去毛）二片　藕节四枚

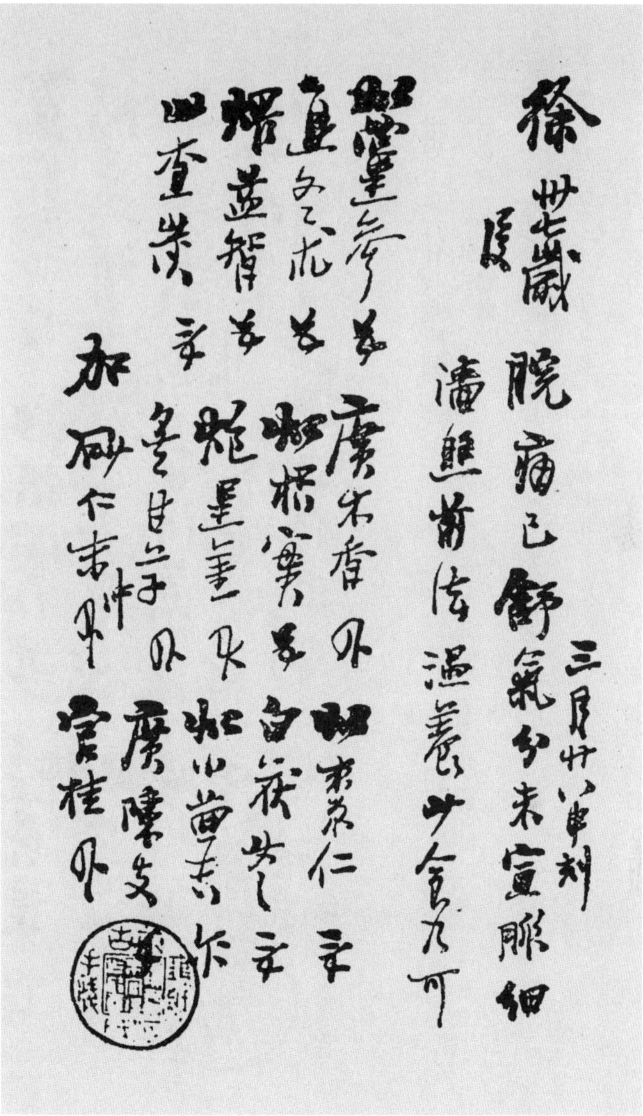

徐　卅七岁　复　三月廿八申刻

脘痛已舒，气分未宣，脉细涩。照前法温养。少食乃可。

炒党参钱半　广木香四分　炒枣仁三钱　焦冬术钱半　炒枳实钱半　白茯苓三钱　煨益智钱半　炮黑姜五分　炒小茴香六分　山楂炭三钱　炙甘草四分　广陈皮一钱

加砂仁末（冲）四分　官桂四分

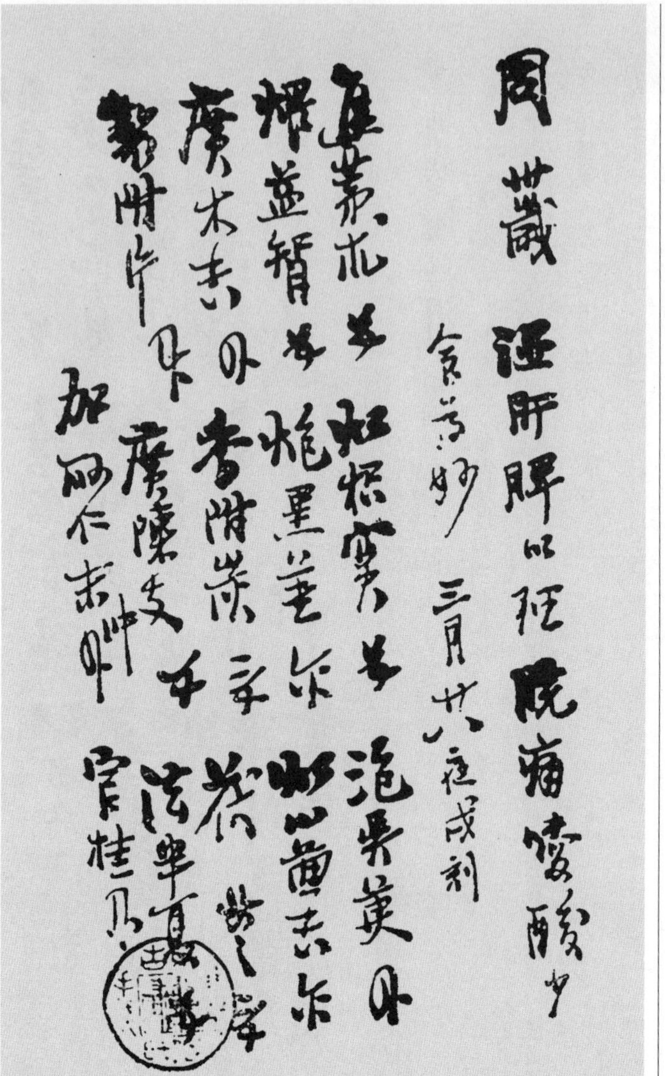

周　卅岁　三月廿八夜戌刻

温肝脾以理脘痛、嗳酸。少食为妙。

焦茅术钱半　炒枳实钱半　泡吴萸四分　煨益智钱半　炮黑姜六分　炒小茴香六分　广木香四分　香附炭三钱　茯苓三钱　制附片五分　广陈皮一钱　法半夏钱半

加砂仁末（冲）四分　官桂四分

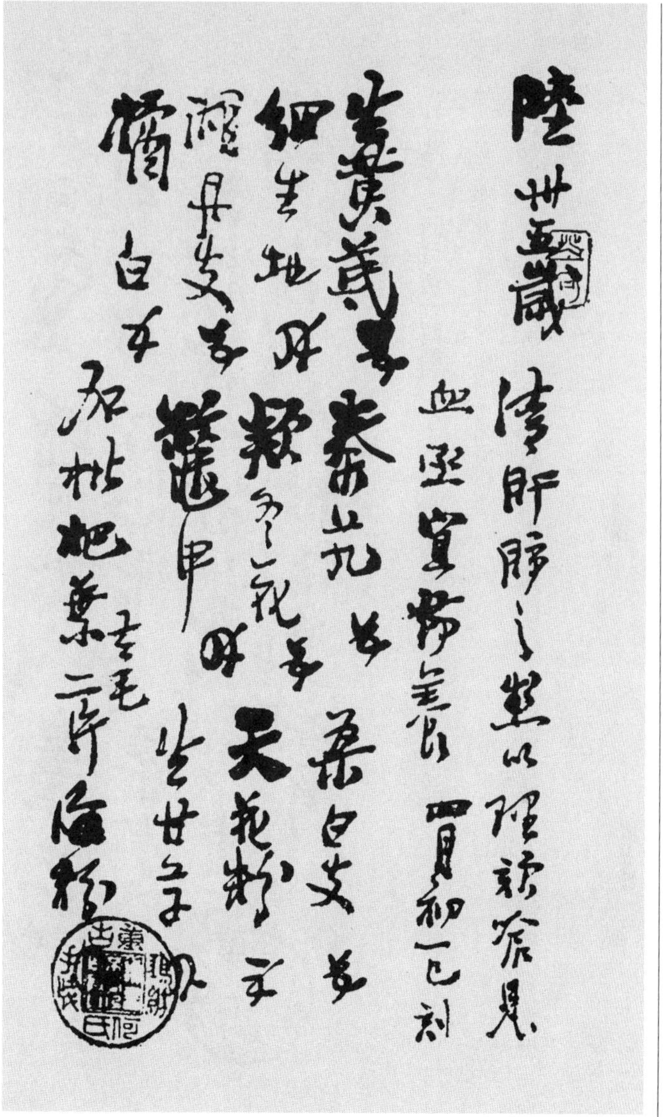

陆　卅五岁　四月初一巳刻

清肝肺之热以理咳呛见血。亟宜节养。

生黄芪钱半　秦艽钱半　桑白皮钱半　细生地四钱　款冬花钱半　天花粉二钱　湖丹皮钱半　鳖甲四钱　生甘草四分

橘白一钱　加枇杷叶（去毛）二片　海粉四分

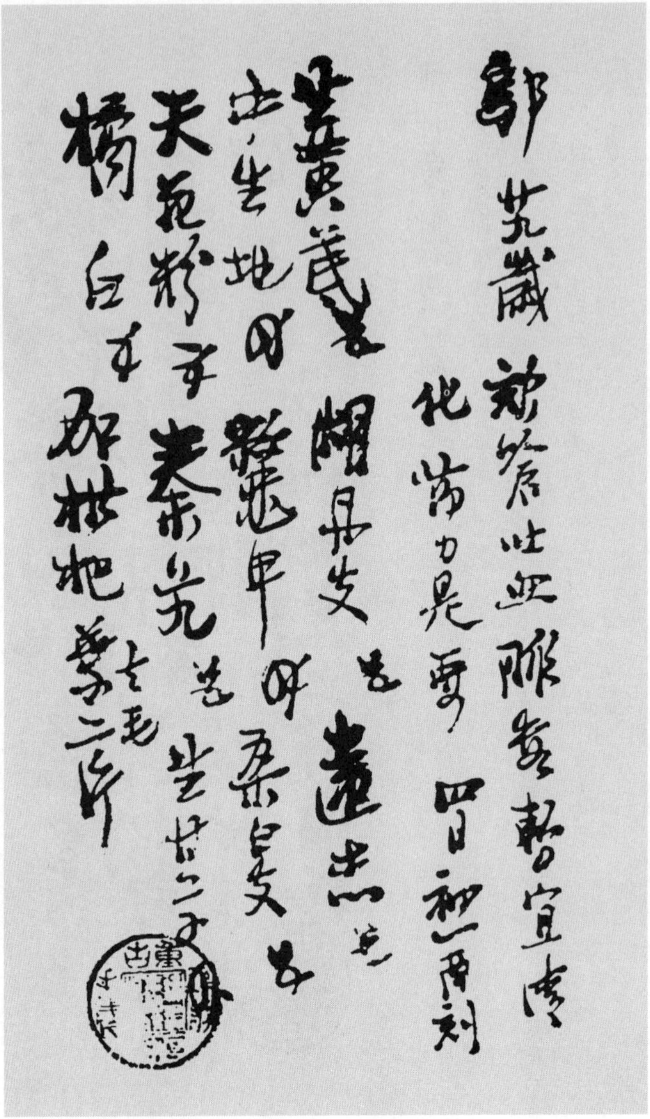

邬　廿九岁　四月初一酉刻

咳呛吐血，脉数。暂宜清化。节力是要。

生黄芪钱半　湖丹皮钱半　远志钱半　中生地四钱　鳖甲四钱　桑白皮钱半　天花粉二钱　秦艽钱半　生甘草四分

橘白一钱　加枇杷叶（去毛）二片

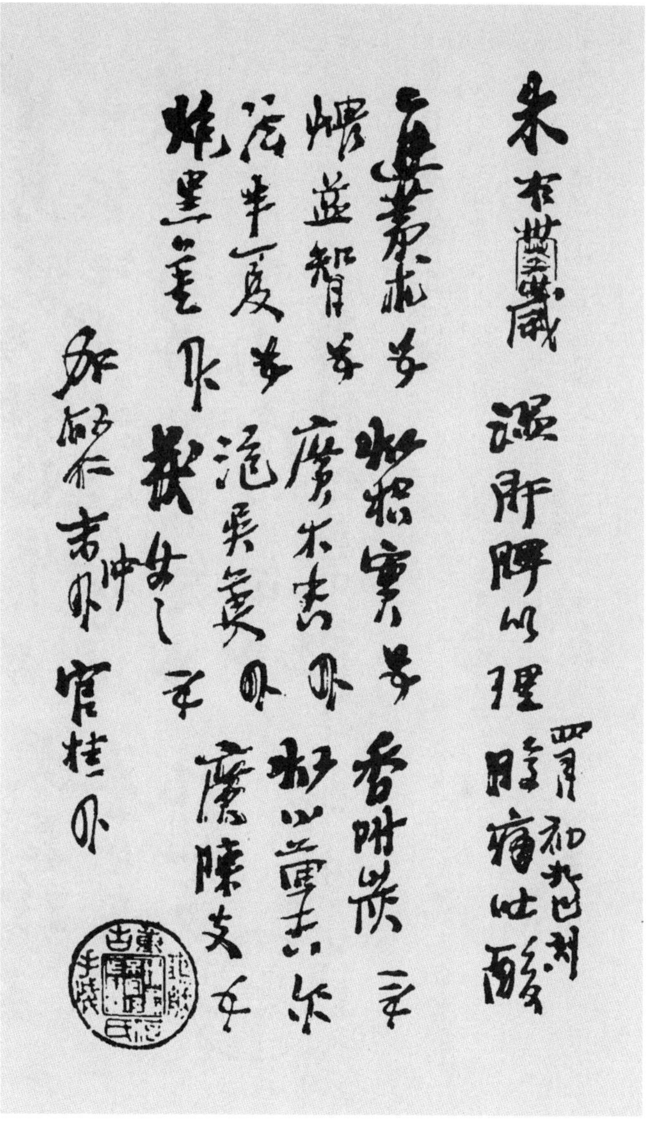
朱右 卅三歲 溫肝脾以理腹痛吐酸 四月初九巳刻
焦茅朮钱半 炒枳實钱半 香附炭三钱
煨益智钱半 廣木香四分 炒小茴香六分
法半夏钱半 泡吳萸四分 廣陳皮一钱
炮黑姜五分 茯苓二钱
加砂仁末冲四分 官桂四分

朱右　**卅三岁　四月初九巳刻**

温肝脾以理腹痛、吐酸。

焦茅术钱半　炒枳实钱半　香附炭三钱　煨益智钱半　广木香四分　炒小茴香六分　法半夏钱半　泡吴萸四分　广陈皮一钱　炮黑姜五分　茯苓二钱

加砂仁末（冲）四分　官桂四分

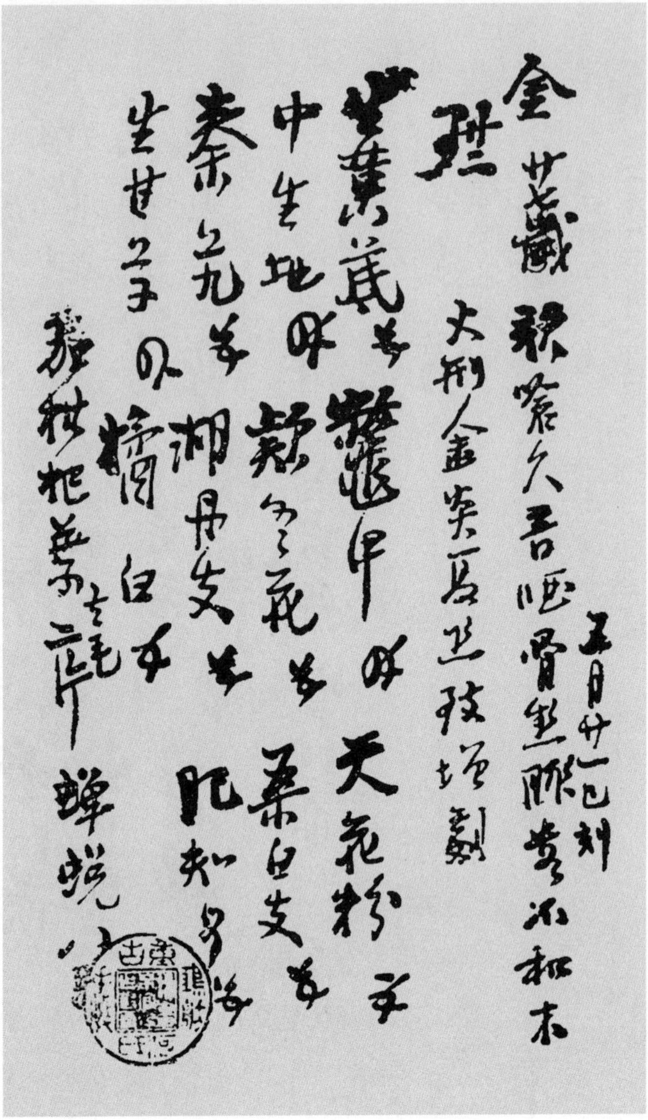

金 廿七岁 五月廿一巳刻
咳呛久音哑骨热脉数不和木
火刑金炎夏恐致增剧
生黄芪钱半 鳖甲四钱 天花粉二钱
中生地四钱 款冬花钱半 桑白皮钱半
秦艽钱半 湖丹皮钱半 肥知母钱半
生甘草四分 橘白一钱
加枇杷叶去毛二片 蝉蜕八只

金　廿七岁　五月廿一巳刻

咳呛久，音哑骨热，脉数不和。木火刑金，炎夏恐致增剧。

生黄芪钱半　鳖甲四钱　天花粉二钱　中生地四钱　款冬花钱半　桑白皮钱半　秦艽钱半　湖丹皮钱半　肥知母钱半

生甘草四分　橘白一钱　加枇杷叶（去毛）二片　蝉蜕八只

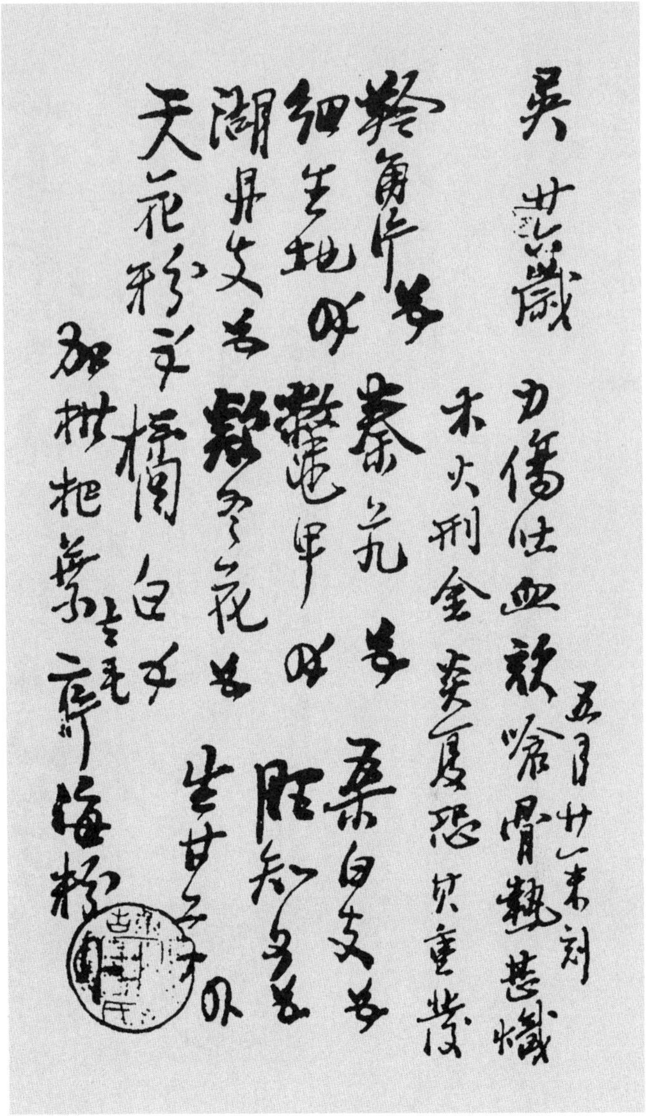

吴　廿六岁　五月廿一未刻

力伤吐血、咳呛，骨热甚炽。木火刑金，炎夏恐其重发。

羚角片钱半　秦艽钱半　桑白皮钱半　细生地四钱　鳖甲四钱　肥知母钱半　湖丹皮钱半　款冬花钱半　生甘草四分

天花粉二钱　橘白一钱　加枇杷叶（去毛）二片　海粉四分

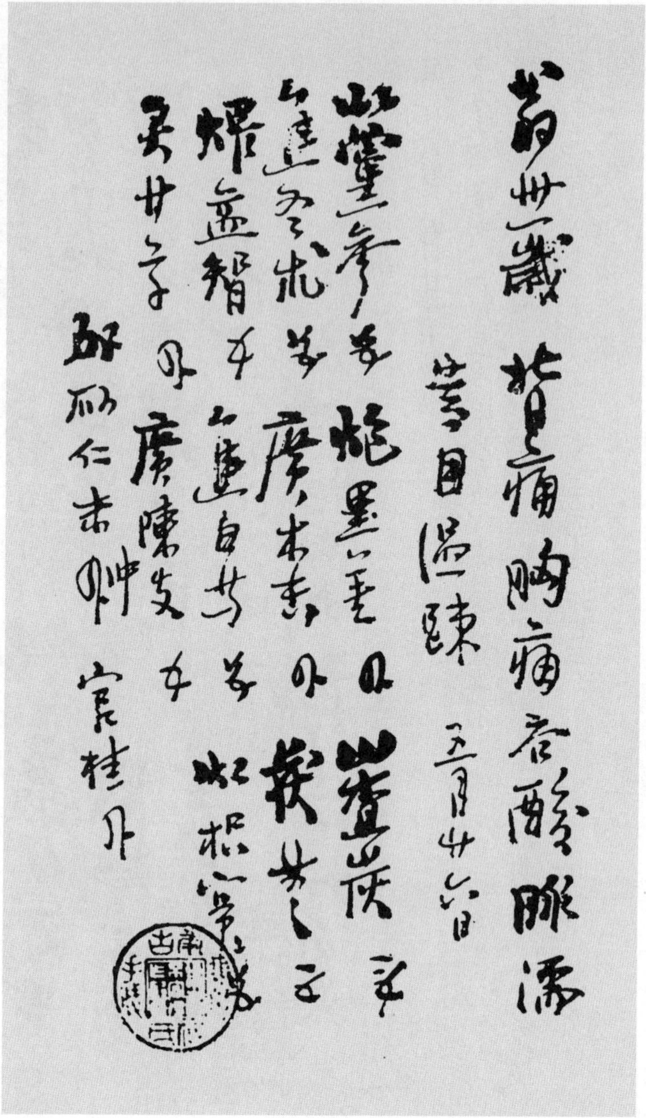

翁　卅一歲　背痛胸痛吞酸脈濡
當用溫疏　五月廿六日
炒黨參錢半　炮黑姜四分　山楂炭三錢
焦冬朮錢半　廣木香四分　茯苓二錢
煨益智一錢　焦白芍錢半　炒枳實錢半
炙甘草四分　廣陳皮一錢
加砂仁末（冲）四分　官桂四分

翁　卅一岁　五月廿六日

背痛胸痛，吞酸，脉濡。当用温疏。

炒党参钱半　炮黑姜四分　山楂炭三钱　焦冬术钱半　广木香四分　茯苓二钱　煨益智一钱　焦白芍钱半　炒枳实钱半　炙甘草四分　广陈皮一钱

加砂仁末（冲）四分　官桂四分

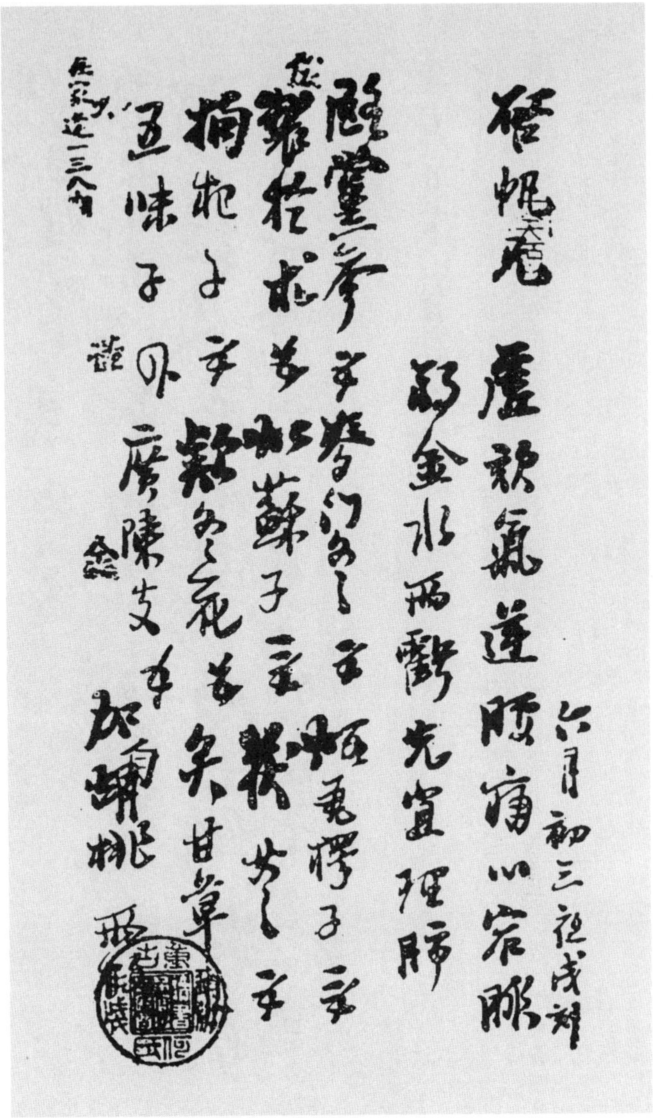

启帆兄　六月初三夜戌刻

虚咳气逆，腰痛心宕，脉弱。金水两亏。先宜理肺。

潞党参二钱　麦门冬二钱　煅瓦楞子三钱　制于术钱半　炒苏子三钱　茯苓二钱　枸杞子二钱　款冬花钱半　炙甘草四分　五味子四分　广陈皮一钱　加胡桃两枚

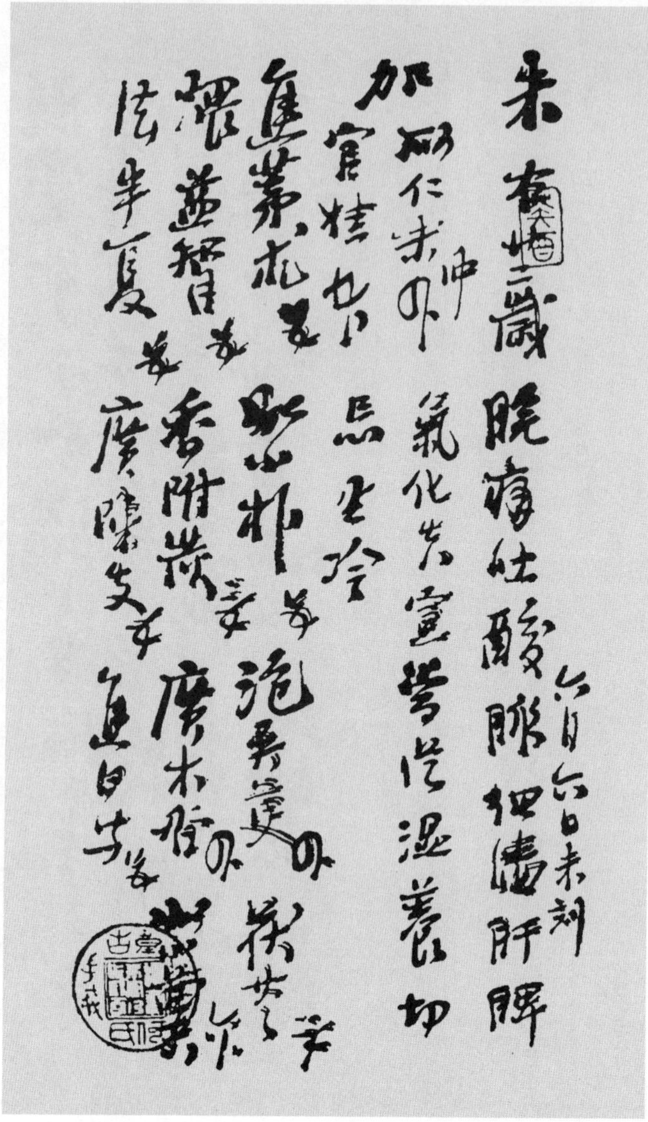

朱右　廿二岁　六月六日未刻

脘痛吐酸，脉细涩。肝脾气化失宣。当从温养。切忌生冷。

焦茅术钱半　炒小朴钱半　泡吴萸四分　茯苓二钱　煨益智钱半　香附炭三钱　广木香四分　炒小茴香六分　法半夏钱半　广陈皮一钱　焦白芍钱半

加砂仁末（冲）四分　官桂五分

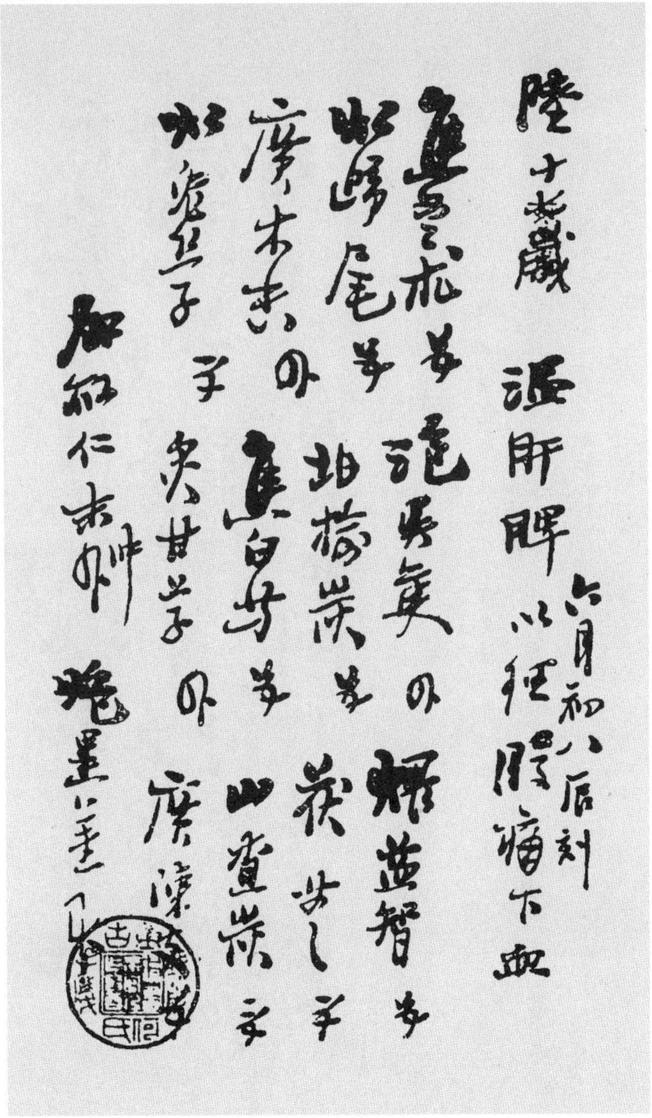

陆　十七岁　六月初八辰刻

温肝脾以理腹痛下血。

焦冬术钱半　泡吴萸四分　煨益智钱半　炒归尾钱半　地榆炭钱半　茯苓二钱　广木香四分　焦白芍钱半　山楂炭三钱　炒菟丝子二钱　炙甘草四分　广陈皮一钱

加砂仁末（冲）四分　炮黑姜五分

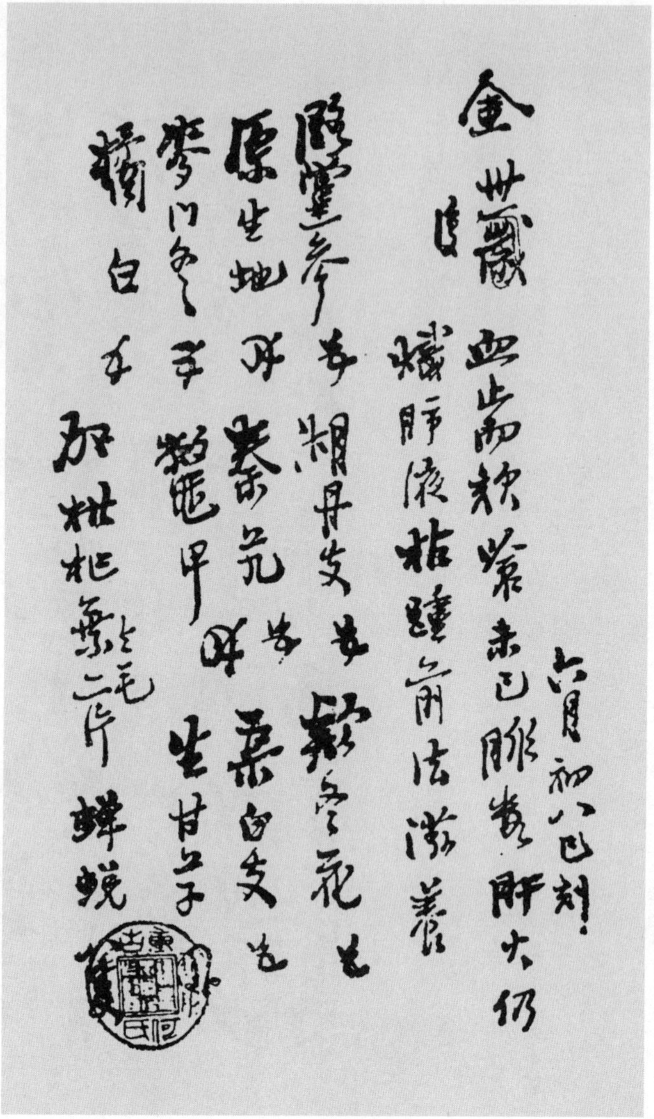

金 卅一岁 复 六月初八巳刻

血止而咳呛未已，脉数。肝火仍炽，肺液枯。踵前法滋养。

潞党参钱半 湖丹皮钱半 款冬花钱半 原生地四钱 秦艽钱半 桑白皮钱半 麦门冬二钱 鳖甲四钱 生甘草四分

橘白一钱 加枇杷叶（去毛）二片 蝉蜕八只

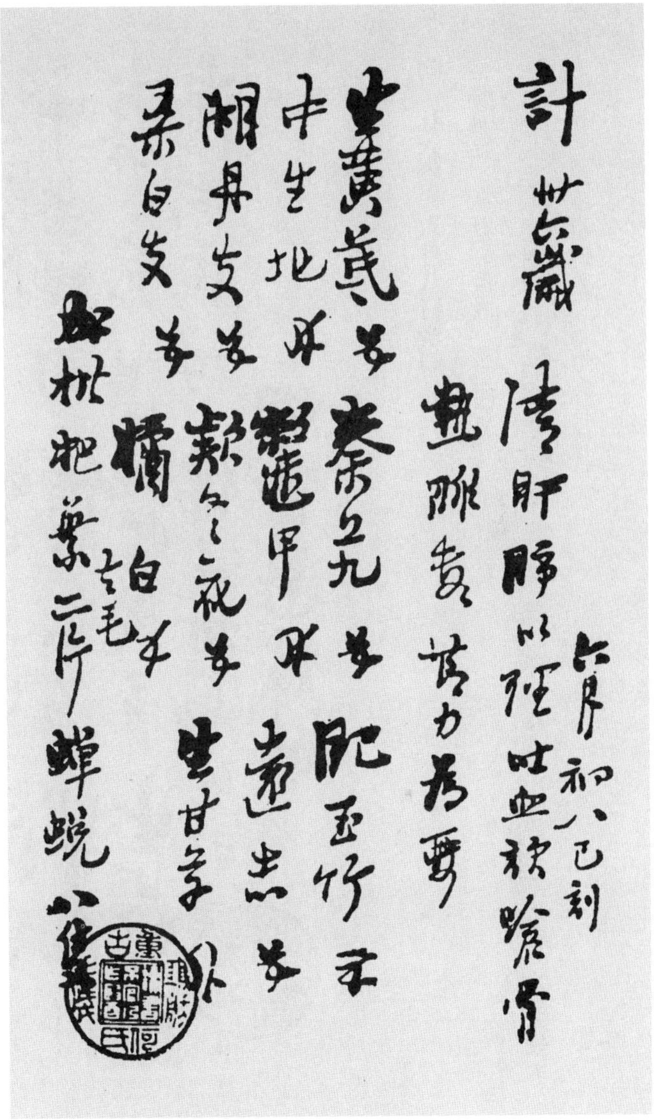

计　**卅六岁**　**六月初八巳刻**

清肝肺以理吐血咳呛、骨热脉数。节力为要。

生黄芪钱半　秦艽钱半　肥玉竹二钱　中生地四钱　鳖甲四钱　远志钱半　湖丹皮钱半　款冬花钱半　生甘草四分

桑白皮钱半　橘白一钱　加枇杷叶（去毛）二片　蝉蜕八只

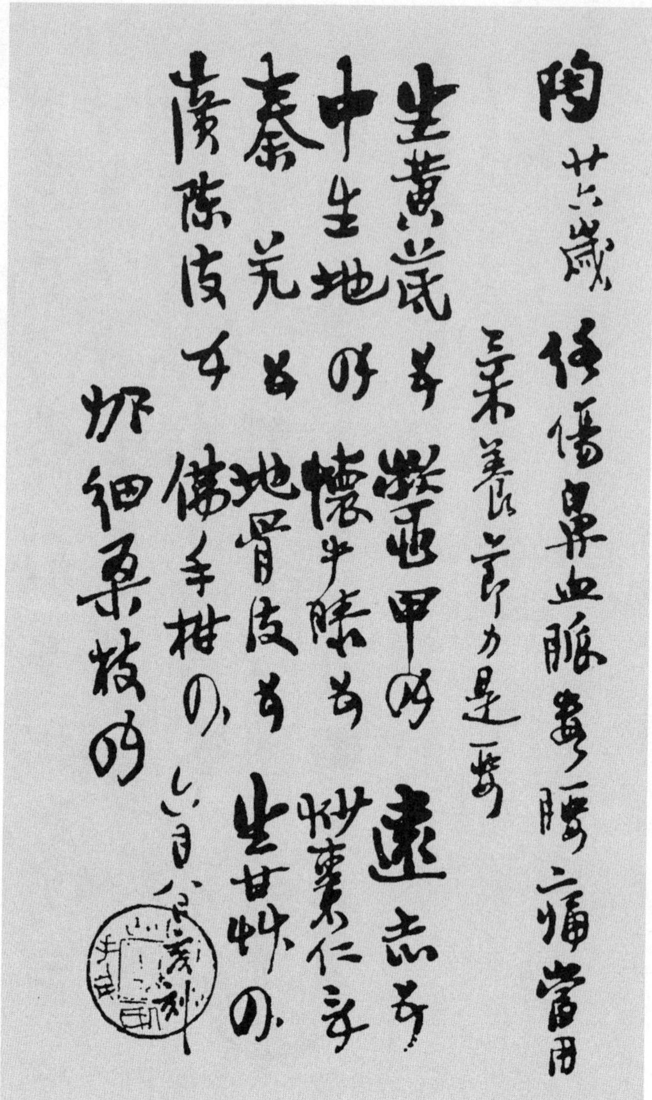

陶　廿六岁　六月八日亥刻

络伤鼻血，脉数，腰痛。当用柔养。节力是要。

生黄芪钱半　鳖甲四钱　远志钱半　中生地四钱　怀牛膝钱半　炒枣仁三钱　秦艽钱半　地骨皮钱半　生甘草四分

广陈皮一钱　佛手柑四分　加细桑枝四钱

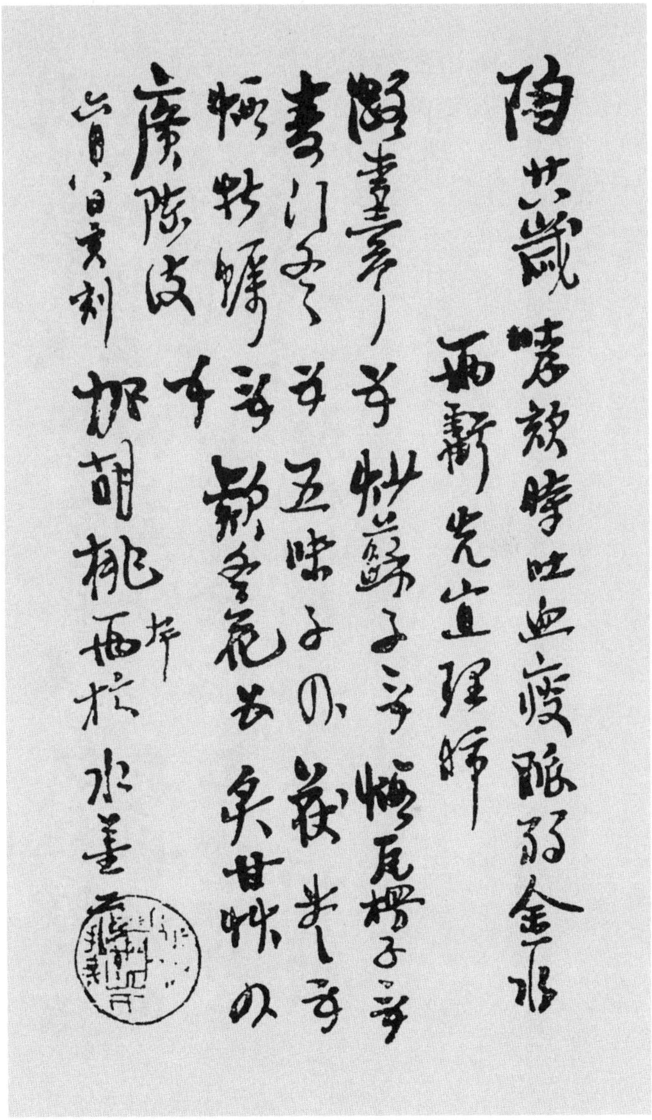

陶　廿八岁　六月八日寅刻

哮咳，时吐血痰，脉弱。金水两亏。先宜理肺。

潞党参钱半　炒苏子三钱　煅瓦楞子三钱　麦门冬钱半　五味子四分　茯苓二钱　煅牡蛎三钱　款冬花钱半　炙甘草四分　广陈皮一钱　加胡桃（杵）两枚　水姜二片

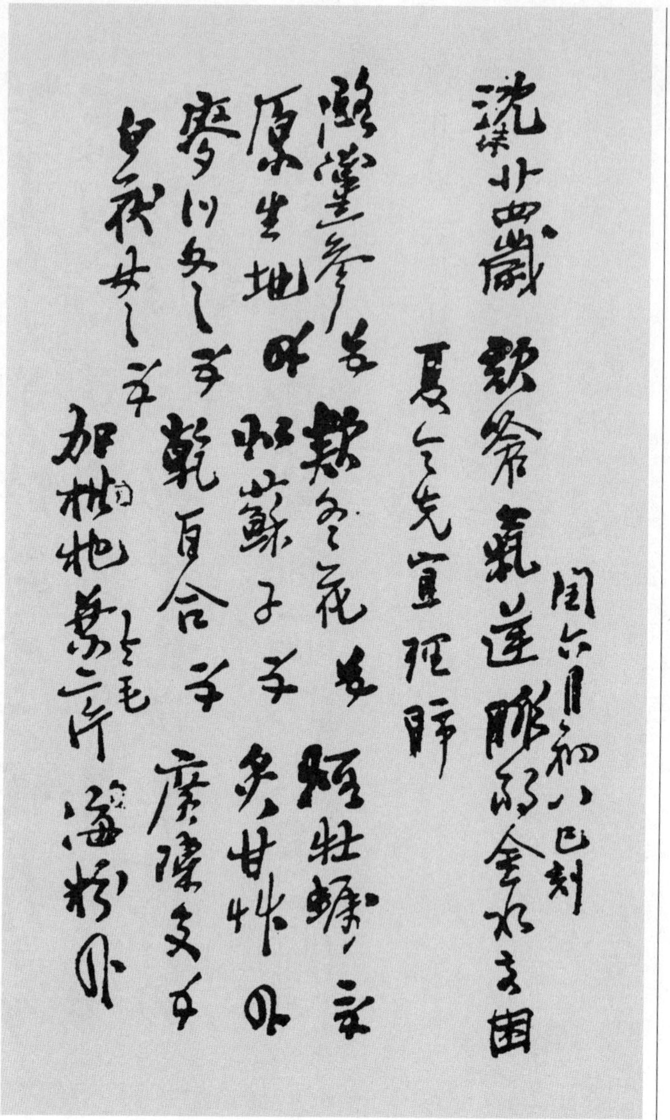

沈　廿四岁　闰六月初八巳刻

咳呛气逆，脉弱。金水交困。夏令先宜理肺。

潞党参钱半　款冬花钱半　煅牡蛎三钱　原生地四钱　炒苏子二钱　炙甘草四分　麦门冬二钱　干百合二钱　广陈皮一钱　白茯苓二钱　加枇杷叶（去毛）二片　海粉四分

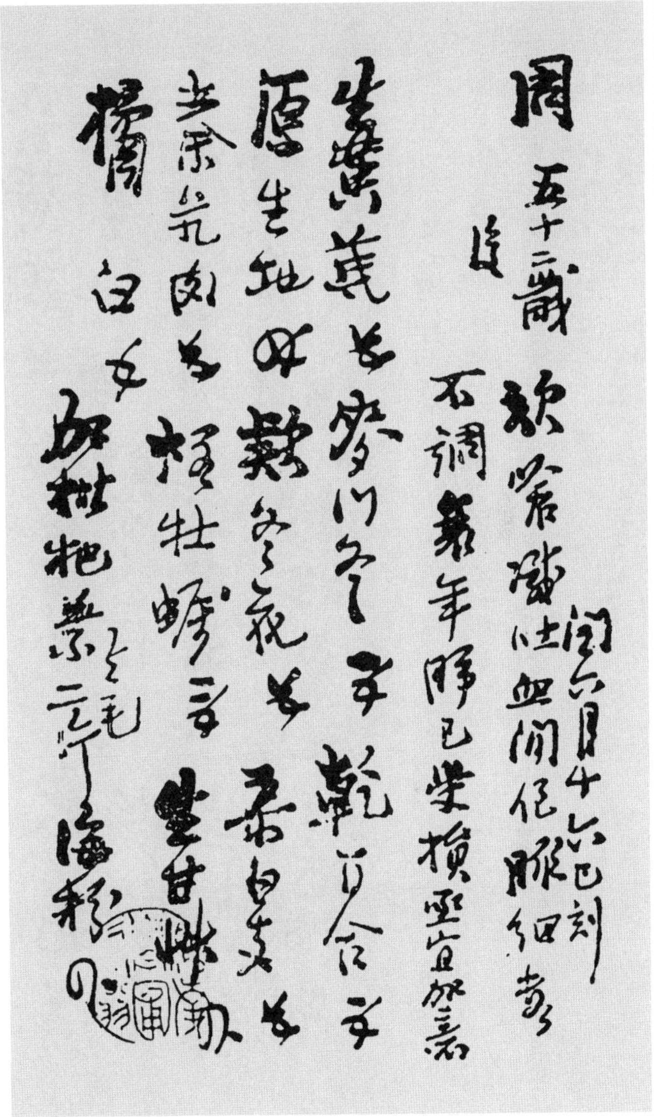

周　五十二岁　复　闰六月十六巳刻

咳呛减，吐血间作，脉细数不调。衰年肺已受损，亟宜加意。

生黄芪钱半　麦门冬二钱　干百合二钱　原生地四钱　款冬花钱半　桑白皮钱半　秦艽肉钱半　煅牡蛎三钱　生甘草四分　橘白一钱　加枇杷叶（去毛）二片　海粉四分

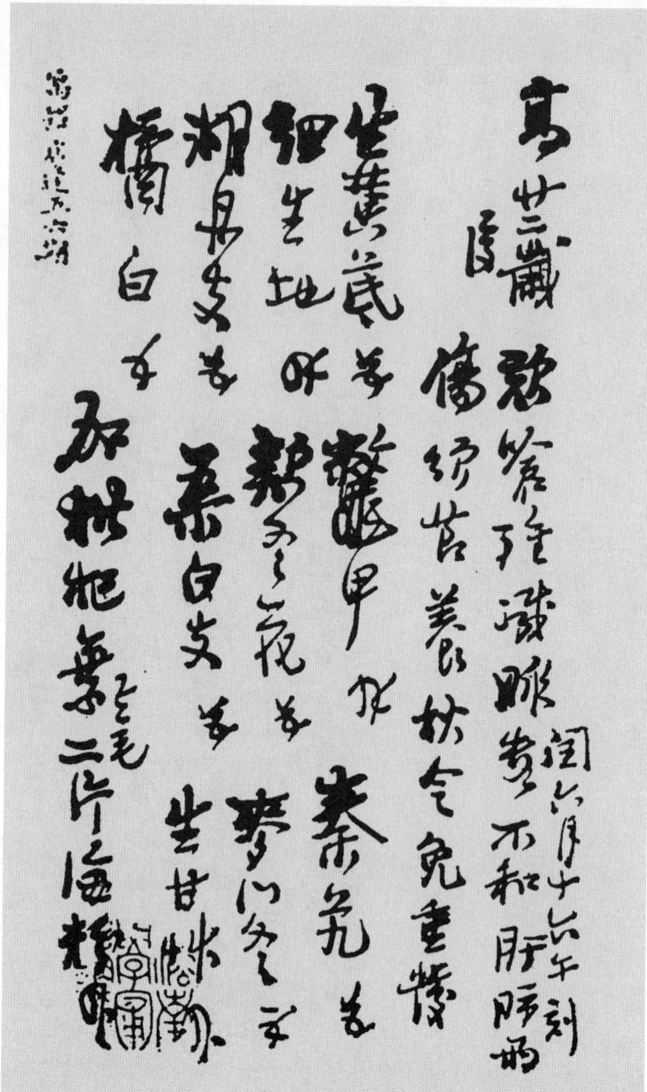

高　廿二岁　复　闰六月十六午刻

咳呛虽减，脉数不和。肝肺两伤。须节养，秋令免重发。

生黄芪钱半　鳖甲四钱　秦艽钱半　细生地四钱　款冬花钱半　麦门冬二钱　湖丹皮钱半　桑白皮钱半　生甘草四分

橘白一钱　加枇杷叶（去毛）二片　海粉四分

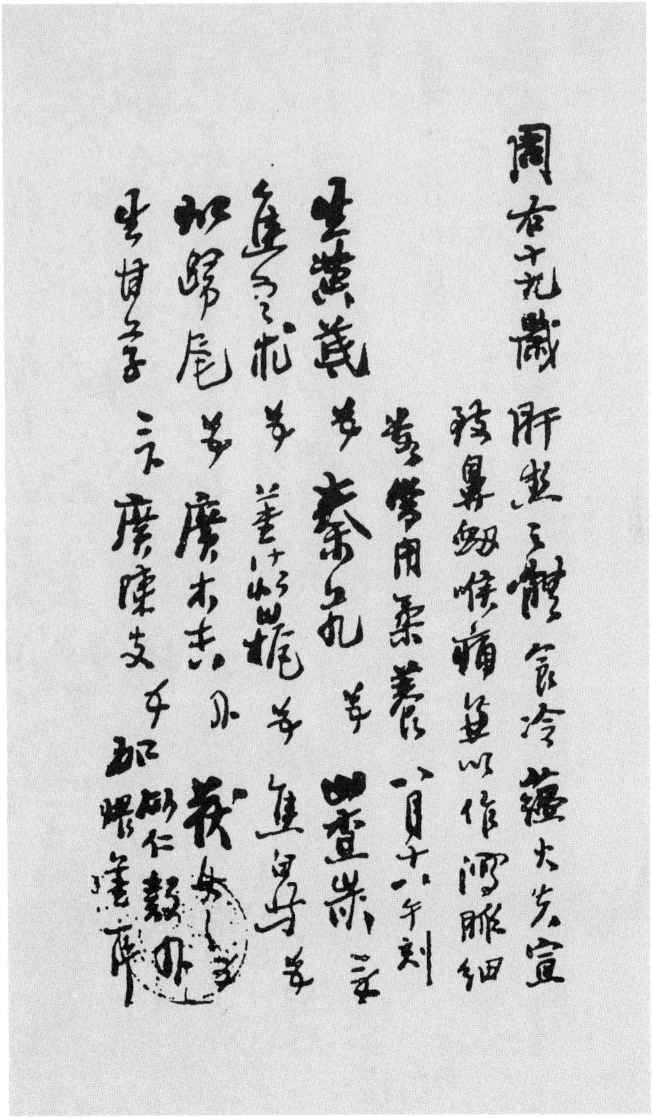

周右 十九岁 八月十八午刻

肝热之体食冷，蕴火失宣致鼻衄、喉痛，兼以作泻，脉细数。当用柔养。

生黄芪钱半　秦艽钱半　山楂炭三钱　焦冬术钱半　姜汁炒山栀钱半　焦白芍钱半　炒归尾钱半　广木香四分　茯苓二钱　生甘草三分　广陈皮一钱

加砂仁壳四分　煨姜一片

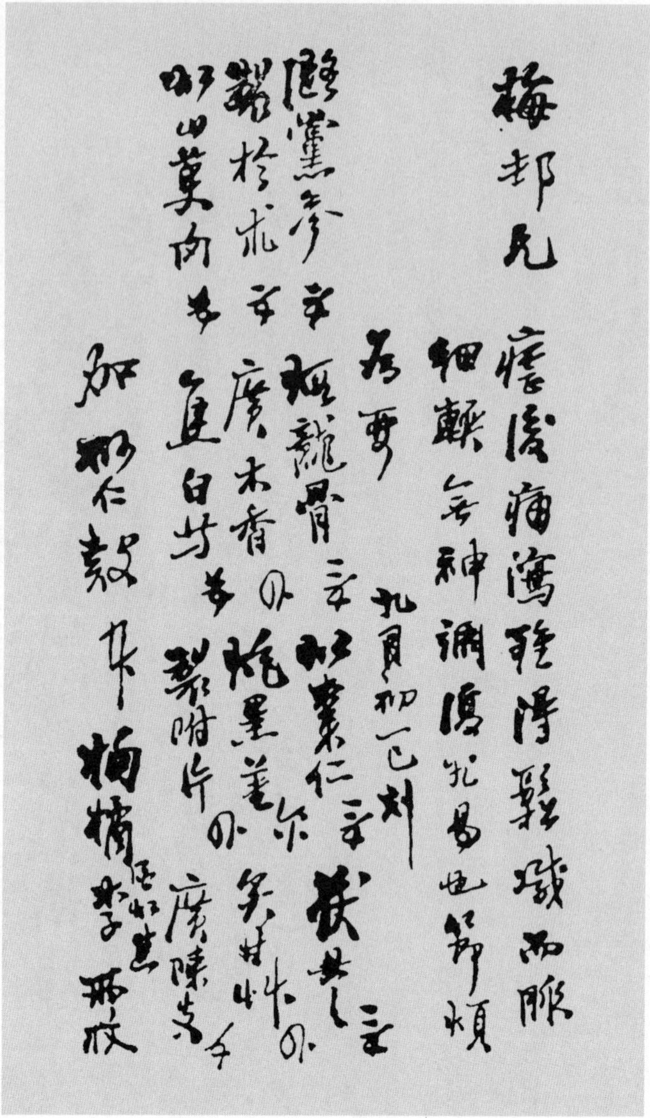

梅郁兄　九月初一巳刻

疟后痛泻虽得松减而脉细软无神。调复非易也，节烦为要。

潞党参二钱　煅龙骨三钱　炒枣仁三钱　茯苓三钱　制于术二钱　广木香四分　炮黑姜六分　炙甘草四分　炒山萸肉钱半　焦白芍钱半　制附片四分　广陈皮一钱

加砂仁壳五分　枸橘李（酒炒焦）两枚

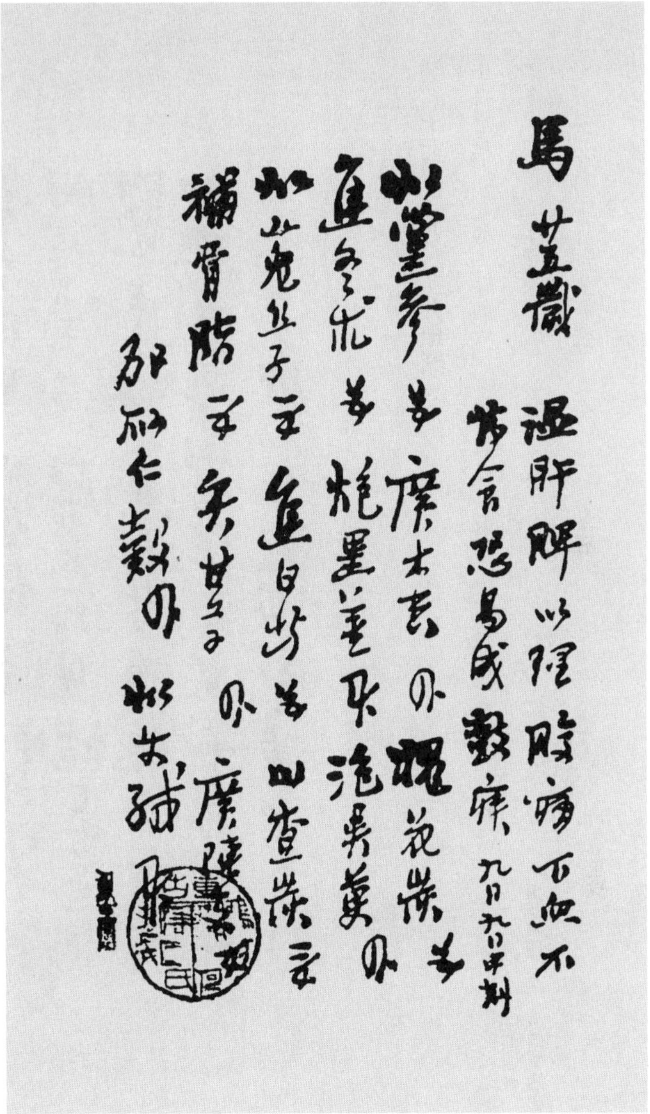

马　廿五岁　九月九日申刻

温肝脾以理腹痛下血。不节食恐易成鼓疾。

炒党参钱半　广木香四分　槐花炭钱半　焦冬术钱半　炮黑姜五分　泡吴萸四分　炒菟丝子二钱　焦白芍钱半　山楂炭三钱　补骨脂二钱　炙甘草四分　广陈皮一钱

加砂仁壳四分　炒艾绒五分

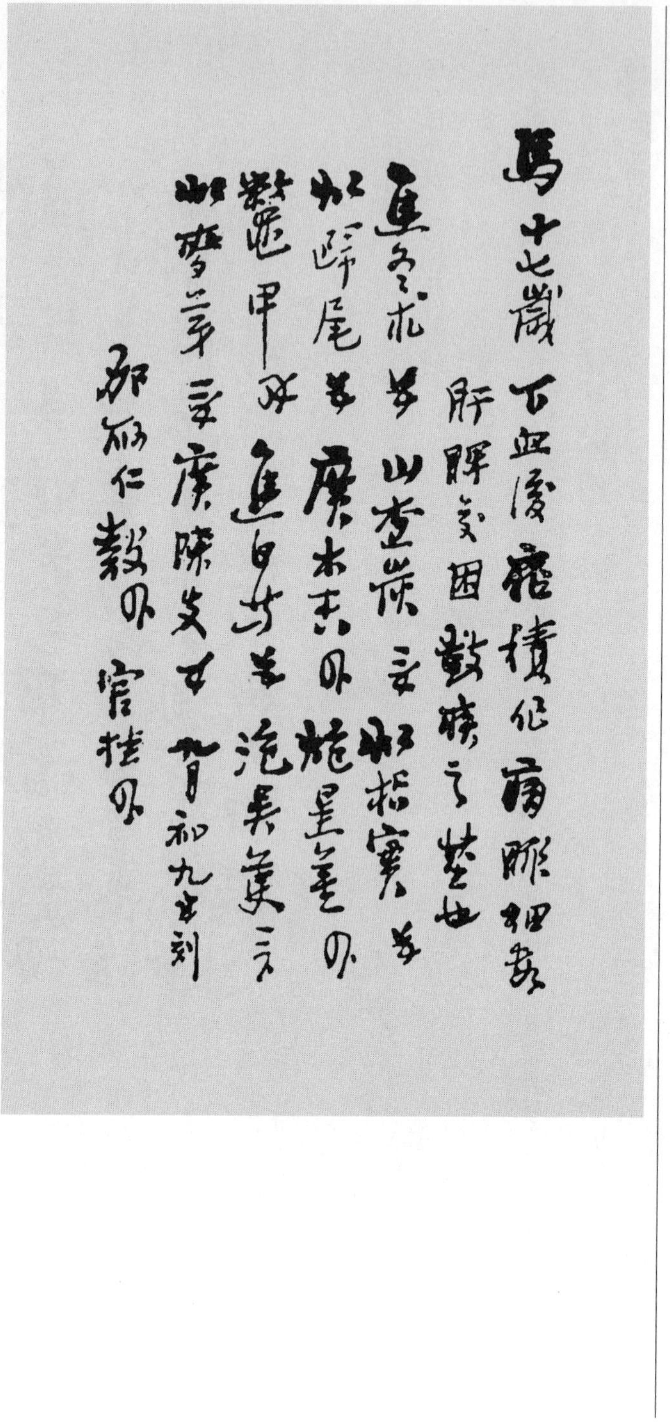

马　十七岁　九月初九申刻

下血后痞积作痛，脉细数。肝脾交困，鼓疾之基也。

焦冬术钱半　山楂炭三钱　炒枳实钱半　炒归尾钱半　广木香四分　炮黑姜四分　鳖甲四钱　焦白芍钱半　泡吴萸三分　炒麦芽三钱　广陈皮一钱

加砂仁壳四分　官桂四分

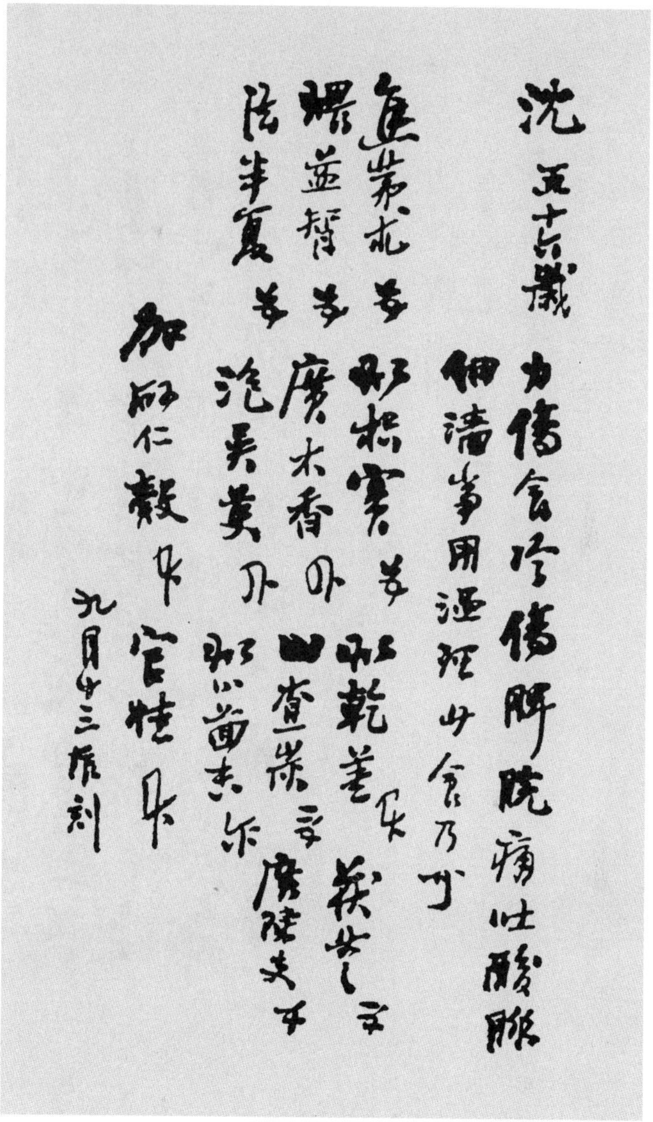

沈　五十六岁　九月十三辰刻

力伤食冷伤脾，脘痛吐酸，脉细涩。当用温理。少食乃可。

焦茅术钱半　炒枳实钱半　炒干姜五分　茯苓二钱　煨益智钱半　广木香四分　山楂炭三钱　广陈皮一钱　法半夏钱半　泡吴萸四分　炒小茴香六分

加砂仁壳五分　官桂五分

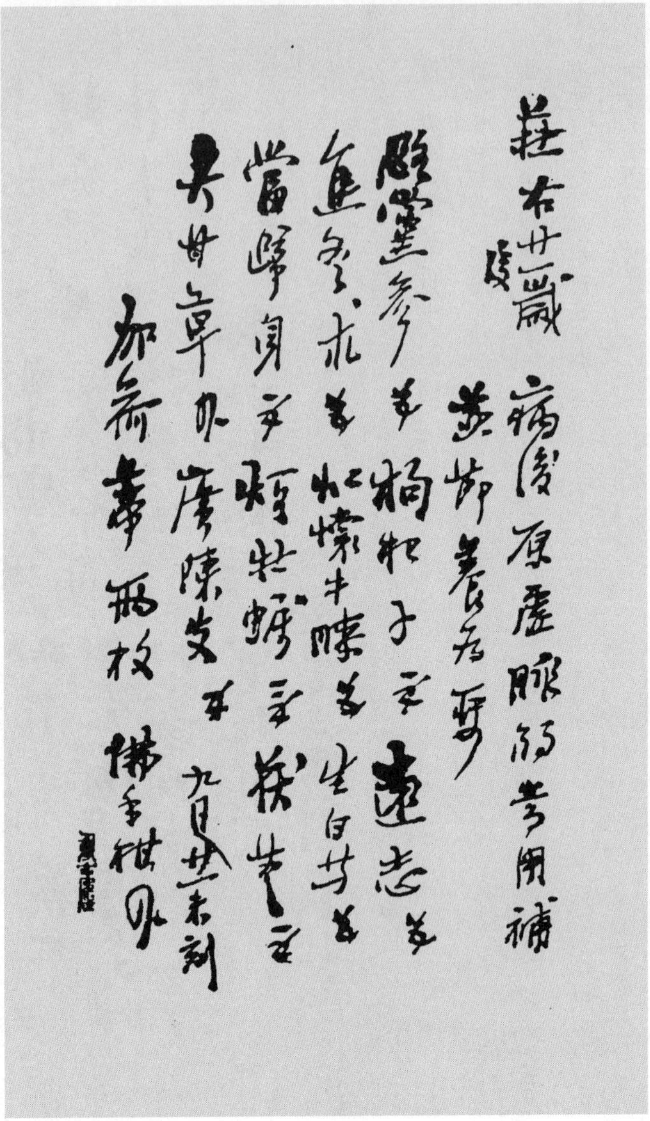

庄右　廿一岁　复　九月廿一未刻

病后原虚脉弱。当用补益。节养为要。

潞党参钱半　枸杞子二钱　远志钱半　焦冬术钱半　炒怀牛膝钱半　生白芍钱半　当归身二钱　煅牡蛎三钱　茯苓二钱　炙甘草四分　广陈皮一钱　加荷蒂两枚　佛手柑四分

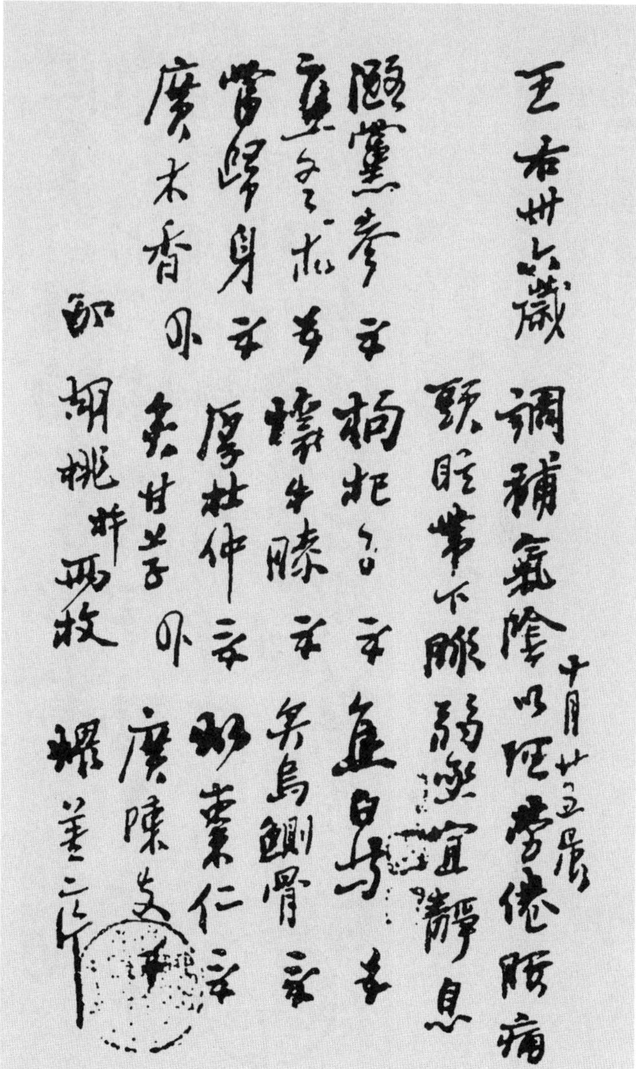

王 右 卅六岁 十月廿五晨

调补气阴以理劳倦腰痛、头眩带下、脉弱。亟宜静息。

潞党参二钱 枸杞子二钱 焦白芍钱半 焦冬术钱半 怀牛膝二钱 炙乌贼骨三钱 当归身二钱 厚杜仲三钱 炒枣仁三钱 广木香四分 炙甘草四分 广陈皮一钱

加胡桃（杵）两枚 煨姜二片

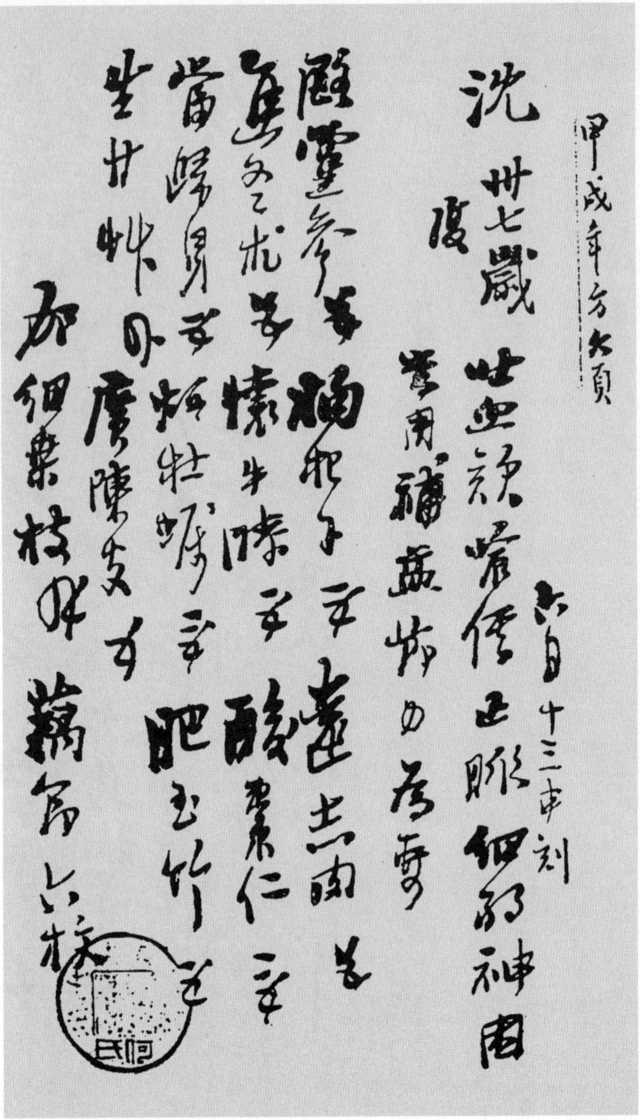

沈　卅七岁　复　六月十三申刻

吐血咳呛俱止，脉细弱，神困。当用补益。节力为要。

潞党参钱半　枸杞子二钱　远志肉钱半　焦冬术钱半　怀牛膝二钱　酸枣仁三钱　当归身二钱　煅牡蛎三钱　肥玉竹二钱　生甘草四分　广陈皮一钱

加细桑枝四钱　藕节六枚

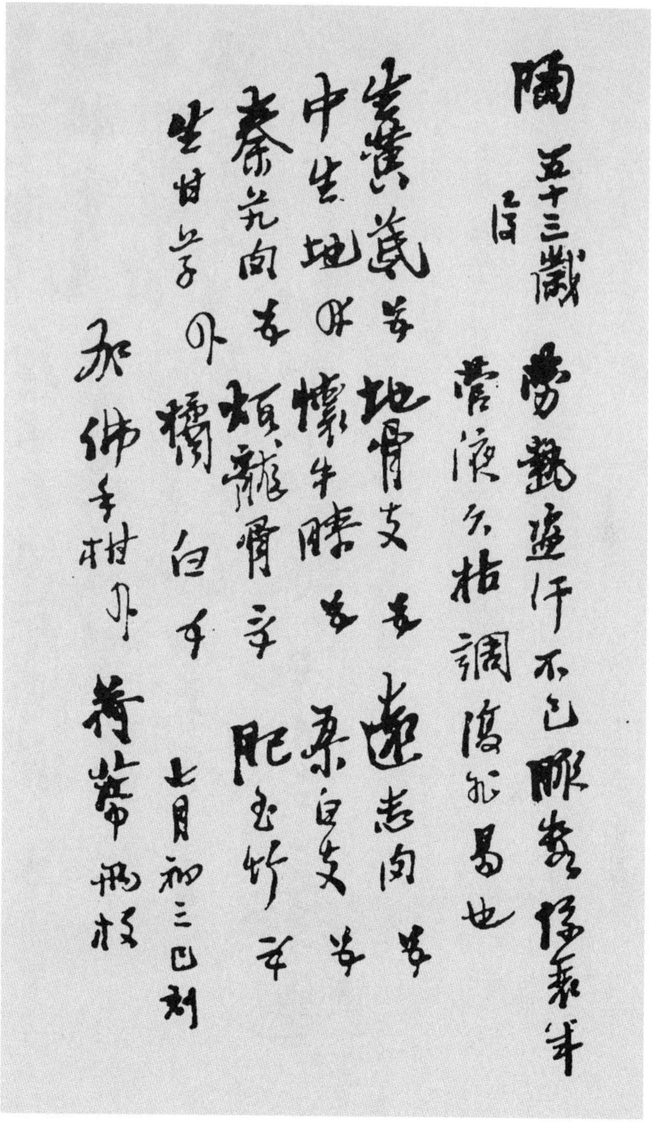

陶　五十三岁　复　七月初三巳刻

劳热盗汗不已，脉数。系衰年营液久枯，调复非易也。

生黄芪钱半　地骨皮钱半　远志肉钱半　中生地四钱　怀牛膝钱半　桑白皮钱半　秦艽肉钱半　煅龙骨三钱　肥玉竹二钱　生甘草四分　橘白一钱　加佛手柑四分　荷蒂两枚

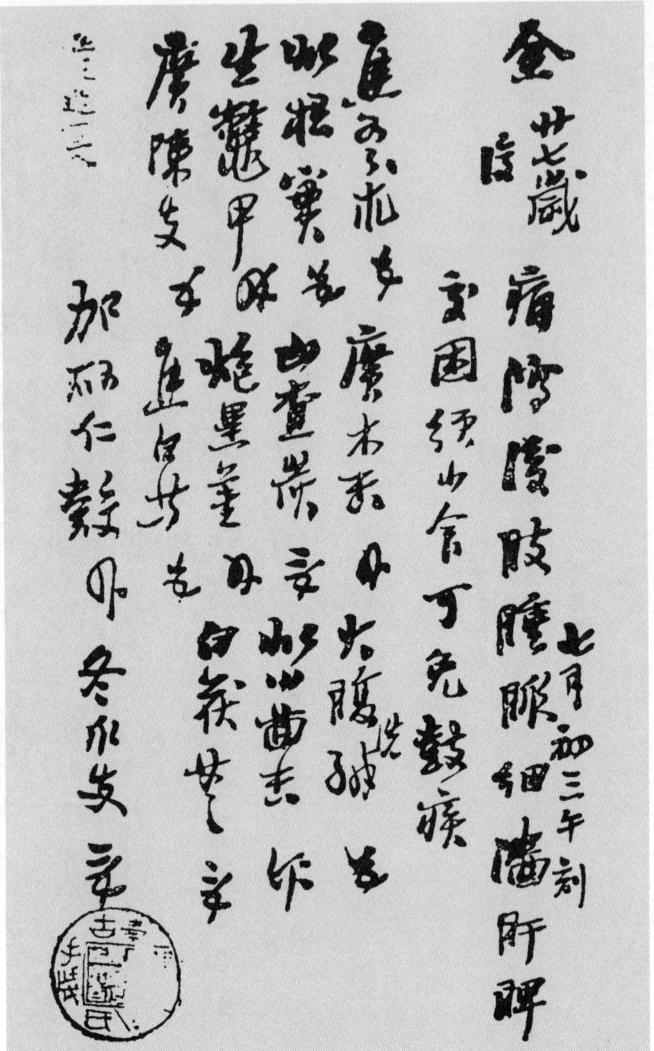

金　廿七岁　复　七月初三午刻

痛泻后肢肿，脉细涩。肝脾交困，须少食可免鼓疾。

焦冬术一钱　广木香四分　大腹绒（洗）钱半　炒枳实钱半　山楂炭三钱　炒小茴香六分　生鳖甲四钱　炮黑姜四分

白茯苓三钱　广陈皮一钱　焦白芍钱半

加砂仁壳四分　冬瓜皮三钱

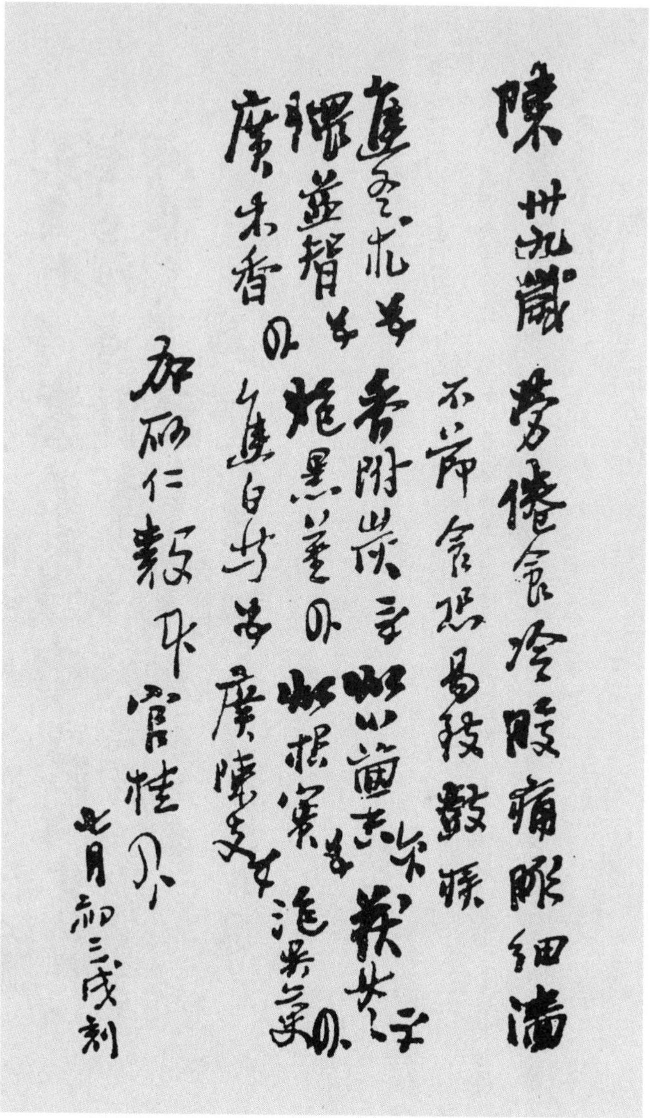

陈　卅九岁　七月初三戌刻

劳倦，食冷腹痛，脉细涩。不节食恐易致鼓疾。

焦冬术钱半　香附炭三钱　炒小茴香六分　茯苓二钱　煨益智钱半　炮黑姜四分　炒枳实钱半　泡吴萸四分　广木香四分　焦白芍钱半　广陈皮一钱

加砂仁壳五分　官桂四分

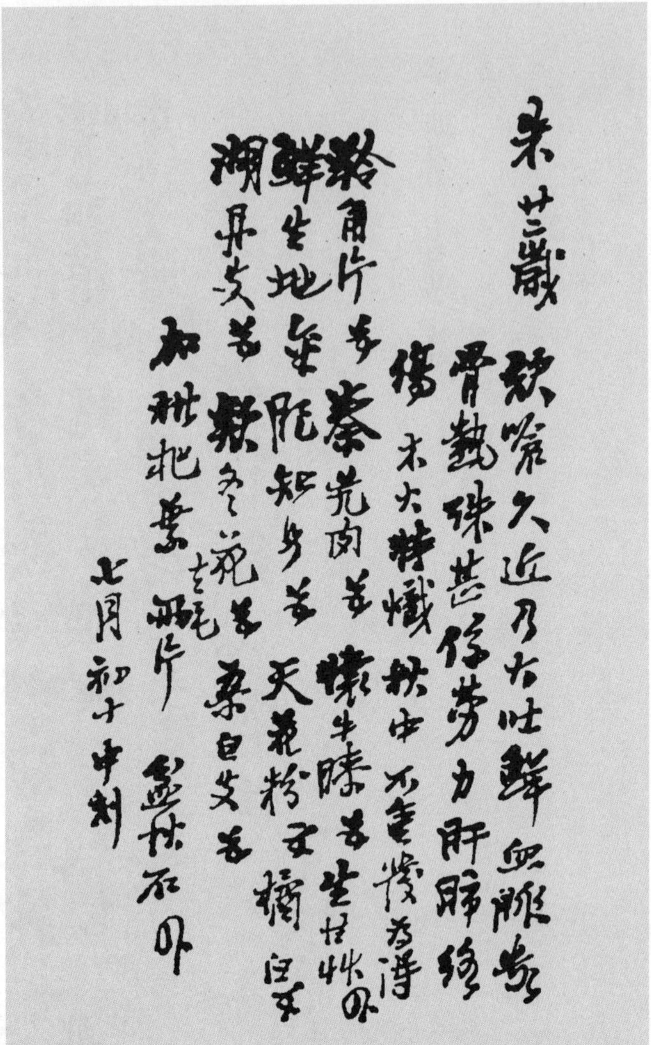

朱　廿二岁　七月初十申刻

咳呛久，近乃大吐鲜血，脉数，骨热殊甚。系劳力肝肺络伤，木火特炽。秋中不重发为得。

羚角片钱半　秦艽肉钱半　怀牛膝钱半　生甘草四分　鲜生地六钱　肥知母钱半　天花粉二钱　橘白一钱　湖丹皮钱半　款冬花钱半　桑白皮钱半

加枇杷叶（去毛）两片　盆秋石四分

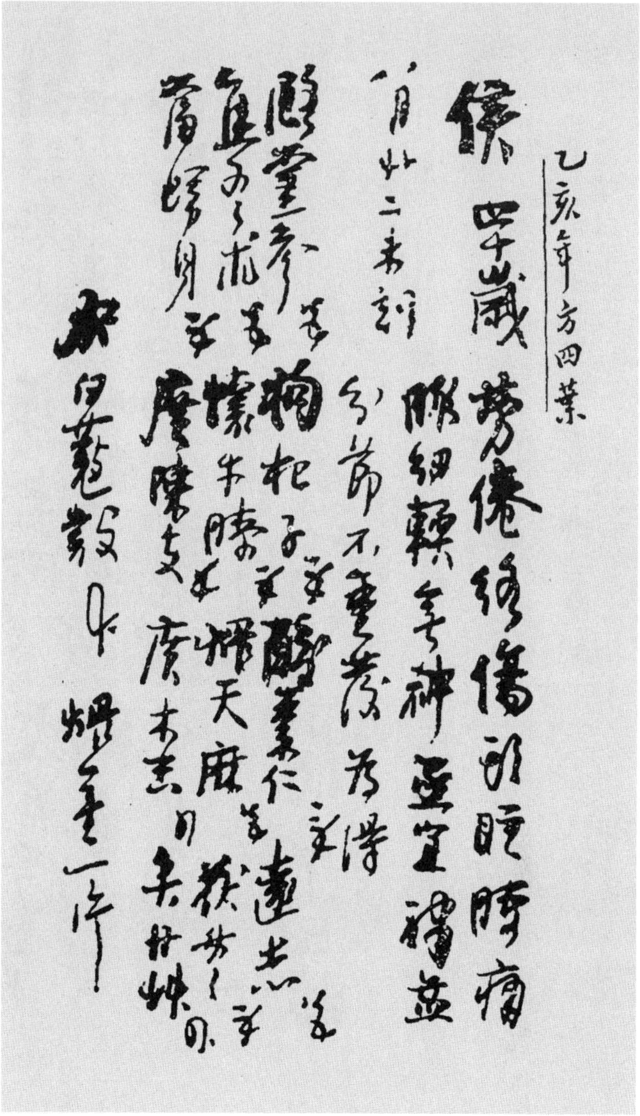

侯　四十岁　八月廿二未刻

劳倦络伤，头眩腰痛，脉细软无神。亟宜补益。分节不重发为得。

潞党参钱半　枸杞子二钱　酸枣仁三钱　远志钱半　焦冬术钱半　怀牛膝二钱　煨天麻钱半　茯苓二钱　当归身二钱

广陈皮一钱　广木香四分　炙甘草四分

加白蔻壳五分　煨姜一片

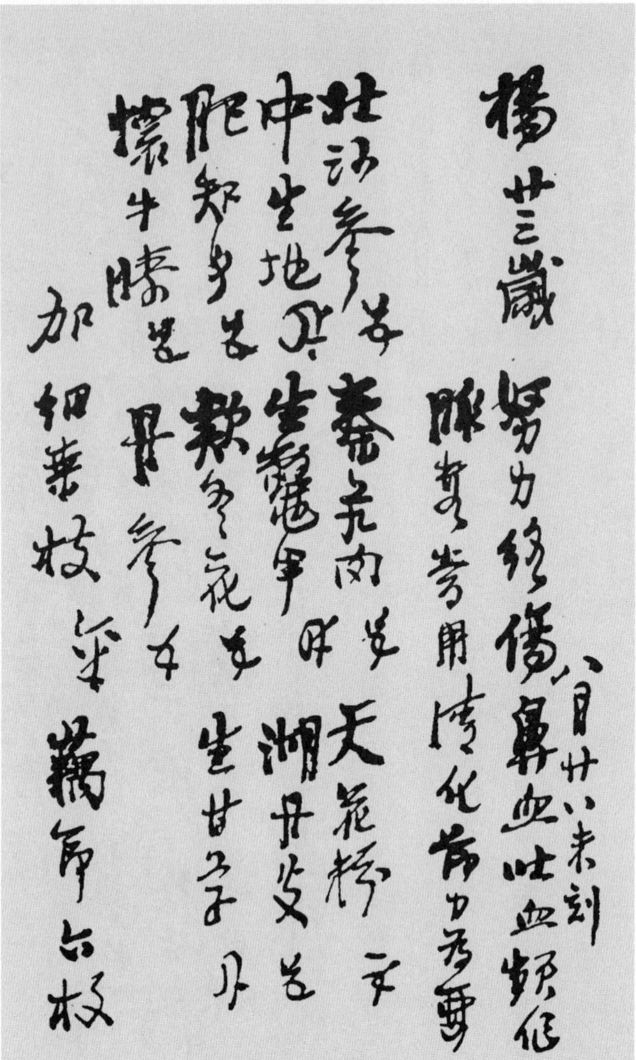

杨　廿三岁　八月廿八未刻

努力络伤，鼻血、吐血频作，脉数。当用清化。节力为要。

北沙参钱半　秦艽肉钱半　天花粉二钱　中生地四钱　生鳖甲四钱　湖丹皮钱半　肥知母钱半　款冬花钱半　生甘草四分　怀牛膝钱半　丹参一钱　加细桑枝六钱　藕节六枚

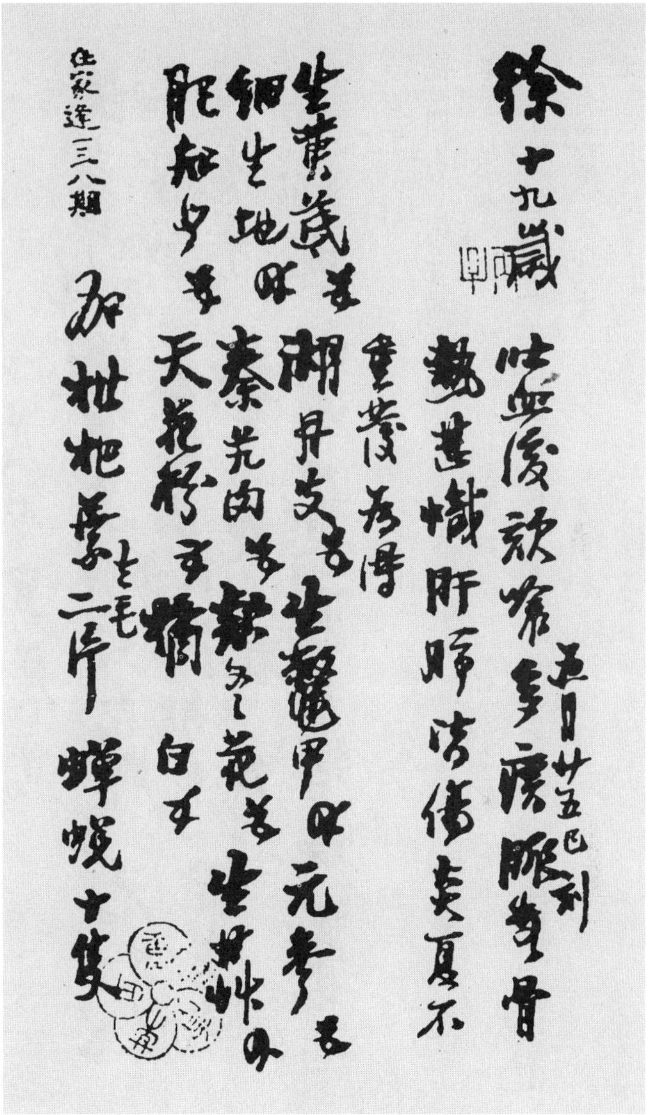

徐　十九岁　五月廿五巳刻

吐血后咳呛多痰，脉数，骨热甚炽。肝肺皆伤，炎夏不重发为得。

生黄芪钱半　湖丹皮钱半　生鳖甲四钱　元参钱半　细生地四钱　秦艽肉钱半　款冬花钱半　生甘草四分　肥知母钱半

天花粉二钱　橘白一钱

加枇杷叶（去毛）二片　蝉蜕十只

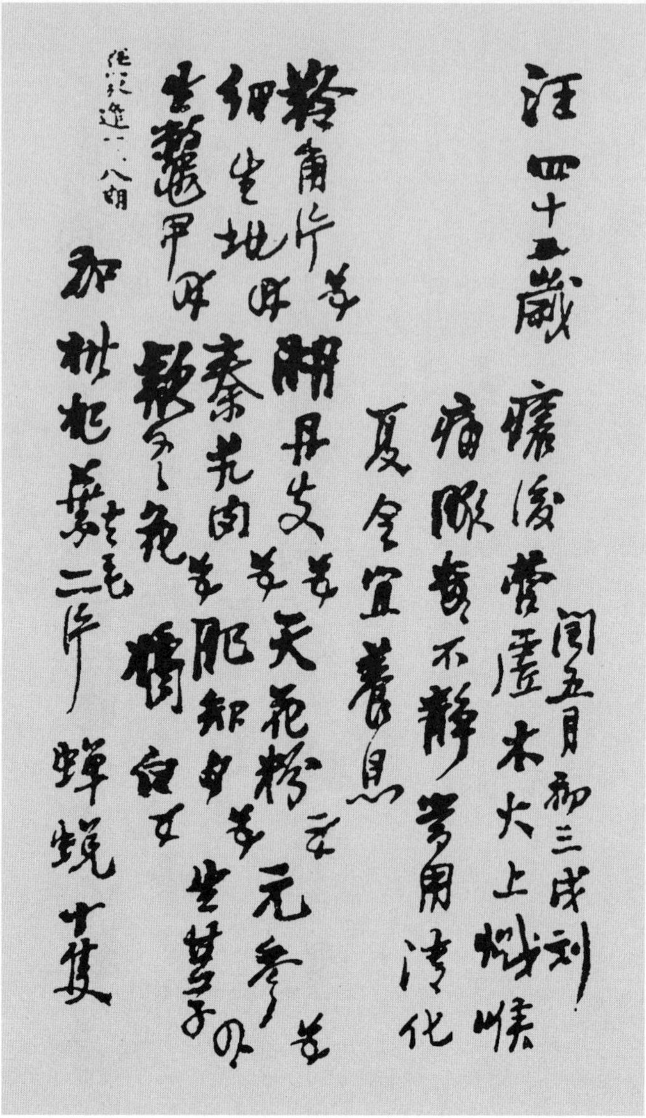

汪　四十岁　闰五月初三戌刻

瘥后营虚，木火上炽。喉痛，脉数不静。当用清化。夏令宜养息。

羚角片钱半　湖丹皮钱半　天花粉二钱　元参钱半　细生地三钱　秦艽肉钱半　肥知母钱半　生甘草四分　生鳖甲四钱　款冬花钱半　橘白一钱

加枇杷叶（去毛）二片　蝉蜕十只

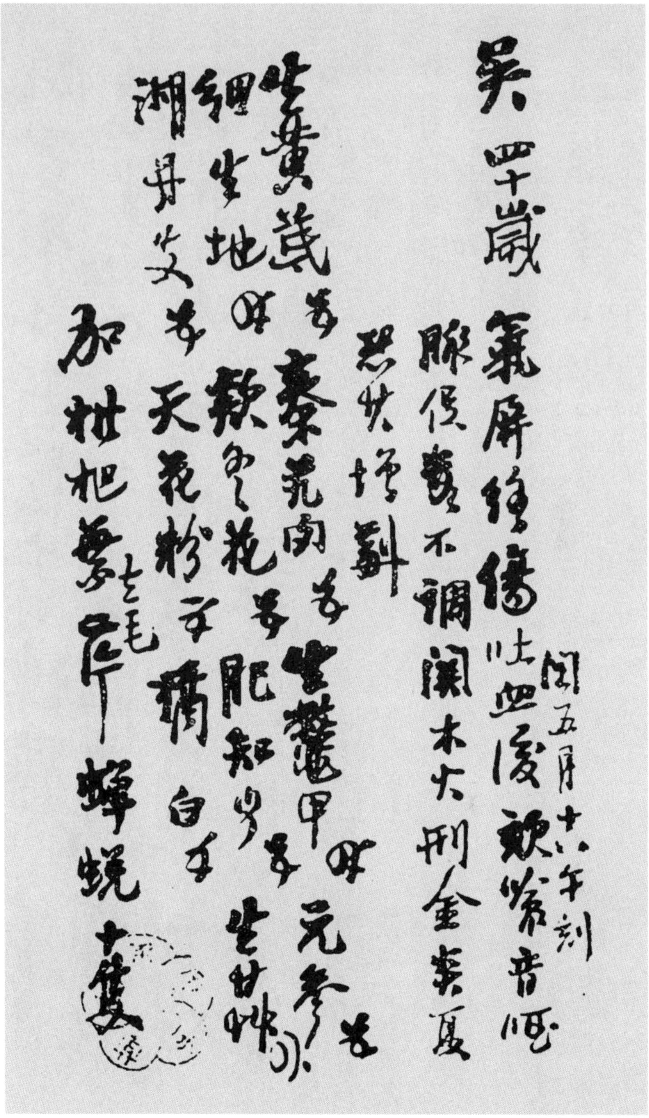

吴　四十岁　闰五月十八午刻

气屏络伤吐血后，咳呛音哑，脉促数不调。关木火刑金，炎夏恐其增剧。

生黄芪钱半　秦艽肉钱半　生鳖甲四钱　元参钱半　细生地四钱　款冬花钱半　肥知母钱半　生甘草四分　湖丹皮钱半

天花粉二钱　橘白一钱

加枇杷叶（去毛）二片　蝉蜕十只

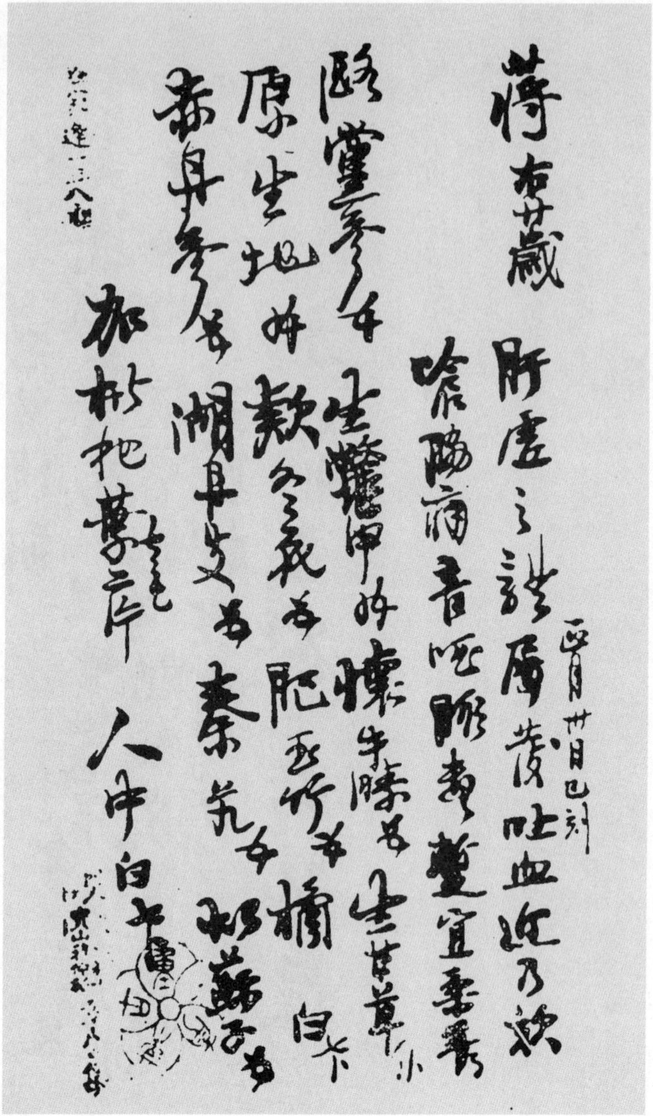

蒋 右 廿岁 正月卅日巳刻

肝虚之体，屡发吐血，近乃咳呛胁痛，音哑，脉数。暂宜柔养。

潞党参一钱 生鳖甲四钱 怀牛膝钱半 生甘草四分 原生地四钱 款冬花钱半 肥玉竹钱半 橘白七分 赤丹参钱半 湖丹皮钱半 秦艽一钱 炒苏子钱半

加枇杷叶（去毛）二片 人中白七分

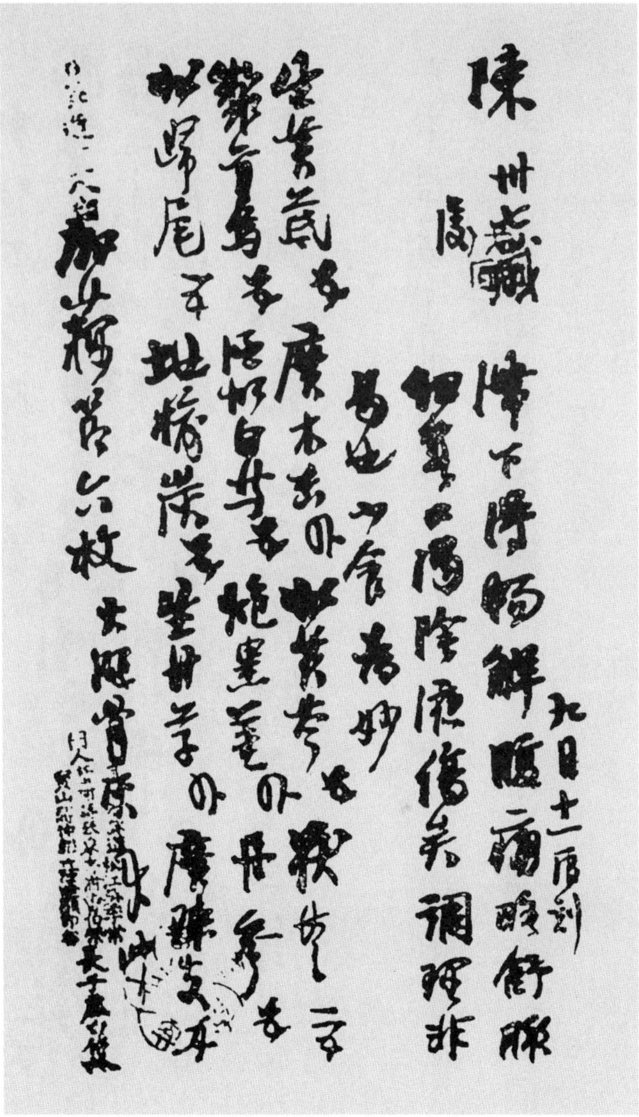

陈　卅七岁　复　九月十一辰刻

滞下得畅解，腹痛略舒，脉细数，口渴。阴液伤矣，调理非易也。少食为妙。

生黄芪钱半　广木香四分　炒黄芩钱半　茯苓二钱　制首乌钱半　酒炒白芍钱半　炮黑姜四分　丹参钱半　炒归尾二钱　地榆炭钱半　生甘草四分　广陈皮一钱

加藕节六枚　火腿骨灰五分（冲）

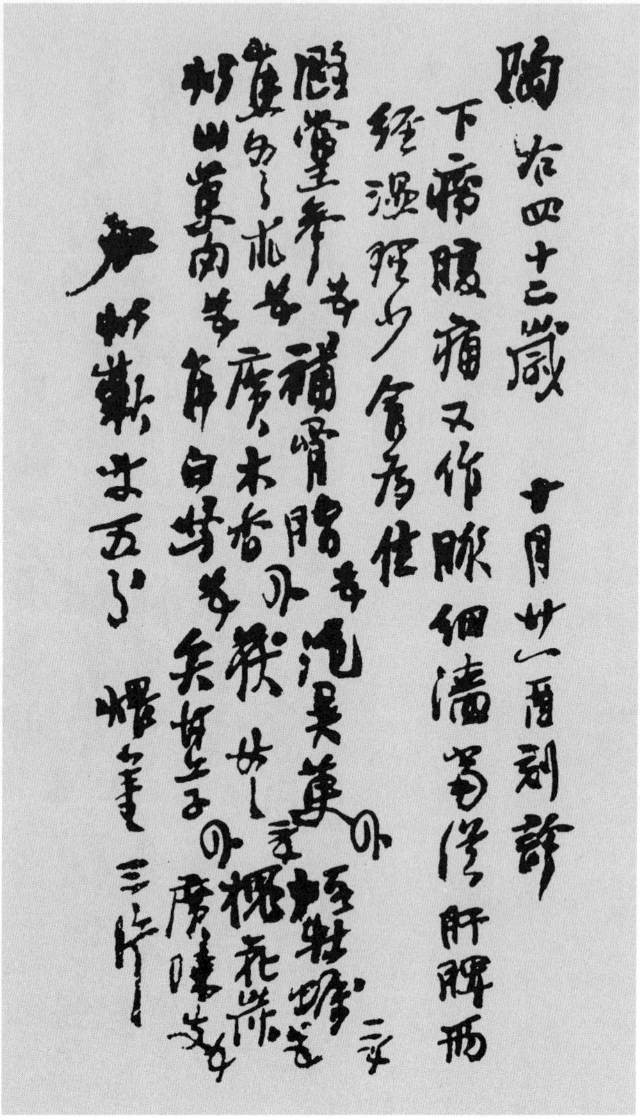
陶 右四十二歲 十月廿一酉刻診
下痢腹痛又作脉細濇當從肝脾兩
經温理少食為佳
潞黨參錢半 補骨脂錢半 泡吳萸四分 煅牡蠣三錢
焦冬朮錢半 廣木香四分 茯苓三錢 槐花炭錢半
炒山萸肉錢半 焦白芍錢半 炙甘草四分 廣陳皮一錢
加炒蕲艾五分 煨姜三片

陶 右 四十二岁 十月廿一酉刻诊

下痢腹痛又作，脉细涩。当从肝脾两经温理。少食为佳。

潞党参钱半 补骨脂钱半 泡吴萸四分 煅牡蛎三钱 焦冬术钱半 广木香四分 茯苓三钱 槐花炭钱半 炒山萸肉钱半 焦白芍钱半 炙甘草四分 广陈皮一钱

加炒蕲艾五分 煨姜三片

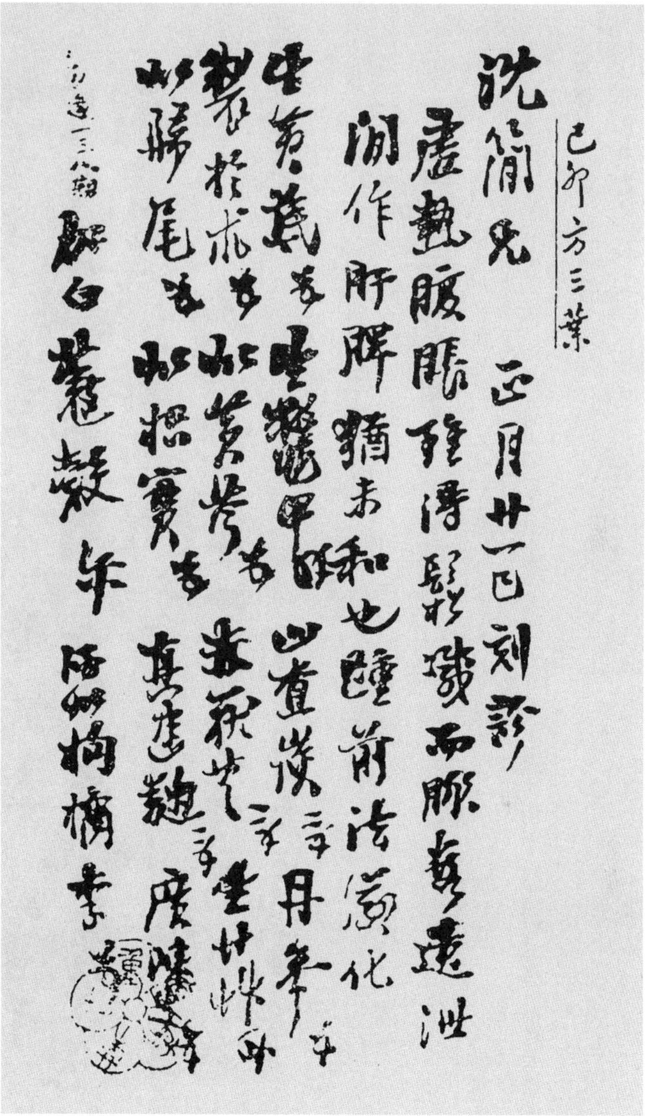

沈简兄　正月廿一巳刻诊

虚热腹胀虽得松减而脉数，遗泄间作。肝脾尤未和也。踵前法滋化。

生黄芪钱半　生鳖甲四钱　山楂炭三钱　丹参一钱　制于术钱半　炒黄芩钱半　赤茯苓三钱　生甘草四分　炒归尾钱半

炒枳实钱半　真建曲三钱　广陈皮一钱

加白蔻壳六分　酒炒枸橘李钱半

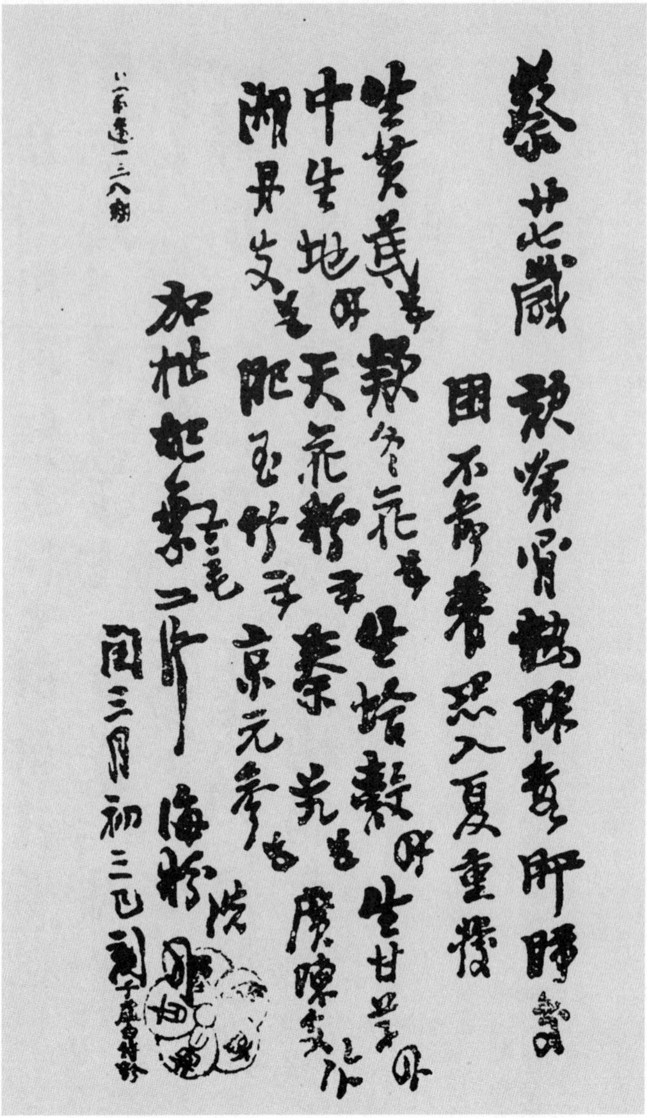

蔡　廿七岁　闰三月初三巳刻

咳呛，骨热，脉数。肝肺交困，不节养恐入夏重发。

生黄芪钱半　款冬花钱半　生蛤壳四钱　生甘草四分　中生地四钱　天花粉二钱　秦艽钱半　广陈皮八分　湖丹皮钱半　肥玉竹二钱　京元参钱半

加枇杷叶（去毛）二片　海粉（洗）四分

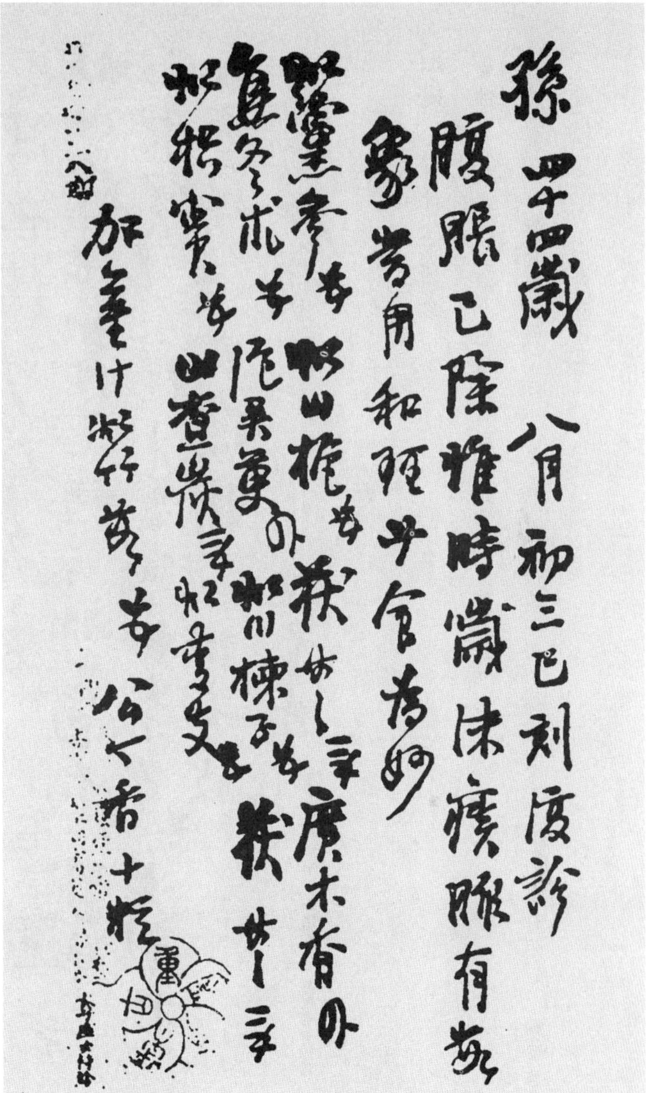

孙　四十四岁　八月初三巳刻复诊

腹胀已除，惟时哕沫痰，脉有数象。当用和理。少食为妙。

潞党参钱半　炒山栀钱半　茯苓三钱　广木香四分　焦冬术钱半　泡吴萸四分　炒川楝子钱半　炒枳实钱半　山楂炭三钱　炒青皮钱半　加姜汁炒竹茹钱半　公丁香十粒

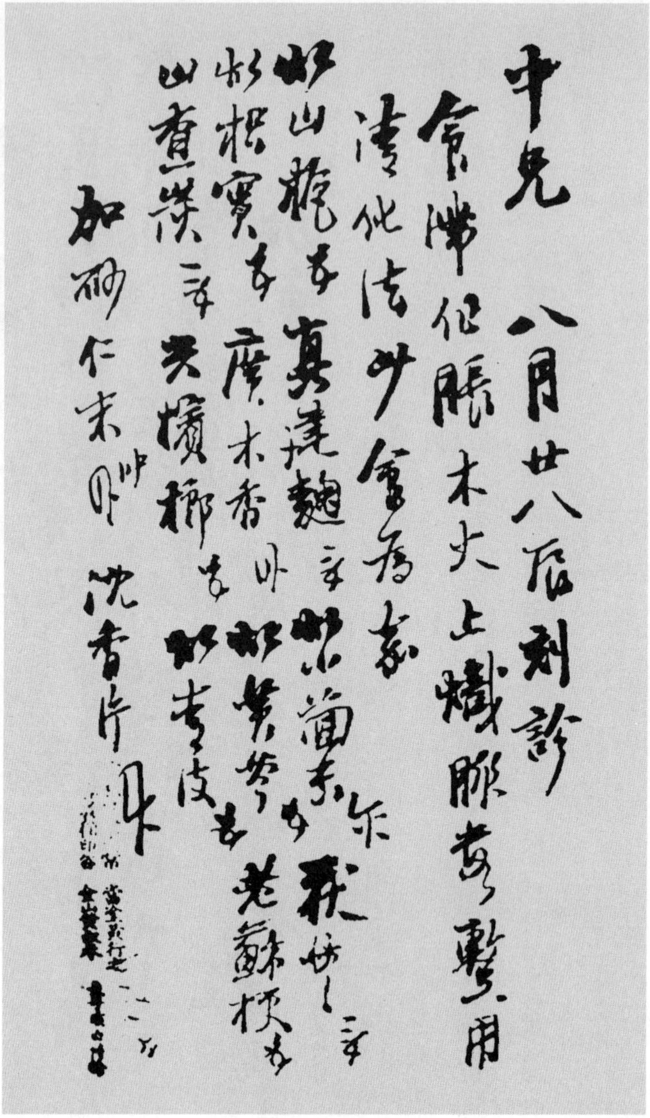

中兄　八月廿八辰刻诊

食滞作胀，木火上炽，脉数。暂用清化法。少食为嘉。

炒山栀钱半　真建曲三钱　炒小茴香六分　茯苓三钱　炒枳实钱半　广木香四分　炒黄芩钱半　老苏梗钱半　山楂炭三钱　尖槟榔钱半　炒青皮钱半

加砂仁末（冲）四分　沉香片五分

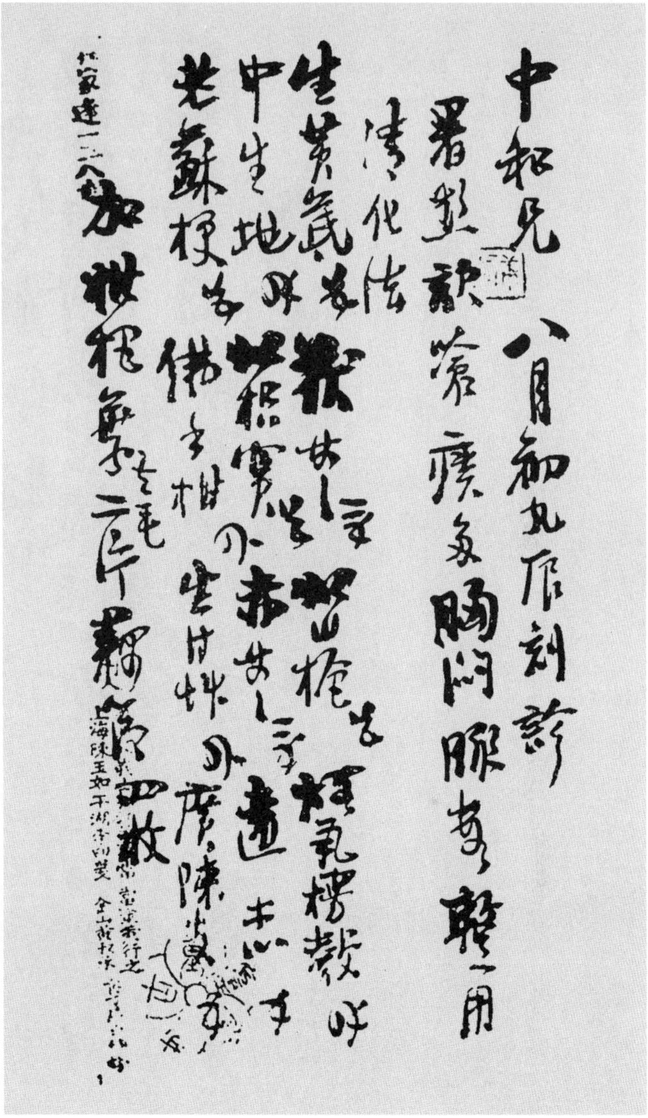

中和兄　八月初九辰刻诊

暑热，咳呛痰多，胸闷，脉数。暂用清化法。

生黄芪钱半　茯苓三钱　炒山栀钱半　煅瓦楞壳四钱　中生地四钱　炒枳实钱半　赤苓三钱　远志一钱　老苏梗钱半

佛手柑四分　生甘草四分　广陈皮一钱

加枇杷叶（去毛）二片　藕节四枚

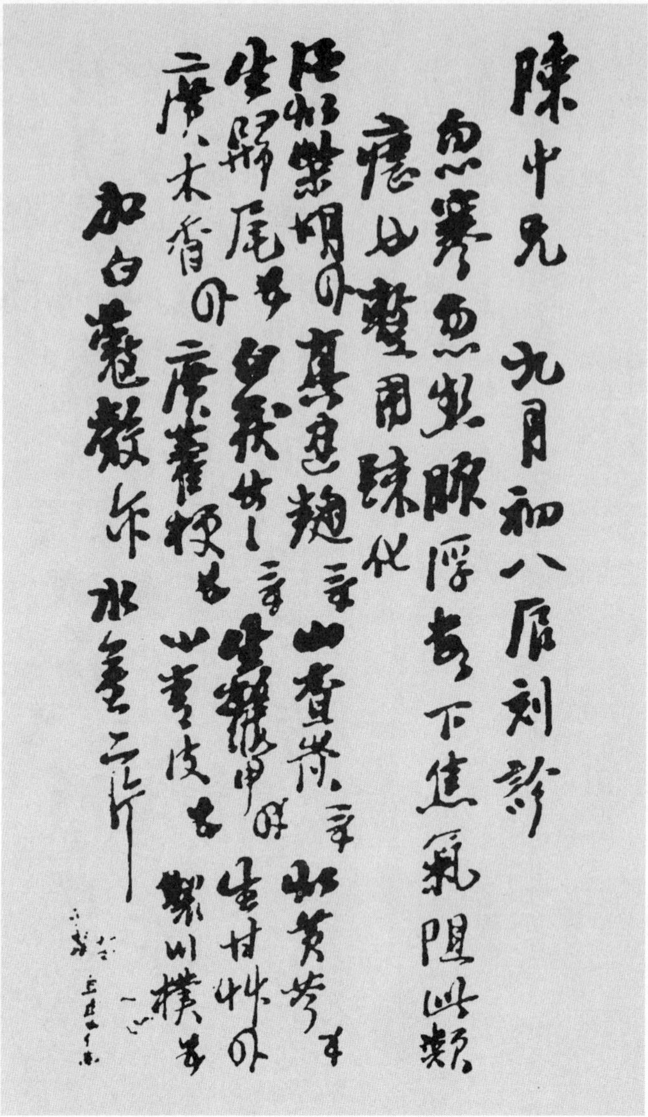

陈中兄　九月初八辰刻诊

忽寒忽热，脉浮数。下焦气阻，此类疟也。暂用疏化。

酒炒柴胡四分　真建曲三钱　山楂炭三钱　炒黄芩一钱　生归尾钱半　白茯苓三钱　生鳖甲四钱　生甘草四分　广木香四分　广藿梗钱半　小青皮钱半　制川朴钱半

加白蔻壳六分　水姜二片

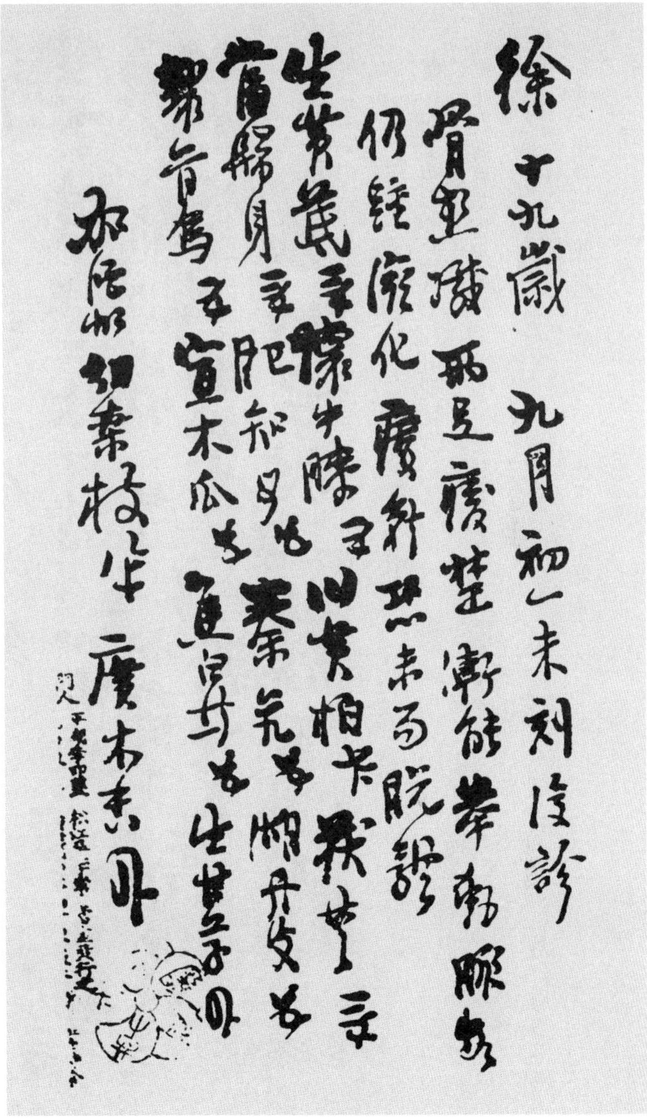

徐　十九岁　九月初一未刻复诊

骨热减，两足酸楚，渐能举动，脉数。仍踵滋化。痿候恐未易脱体。

生黄芪三钱　怀牛膝二钱　川黄柏七分　茯苓三钱　当归身三钱　肥知母钱半　秦艽钱半　湖丹皮钱半　制首乌二钱

宣木瓜钱半　焦白芍钱半　生甘草四分

加酒炒细桑枝八钱　广木香四分

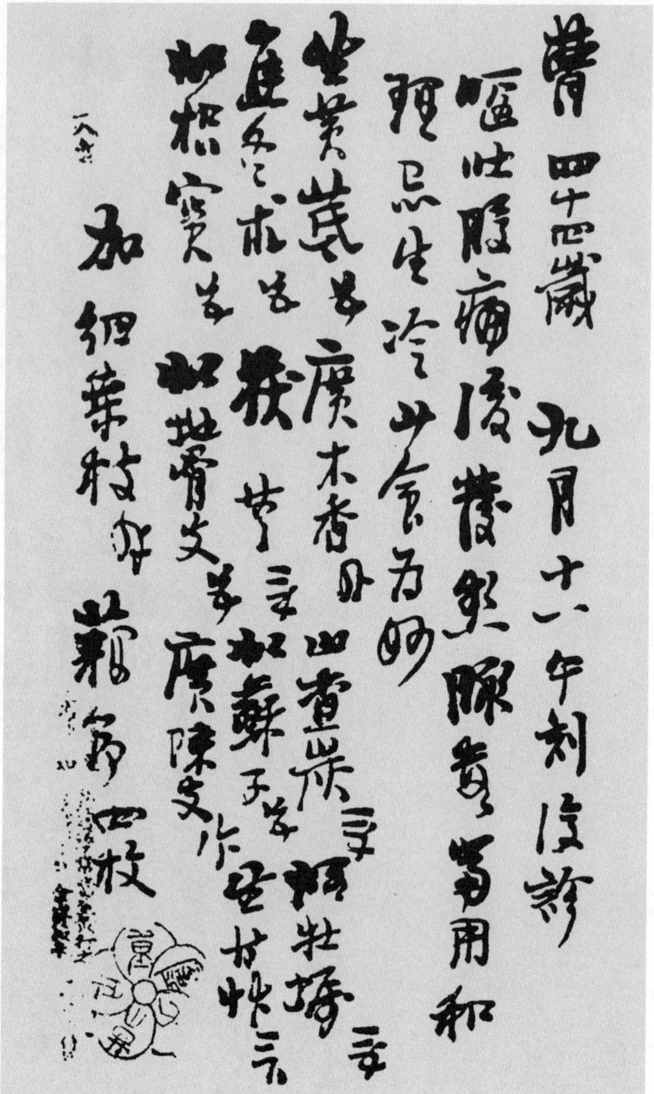

曹　四十四岁　九月十八午刻复诊

呕吐腹痛后发热，脉数。当用和理。忌生冷，少食为妙。

生黄芪钱半　广木香四分　山楂炭三钱　煅牡蛎三钱　焦冬术钱半　茯苓三钱　炒苏子钱半　生甘草三分　炒枳实钱半　地骨皮钱半　广陈皮八分　加细桑枝四钱　藕节四枚

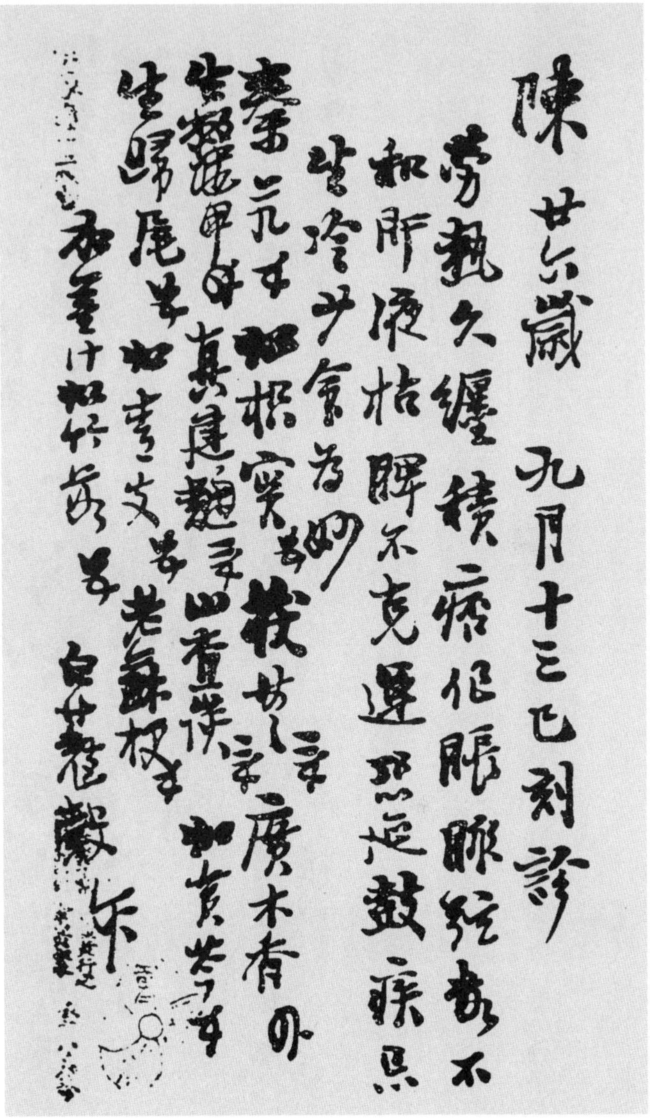

陈　廿六岁　九月十三巳刻诊

劳热久缠，积痞作胀，脉弦数不和。肝液枯，脾不克运，恐延鼓疾。忌生冷，少食为妙。

秦艽一钱　炒枳实钱半　茯苓三钱　广木香四分　生鳖甲四钱　真建曲三钱　山楂炭三钱　炒黄芩一钱　生归尾钱半

炒青皮钱半　老苏梗一钱

加姜汁炒竹茹钱半　白蔻壳六分

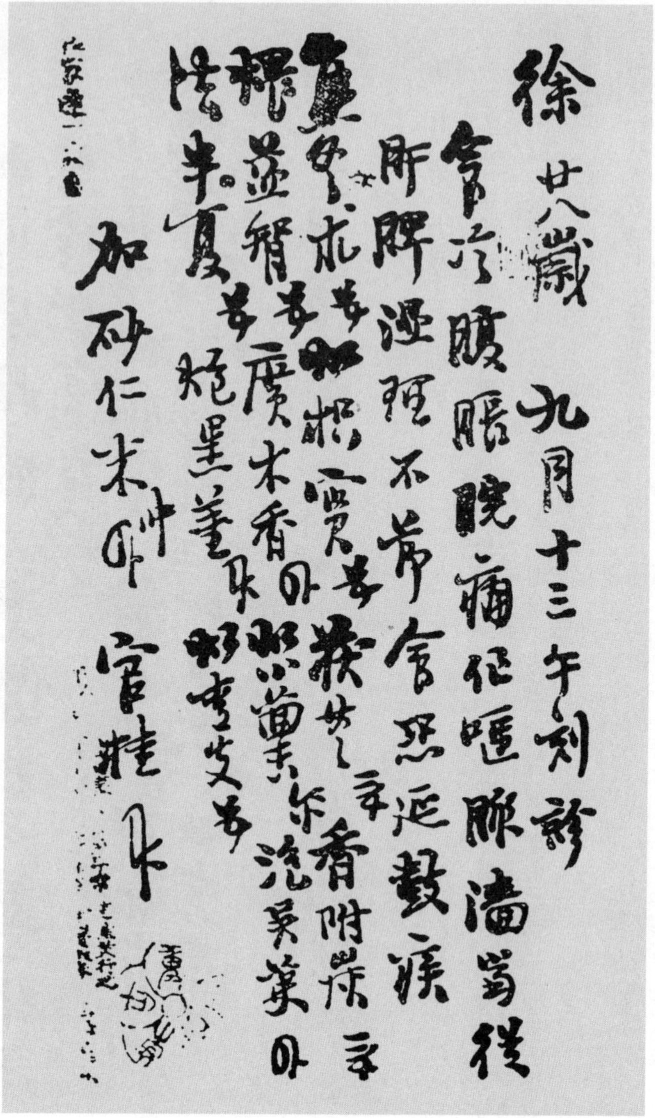

徐　二十八岁　九月十三午刻诊

食冷腹胀脘痛作呕，脉涩。当从肝脾温理。不节食恐延鼓疾。

焦冬术钱半　炒枳实钱半　茯苓三钱　香附炭三钱　煨益智钱半　广木香四分　炒小茴香六分　泡吴萸四分　法半夏钱半　炮黑姜五分　炒青皮钱半

加砂仁末（冲）四分　官桂五分

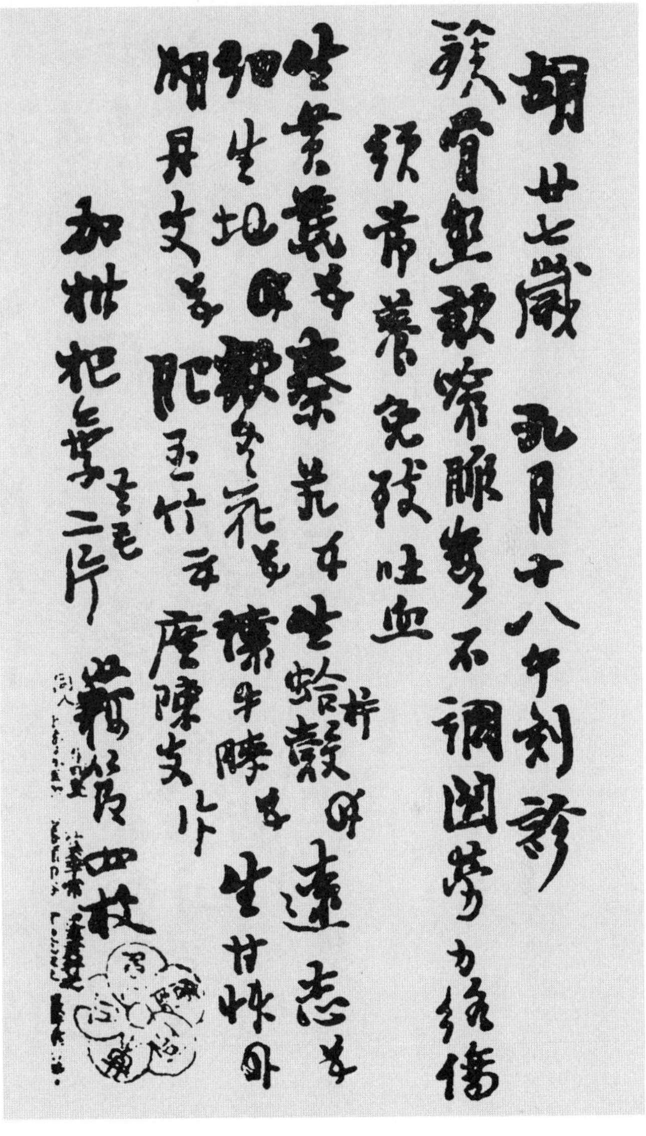

胡　廿七岁　九月十八午刻诊

骨热咳呛，脉数不调。关劳力络伤。须节养，免致吐血。

生黄芪钱半　秦艽一钱　生蛤壳（杵）四钱　远志钱半　细生地四钱　款冬花钱半　怀牛膝钱半　生甘草四分　湖丹皮钱半　肥玉竹二钱　广陈皮八分

加枇杷叶（去毛）二片　藕节四枚

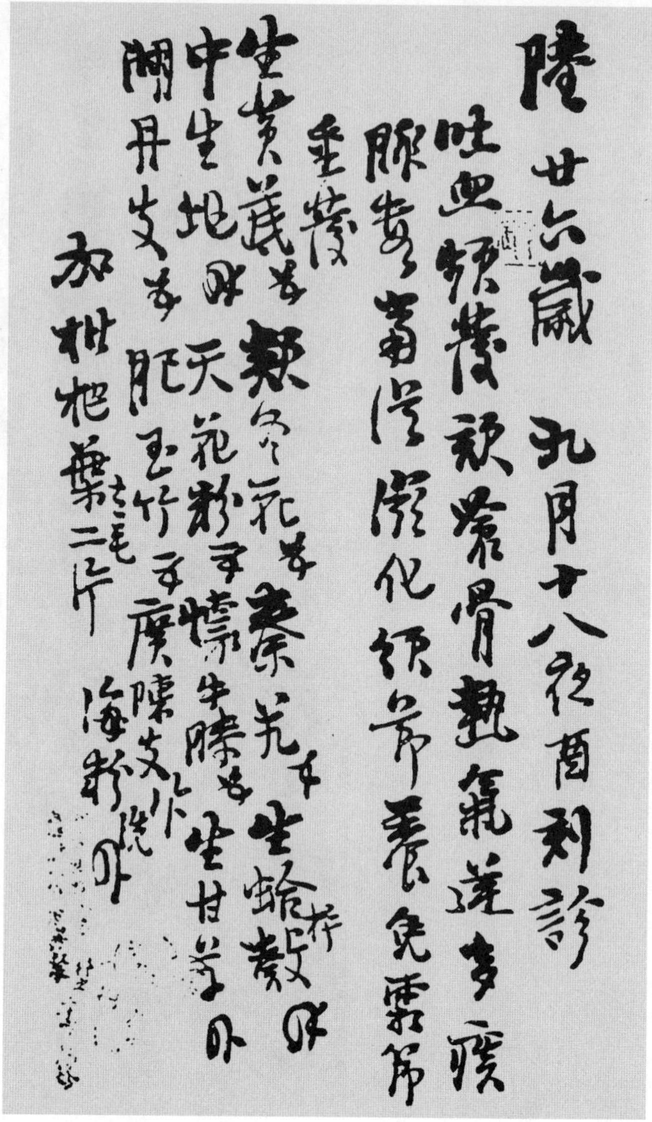

陆　廿六岁　九月十八夜酉刻诊

吐血频发，咳呛骨热，气逆多痰，脉数。当从滋化。须节养，免霜节重发。

生黄芪钱半　款冬花钱半　秦艽一钱　生蛤壳（杵）四钱　中生地四钱　天花粉二钱　怀牛膝钱半　生甘草四分　湖丹皮钱半　肥玉竹二钱　广陈皮八分

加枇杷叶（去毛）二片　海粉（洗）四分

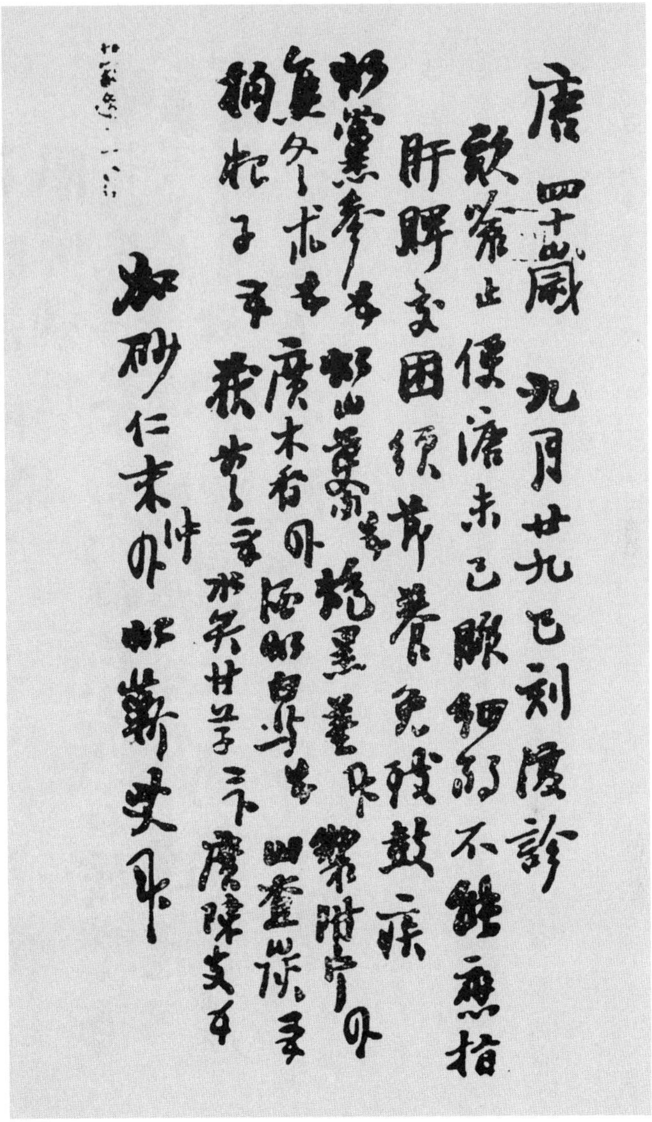
唐　四十岁　九月廿九巳刻复诊
咳呛止　便溏未已　脉细弱不能应指
肝脾交困　须节养　免致鼓疾
炒党参钱半　炒山萸肉钱半　炮黑姜五分　制附片四分
焦冬术钱半　广木香四分　酒炒白芍钱半　山楂炭三钱
枸杞子二钱　茯苓三钱　水炙甘草三分　广陈皮一钱
加砂仁末（冲）四分　炒蕲艾五分

唐　四十岁　九月廿九巳刻复诊

咳呛止，便溏未已，脉细弱不能应指。肝脾交困，须节养，免致鼓疾。

炒党参钱半　炒山萸肉钱半　炮黑姜五分　制附片四分　焦冬术钱半　广木香四分　酒炒白芍钱半　山楂炭三钱　枸杞子二钱　茯苓三钱　水炙甘草三分　广陈皮一钱

加砂仁末（冲）四分　炒蕲艾五分

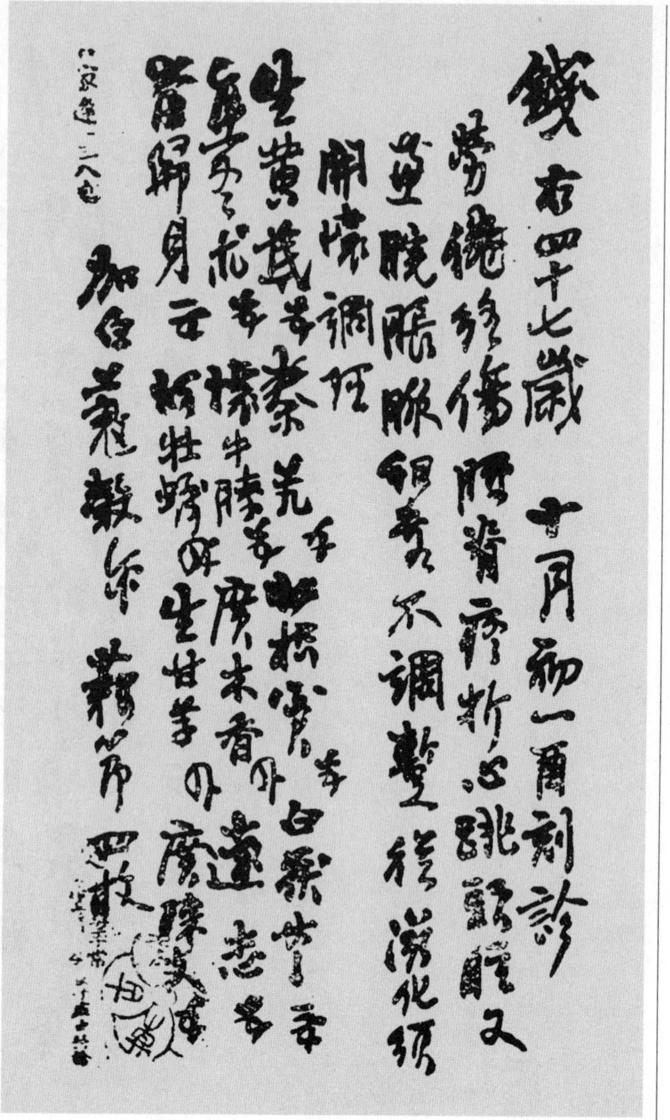

钱　右　四十七岁　十月初一酉刻诊

劳倦络伤，腰脊疼折，心跳头眩，又兼脘胀，脉细数不调。暂从滋化。须开怀调理。

生黄芪钱半　秦艽一钱　炒枳实钱半　白茯苓三钱　焦冬术钱半　怀牛膝钱半　广木香四分　远志钱半　当归身二钱

煅牡蛎四钱　生甘草四分　广陈皮一钱

加白蔻壳六分　藕节四枚

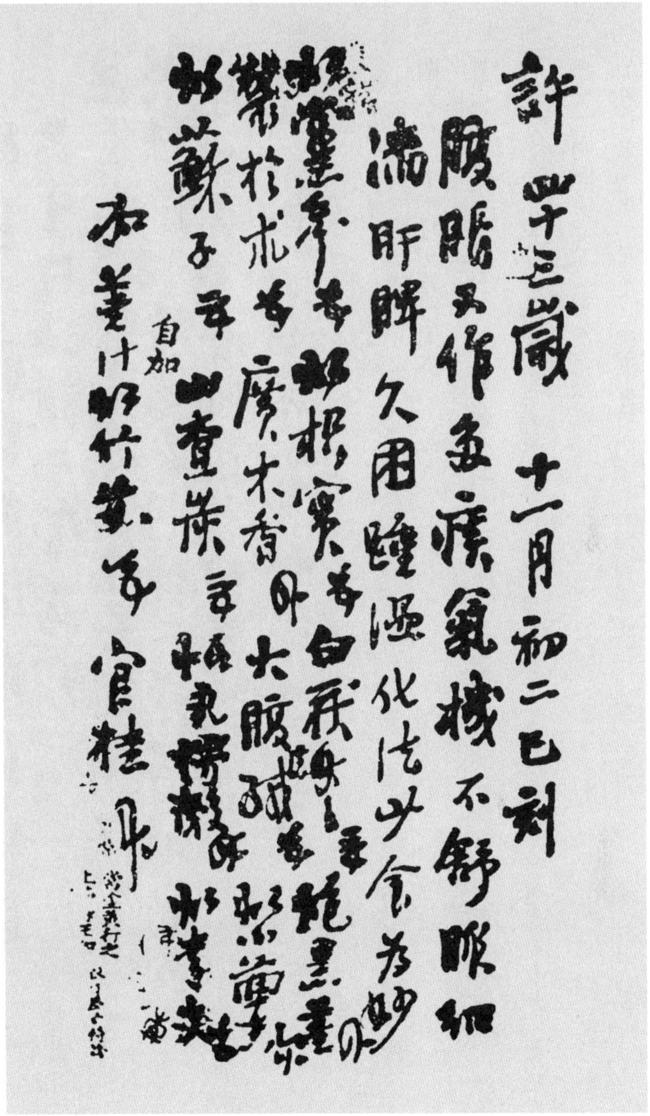

许　四十三岁　十一月初二巳刻

腹胀又作，多痰，气机不舒；脉细涩，肝脾久困。踵温化法。少食为妙。

炒党参钱半　炒枳实钱半　白茯苓三钱　炮黑姜四分　制于术钱半　广木香四分　大腹绒（洗）钱半　炒小茴香六分

炒苏子二钱　山楂炭三钱　煅瓦楞壳四钱　炒青皮钱半

加姜汁炒竹茹钱半　官桂五分

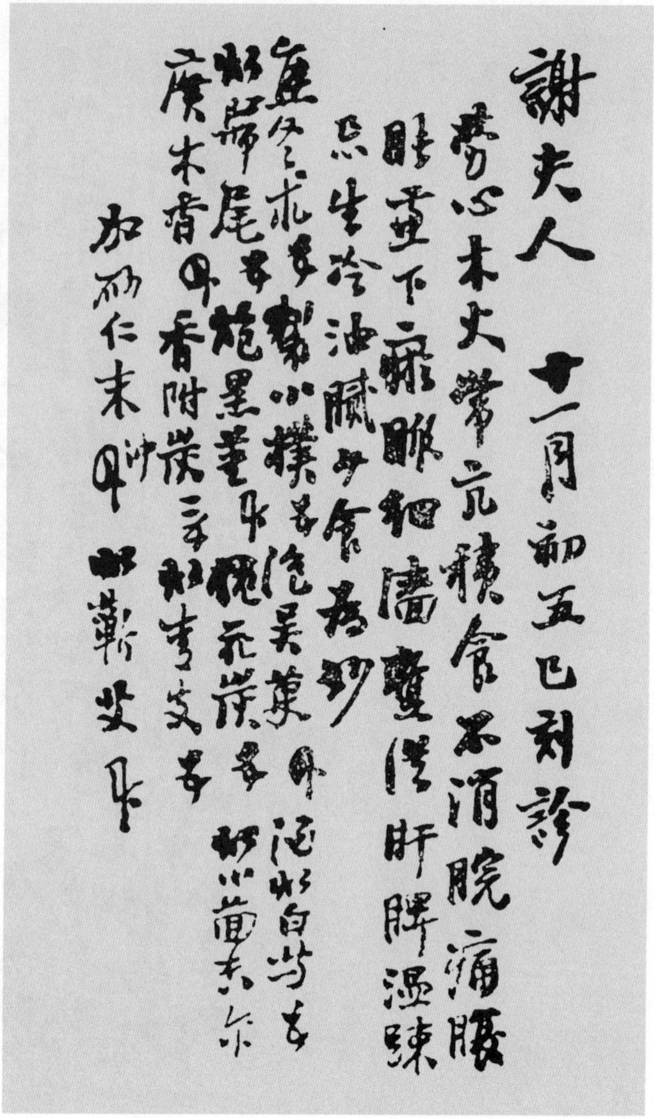

谢夫人　十一月初五巳刻诊

劳心木火常亢，积食不消。脘痛腹胀，兼下瘀，脉细涩。暂从肝脾温疏。忌生冷油腻，少食为妙。

焦冬术钱半　制小朴钱半　泡吴萸四分　酒炒白芍钱半　炒归尾钱半　炮黑姜五分　槐花炭钱半　炒小茴香六分　广木香四分　香附炭三钱　炒青皮钱半

加砂仁末（冲）四分　炒蕲艾五分

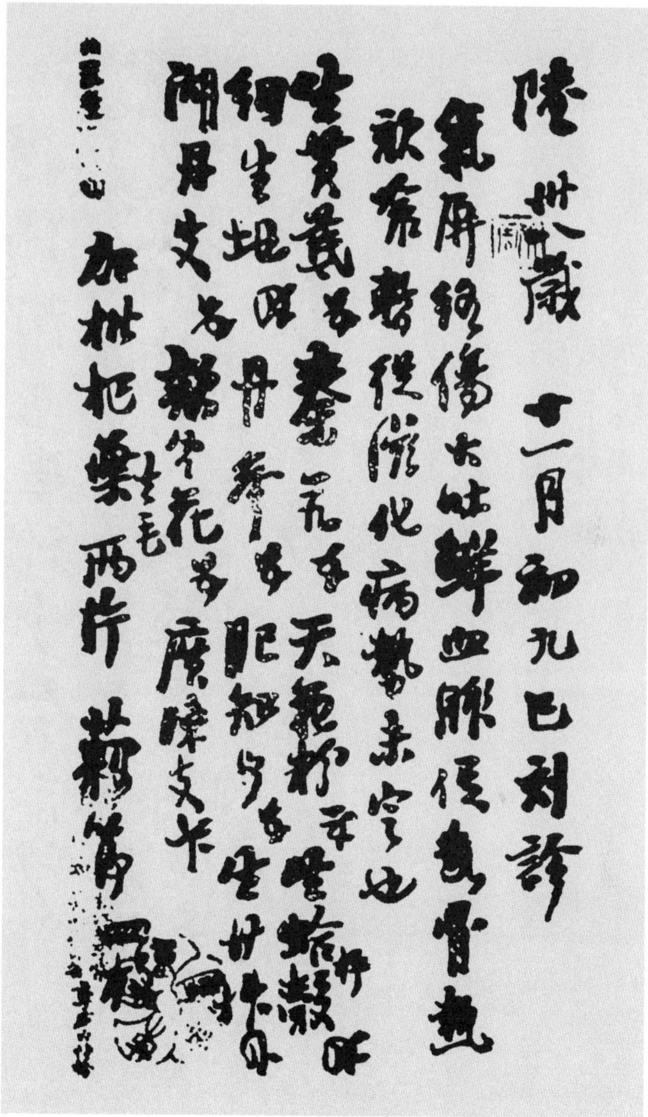

陆　三十八岁　十一月初九巳刻诊

气屏络伤大吐鲜血，脉促数，骨热咳呛。暂从滋化。病势未定也。

生黄芪钱半　秦艽一钱　天花粉二钱　生蛤壳（杵）四钱　细生地四钱　丹参钱半　肥知母钱半　生甘草四分　湖丹皮钱半　款冬花钱半　广陈皮七分

加枇杷叶（去毛）两片　藕节四枚

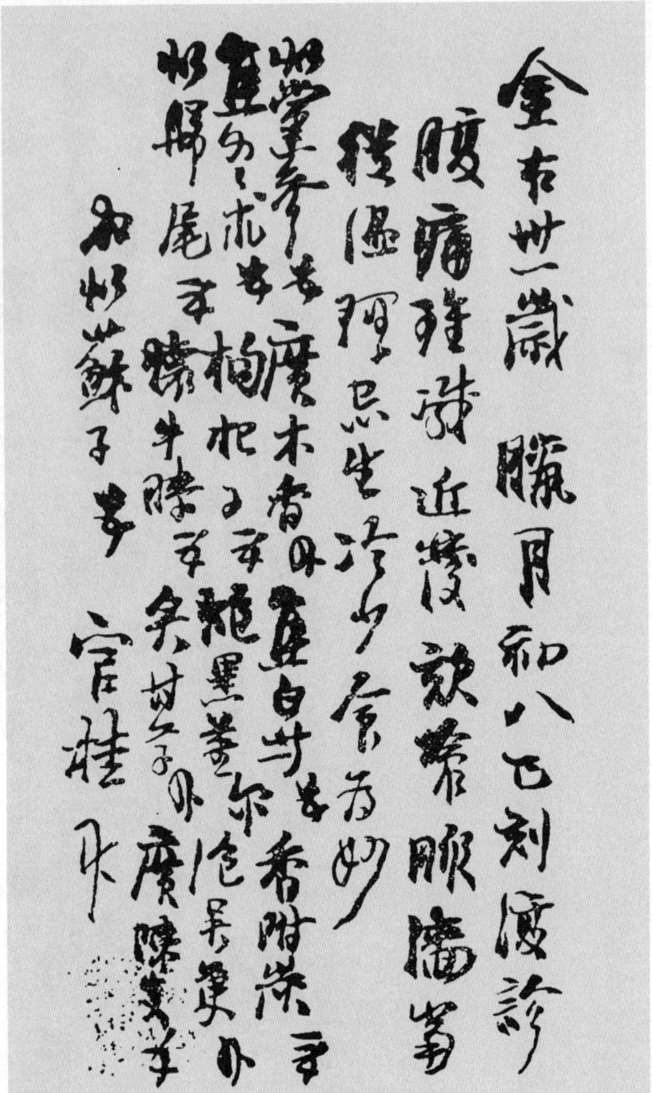

金　右　卅一岁　腊月初八巳刻复诊

腹痛虽减，近发咳呛，脉涩。当从温理。忌生冷，少食为妙。

炒党参钱半　广木香四分　焦白芍钱半　香附炭三钱　焦冬术钱半　枸杞子二钱　炮黑姜六分　泡吴萸四分　炒归尾二钱　怀牛膝二钱　炙甘草四分　广陈皮一钱

加炒苏子钱半　官桂五分

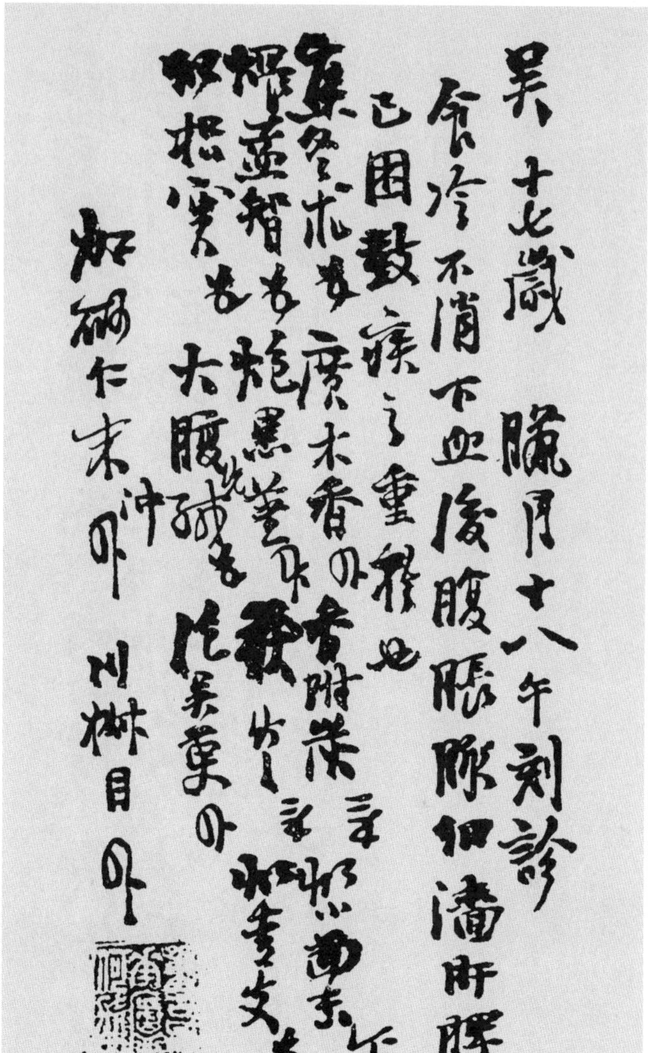

吴　十七岁　腊月十八午刻诊

食冷不消，下血后腹胀，脉细涩。肝脾已困，鼓疾之重候也。

焦冬术钱半　广木香四分　香附炭三钱　炒小茴香六分　煨益智钱半　炮黑姜五分　茯苓三钱　炒青皮钱半　炒枳实钱半　大腹绒（洗）钱半　泡吴萸四分

加砂仁末（冲）四分　川椒目四分

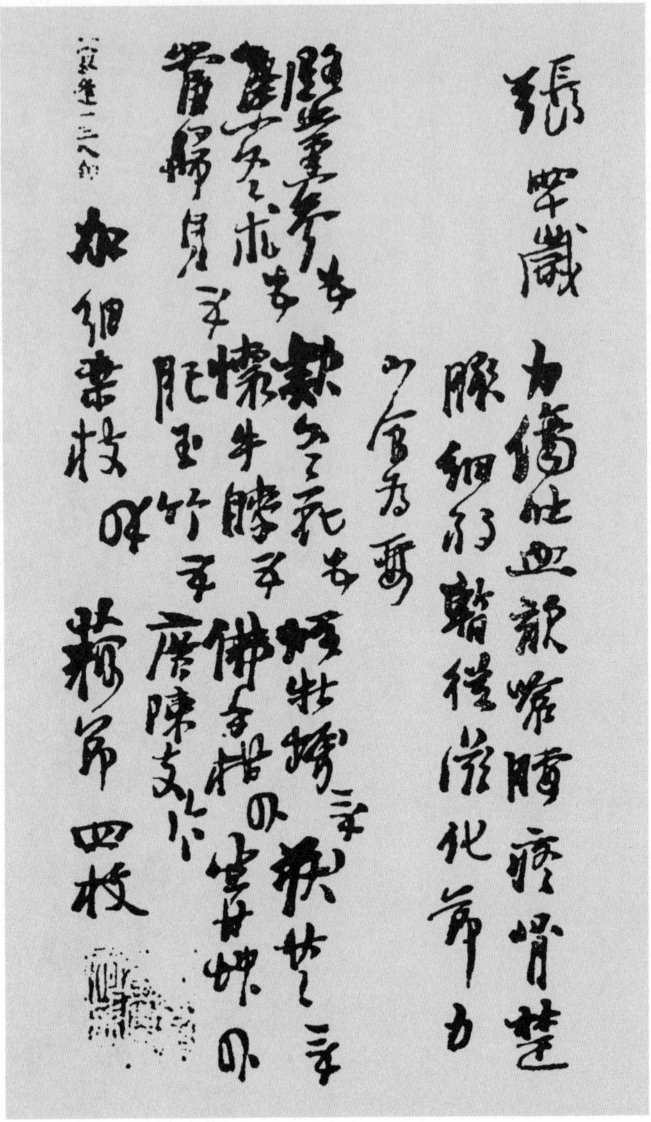

张　四十岁

力伤吐血咳呛，腰疼骨楚，脉细弱。暂从滋化。节力少食为要。

潞党参钱半　款冬花钱半　煅牡蛎三钱　茯苓三钱　焦冬术钱半　怀牛膝二钱　佛手柑四分　生甘草四分　当归身二钱　肥玉竹二钱　广陈皮八分　加细桑枝四钱　藕节四枚

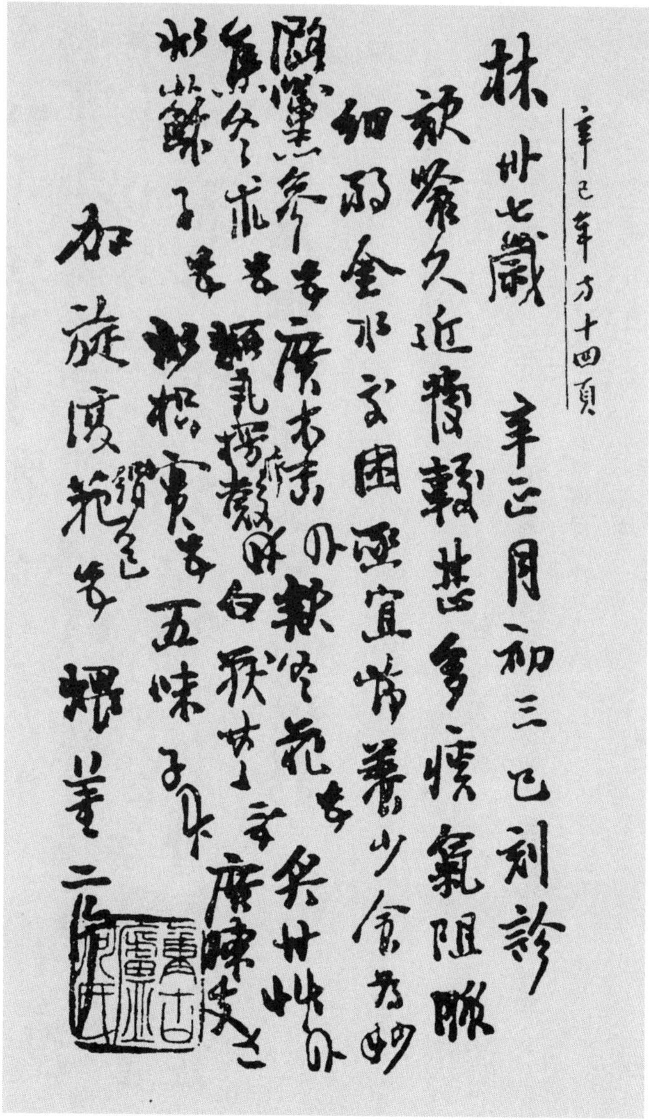

辛巳年方十四頁

林 卅七歲 辛正月初三巳刻診

欬嗆久近發較甚多痰氣阻脈細弱金水交困亟宜節養少食為妙

潞黨參錢半 廣木香四分 款冬花錢半 炙甘草四分 焦冬朮錢半 煅瓦楞殼（杵）四錢 白茯苓三錢 廣陳皮一錢

炒蘇子錢半 炒枳實錢半 五味子五分

加旋覆花（絹包）錢半 煨姜二片

林　卅七岁　辛正月初三巳刻诊

咳呛久，近发较甚，多痰气阻，脉细弱。金水交困。亟宜节养，少食为妙。

潞党参钱半　广木香四分　款冬花钱半　炙甘草四分　焦冬术钱半　煅瓦楞壳（杵）四钱　白茯苓三钱　广陈皮一钱

炒苏子钱半　炒枳实钱半　五味子五分

加旋覆花（绢包）钱半　煨姜二片

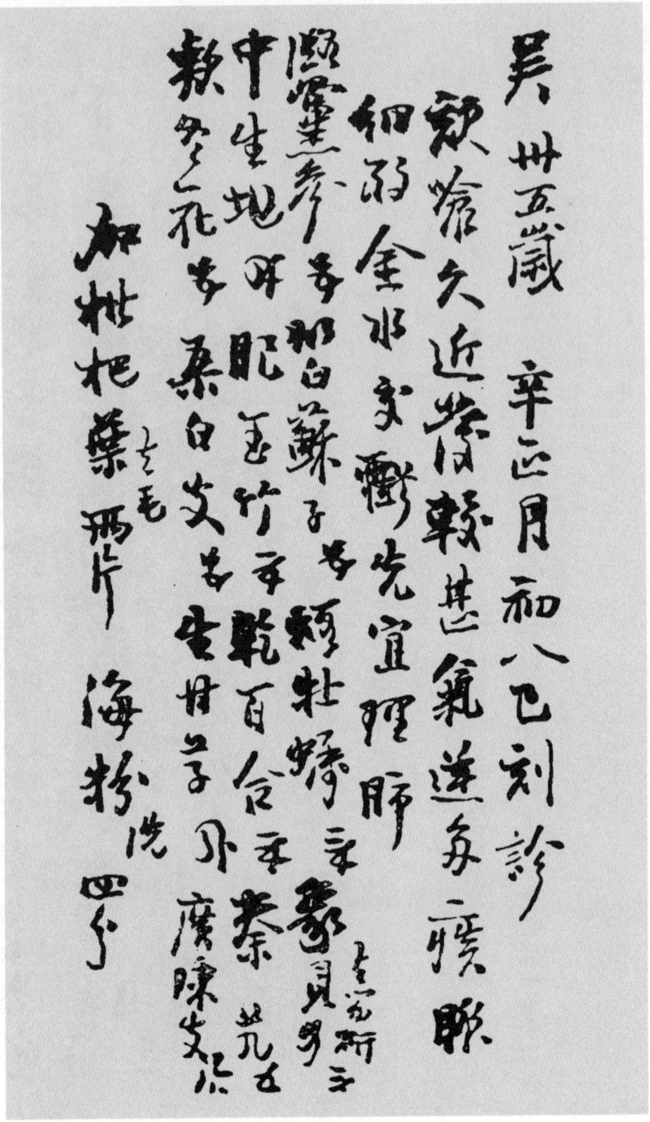

吴　卅五岁　辛正月初八巳刻诊

咳呛久，近发较甚，气逆多痰，脉细弱。金水交亏。先宜理肺。

潞党参钱半　炒白苏子钱半　煅牡蛎三钱　象贝母（去心勿研）三钱　中生地四钱　肥玉竹二钱　干百合二钱　秦艽一钱　款冬花钱半　桑白皮钱半　生甘草四分　广陈皮八分

加枇杷叶（去毛）两片　海粉（洗）四分

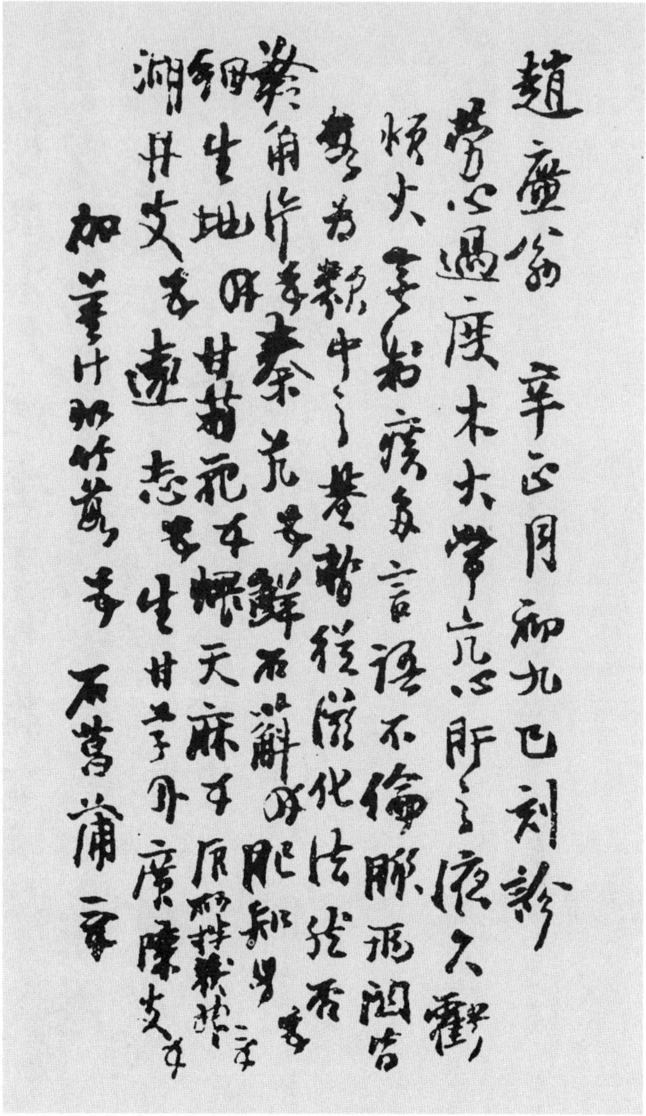

赵广翁　辛正月初九巳刻诊

劳心过度，木火常亢，心肝之液久亏，烦火无制。痰多，言语不伦，脉两关皆数。为类中之基。暂从滋化法然否。

羚角片钱半　秦艽钱半　鲜石斛四钱　肥知母钱半　细生地四钱　甘菊花一钱　煨天麻一钱　辰砂拌茯神三钱　湖丹皮钱半　远志钱半　生甘草四分　广陈皮一钱

加姜汁炒竹茹钱半　石菖蒲三钱

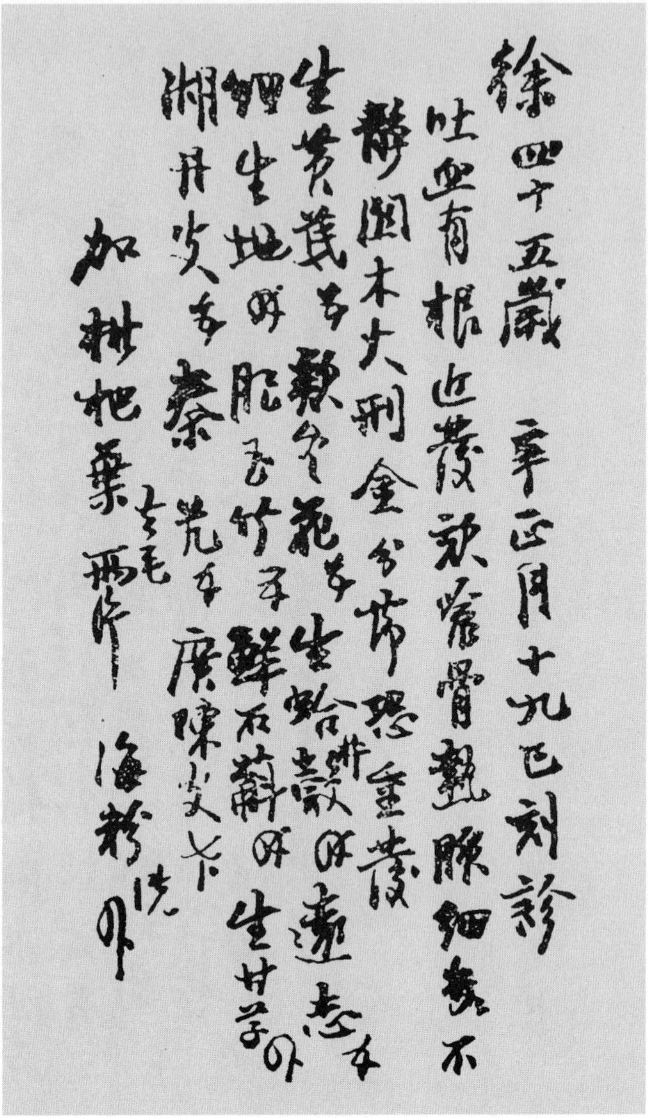

徐　四十五岁　辛正月十九巳刻诊

吐血有根，近发咳呛，骨热，脉细数不静。关木火刑金，分节恐重发。

生黄芪钱半　款冬花钱半　生蛤壳（杵）四钱　远志一钱　细生地四钱　肥玉竹二钱　鲜石斛四钱　生甘草四分　湖丹皮钱半　秦艽一钱　广陈皮七分

加枇杷叶（去毛）两片　海粉（洗）四分

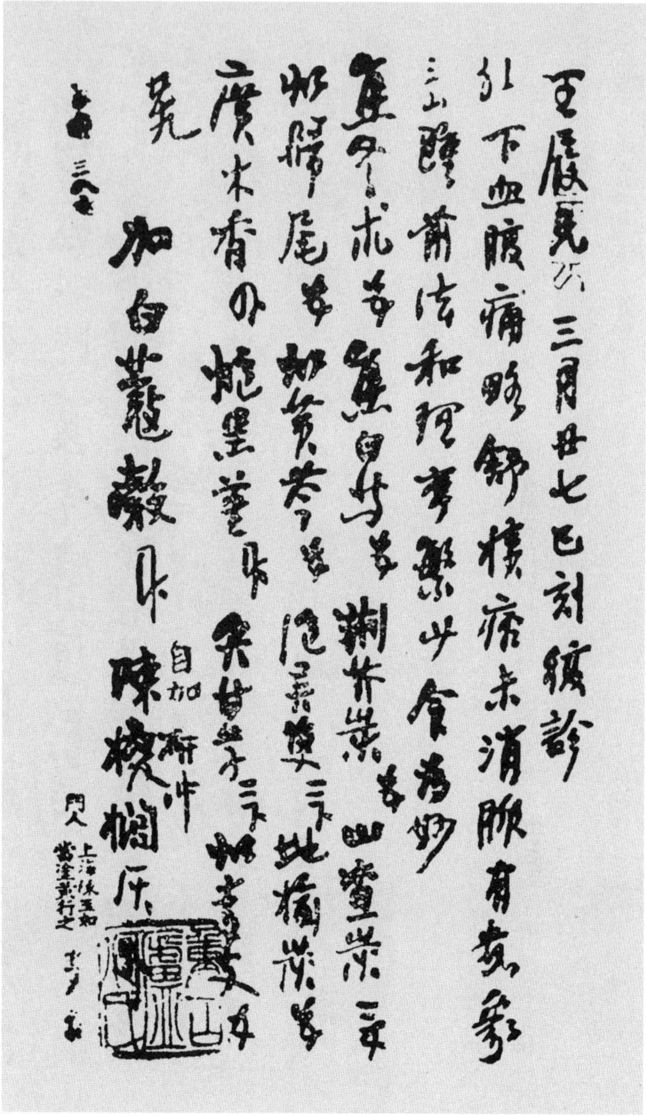

王履兄　三月廿七巳刻复诊

下血腹痛略舒，积痞未消，脉有数象。踵前法和理。事繁少食为妙。

焦冬术钱半　焦白芍钱半　荆芥炭钱半　山楂炭三钱　炒归尾钱半　炒黄芩钱半　泡吴萸三分　地榆炭钱半　广木香四分　炮黑姜五分　炙甘草三分　炒青皮一钱

加白蔻壳五分　陈棕榈灰（研冲）四分

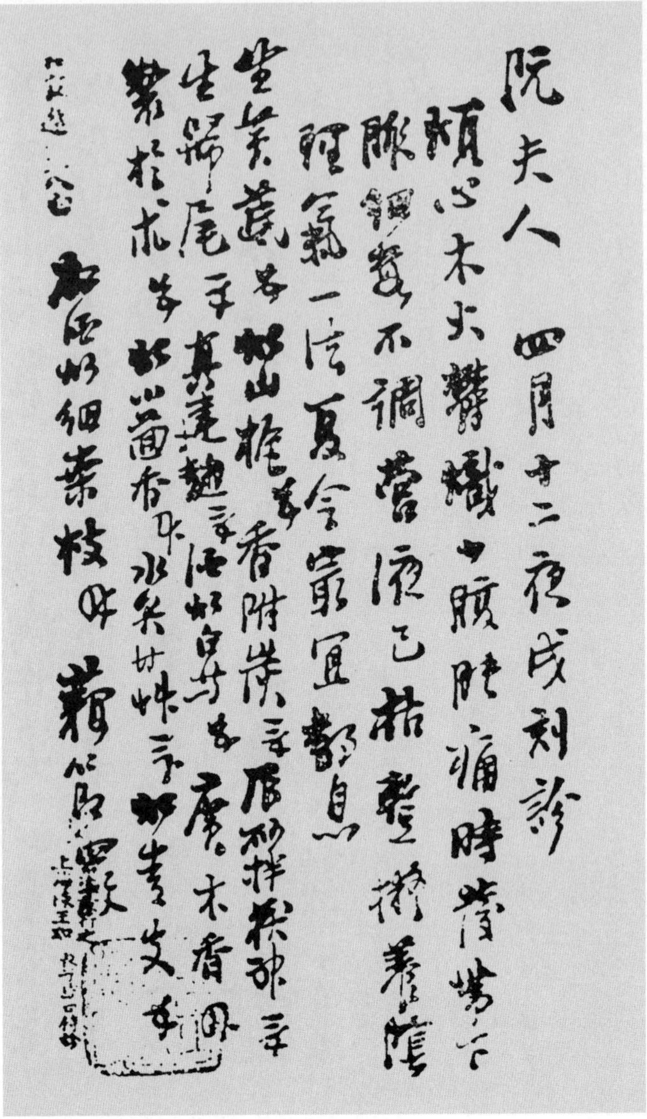

阮夫人　四月十二夜戌刻诊

烦心木火郁炽。少腹胀痛，时发带下，脉细数不调。营液已枯。暂拟养阴理气一法。夏令最宜静息。

生黄芪钱半　炒山栀钱半　香附炭三钱　辰砂拌茯神三钱　生归尾二钱　真建曲三钱　酒炒白芍钱半　广木香四分

制于术钱半　炒小茴香五分　水炙甘草三分　炒青皮一钱

加酒炒细桑枝四钱　藕节四枚

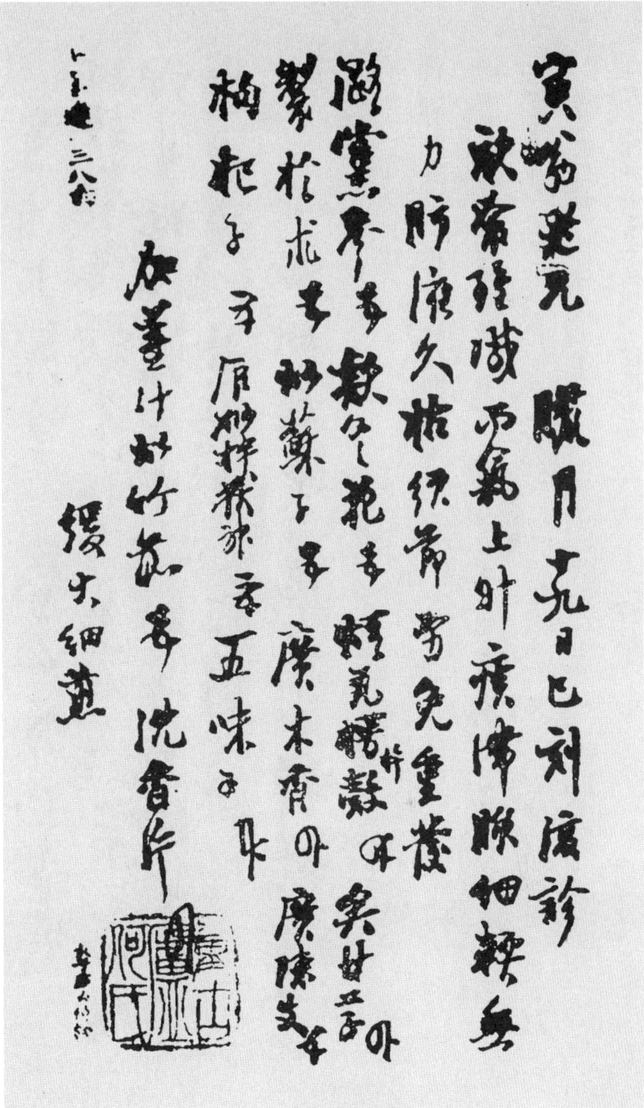

寅翁老兄　腊月十九日巳刻复诊

咳呛虽减而气上升痰滞，脉细软无力。肺液久枯。须节劳免重发。

潞党参钱半　款冬花钱半　煅瓦楞壳（杵）四钱　炙甘草四分　制于术钱半　炒苏子钱半　广木香四分　广陈皮钱半

枸杞子二钱　辰砂拌茯神三钱　五味子五分

加姜汁炒竹茹钱半　沉香片四分　缓火细煎

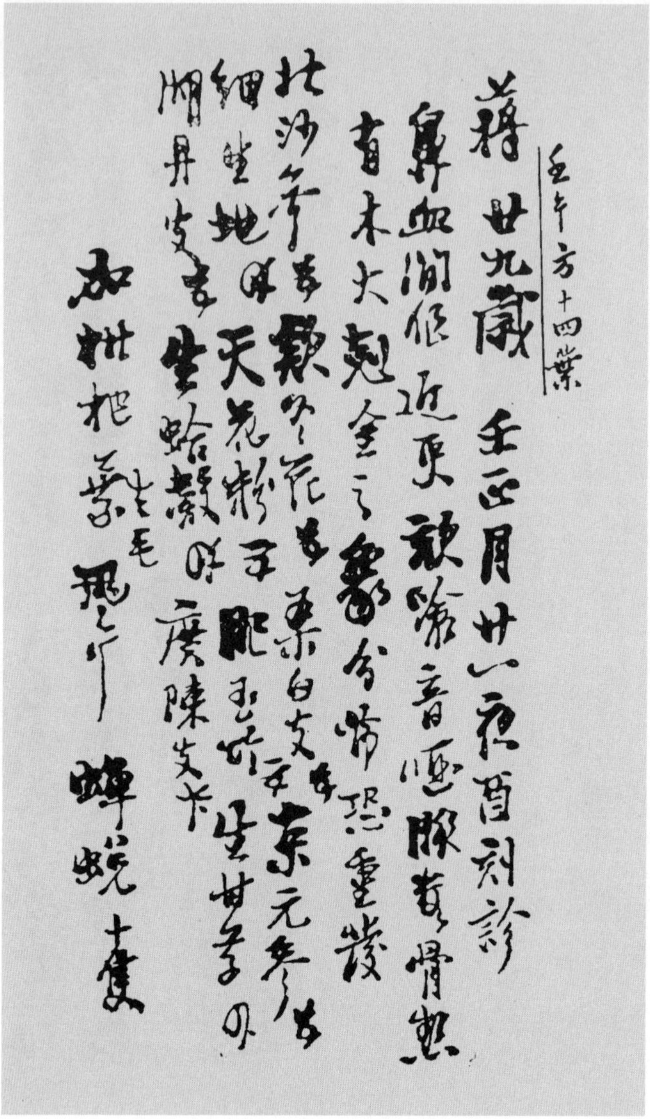

蒋　廿九岁　壬正月廿一夜酉刻诊

鼻血间作，近更咳呛音哑，脉数，骨热。有木火克金之象，分节恐重发。

北沙参钱半　款冬花钱半　桑白皮钱半　京元参钱半　细生地四钱　天花粉二钱　肥玉竹二钱　生甘草四分　湖丹皮钱半　生蛤壳四钱　广陈皮七分

加枇杷叶（去毛）两片　蝉蜕十只

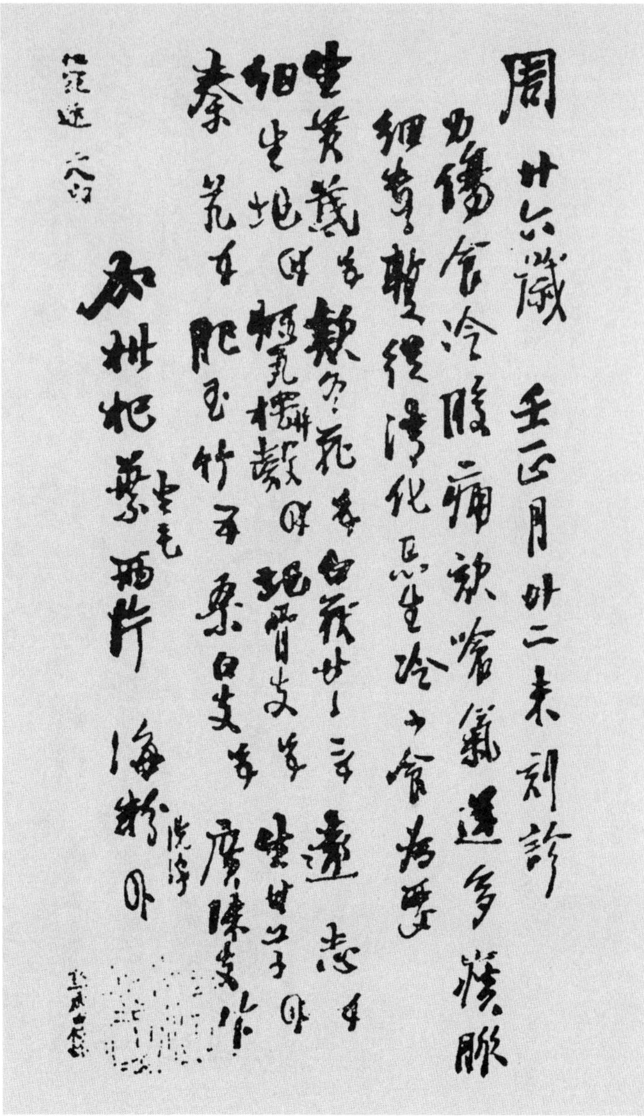

周　廿六岁　壬正月廿二未刻诊

力伤食冷腹痛，咳呛气逆多痰，脉细数。暂从清化。忌生冷，少食为要。

生黄芪钱半　款冬花钱半　白茯苓三钱　远志一钱　细生地四钱　煅瓦楞壳（杵）四钱　地骨皮钱半　生甘草四分

秦艽一钱　肥玉竹二钱　桑白皮钱半　广陈皮八分

加枇杷叶（去毛）两片　海粉（洗净）四分

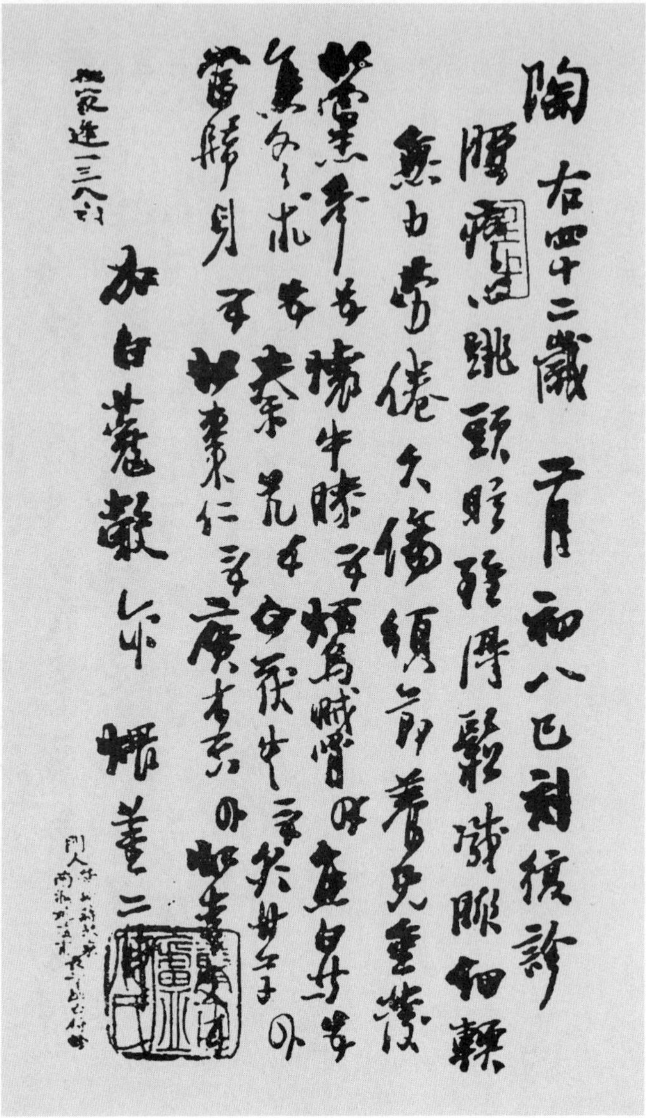

陶 右 四十二歲 二月初八巳刻複診

腰疼心跳頭眩雖得鬆減脈細軟無力勞倦久傷須節養免重發

炒黨參錢半 懷牛膝二錢 炒烏賊骨四錢 焦白芍錢半 焦冬朮錢半 秦艽一錢 白茯苓三錢 炙甘草四分 當歸身二錢 炒棗仁三錢 廣木香四分 炒青皮一錢

加白蔻殼六分 煨姜二片

陶 右 四十二岁 二月初八巳刻复诊

腰疼心跳头眩虽得松减，脉细软无力。劳倦久伤。须节养免重发。

炒党参钱半 怀牛膝二钱 炒乌贼骨四钱 焦白芍钱半 焦冬术钱半 秦艽一钱 白茯苓三钱 炙甘草四分 当归身二钱 炒枣仁三钱 广木香四分 炒青皮一钱

加白蔻壳六分 煨姜二片

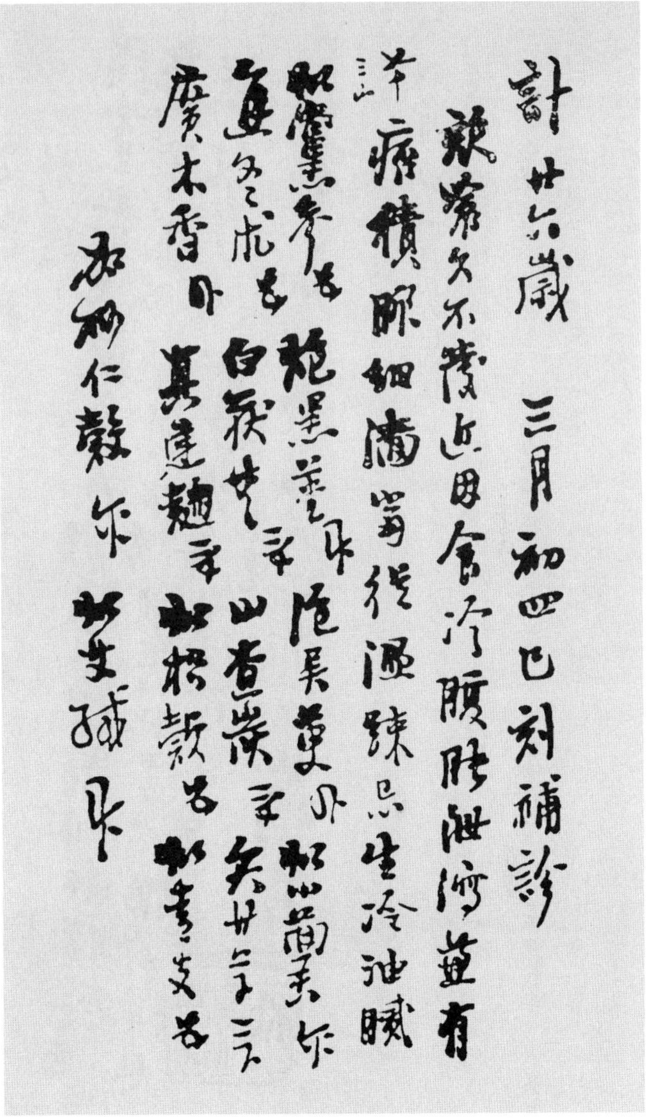

计　廿六岁　三月初四巳刻补诊

咳呛久不发，近因食冷腹胀泄泻，兼有痞积，脉细涩。当从温疏。忌生冷油腻。

炒党参钱半　炮黑姜五分　泡吴萸四分　炒小茴香六分　焦冬术钱半　白茯苓三钱　山楂炭三钱　炙甘草三分　广木香四分　真建曲三钱　炒枳壳钱半　炒青皮钱半

加砂仁壳六分　炒艾绒五分

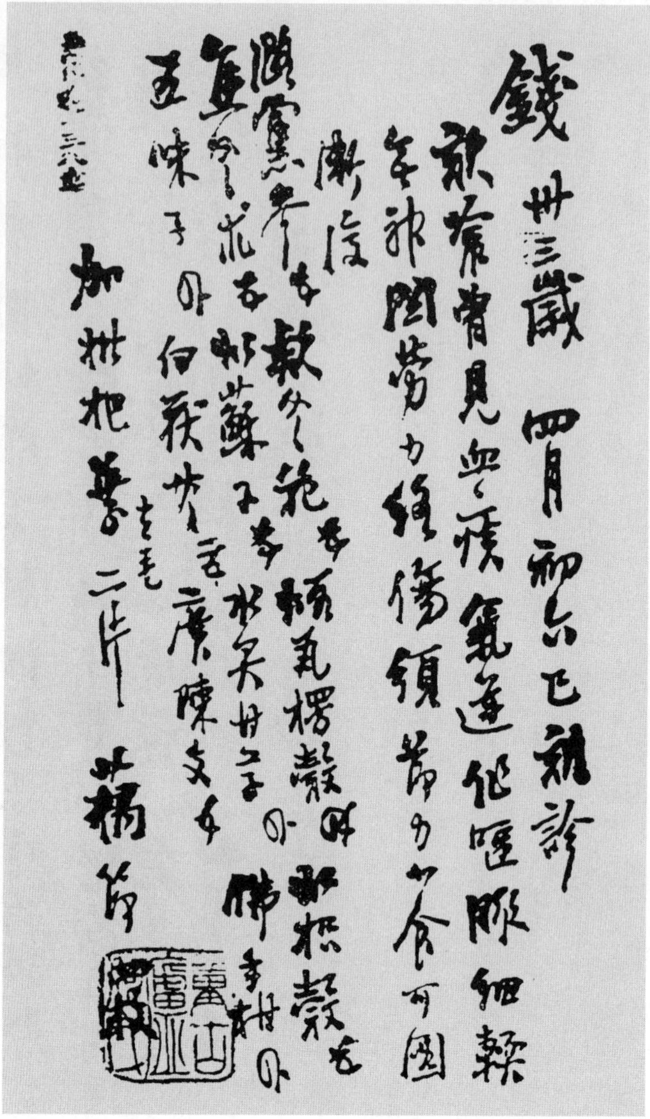

钱　卅三岁　四月初六巳刻诊

咳呛曾见血痰，气逆作呕，脉细软无神。关劳力络伤。须节力少食，可图渐复。

潞党参钱半　款冬花钱半　煅瓦楞壳四钱　炒枳壳钱半　焦冬术钱半　炒苏子钱半　水炙甘草四分　佛手柑四分　五味子四分　白茯苓三钱　广陈皮一钱

加枇杷叶（去毛）二片　藕节四枚

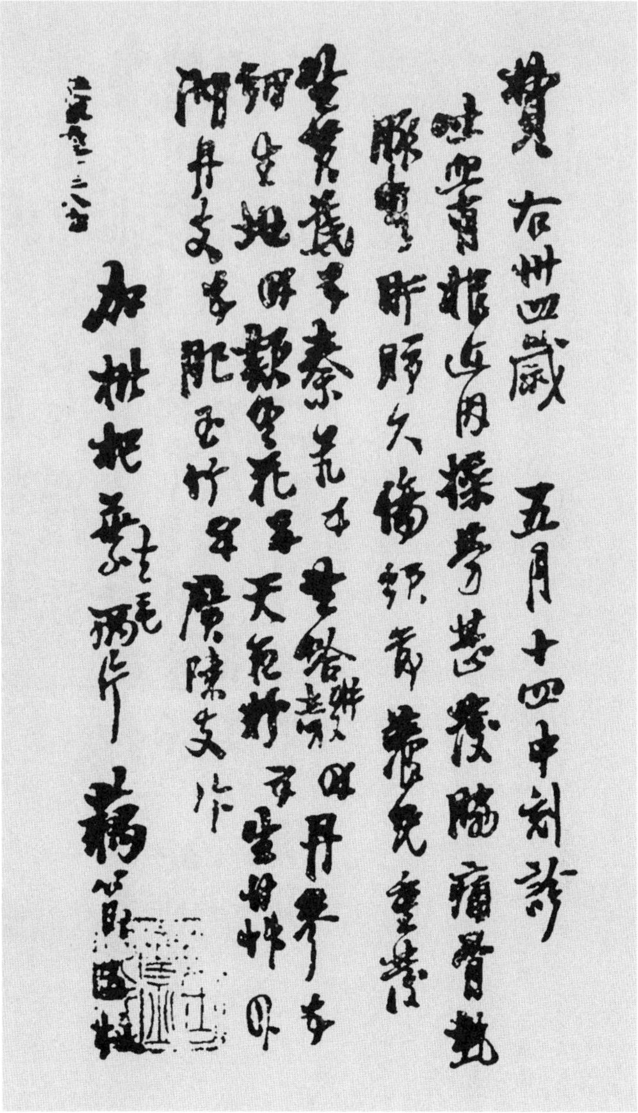

费　右　卅四岁　五月十四申刻诊

吐血有根，近因操劳甚发胁痛，骨热，脉数。肝肺久伤。须节养免重发。

生黄芪钱半　秦艽一钱　生蛤壳（杵）四钱　丹参钱半　细生地四钱　款冬花钱半　天花粉二钱　生甘草四分　湖丹皮钱半　肥玉竹二钱　广陈皮八分

加枇杷叶（去毛）两片　藕节四枚

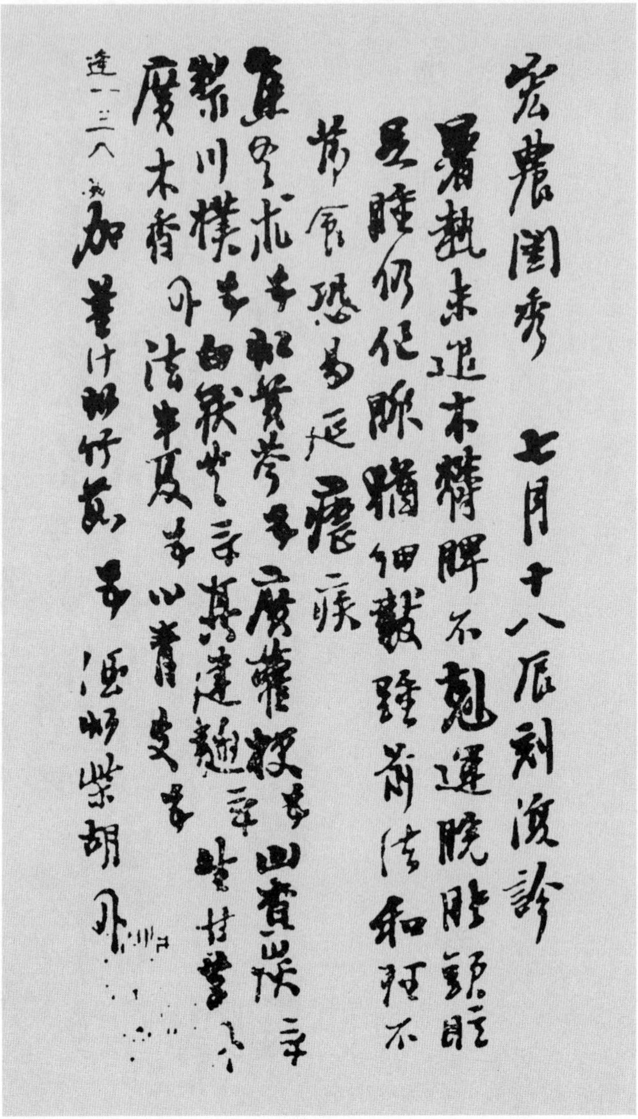

宏农闺秀　七月十八辰刻复诊

暑热未退，木郁脾不克运。脘胀、头眩、足肿仍作，脉犹细数。踵前法和理。不节食恐易延疟疾。

焦冬术钱半　炒黄芩钱半　广藿梗钱半　山楂炭三钱　制川朴钱半　白茯苓三钱　真建曲三钱　生甘草四分　广木香四分　法半夏钱半　小青皮钱半

加姜汁炒竹茹钱半　酒炒柴胡四分

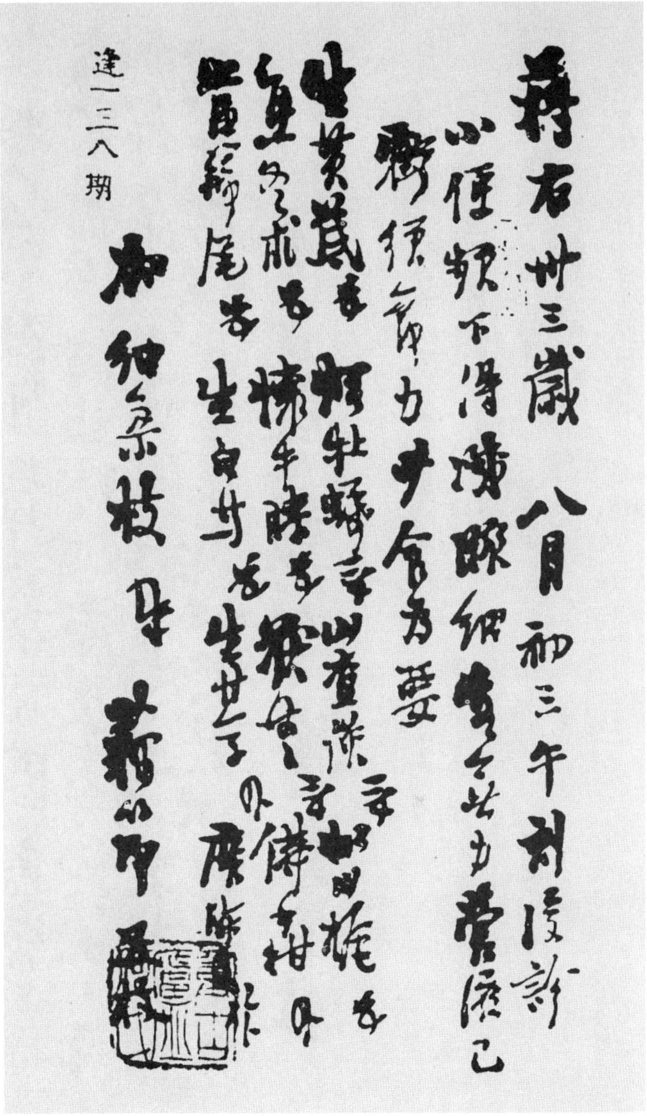
蒋右 卅三岁 八月初三午刻复诊
小便频下得减 脉细数无力 营液已亏 须节力少食为要
生黄芪钱半 煅牡蛎三钱 山楂炭三钱 炒山栀钱半
焦冬术钱半 怀牛膝钱半 茯苓三钱 佛手柑四分
当归尾钱半 生白芍钱半 生甘草四分 广陈皮八分
加细桑枝五钱 藕节五枚 蒋
逢一二八期

蒋　右　卅三岁　八月初三午刻复诊

小便频下得减，脉细数无力。营液已亏。须节力少食为要。

生黄芪钱半　煅牡蛎三钱　山楂炭三钱　炒山栀钱半　焦冬术钱半　怀牛膝钱半　茯苓三钱　佛手柑四分　当归尾钱半　生白芍钱半　生甘草四分　广陈皮八分

加细桑枝五钱　藕节五枚

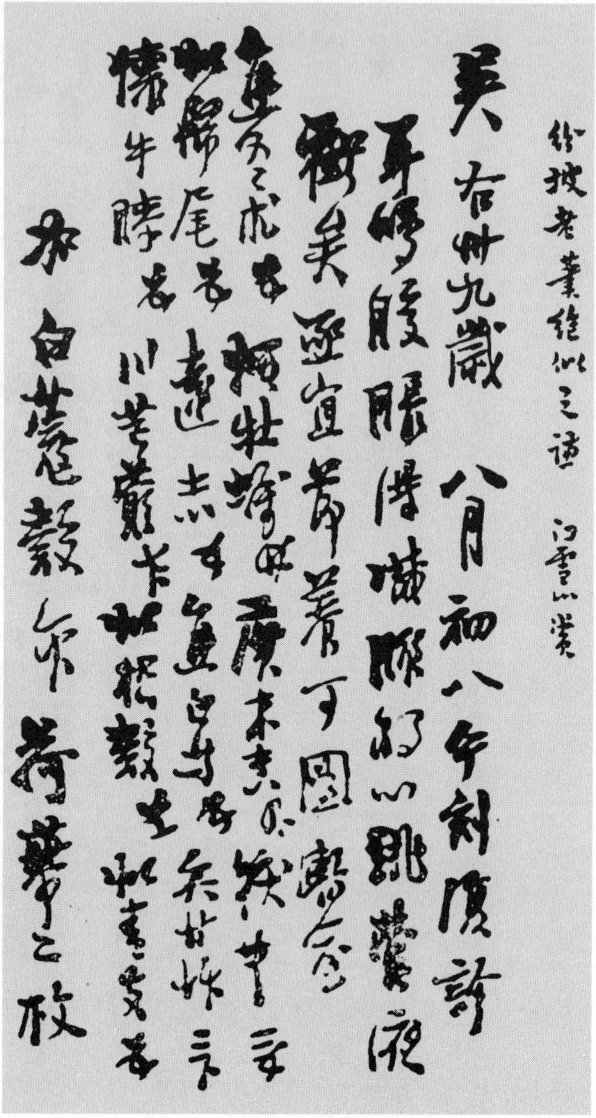

吴右　卅九岁　八月初八午刻复诊

耳鸣腹胀得减，脉弱，心跳。营液亏矣。亟宜节养，可图暂愈。

焦冬术钱半　煅牡蛎四钱　广木香四分　茯苓三钱　炒归尾钱半　远志一钱　焦白芍钱半　炙甘草三分　怀牛膝钱半

川芎藭七分　炒枳壳钱半　炒枣皮钱半

加白蔻壳六分　荷蒂二枚

注：方笺右边行小字为程门雪书

叶　五十一岁　八月十八夜戌刻诊

劳心木郁火炽。头眩心跳，脉细数。当从滋养。节烦为上。

生黄芪钱半　秦艽一钱　煅牡蛎三钱　肥玉竹二钱　细生地四钱　怀牛膝钱半　茯苓三钱　生甘草四分　湖丹皮钱半

远志一钱　广陈皮八分　加细桑枝五钱　藕节五枚

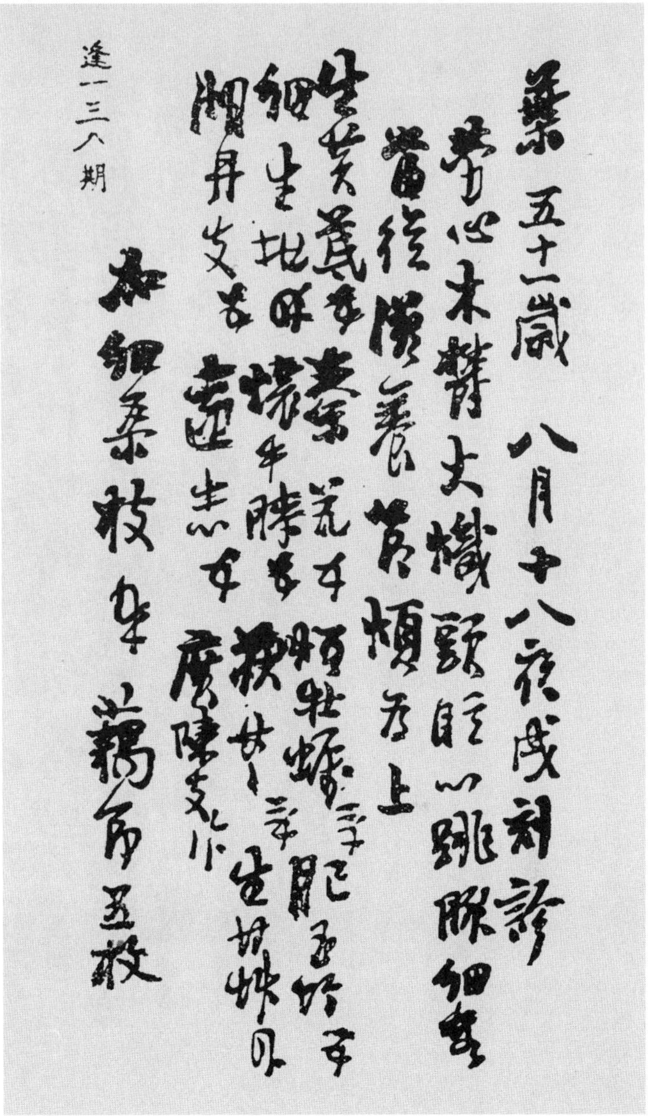

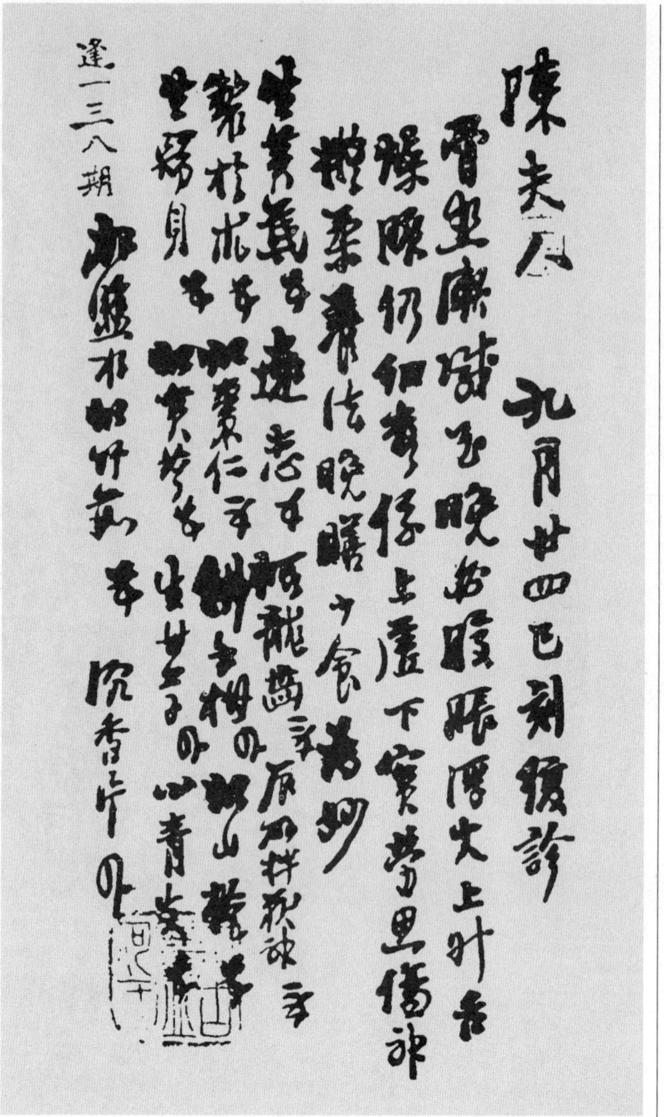

陈夫人　九月廿四巳刻复诊

骨热渐减，至晚必腹胀，浮火上升舌燥，脉仍细数。系上虚下实，劳思伤神。拟柔养法。晚膳少食为妙。

生黄芪钱半　远志一钱　煅龙齿三钱　辰砂拌茯神三钱　制于术钱半　炒枣仁二钱　佛手柑四分　炒山栀钱半　生归身钱半　炒黄芩钱半　生甘草四分　小青皮钱半

加盐水炒竹茹钱半　沉香片四分

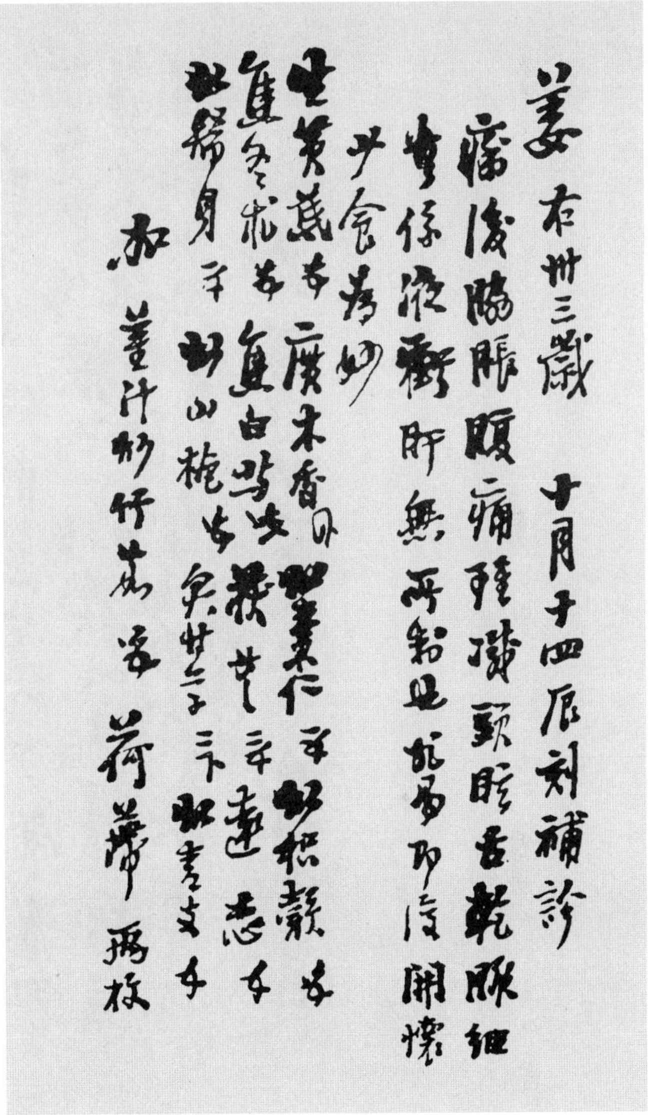

姜　右　卅三岁　十月十四辰刻补诊

痢后胁胀腹痛虽减，头眩舌干，脉细数。系液亏肝无所制也，非易即复。开怀少食为妙。

生黄芪钱半　广木香四分　炒枣仁二钱　炒枳壳钱半　焦冬术钱半　焦白芍钱半　茯苓三钱　远志一钱　炒归身二钱

炒山栀钱半　炙甘草三分　炒青皮一钱

加姜汁炒竹茹钱半　荷蒂两枚

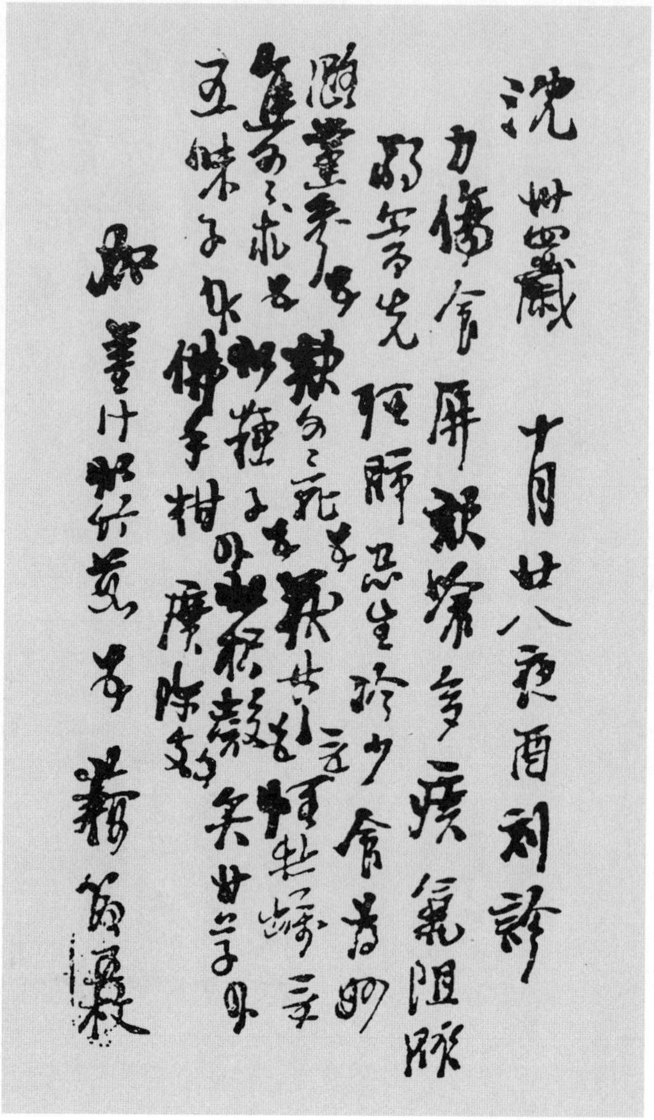

沈　卅四岁　十月廿八夜酉刻诊

力伤食屏，咳呛多痰气阻，脉弱。当先理肺。忌生冷，少食为妙。

潞党参钱半　款冬花钱半　茯苓三钱　煅牡蛎三钱　焦冬术钱半　炒苏子钱半　炒枳壳钱半　炙甘草四分　五味子五分　佛手柑四分　广陈皮一钱

加姜汁炒竹茹钱半　藕节五枚

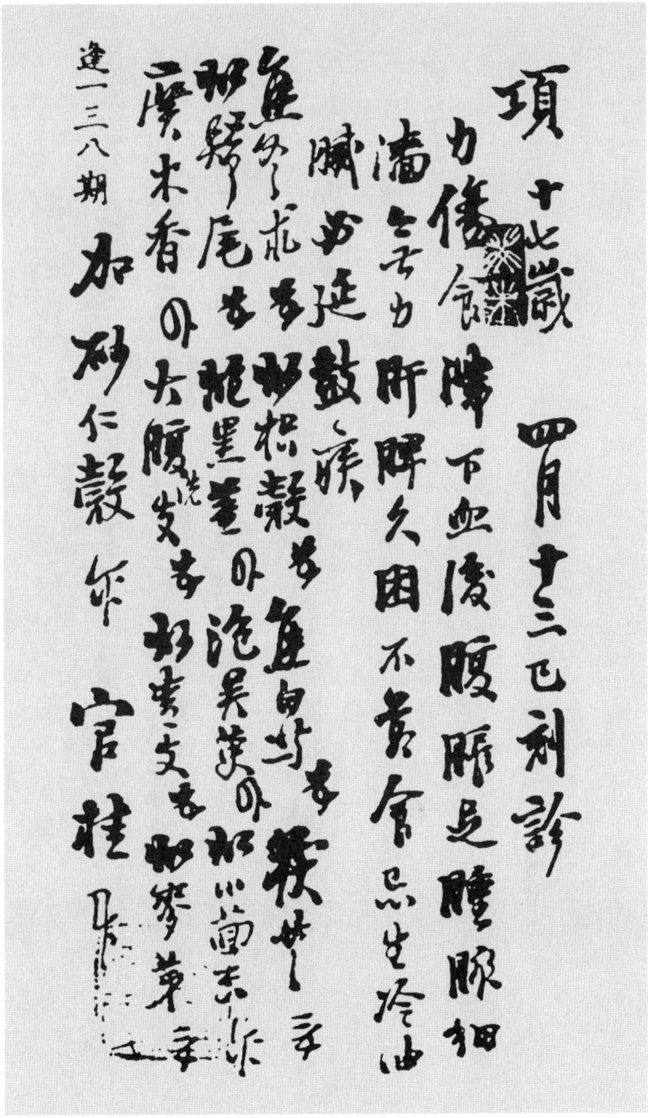

项　十七岁　四月十三巳刻诊

力伤食滞，下血后腹胀足肿，脉细涩无力。肝脾久困。不节食忌生冷油腻，必延鼓疾。

焦冬术钱半　炒枳壳钱半　焦白芍钱半　茯苓三钱　炒归尾钱半　炮黑姜四分　泡吴萸四分　炒小茴香六分　广木香四分　大腹皮（洗）钱半　炒青皮钱半　炒麦芽三钱

加砂仁壳六分　官桂五分

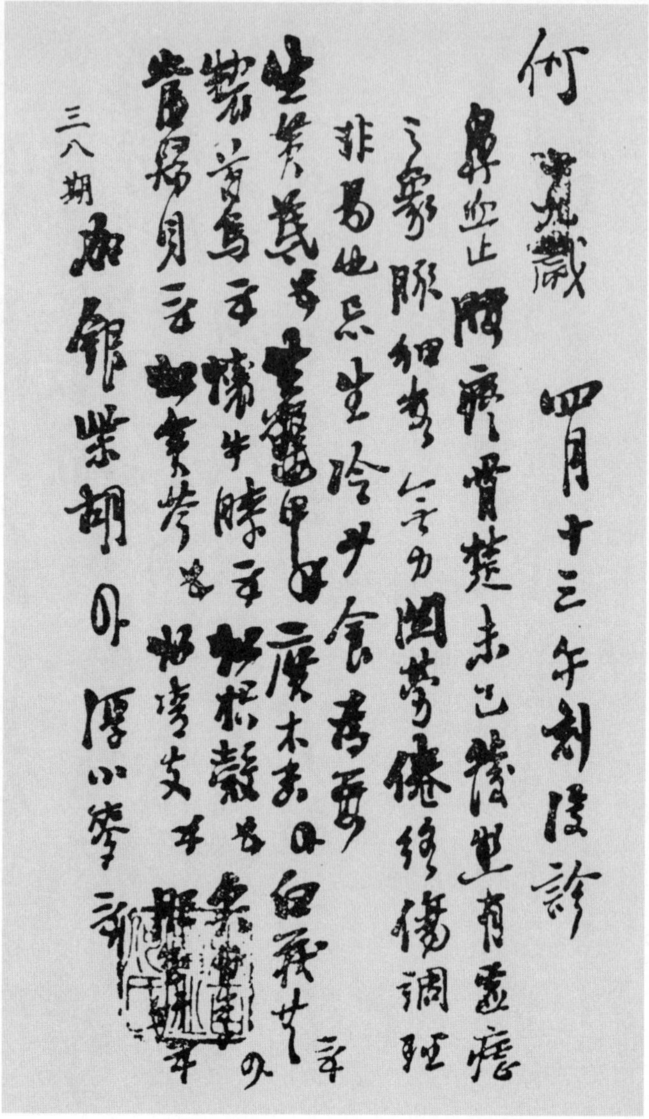

何　十九岁　四月十三午刻复诊

鼻血止，腰疼骨楚未已，发热有虚疟之象，脉细数无力。关劳倦络伤，调理非易也。忌生冷，少食为要。

生黄芪钱半　生鳖甲四钱　广木香四分　白茯苓三钱　制首乌二钱　怀牛膝二钱　炒枳壳钱半　炙甘草四分　当归身三钱　炒黄芩钱半　炒青皮一钱　肥玉竹二钱

加银柴胡四分　浮小麦三钱

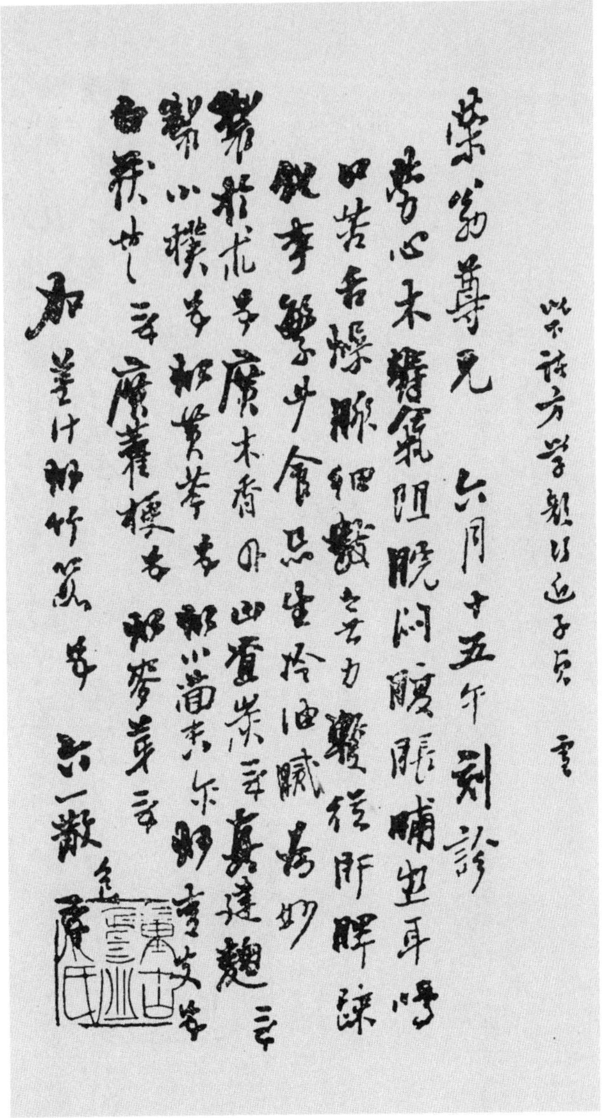

荣翁尊兄　六月十五午刻诊

劳心木郁气阻。脘闷腹胀，晡热耳鸣，口苦舌燥，脉细数无力。暂从肝脾疏化。事繁少食，忌生冷油腻为妙。

制于术钱半　广木香四分　山楂炭三钱　真建曲三钱　制小朴钱半　炒黄芩钱半　炒小茴香六分　炒青皮钱半　白茯苓三钱　广藿梗钱半　炒麦芽三钱

加姜汁炒竹茹钱半　六一散（包）三钱

注：方笺右边行小字为程门雪书

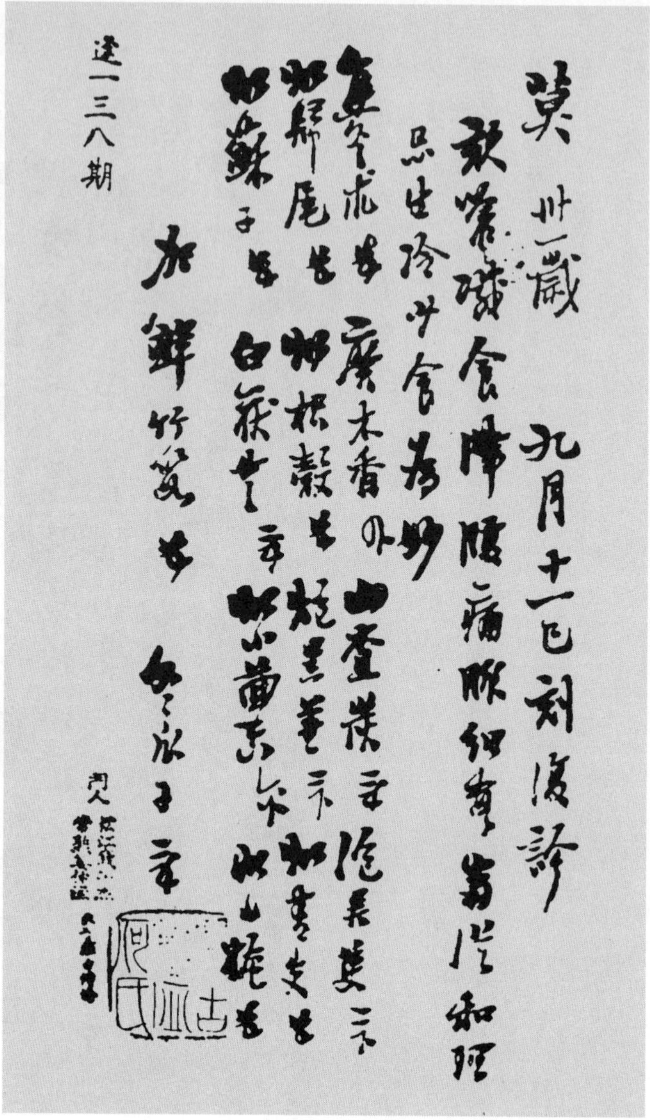

莫　卅一岁　九月十一巳刻复诊

咳呛减，食滞腹痛，脉细数。当从和理。忌生冷，少食为妙。

焦冬术钱半　广木香四分　山楂炭三钱　泡吴萸三分　炒归尾钱半　炒枳壳钱半　炮黑姜三分　炒青皮钱半　炒苏子钱半　白茯苓三钱　炒小茴香六分　炒山栀钱半

加鲜竹茹钱半　冬瓜子三钱

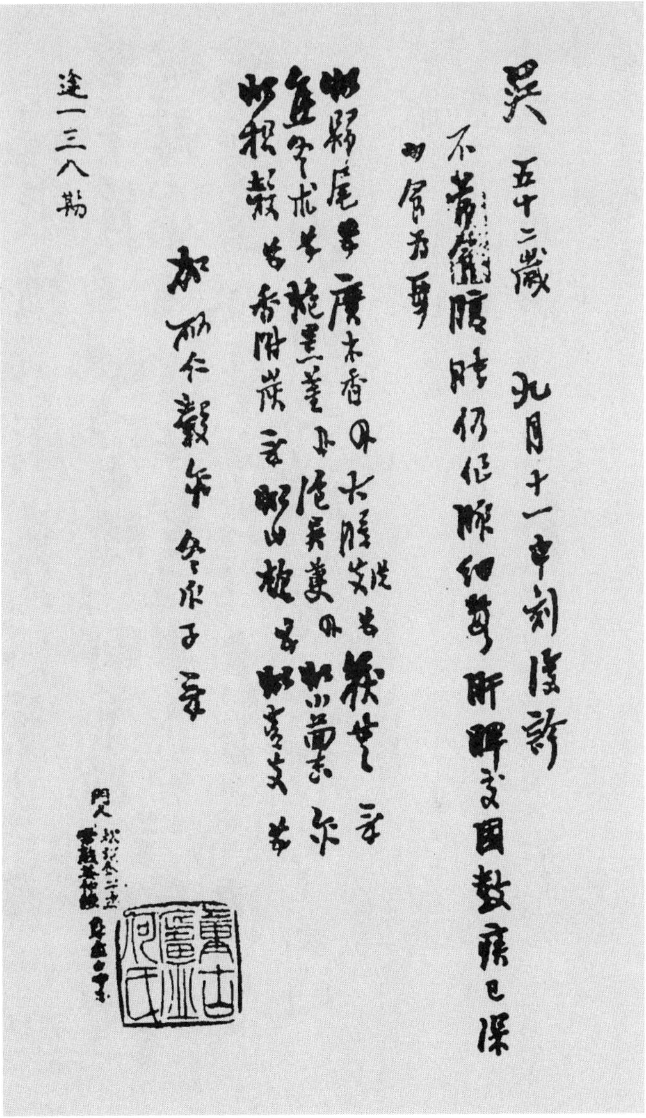

吴　五十二岁　九月十一申刻复诊

不节食腹胀仍作，脉细数。肝脾交困，鼓疾已深。少食为要。

炒归尾钱半　广木香四分　大腹皮（洗）钱半　茯苓三钱　焦冬术钱半　炮黑姜四分　泡吴萸四分　炒小茴香六分

炒枳壳钱半　香附炭三钱　炒山栀钱半　炒青皮钱半

加砂仁壳六分　冬瓜子三钱

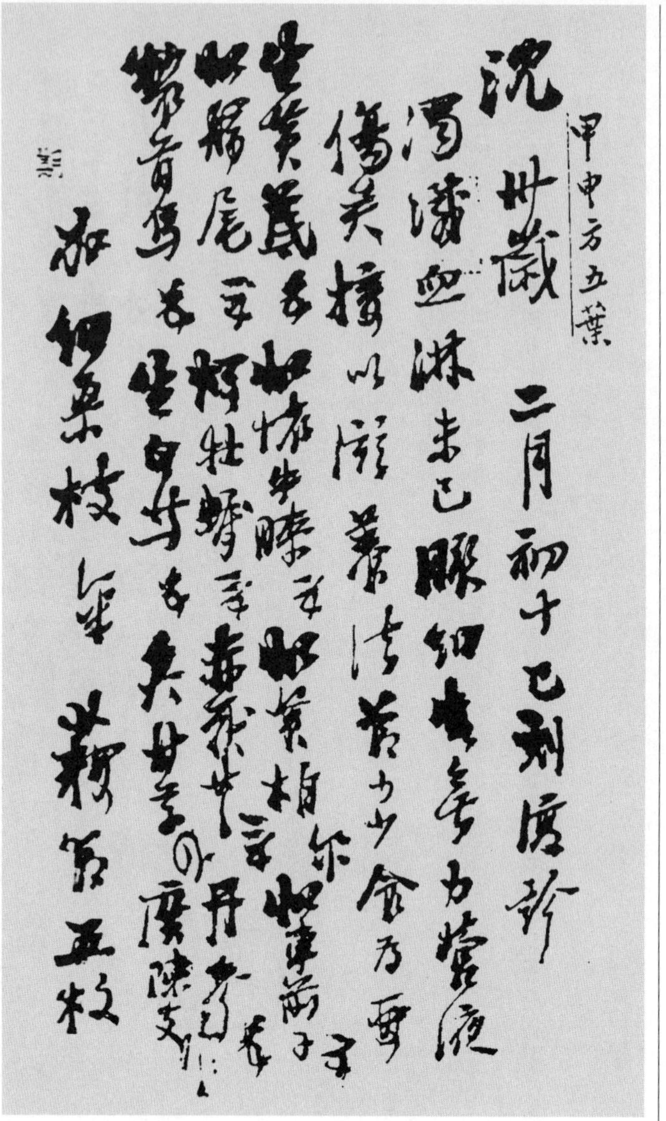

沈　卅岁　二月初十巳刻复诊

浊减血淋未已，脉细数无力。营液伤矣。接以滋养法。节力少食为要。

生黄芪钱半　炒怀牛膝二钱　炒黄柏六分　炒车前子二钱　炒归尾二钱　煅牡蛎三钱　赤茯苓三钱　丹参钱半　制首乌钱半　生白芍钱半　炙甘草四分　广陈皮八分

加细桑枝六钱　藕节五枚

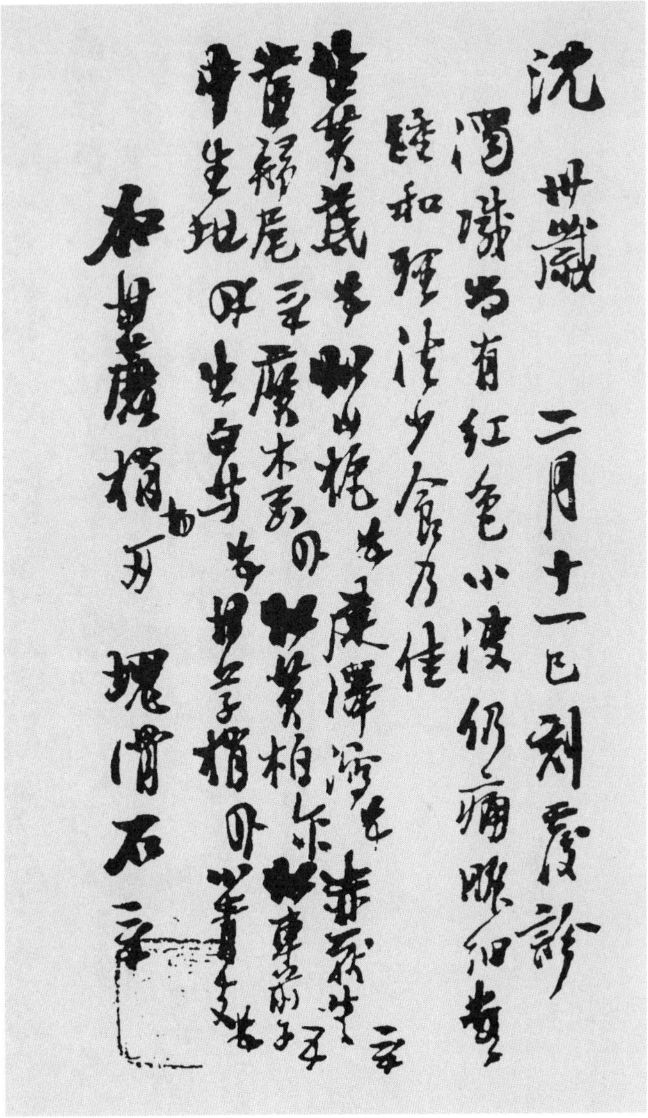

沈　卅岁　二月十一巳刻复诊

浊减尚有红色，小溲仍痛，脉细数。踵和理法。少食乃佳。

生黄芪钱半　炒山栀钱半　建泽泻钱半　赤茯苓三钱　当归尾三钱　广木香四分　炒黄柏六分　炒车前子二钱　中生地四钱　生白芍钱半　甘草梢四分　小青皮钱半

加甘蔗梢（切）一两　块滑石三钱

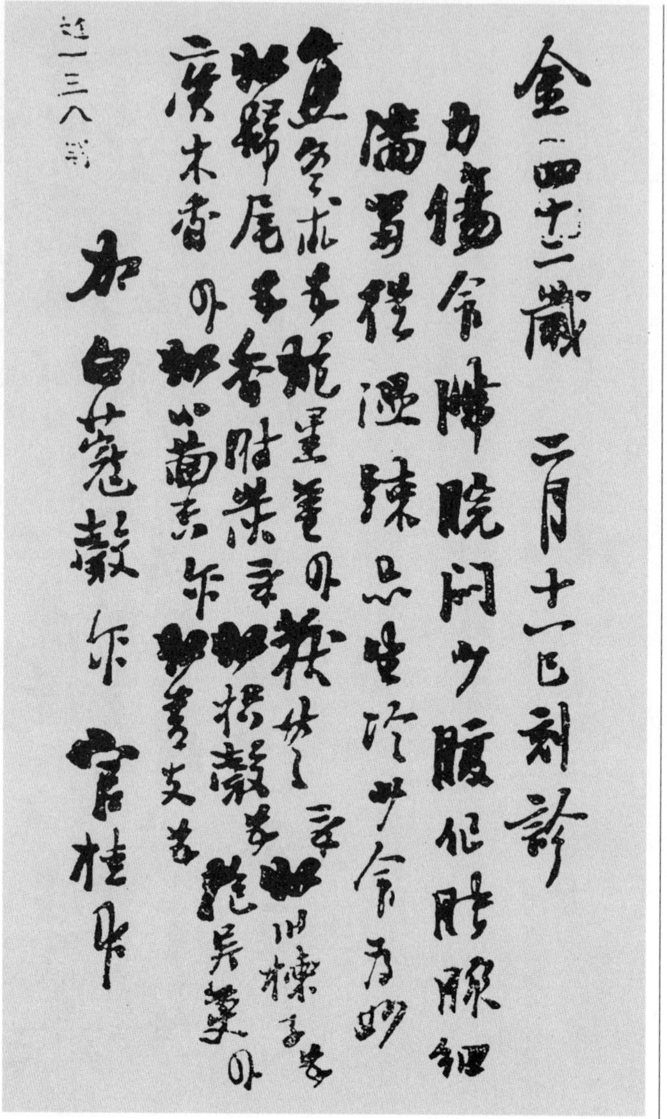

金　四十二岁　二月十一巳刻诊

力伤食滞，脘闷少腹作胀，脉细涩。当从温疏。忌生冷，少食为妙。

焦冬术钱半　炮黑姜四分　茯苓三钱　炒川楝子钱半　炒归尾钱半　香附炭三钱　炒枳壳钱半　泡吴萸四分　广木香四分　炒小茴香六分　炒青皮钱半

加白蔻壳六分　官桂五分

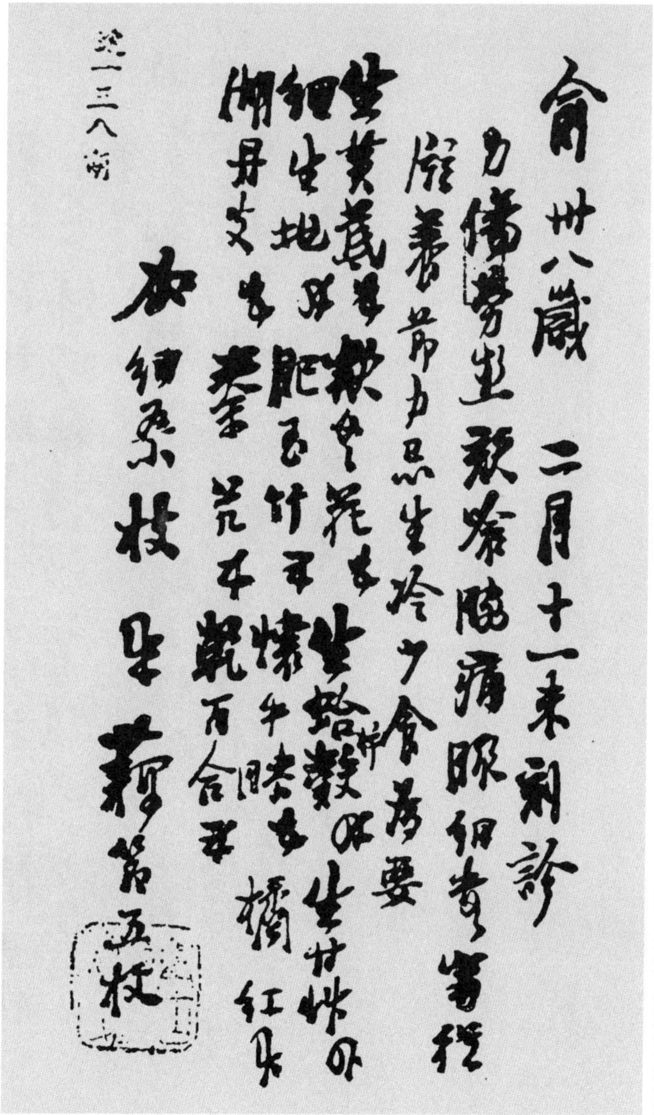

俞　卅八岁　二月十一未刻诊

力伤劳热，咳呛胁痛，脉细数。当从滋养。节力忌生冷，少食为要。

生黄芪钱半　款冬花钱半　生蛤壳（杵）四钱　生甘草四分　细生地四钱　肥玉竹二钱　怀牛膝钱半　橘红五分　湖丹皮钱半　秦艽一钱　干百合二钱　加细桑枝五钱　藕节五枚

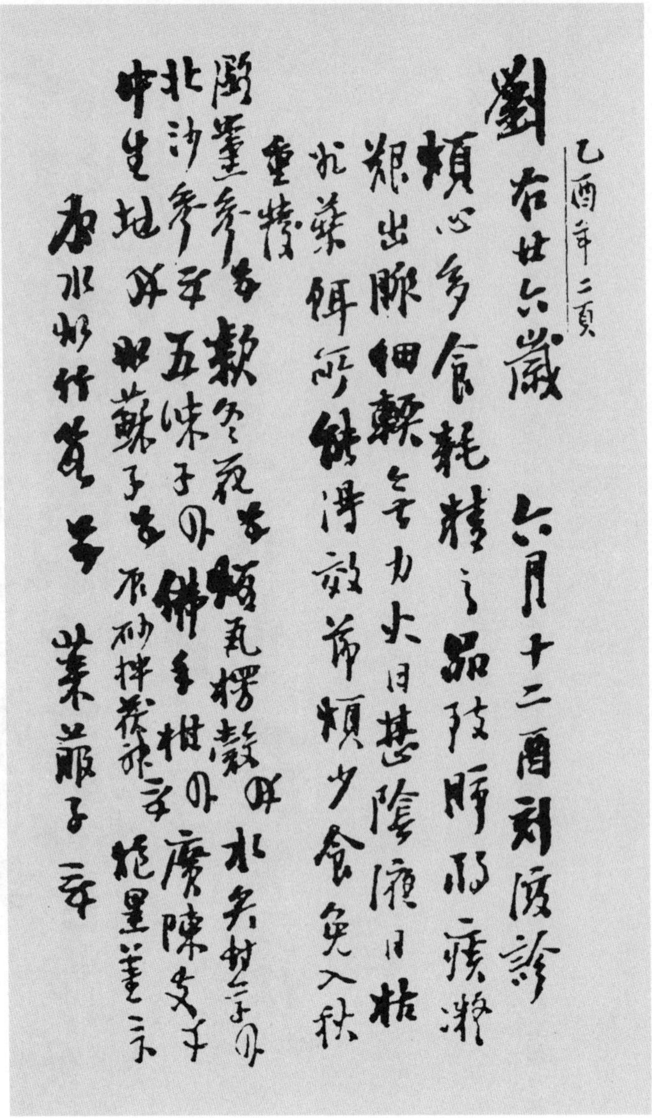
劉 右廿六歲 乙酉年二頁 六月十二酉刻復診
煩心多食耗精之品致肺弱痰凝艱出脈細軟無力火日甚陰液日枯非藥餌所能得效節煩少食免入秋重發
潞黨參錢半 款冬花錢半 煅瓦楞殼四錢 水炙甘草四分
北沙參二錢 五味子四分 佛手柑四分 廣陳皮一錢
中生地四錢 炒蘇子錢半 辰砂拌茯神三錢 炮黑姜三分
加水炒竹茹錢半 萊菔子三錢

刘 右 廿六岁 六月十二酉刻复诊

烦心多食耗精之品，致肺弱痰凝艰出，脉细软无力。火日甚阴液日枯，非药饵所能得效。节烦少食，免入秋重发。

潞党参钱半　款冬花钱半　煅瓦楞壳四钱　水炙甘草四分　北沙参二钱　五味子四分　佛手柑四分　广陈皮一钱　中生地四钱　炒苏子钱半　辰砂拌茯神三钱　炮黑姜三分　加水炒竹茹钱半　莱菔子三钱

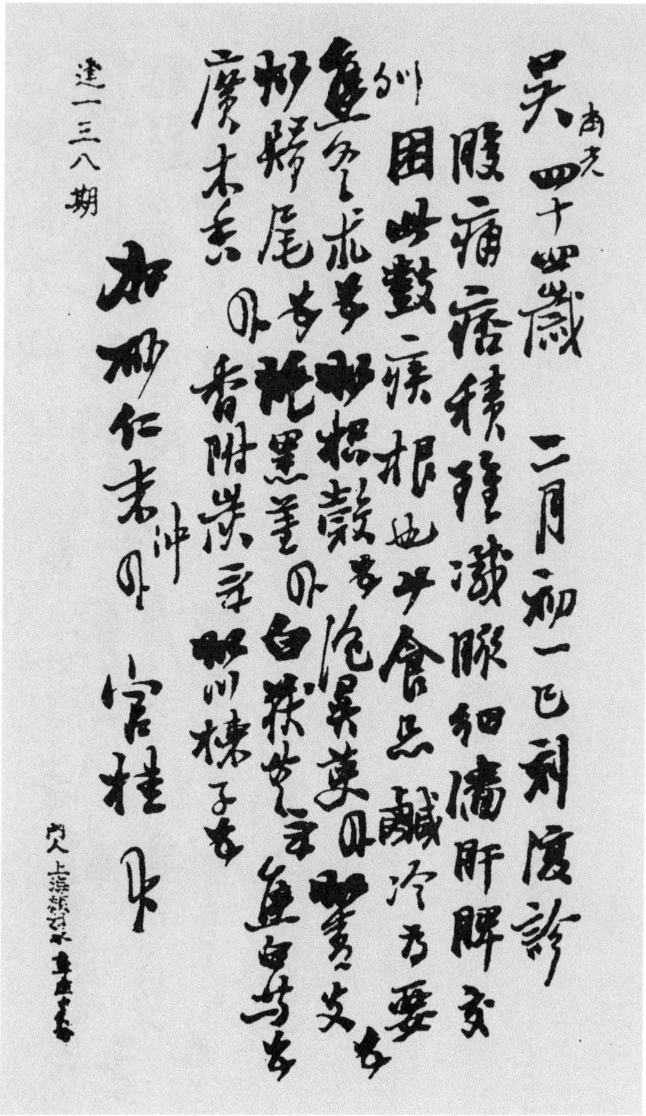

吴　四十四岁　二月初一巳刻复诊

腹痛痞积虽减，脉细涩。肝脾交困，此鼓疾根也。少食，忌咸冷为要。

焦冬术钱半　炒枳壳钱半　泡吴萸四分　炒青皮钱半　炒归尾钱半　炮黑姜四分　白茯苓三钱　焦白芍钱半　广木香四分　香附炭三钱　炒川楝子钱半

加砂仁末（冲）四分　官桂五分

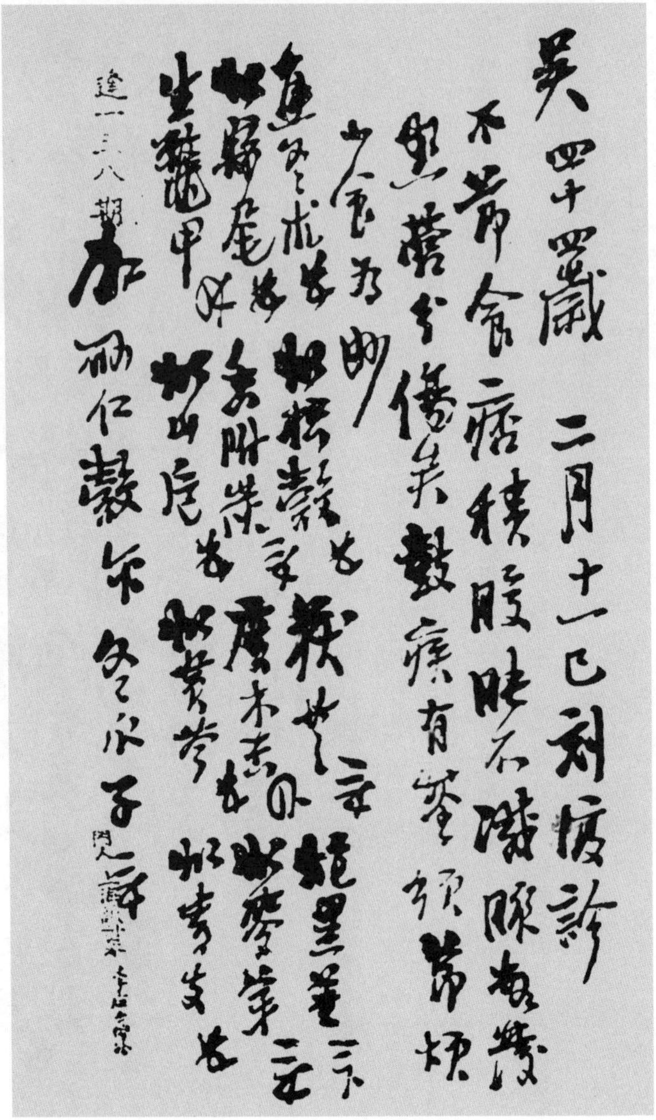
吴 四十四岁 二月十一巳刻复诊
不节食痞积腹胀不减脉数发热营分伤矣鼓疾有基须节烦少食为妙
焦冬术钱半 炒枳壳钱半 茯苓三钱 炮黑姜三分 炒归尾钱半 香附炭三钱 广木香四分 炒麦芽三钱 生鳖甲四钱 炒山栀钱半 炒黄芩钱半 炒青皮钱半 加砂仁壳六分 冬瓜子三钱
逢一三八期

吴 四十四岁 二月十一巳刻复诊

不节食痞积腹胀不减，脉数发热。营分伤矣，鼓疾有基。须节烦少食为妙。

焦冬术钱半 炒枳壳钱半 茯苓三钱 炮黑姜三分 炒归尾钱半 香附炭三钱 广木香四分 炒麦芽三钱 生鳖甲四钱 炒山栀钱半 炒黄芩钱半 炒青皮钱半 加砂仁壳六分 冬瓜子三钱

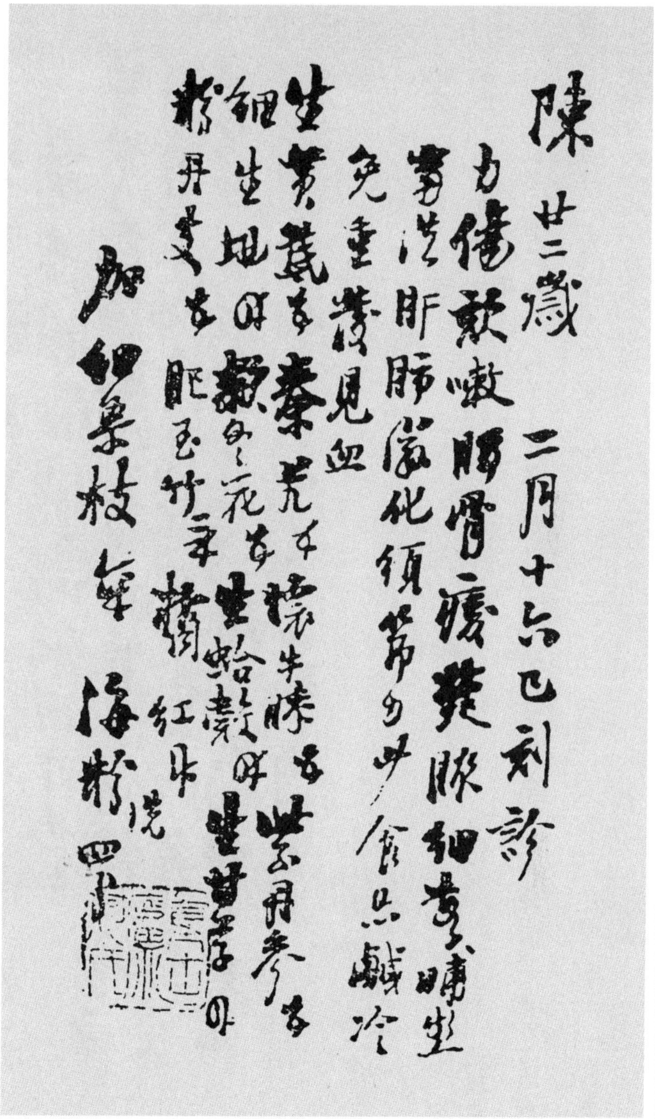

陈　廿二岁　二月十六巳刻诊

力伤咳嗽，腰骨酸楚，脉细数，晡热。当从肝肺滋化。须节力少食，忌咸冷，免重发见血。

生黄芪钱半　秦艽一钱　怀牛膝钱半　紫丹参钱半　细生地四钱　款冬花钱半　生蛤壳四钱　生甘草四分　粉丹皮钱半　肥玉竹三钱　橘红五分

加细桑枝六钱　海粉（洗）四分

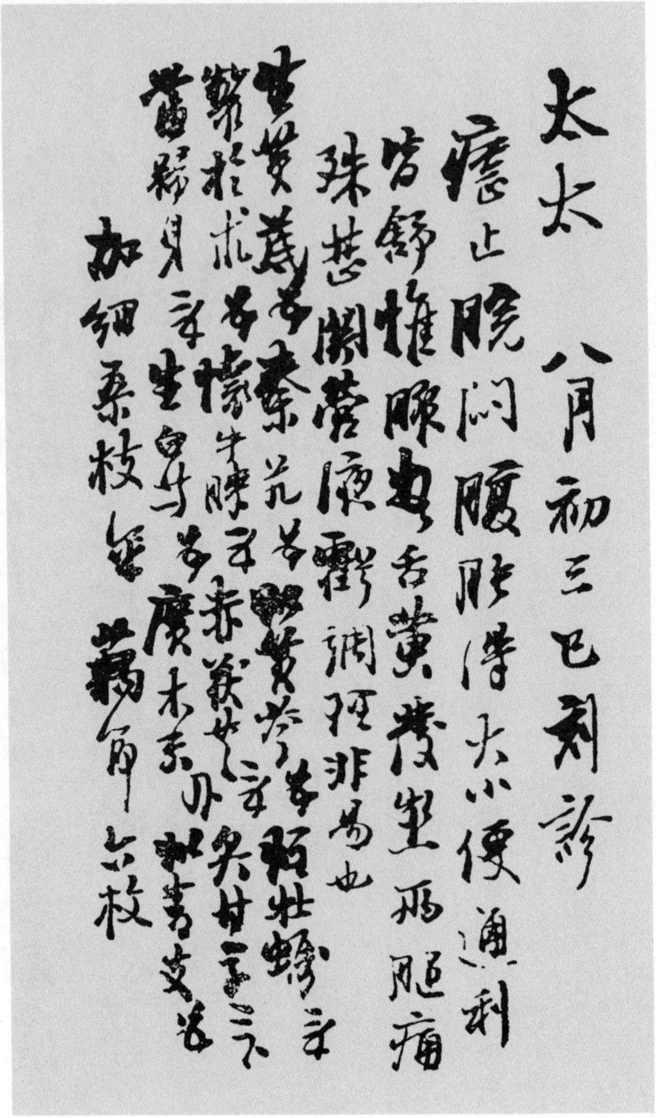

太太　八月初三巳刻诊

疟止，脘闷腹胀得大小便通利皆舒，惟脉数、舌黄、发热、两腿痛殊甚。关营液亏，调理非易也。

生黄芪钱半　秦艽钱半　炒黄芩钱半　煅牡蛎三钱　制于术钱半　怀牛膝二钱　赤茯苓三钱　炙甘草三分　当归身三钱　生白芍钱半　广木香四分　炒青皮钱半

加细桑枝六钱　藕节六枝

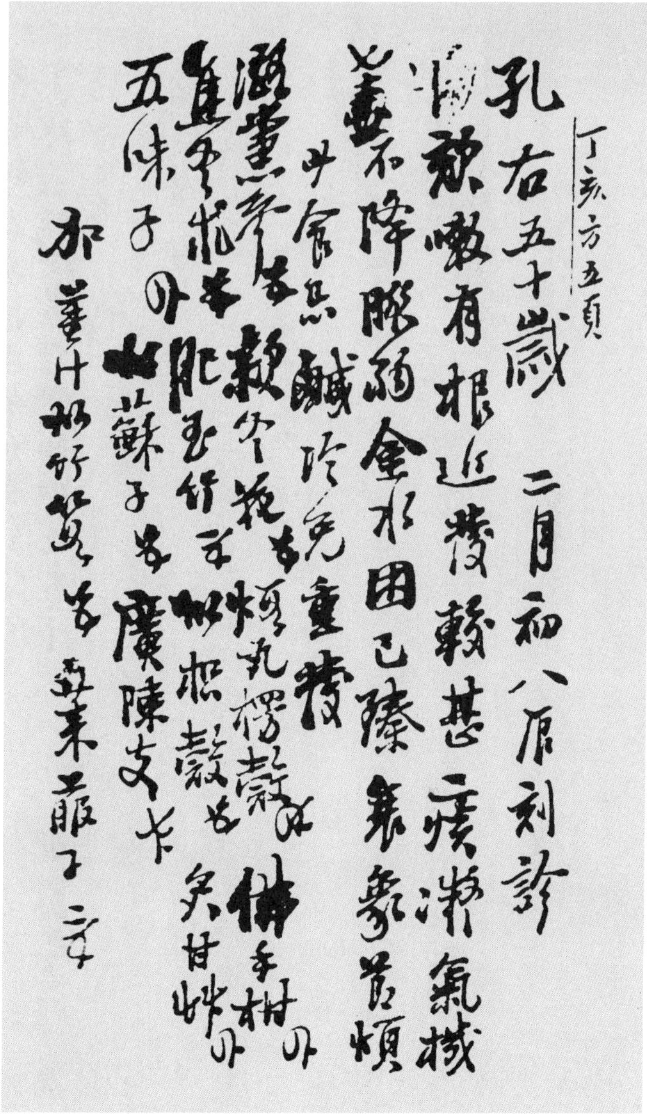
丁亥方五頁
孔右五十歲 二月初八辰刻診
咳嗽有根近發較甚痰凝氣機不降脈弱金水困已臻衰象節煩少食忌鹹冷免重發
潞黨參錢半 款冬花錢半 煅瓦楞殼四錢 佛手柑四分 焦冬朮錢半 肥玉竹二錢 炒枳殼錢半 炙甘草四分 五味子四分 炒蘇子錢半 廣陳皮七分
加薑汁炒竹茹錢半 萊菔子三錢

孔　右　五十岁　二月初八辰刻诊

咳嗽有根，近发较甚，痰凝气机不降，脉弱。金水困已臻衰象。节烦少食，忌咸冷免重发。

潞党参钱半　款冬花钱半　煅瓦楞壳四钱　佛手柑四分　焦冬术钱半　肥玉竹二钱　炒枳壳钱半　炙甘草四分　五味子四分　炒苏子钱半　广陈皮七分

加姜汁炒竹茹钱半　莱菔子三钱

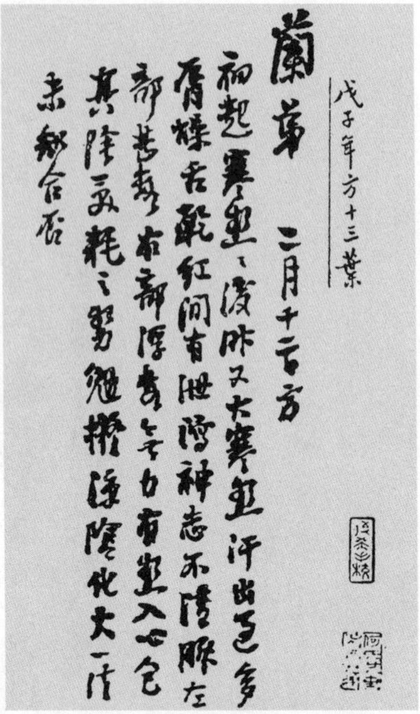

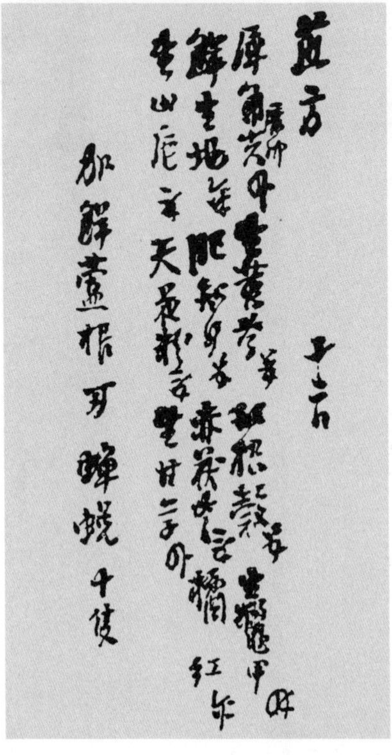

兰弟　二月十二日方

初起寒热，热后昨又大寒热，汗出过多，唇燥舌干红，间有泄泻，神志不清，脉左部甚数，右部浮数无力。有热入心包，真阴更耗之势。勉拟凉阴化火一法，未知合否。

煎方

犀角尖磨（冲）四钱　生黄芩钱半　炒枳壳钱半　生鳖甲四钱　鲜生地六钱　肥知母钱半　赤茯苓三钱　橘红六分

生山栀二钱　天花粉三钱　生甘草四分

加鲜芦根一两　蝉蜕十只

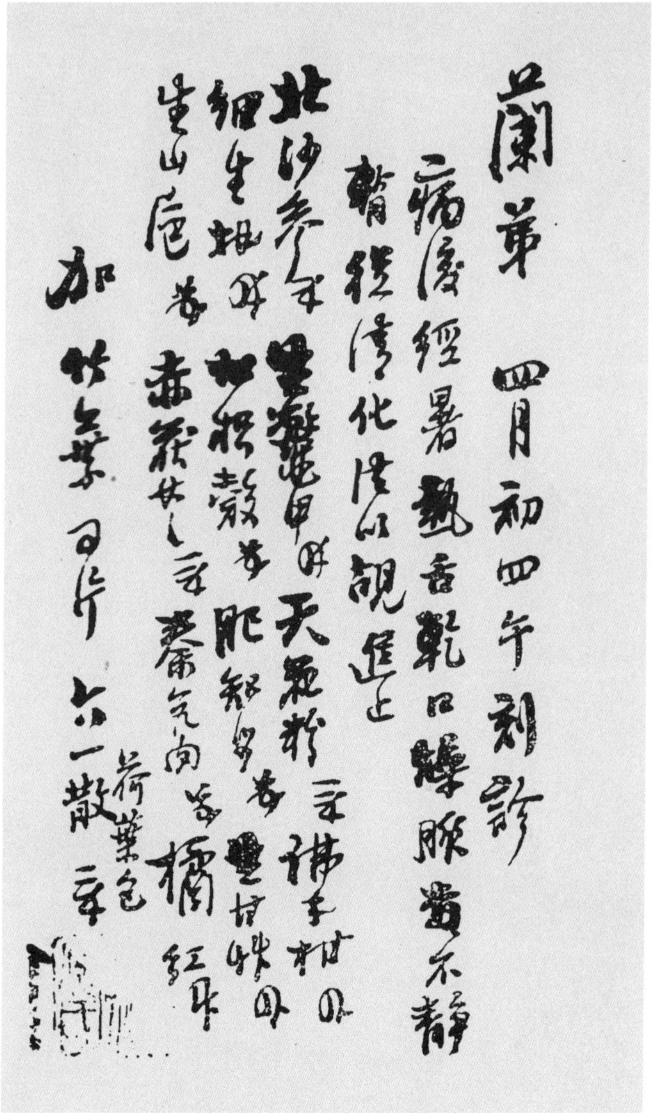

兰弟　四月初四午刻诊

病后经暑热，舌干口燥，脉数不静。暂从清化法，以觇进止。

北沙参二钱　生鳖甲四钱　天花粉三钱　佛手柑四分　细生地四钱　炒枳壳钱半　肥知母钱半　生甘草四分　生山栀钱半　赤茯苓三钱　秦艽肉钱半　橘红五分

加竹叶百片　六一散（荷叶包）三钱

何鸿舫墨迹与印谱

清·何鸿舫 著

本书提要

本书所辑何鸿舫的墨迹选自何时希编著的《名医何鸿舫事略及墨迹》和《何氏八百年医学》两书，计18幅，其中何鸿舫书何其伟（书田）诗扇选自《何氏八百年医学》。何鸿舫生前所用的印谱选自《名医何鸿舫事略及墨迹》《何鸿舫手书方笺册》，后者主要是处方印记。墨迹与印谱均配有文字对照，便于学习欣赏。

何鸿舫在艺术方面的造诣颇深，尤其是他的书法堪称一绝，深受民众喜爱，即如《青浦县续志》所说“书法胎息平原，坚拔浑厚……人宝其书，或得寸笺方案者，珍若球璧”。本书所收何鸿舫的书法作品形式较多，如句联、临帖书屏、临帖条幅、临帖册叶、横幅、扇面、匾额、方笺等。从中可见其医学以外的深邃修养，也能满意地得到艺术方面的欣赏。

目录

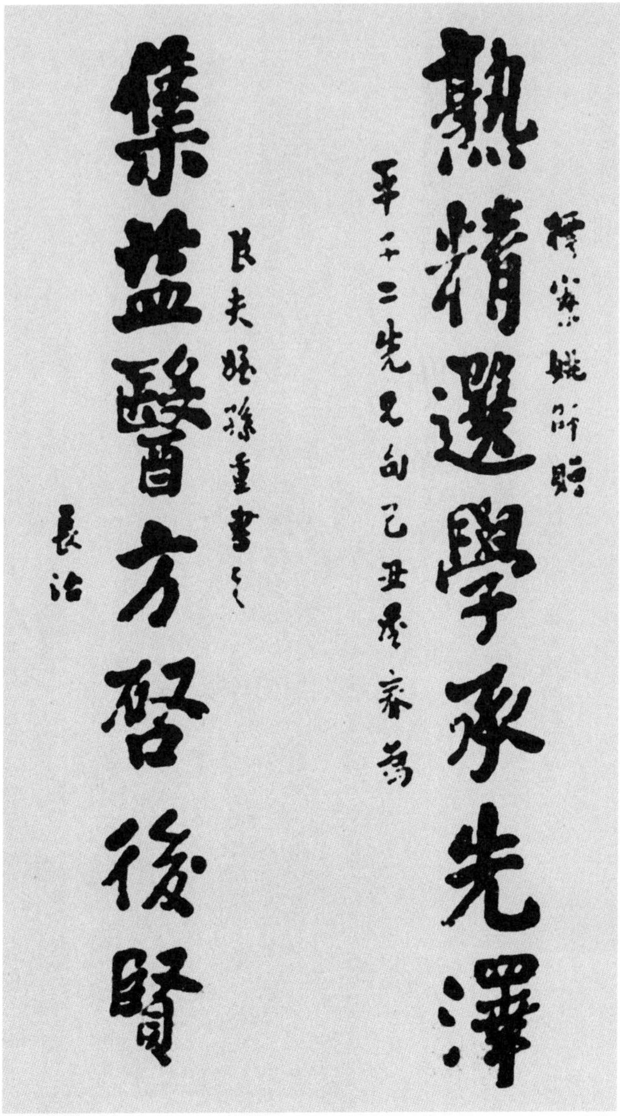

艮夫款录樗寮句联

樗寮姚师赠　熟精选学承先泽　平子二先兄句己丑季春写

艮夫姪孙重书之　集益医方启后贤　长治

选清款集稧帖字联　仿米芾帖立幅

选清华兄属集稧帖字为句　清气引兰虚怀若竹

乐情在水静趣同山　横泖病鸿何长治

本欲来日送月明　遂今夕送耳

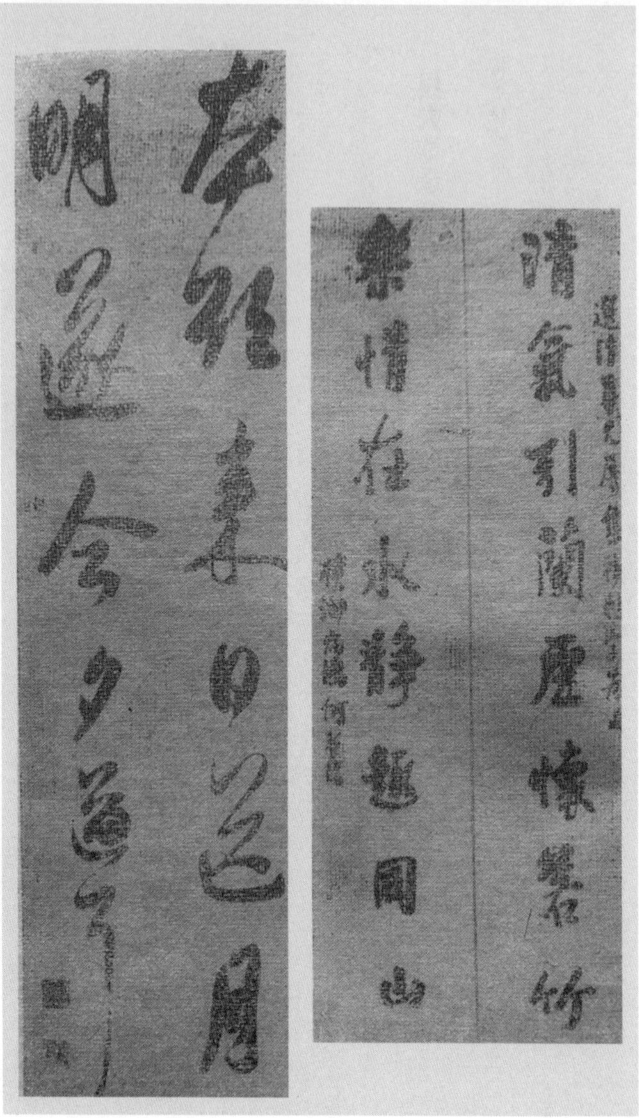

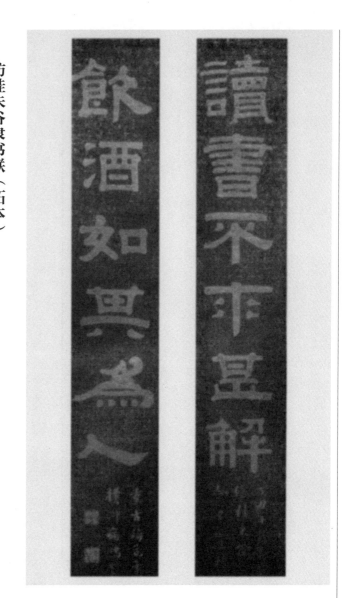

仿桂未谷隶书联（拓本）

读书不求甚解
饮酒如其为人　重古梅花庐横泖病鸿

再香款集禊帖字联

再香尊兄属集禊帖字为句

稽古观今乐趣无尽

品兰咏竹清契毕陈　横泖病鸿何长治

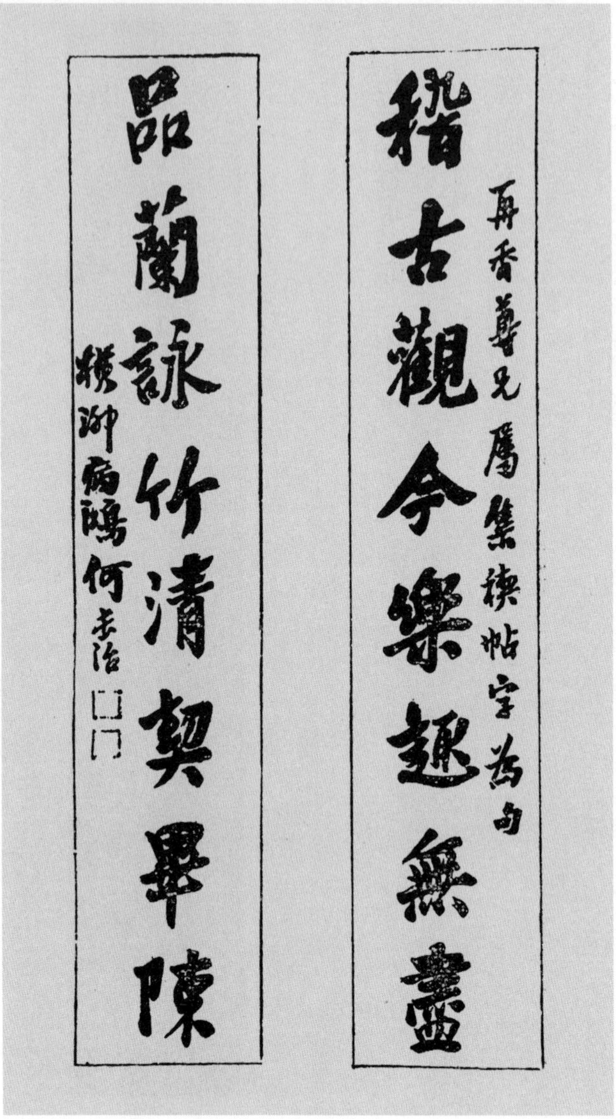

肖卿款联

肖卿一兄大雅之属

题以真珠能照夜

撷其香草自生春

横洲病鸿何长治

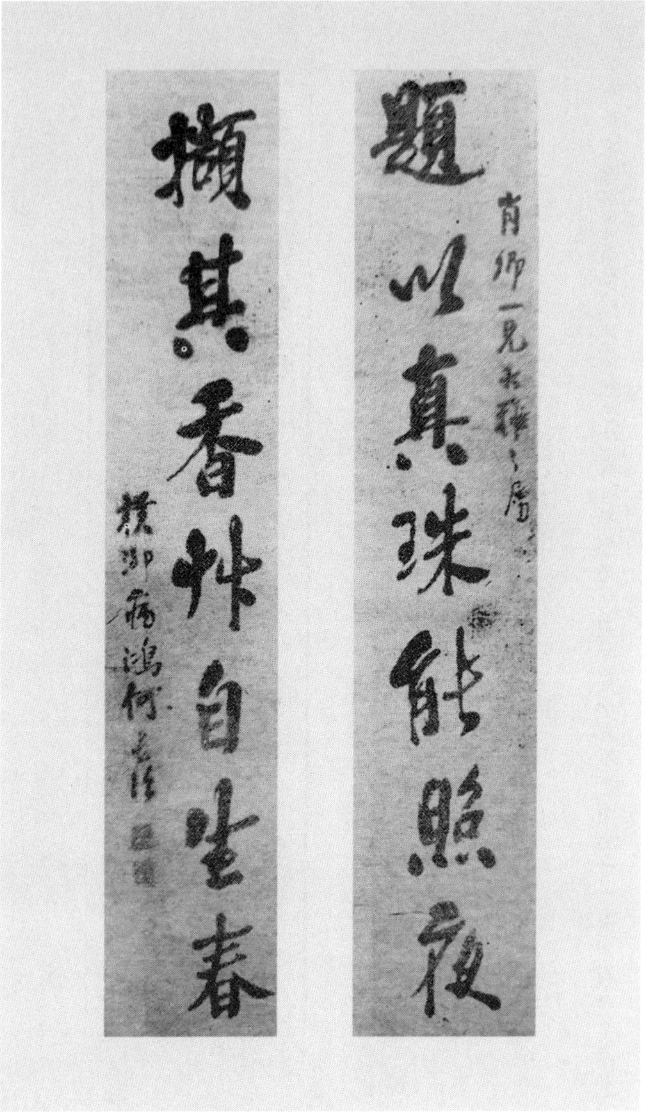

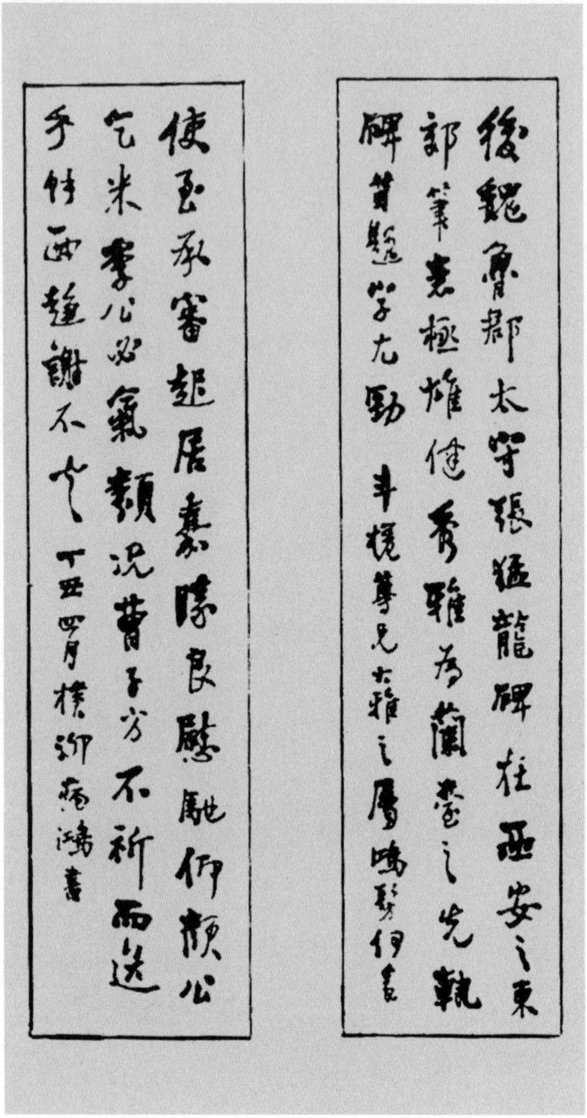

临帖行书屏二条

后魏鲁郡太守张猛龙碑在西安之东郊　笔意极雄健秀雅为兰台之先执　碑首题字尤劲
斗槎尊兄大雅之属　鸿髣何长治

使至承审起居嘉曚良慰驰仰颜公乞米　李公必气类况曹子方不祈而送乎　俟面趋谢不具　丁丑四月横泖病鸿书

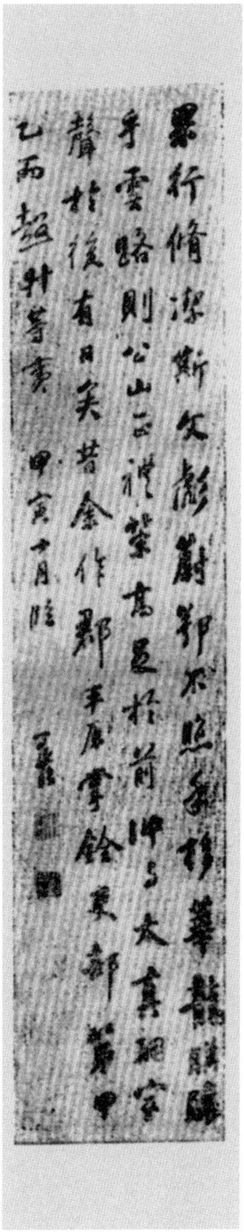

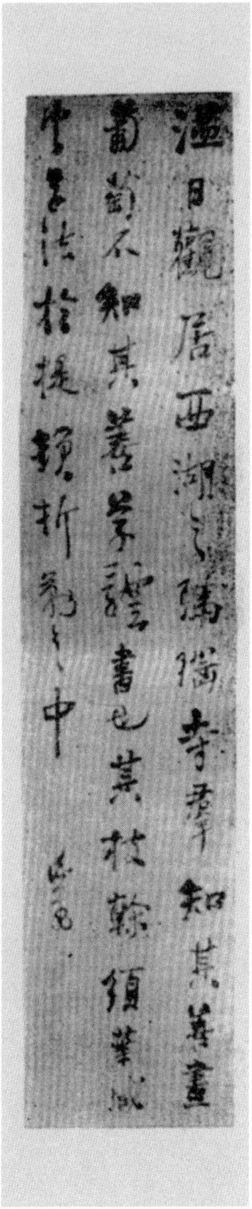

临帖行书屏二条

果行修洁斯文彪蔚鄂不照乎移华　龙骥骧乎云路则公山正礼策高足于前冲与太真　嗣家声于后有曰矣昔余作郡平原掌铨吏部　第甲乙而超升等夷　甲寅十月临　长治

温日观居西湖之玛瑙寺群知其善画葡萄　不知其善草体书也其枝干须叶　咸有草法于提顿折转之中　长治

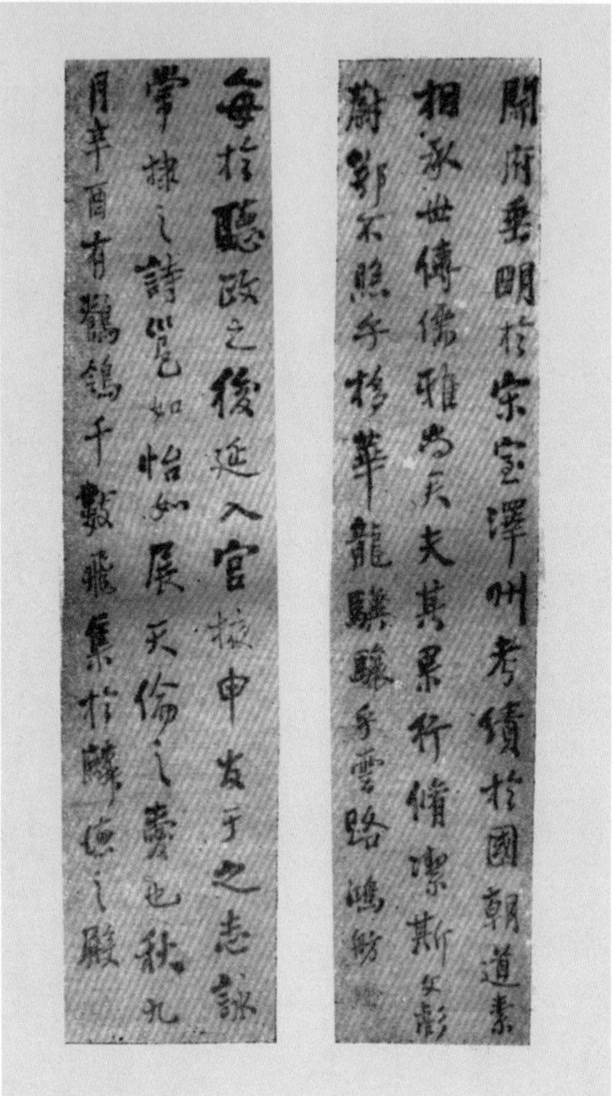

斗槎款行书屏二条

开府垂明于宋室泽州考绩于国朝　道素相承世传儒雅尚矣夫其果行修洁　斯文彪蔚鄂不照乎栘华龙骥骧乎云路　鸿舫

每于听政之后延入宫掖申友于之志　咏常棣之诗邕如怡如展天伦之爱也　秋九月辛酉有鹡鸰千数飞集于麟德之殿

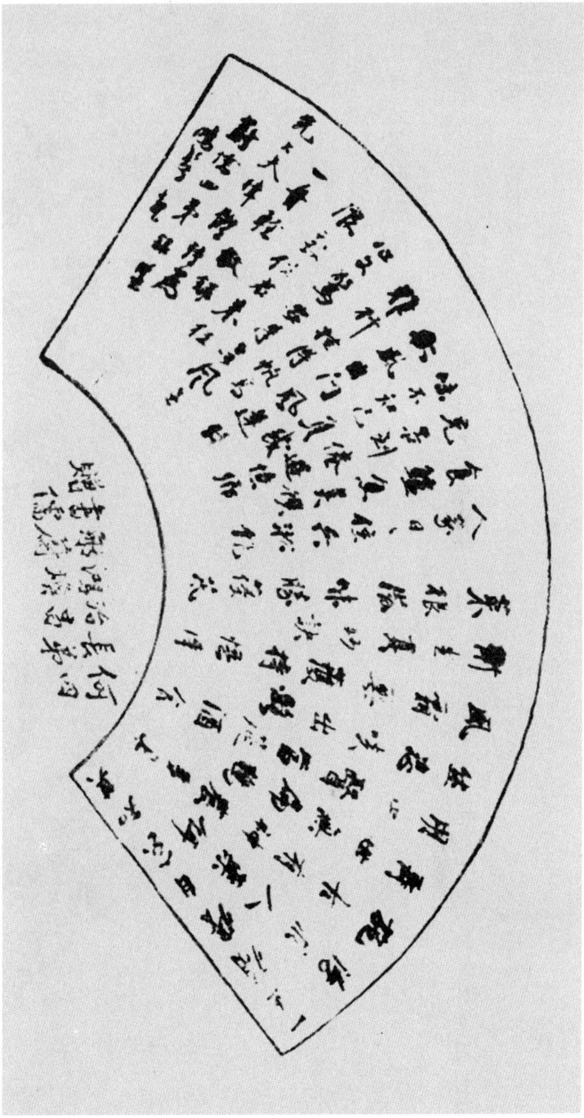

何鸿舫书何其伟诗扇

一身痛痒自家知　莫漫求人药饵施　古有神农多上寿　世无扁鹊用中医　当筵酒食休恣啖　出路风霜要护持　悟得卫生真妙诀　菜根滋味胜参芪

人家日日住吴淞　饱食鲈鱼美馔充　若到倦游忆乡味　不知已负几秋风　出门风逆路难行挂得帆高心又惊　安得无风无浪薮　任君来往一舟轻

敬录先大夫律体诗为蔚儒四弟录鉴　鸿髣长治

子云款临帖扇

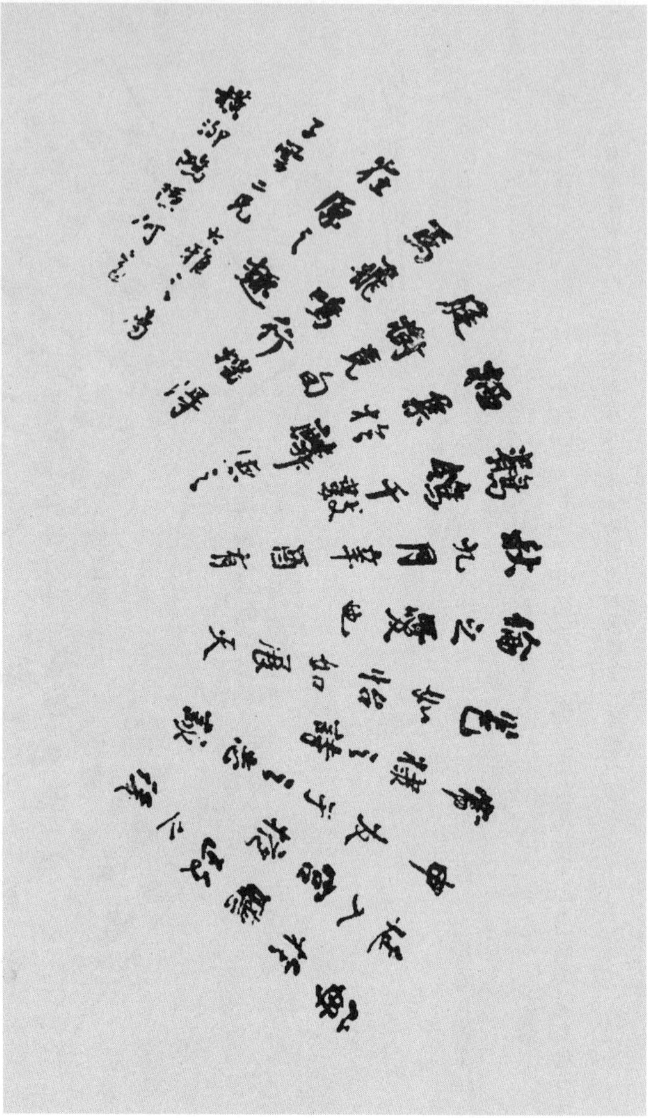

每于听政之后延入宫掖　申友于之志咏常棣之诗　邕如怡如展天伦之爱也　秋九月辛酉有鹡鸰千数　栖集於麟德之庭树竟旬焉　飞鸣行摇得在原之趣　子云二兄大雅之属　横泖鸿隐何长治

企韩款扇

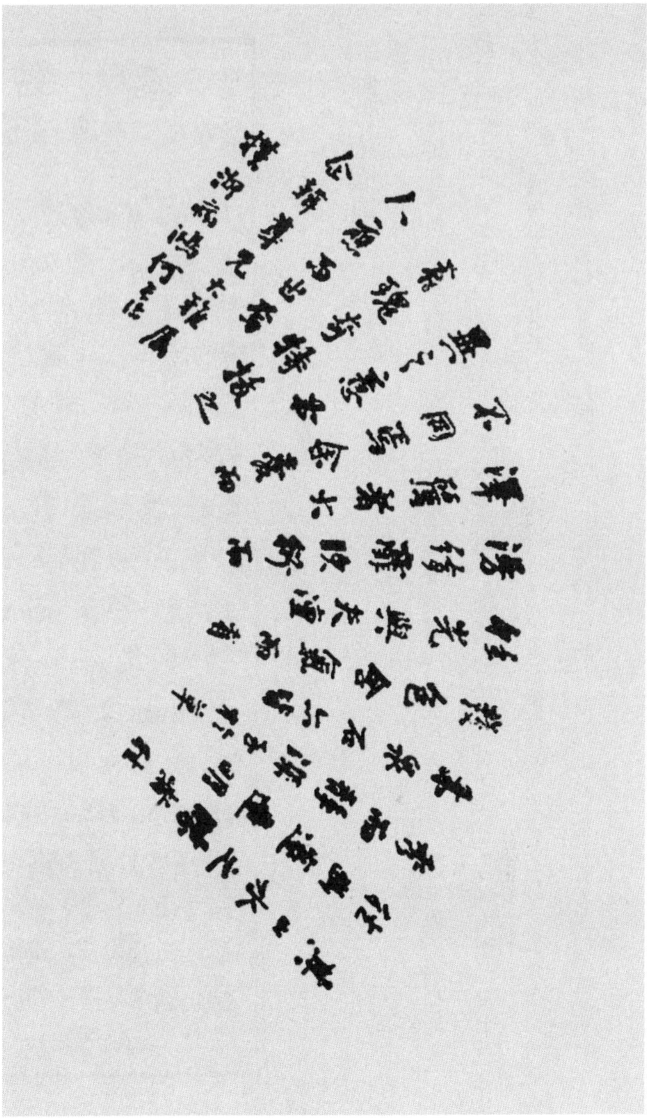

其山水之胜者往往幽邃远明秀而静深　至于草木泉石亦皆发色含气而有余光　与夫澶漫绮靡腴衍而泽丽者大不同焉

余爱而异之意必有瑰奇特拔之人应而出焉

企韩尊兄大雅属　横泖病鸿何长治

画竹诗横幅

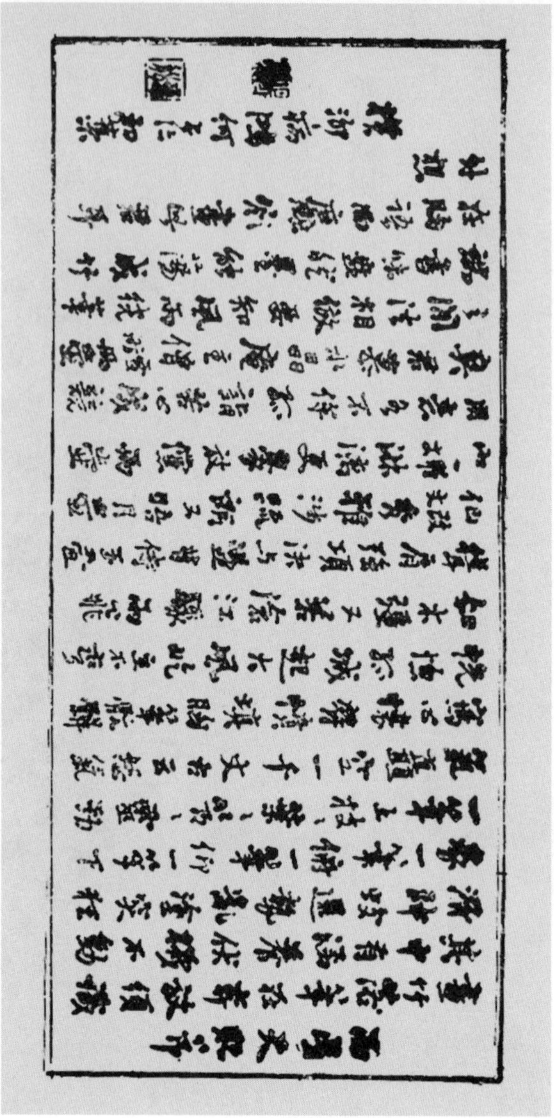

画竹落笔在弃放须识其中有涵养　伏机不动潜神蛟还势乱涂突狂豪　一笔俯一笔仰一笔下一笔上　枝枝叶叶节节灵劲气矗空一千丈　古云怒气写心怀郁愤填胸笔骫髒　恍惚孤城起大风屹立不弯如木彊　又若沧江骤雨飞耸肩强项决与荡　昔侍玉壶仙（改丈）秀雅涉疏朗又晤月壶　山山（瞿丈）淋漓更豪放傥两壶用意各不侔　孤诣苦心成竞奕君慕水晶庵主僧雪舫　两壶之间法相仿　要知风雨绕笔端　画味盎然墨能荡成竹在胸语尚粗欲画此君耳外想

横泖病鸿何长治初稿

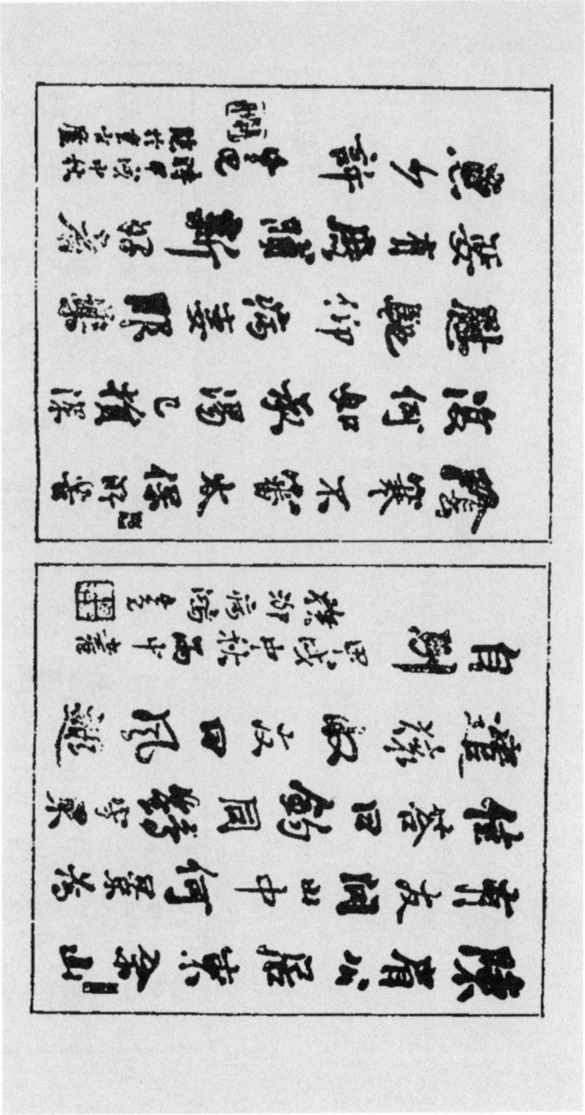

行书册叶二页

陈眉公居东佘山　有友问山中何景为佳　答曰钓同鹤守果遣猿收　友曰风趣自别

甲戌中秋雨中书　横泖病鸿长治

阴寒不审太保所苦复何如　承渴已损深慰驰仰　病妻服药要有鹿脯　新好者惠少许

长治　时甲戌中秋临于重固庐

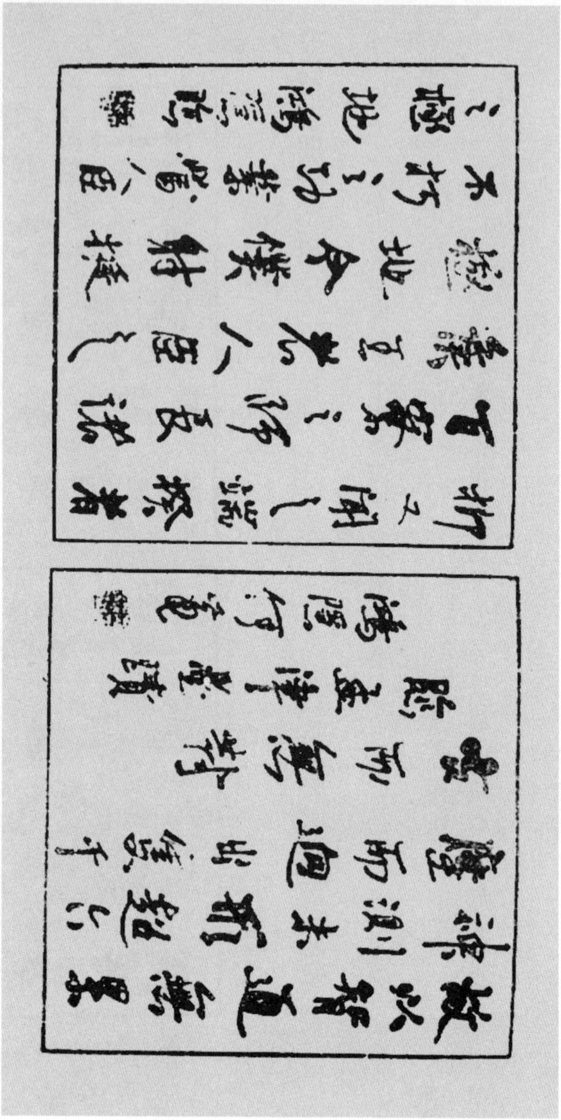

临帖册叶二页

故以智通无累　神测未形超六尘而迥出　只千古而无对　临孟津墨迹　鸿隐何长治

抑又闻之端揆者　百寮之师长　诸侯王者人臣之极地　今仆射挺不朽之功业　当人臣之极地　　鸿隐临

『荷薪堂』匾　『听竹山房』斋额（拓片）

荷薪堂
听竹山房

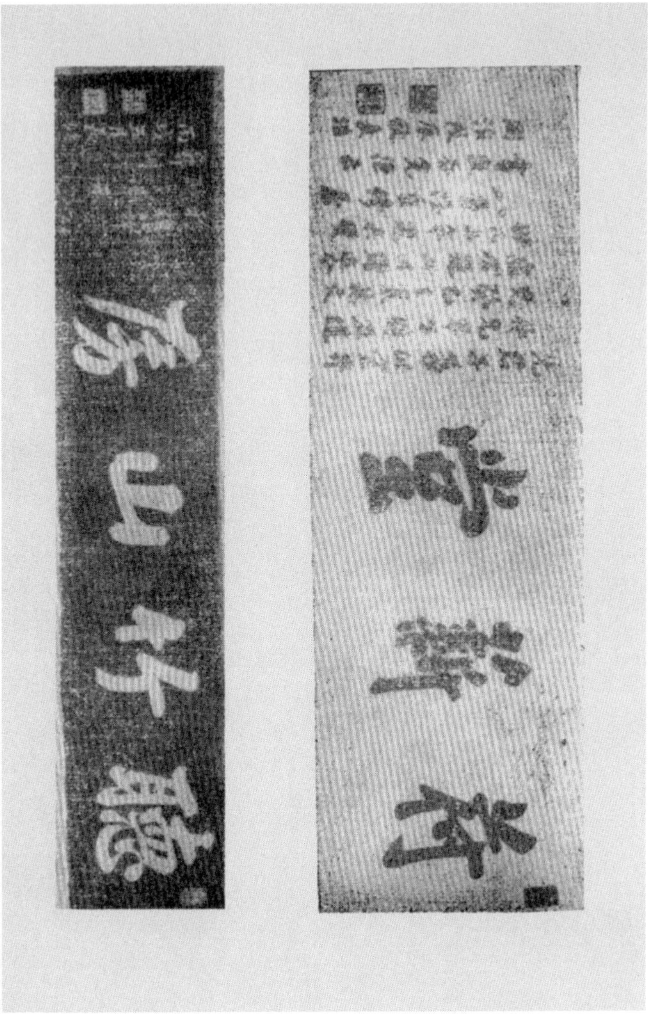

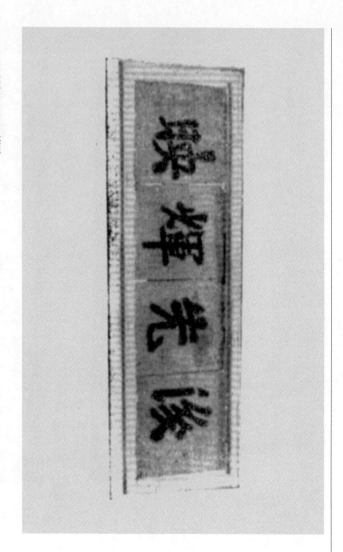

为振宇书匾额

后先辉映

重古庐何笺

重古庐

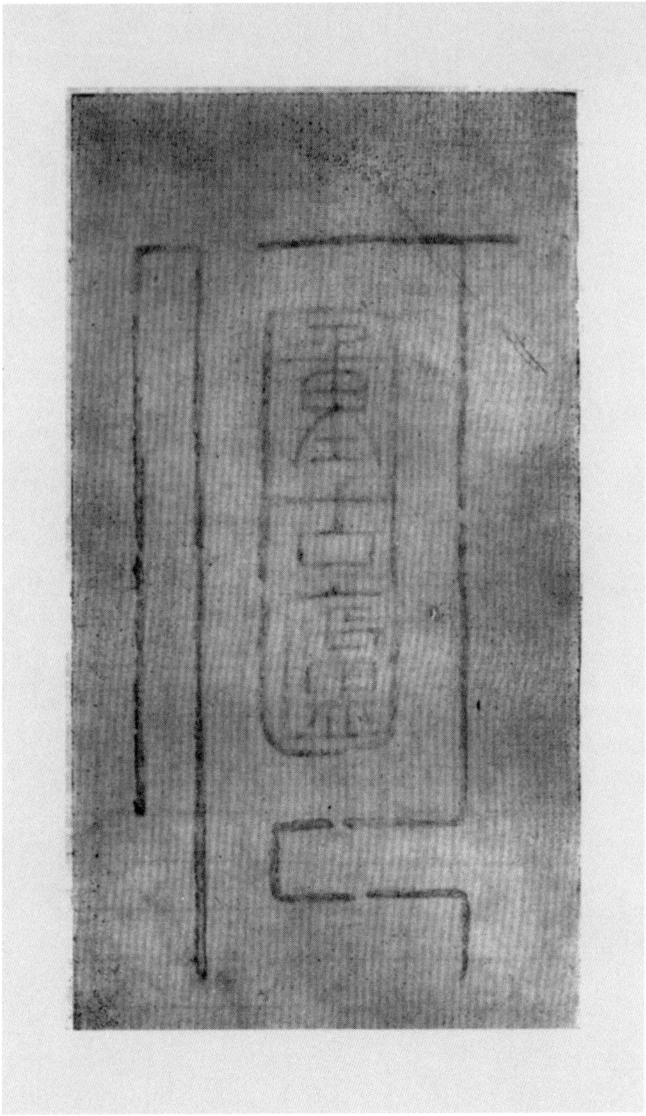

画双钩竹笺

我家竿山多竹写一枝寄颂平安

鸿舫手笺

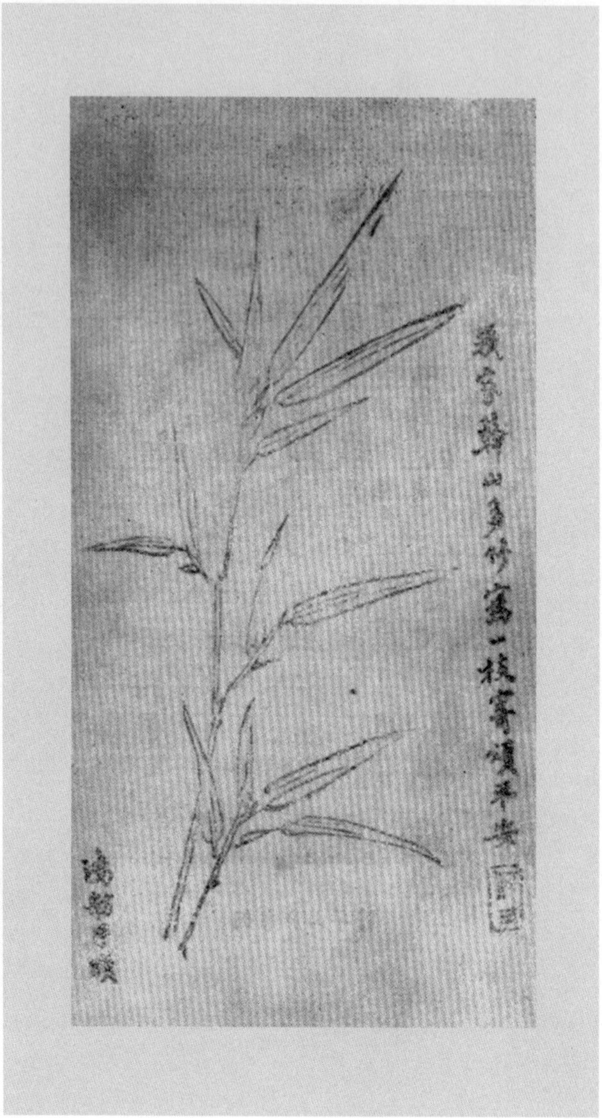

何鸿舫鉴藏及书迹之印章79方

何鸿舫印谱

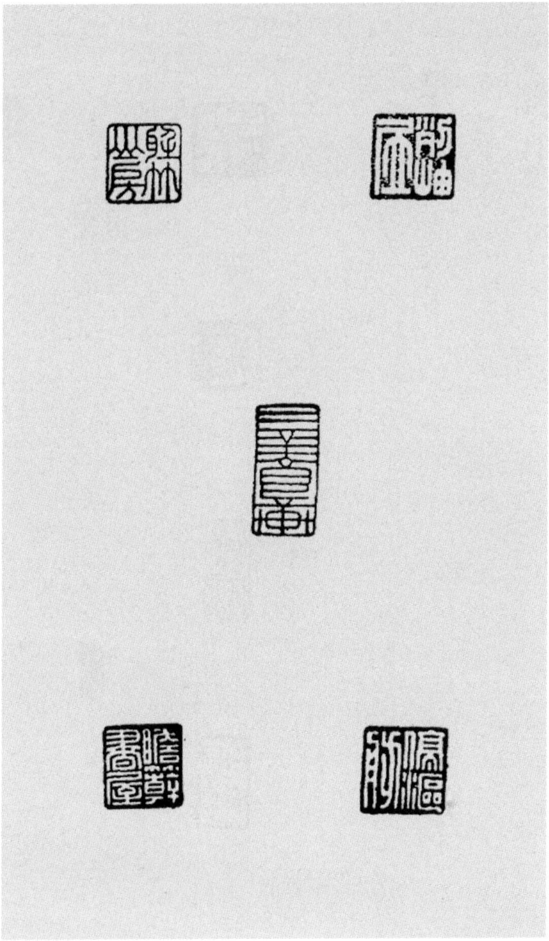

列岫居　听竹山房

三养轩

停沤舫　瞻幹书屋

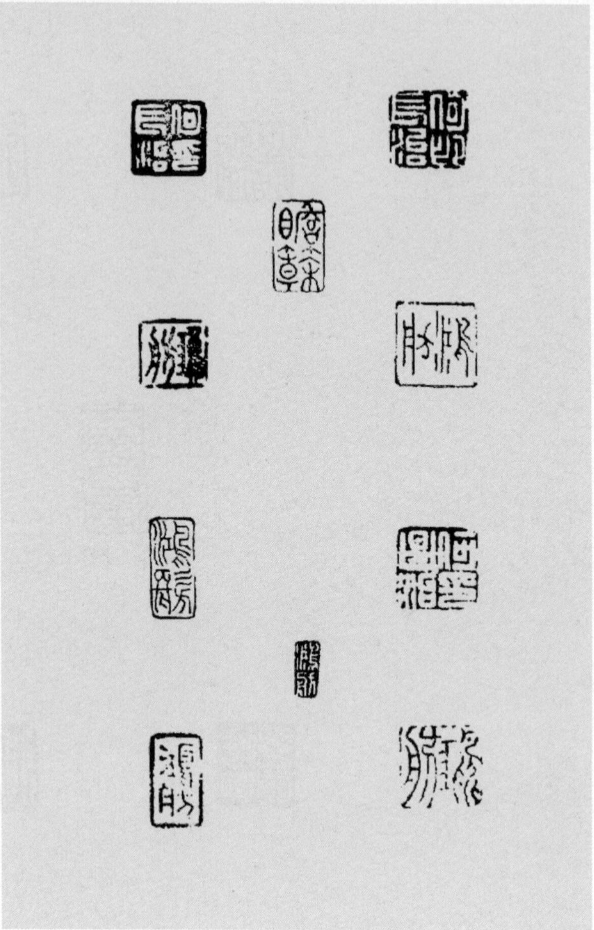

何长治印　何长治印

瞻簳

鸿舫　鸿舫

何昌治印　鸿舫

鸿舫

鸿舫　鸿舫

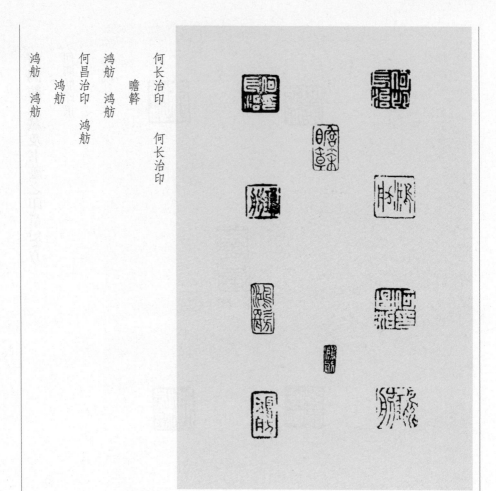

重古　鸿舫长治

青浦何氏

髯仙　鸿昌治

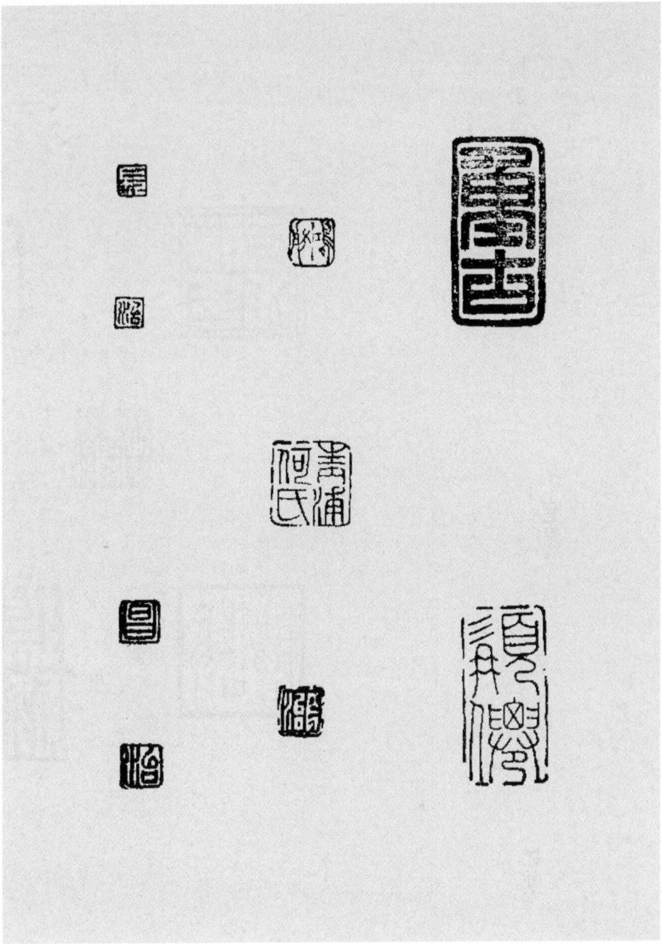

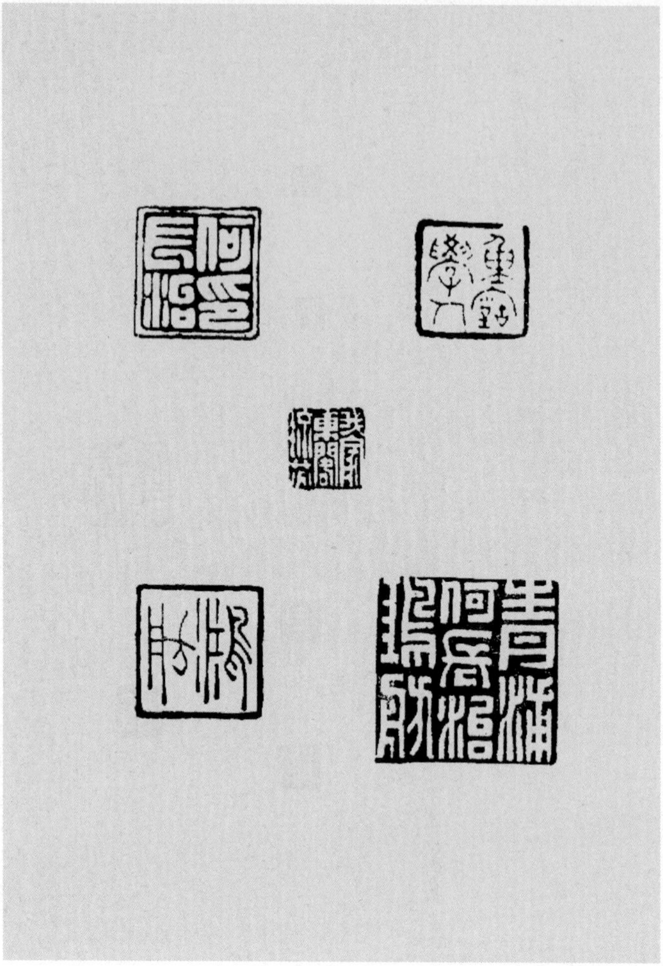

重古学人　何长治印

我家东阁流芳

青浦何长治鸿舫　鸿舫

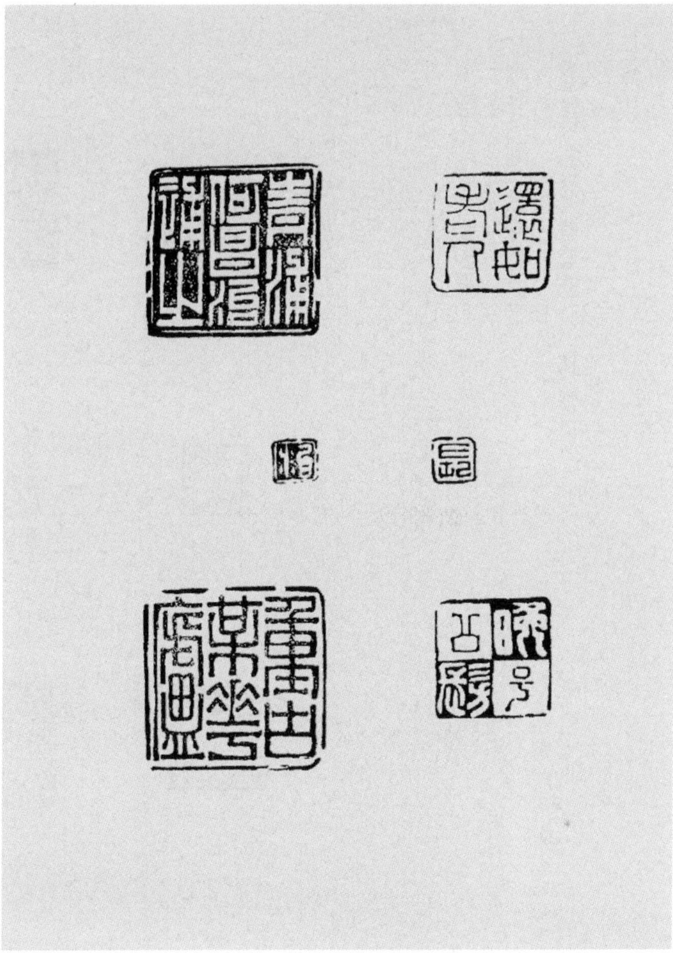

还如老人　青浦何昌治补之

长　治

晚号公髫　重古梅花庐

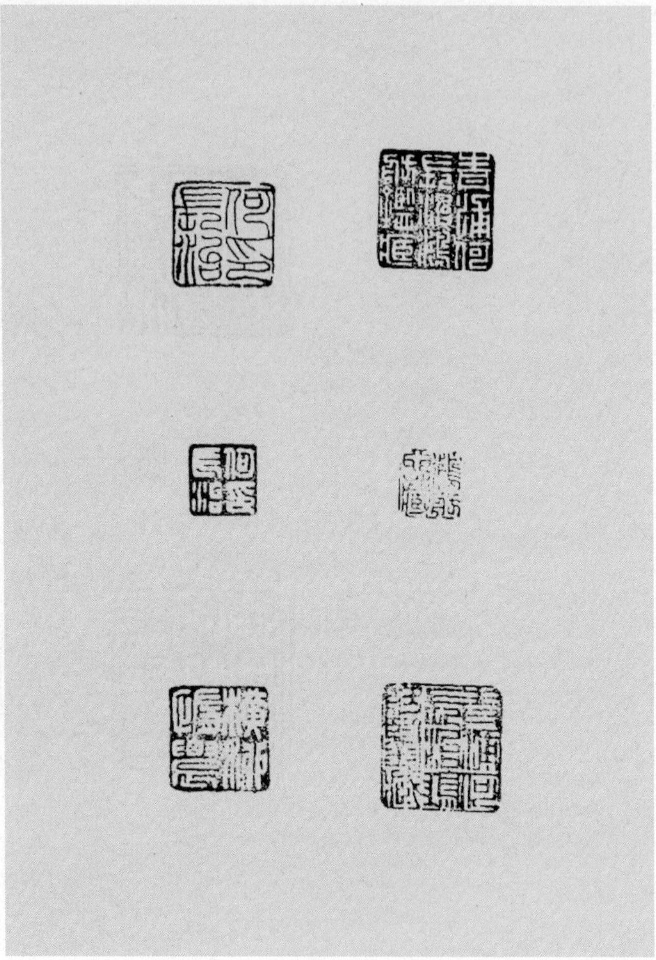

青浦何长治鸿舫鉴藏　何长治印

鸿舫心藏　何长治印

青浦何长治鸿舫鉴藏　横泖惰农

处方印记

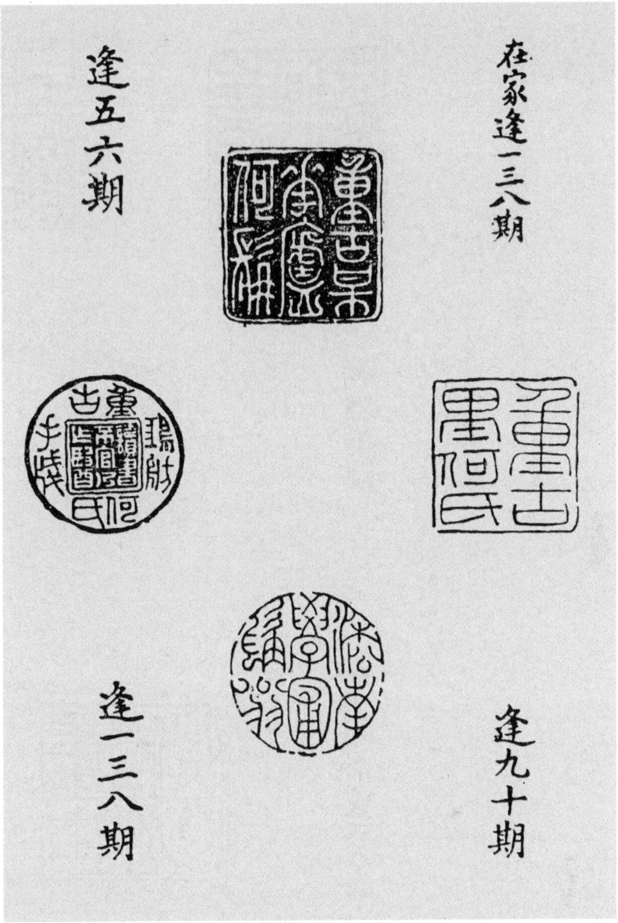

重古某花庐何髯

重古里何氏

重古何氏鸿舫手笺，读书不官则为医

淞南学圃髯翁

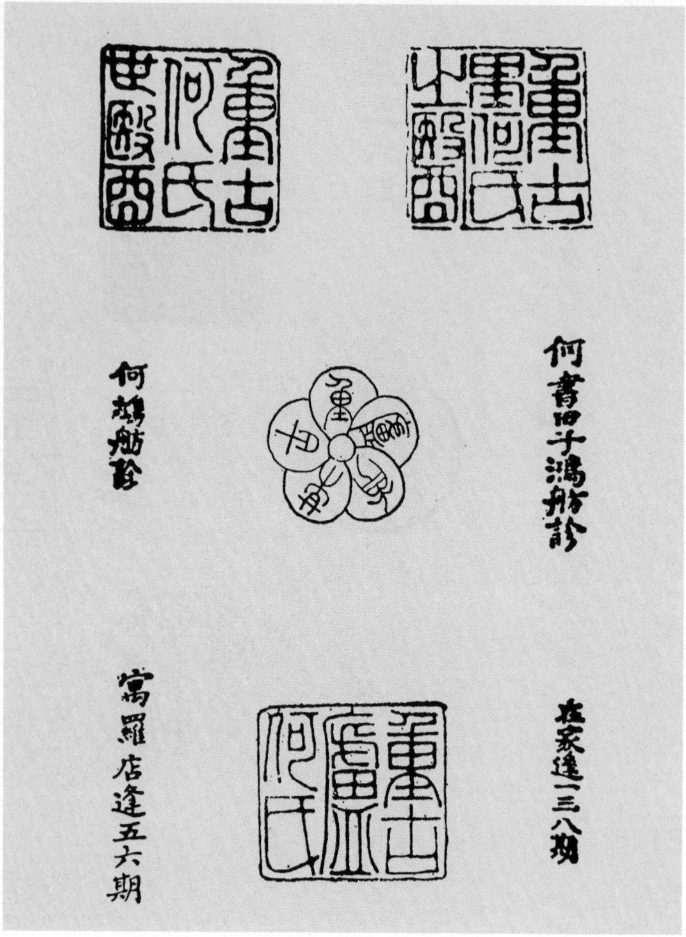

重古里何氏之医

重古何氏世医

重古梅花庐

重古庐何氏

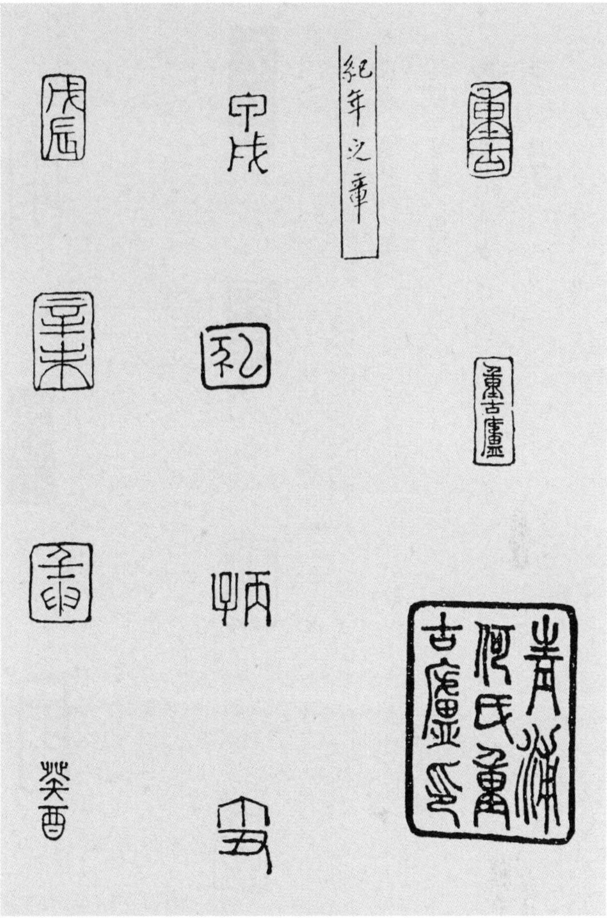

重古　甲戌　戊辰

重古庐　乙亥　辛未

青浦何氏重古庐印　丙子　壬申

丁丑　癸酉

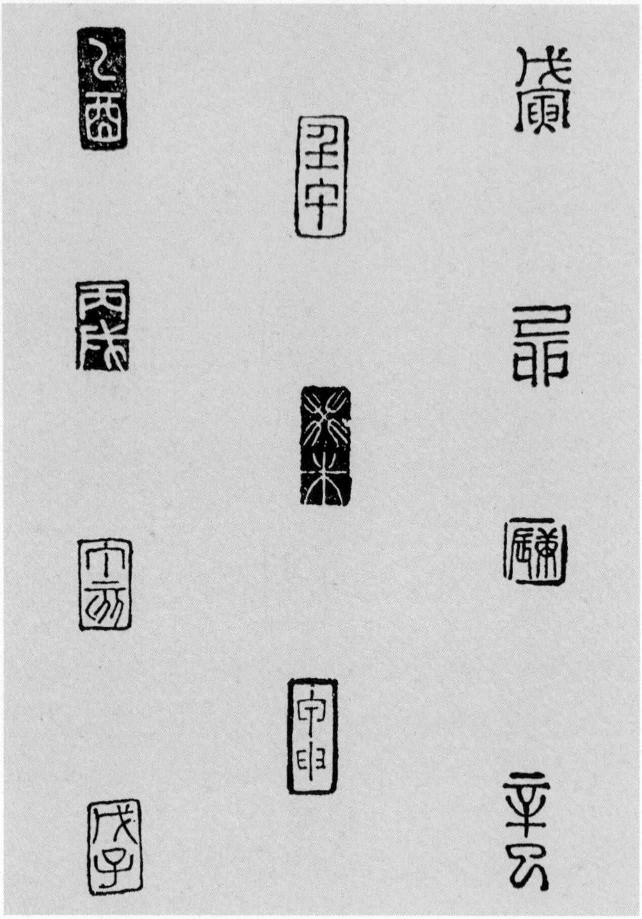

戊寅　壬午　乙酉
己卯　癸未　丙戌
庚辰　甲申　丁亥
辛巳　戊子

参考文献

何时希．横泖病鸿医案选精．上海：科学技术出版社，1994

何时希．清代名医何鸿舫医案．上海：学林出版社，1982

何时希．何鸿舫先生手书方笺册．上海：学林出版社，1984

何时希．名医何鸿舫事略及墨迹．上海：学林出版社，1988

何时希．重固三何医案．上海：学林出版社，1989

何时希．虚劳心传．上海：学林出版社，1984

何时希．何氏八百年医学．上海：学林出版社，1987

黄帝内经素问．北京：人民卫生出版社，1978.

灵枢经．北京：人民卫生出版社，1979.

南京中医学院．难经校释．北京：人民卫生出版社，1979.

刘渡舟．伤寒论校注．北京：人民卫生出版社，1991.

湖北中医学院．金匮要略释义．上海：上海科学技术出版社，1978

李经纬等．中医大辞典．第2版．北京：人民卫生出版社，2009.

辞海编辑委员会．辞海．第2版．上海：上海辞书出版社，1983.

孙洽熙等，整理．金·刘完素，撰．素问玄机原病式．北京：人民卫生出版社，2005.

王英等，整理．元·朱震亨，撰．丹溪心法．人民卫生出版社，2005.

邓铁涛等，整理．金·张子和，撰．儒门事亲．人民卫生出版社，2005.